MANUAL DE
Emegencias neurológicas

MANUAL DE
Emergencias neurológicas

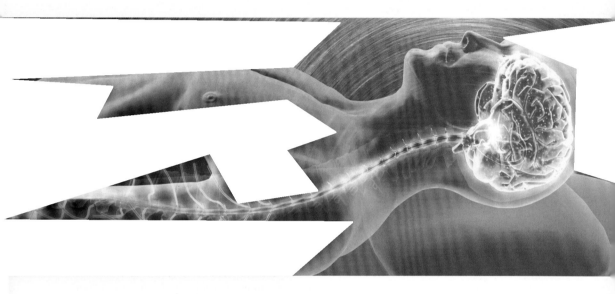

Andy S. Jagoda, MD

Professor and Chair Emeritus of Emergency Medicine
Icahn School of Medicine at Mount Sinai
New York, New York

Christopher A. Lewandowski, MD

Clinical Professor of Emergency Medicine
School of Medicine—Wayne State University
Executive Vice Chair
Department of Emergency Medicine
Henry Ford Hospital
Detroit, Michigan

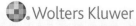
. Wolters Kluwer

Philadelphia · Baltimore · New York · London
Buenos Aires · Hong Kong · Sydney · Tokyo

Editor de la serie:

Ron M. Walls, MD

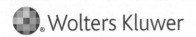

Av. Carrilet, 3, 9.ª planta, Edificio D - Ciutat de la Justícia
08902 L'Hospitalet de Llobregat, Barcelona (España)
Tel.: 93 344 47 18   Fax: 93 344 47 16   e-mail: consultas@wolterskluwer.com

Revisión científica
Adriana Patricia Martínez Mayorga
Neurología clínica, Subespecialidad en Neurofisiología Clínica.
Jefe del Departamento de Neurofisiología del Hospital Central Dr. Ignacio Morones Prieto, San Luis Potosí, México

Traducción: Wolters Kluwer
Dirección editorial: Carlos Mendoza
Editora de desarrollo: María Teresa Zapata
Gerente de mercadotecnia: Simon Kears
Cuidado de la edición: Doctores de Palabras
Diseño de portada: Jesús Esteban Mendoza
Impresión: C&C Offset Printing Co. Ltd. / Impreso en China

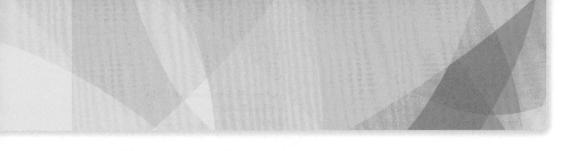

Colaboradores

Ethan Abbott, DO
Assistant Professor
Department of Emergency Medicine
Icahn School of Medicine at Mount Sinai
Physician
Department of Emergency Medicine
Mount Sinai Health System
New York, New York

Charles M. Andrews, MD
Associate Professor
Departments of Emergency Medicine, Neurology and
Neurosurgery
Medical University of South Carolina
Associate Professor
Departments of Neurosurgery, Neurology and Emer-
gency Medicine
Medical University of South Carolina Health
Charleston, South Carolina

E. Megan Callan, MD
Fellow, Neurocritical Care
Medical University of South Carolina
Charleston, South Carolina

Amy D. Costigan, MD
Assistant Professor
Department of Emergency Medicine
University of Massachusetts Medical School
Emergency Physician
Department of Emergency Medicine
University of Massachusetts Medical Center
Worcester, Massachusetts

Jonathan A. Edlow, MD
Professor
Department of Emergency Medicine
Harvard Medical School
Attending Physician
Department of Emergency Medicine
Beth Israel Deaconess Medical Center
Boston, Massachusetts

Daniel Eraso, MD
Assistant Professor of Emergency Medicine
University of Florida College of Medicine–Jacksonville
Jacksonville, Florida

Steven A. Godwin, MD, FACEP
Professor and Chair
Department of Emergency Medicine
Assistant Dean for Simulation Education
University of Florida College of Medicine–Jacksonville
Jacksonville, Florida

Scott A. Goldberg, MD, MPH
Assistant Professor
Department of Emergency Medicine
Harvard Medical School
Director of Emergency Medical Services
Department of Emergency Medicine
Brigham and Women's Hospital
Boston, Massachusetts

Andy S. Jagoda, MD
Professor and Chair Emeritus of Emergency
Medicine
Icahn School of Medicine at Mount Sinai
New York, New York

Alex Janke, MD
Resident in Emergency Medicine
Yale School of Medicine
New Haven, Connecticut

Corlin Jewell, MD
Resident in Emergency Medicine
University of Wisconsin
Madison, Wisconsin

George Kramer
Research Assistant in Emergency Medicine
Icahn School of Medicine at Mount Sinai
New York, New York

Cappi Lay, MD
Assistant Professor
Departments of Neurosurgery and Emergency
Medicine
Icahn School of Medicine at Mount Sinai
Director, Neurosciences Intensive Care Unit
Departments of Neurosurgery and Emergency
Medicine
Mount Sinai Hospital
New York, New York

Christopher A. Lewandowski, MD
Clinical Professor of Emergency Medicine
School of Medicine–Wayne State University
Executive Vice Chair
Department of Emergency Medicine
Henry Ford Hospital
Detroit, Michigan

Joseph B. Miller, MD, MS
Clinical Associate Professor
Department of Emergency Medicine
School of Medicine–Wayne State University
Residency Director
Departments of Emergency Medicine and Internal
Medicine
Henry Ford Health System
Detroit, Michigan

Ashley Norse, MD
Associate Professor
Department of Emergency Medicine
University of Florida College of
Medicine–Jacksonville
Associate Chair of Operations
Department of Emergency Medicine
UF Health Jacksonville
Jacksonville, Florida

Angela Hua, MD, FACEP
Associate Professor
Donald's Barbara Zucker School of Medicine at
Hofstra/Nestwell
Hempstead, New York
Faculty
Department of Emergency Medicine
Long Island Jewish Medical Center
New Hyde Park, New York

Lauren M. Post, MD
Evans, Georgia

Elaine Rabin, MD
Associate Professor
Department of Emergency Medicine
Icahn School of Medicine at Mount Sinai
Attending Physician and Residency Director
Department of Emergency Medicine
Mount Sinai Hospital
New York, New York

Christopher Reverte, MD
Assistant Professor
Department of Emergency Medicine
Icahn School of Medicine at Mount Sinai
Mount Sinai Morningside and Mount Sinai West
New York, New York

Jeremy Rose, MD
Assistant Professor of Emergency Medicine
Icahn School of Medicine at Mount Sinai
New York, New York

Andrew N. Russman, DO, MA
Assistant Professor
Medicine (Neurology)
Cleveland Clinic Lerner College of Medicine
Head, Cleveland Clinic Stroke Program
Cerebrovascular Center, Neurological Institute
Cleveland Clinic
Cleveland, Ohio

Benjamin H. Schnapp, MD, MEd
Assistant Professor
Department of Emergency Medicine
University of Wisconsin School of Medicine and Public
Health
Associate Residency Program Director
Emergency Physician
UWHealth
Madison, Wisconsin

Matthew S. Siket, MD, MS, FACEP
Associate Professor
Departments of Surgery and Neurological Sciences
Division of Emergency Medicine
The Robert Larner, M.D. College of Medicine at the
University of Vermont
Associate Program Director
University of Vermont Emergency Medicine
Residency Program
The University of Vermont Medical Center
Burlington, Vermont

Brian Silver, MD
Professor and Chair of Neurology
Department of Neurology
University of Massachusetts Medical School
Worcester, Massachusetts

Edward P. Sloan, MD
Professor Emeritus of Emergency Medicine
University of Illinois College of Medicine
Chicago, Illinois

Rebecca Elizabeth Traub, MD
Associate Professor
Department of Neurology
University of North Carolina School of Medicine
Chapel Hill, North Carolina

Melissa Villars, MD
Resident in Emergency Medicine
Icahn School of Medicine at Mount Sinai
New York, New York

Charles R. Wira III, MD
Associate Professor
Department of Emergency Medicine
Yale Acute Stroke Program
Department of Neurology
Board Certified Internal and Emergency Medicine
Yale School of Medicine
New Haven, Connecticut

Prefacio

Entre el 5 y 10% de las consultas a los servicios de urgencias corresponden a una alteración neurológica primaria. Por suerte, la mayoría de estas manifestaciones no están asociadas con una afección que ponga en peligro la vida, pero un subconjunto importante sí. El reconocimiento y el tratamiento tempranos de estas afecciones pueden marcar la diferencia entre un buen resultado funcional y una discapacidad permanente o la muerte. Una atención de vanguardia que ofrezca calidad y seguridad requiere un compromiso con la excelencia tanto clínica como del sistema.

El hecho de no realizar una evaluación clínica adecuada y de no elaborar un diagnóstico diferencial se identifican sistemáticamente como factores relacionados con los malos resultados. La mayoría de las urgencias neurológicas se presentan con una manifestación y no con un diagnóstico; estas suelen ser inespecíficas y el médico debe ser capaz de recopilar cuidadosamente los datos previos y de la exploración física necesarios para generar un diagnóstico diferencial que luego dirija las pruebas diagnósticas. Con base en la evaluación, se reducen las consideraciones diagnósticas y se ayuda a la estratificación del riesgo y a la toma de decisiones informadas con el paciente. Los profesionales de vanguardia deben tener una gran capacidad de diagnóstico y comunicación, o se arriesgan a no satisfacer las necesidades de sus pacientes. Los datos sutiles de los accidentes cerebrovasculares de la circulación posterior, la hipertensión intracraneal idiopática, la trombosis venosa cerebral, las crisis no epilépticas y el absceso epidural son solo algunos de los procesos que históricamente han pasado inadvertidos en las primeras consultas médicas, a menudo como resultado de evaluaciones sistemáticas fallidas o de un sesgo en el abordaje de las manifestaciones del paciente.

Los tratamientos sensibles al tiempo han elevado el grado de dificultad para el médico de vanguardia y han puesto de relieve la máxima «tiempo es cerebro». El accidente cerebrovascular, las crisis epilépticas, los traumatismos craneoencefálicos y la meningoencefalitis son ejemplos en los que el retraso en el tratamiento puede tener consecuencias catastróficas. Por lo tanto, en los últimos 25 años, el diagnóstico y el tratamiento de numerosas urgencias neurológicas se han vuelto más exigentes para conjuntar las habilidades de los mejores proveedores de atención sanitaria prehospitalaria y los médicos de urgencias. De hecho, desde los inicios de los estudios de los trombolíticos para el accidente cerebrovascular, quedó claro que el liderazgo y la participación de los profesionales de urgencias eran fundamentales para su éxito y para el de la atención de los pacientes, no solo para el accidente cerebrovascular, sino para todas las entidades que requieren neurorreanimación. Tales estudios mostraron la importancia de los equipos y los sistemas de atención para garantizar resultados óptimos. Las consecuencias de hacer hincapié en la atención previa se hicieron evidentes con la creación de las redes de investigación financiadas por los National Health Institutes (NIH), como SPOTRIUS y NETT, que históricamente sentaron las bases para el tratamiento moderno de muchas alteraciones neurológicas.

La disponibilidad de pruebas de diagnóstico avanzadas tanto de laboratorio como de neuroimagen ha ofrecido nuevas oportunidades para facilitar los diagnósticos y los tratamientos. Los biomarcadores de las lesiones neurológicas, el electroencefalograma (EEG) a pie de cama, la angiografía por tomografía computarizada (TC), la exploración de la perfusión/difusión por TC y la resonancia magnética (RM) están cada vez más disponibles y su valor se evidencia en los resultados funcionales que hasta hace poco se consideraban milagrosos. Por supuesto, muchas pruebas e intervenciones tienen un costo inicial en tiempo y recursos, lo que subraya la importancia de su uso juicioso con una clara comprensión de cuándo y dónde son más útiles. Sin embargo, cuando se utilizan correctamente, el ahorro de costos posterior se compensa con creces y, desde el punto de vista de la salud de la población, pone de manifiesto la necesidad de una atención coordinada, multidisciplinaria e integrada, basada en las mejores pruebas disponibles.

Emprendimos la edición de este libro motivados por nuestra pasión por mejorar la atención al paciente. Tenemos más de 80 años de experiencia clínica combinada y aportamos nuestra propia experiencia personal con familiares y amigos que han sufrido accidentes cerebrovasculares, síndrome de dolor regional complejo, crisis no epilépticas y traumatismos craneoencefálicos. Hemos visto lo bueno, y a veces lo no tan bueno, que se deriva de la experiencia del médico que atiende a un paciente en primer lugar. Con estos antecedentes, la sección I de este libro se diseñó para garantizar que se cubrieran los fundamentos de la evaluación del paciente con una alteración neurológica a fin de asegurar que se proporcionen los recursos para generar un diagnóstico diferencial, sabiendo que si una enfermedad no aparece en la lista, es poco probable que se haga el diagnóstico. En la sección II del libro se profundiza en las manifestaciones específicas al proporcionar un marco para dirigir la prestación de cuidados y las intervenciones basadas en las mejores evidencias disponibles. Esperamos haber tenido éxito en el diseño de una guía fácil de usar y de acceder, de la que se beneficiarán tanto el lector como el paciente. Los buenos resultados dependen de la capacidad del médico para reunir y cotejar los antecedentes y la información de la exploración física y el diagnóstico. La comunicación con los consultores y los pacientes, así como las estrategias claras de tratamiento y seguimiento, suelen ser fundamentales para el resultado. El conocimiento y la aplicación de las directrices de práctica establecidas, las políticas clínicas y los consejos de la buena práctica profesional contribuyen a los notables avances realizados en el cuidado del paciente con una afección neurológica.

Andy S. Jagoda, MD
Christopher A. Lewandowski, MD

Contenido

Abordaje del paciente

Neuroanatomía: fundamentos

Amy D. Costigan

Brian Silver

Resulta fundamental tener una comprensión sólida de la neuroanatomía para la detección y el tratamiento de las urgencias neurológicas. En este capítulo se analizan las estructuras anatómicas más importantes implicadas en los procesos patológicos y lesiones neurológicas urgentes. Los siguientes capítulos se basan en estos conceptos y en su aplicación a la exploración física, las neuroimágenes y las circunstancias específicas de las urgencias neurológicas. La neuroanatomía abarca todas las estructuras del sistema nervioso, que se divide en dos partes principales: el sistema nervioso central (SNC) y el sistema nervioso periférico (SNP). Se presentan los principales componentes del sistema nervioso central, incluyendo el encéfalo, la médula espinal, los vasos sanguíneos y los espacios de la duramadre, así como los componentes somáticos y autonómicos del sistema nervioso periférico.

SISTEMA NERVIOSO CENTRAL

El sistema nervioso central está formado por el encéfalo y la médula espinal. El encéfalo es, esencialmente, el centro de mando de todo el cuerpo humano. Es un órgano grande y complejo que ordena y regula prácticamente todas las actividades del cuerpo humano, como el pensamiento, las emociones, la visión, el habla, la respiración y el movimiento. Se calcula que el encéfalo contiene 100 000 millones de neuronas (cerca de 10 000-20 000 millones en la corteza cerebral y 55 000-70 000 millones en el cerebelo) y 100 000 millones de células gliales que apoyan la función neuronal. El número de sinapsis en el encéfalo es de aproximadamente 100 billones, lo que representa 1000 sinapsis por neurona. El encéfalo tiene tres partes principales: el cerebro, el cerebelo y el tronco encefálico. Aunque el encéfalo solo representa el 2% del peso corporal total, recibe el 20% del gasto cardíaco del cuerpo. Este órgano depende de un flujo sanguíneo constante para nutrirse y funcionar, ya que no almacena ningún combustible.

Cerebro

El *cerebro* es la porción más grande del encéfalo y está compuesto por los hemisferios derecho e izquierdo, separados por una cisura longitudinal. Los hemisferios cerebrales están cubiertos por una fina capa exterior de sustancia gris, llamada *corteza cerebral*, que contiene miles de millones de neuronas para regular funciones esenciales, como la consciencia, el lenguaje, la memoria y la atención. La sustancia blanca se encuentra debajo de la corteza cerebral y está formada por vías mielinizadas que distribuyen la información entre las regiones del encéfalo. En general, el hemisferio izquierdo es el «dominante» en la mayoría de las personas y regula el lenguaje y el habla. El hemisferio derecho es importante en la interpretación de la información visual y espacial. Las vías que regulan la función motora y sensitiva se cruzan de forma mayoritaria (casi el 95%) en el bulbo raquídeo inferior hacia el brazo y la pierna contralaterales. Por lo tanto, el hemisferio derecho regula al hemicuerpo izquierdo y el hemisferio izquierdo al hemicuerpo derecho. Los dos hemisferios están conectados por un gran haz de fibras nerviosas, llamado *cuerpo calloso*, así como por comisuras más pequeñas, como la comisura anterior, la comisura posterior y el trígono cerebral. Estos son importantes porque transfieren y coordinan la información entre los dos hemisferios.

La corteza se pliega en cimas, llamadas *circunvoluciones*, y surcos, denominados *cisuras*, lo que permite que una mayor superficie de encéfalo se aloje dentro del cráneo. Las cisuras y las circunvoluciones más grandes separan a los hemisferios cerebrales en cuatro zonas distintas: los *lóbulos frontal*, *temporal*, *parietal* y *occipital* (**fig. 1-1**). Cada uno tiene funciones diferentes, aunque a veces se superponen.

El lóbulo frontal es la porción más anterior del encéfalo y está separado del lóbulo parietal por la cisura central y del lóbulo temporal por la cisura lateral (de Silvio) (*véase* la fig. 1-1). Este lóbulo regula la personalidad, el comportamiento, el habla, el movimiento corporal, la concentración y la inteligencia. Una porción clínicamente importante del lóbulo frontal inferior es el área de Broca, que se encuentra en el hemisferio dominante y es esencial para el procesamiento del lenguaje (**fig. 1-2**). Los accidentes cerebrovasculares o las lesiones en esta zona provocan afasia expresiva, también conocida como *afasia de Broca*. El resultado es una alteración de la producción del habla, pero con conservación de la comprensión del lenguaje hablado y escrito. El control de la mirada también está mediado por los campos oculares frontales. La excitación anómala de un campo frontal, como en una crisis epiléptica lateralizada, hará que la mirada se aleje del foco excitatorio y se dirija hacia las extremidades, que se sacudan. La destrucción de los campos oculares frontales, como en un accidente cerebrovascular, dará lugar a una mirada hacia la zona afectada y que se aleja de la hemiparesia. En los escenarios clínicos en los que los ojos parecen estar desviados hacia las extremidades con hemiparesia, también se debe considerar la posibilidad de una crisis epiléptica, con una exploración cuidadosa de los ojos para buscar una sutil sacudida similar al nistagmo, que confirma el diagnóstico.

El lóbulo temporal, que está separado de los lóbulos frontal y parietal por la cisura lateral, también tiene un componente lingüístico, denominado *área de Wernicke* (*véase* la fig.1-2), que regula la capacidad para comprender el lenguaje escrito y hablado. Las lesiones en el lóbulo temporal superior provocan un tipo de afasia receptiva conocida como *afasia de Wernicke*. Debido a que los pacientes tienen dificultades para comprender el lenguaje, pueden producir un discurso que no tiene sentido y que se conoce coloquialmente como «ensalada de palabras». Las áreas de Broca y de Wernicke están conectadas a través de un haz llamado *fascículo arqueado* (*véase* la fig. 1-2). El lóbulo temporal también ayuda a regular la memoria, la audición y la organización.

El lóbulo parietal se sitúa por encima del lóbulo temporal y detrás del frontal y la cisura central (*véase* la fig. 1-1). Tiene funciones importantes, como la integración de la información sensorial y los procesamientos visual y espacial.

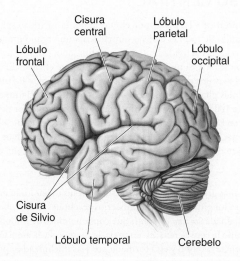

Figura 1-1. Lóbulos del encéfalo. Se observa la cisura de Silvio, profunda, que separa el lóbulo frontal del temporal, y la cisura central, que separa el lóbulo frontal del parietal. El lóbulo occipital se encuentra en la parte posterior del encéfalo. Estos puntos de referencia se encuentran en todos los encéfalos humanos. De Bear MF, Connors BW, Paradiso MA. Neuroscience: past, present, and future. En: Bear MF, Connors BW, Paradiso MA, eds. *Neuroscience: Exploring the Brain.* 4th ed. Wolters Kluwer; 2016:3-22. Fig. 1.8.

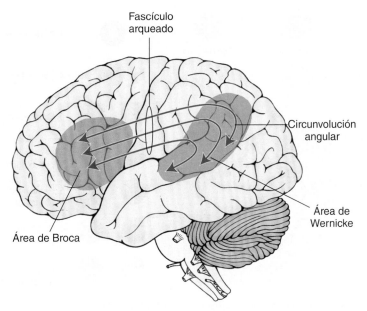

Figura 1-2. Relación entre las áreas de Wernicke y de Broca. El esquema corresponde al hemisferio cerebral izquierdo, donde se muestran los sitios del área motora del habla de Broca y de la de Wernicke. Existen conexiones recíprocas entre las dos regiones, que pasan por un haz llamado *fascículo arqueado*. Tomada de Siegel A, Sapru HN. The thalamus and cerebral cortex. En: Siegel A, Sapru HN, eds. *Essential Neuroscience.* 3rd ed. Wolters Kluwer; 2015:462-489. Fig. 25.19.

Por último, el lóbulo occipital es el centro de procesamiento visual del encéfalo, situado detrás de los lóbulos parietal y temporal (*véase* la fig. 1-1). Contiene la corteza visual primaria, así como otras zonas funcionales de la visión. Las lesiones en el lóbulo occipital pueden provocar cortes en los campos visuales, alucinaciones visuales o incluso ceguera. La cisura calcarina divide la corteza occipital en porciones superior e inferior. Las lesiones en la corteza occipital por encima de la cisura calcarina producen defectos en los campos visuales inferiores, mientras que por debajo originan defectos en los campos visuales superiores. Al igual que con la regulación motora, la representación de los campos visuales izquierdos (de ambos ojos) está en la corteza occipital derecha y la de los campos visuales derechos (de ambos ojos) en la corteza occipital izquierda. Así, por ejemplo, una lesión occipital derecha por debajo de la cisura calcarina producirá un defecto del campo visual superior izquierdo en ambos ojos (**fig. 1-3**).

Estructuras subcorticales

Por debajo de la corteza cerebral se encuentran las estructuras subcorticales, que incluyen el diencéfalo, la hipófisis, las estructuras límbicas y los núcleos basales. Estas estructuras esenciales son una parte integral de la memoria, la producción de hormonas y las emociones.

El diencéfalo, la parte del encéfalo situada entre el cerebro y el tronco encefálico, tiene una ubicación profunda y está formado por el tálamo, el epitálamo, el subtálamo y el hipotálamo. El *tálamo* es un centro de integración sensorial que tiene conexiones con muchas áreas del encéfalo, así como con el sistema de activación reticular, que regula la excitación y las transiciones de sueño-vigilia. Los daños en el tálamo anterior, sobre todo si son bilaterales en el marco de una trombosis del seno venoso profundo, producen una alteración de la consciencia o incluso un coma. Este diagnóstico debe considerarse como una posibilidad en alguien que presenta una falta repentina de respuesta, especialmente si no hay una causa cardíaca o tóxica evidente. El epitálamo está formado en su mayor parte por la glándula pineal y ayuda a segregar melatonina para controlar los ritmos circadianos. El subtálamo participa en la integración de la función motora somática. El hipotálamo es una pequeña estructura que se conecta con la hipófisis a través del tallo infundibular. Contiene varios núcleos pequeños y es un importante centro de regulación de los sistemas nervioso autónomo y endocrino, como la temperatura corporal, el hambre, la sed, el cansancio y el sueño.

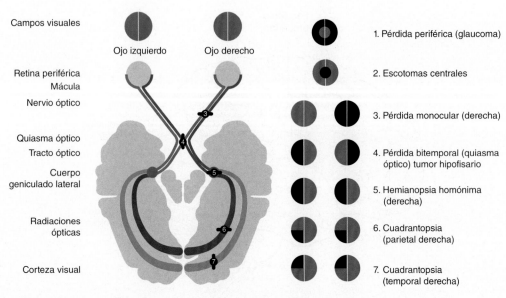

Campos visuales

Ojo izquierdo   Ojo derecho

Retina periférica
Mácula

Nervio óptico

Quiasma óptico
Tracto óptico

Cuerpo
geniculado lateral

Radiaciones
ópticas

Corteza visual

1. Pérdida periférica (glaucoma)

2. Escotomas centrales

3. Pérdida monocular (derecha)

4. Pérdida bitemporal (quiasma
óptico) tumor hipofisario

5. Hemianopsia homónima
(derecha)

6. Cuadrantopsia
(parietal derecha)

7. Cuadrantopsia
(temporal derecha)

Figura 1-3. Defectos del campo visual. Cortesía de Christopher Lewandowski.

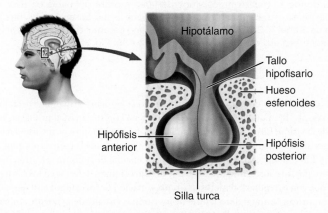

Hipotálamo

Tallo
hipofisario

Hueso
esfenoides

Hipófisis
anterior

Hipófisis
posterior

Silla turca

Figura 1-4. Hipófisis. La hipófisis posterior (neurohipófisis) es de tejido neural; la anterior (adenohipófisis), de tejido endocrino epitelial. De McConnell TH, Hull KL. Metabolism and endocrine control. En: McConnell TH, Hull KL, eds. *Human Form, Human Function: Essentials of Anatomy & Physiology*. Wolters Kluwer; 2011:588-631. Fig. 15.17.

Glándula hipófisis

La *hipófisis* es una glándula endocrina que se encuentra en la parte inferior del hipotálamo (**fig. 1-4**). Aunque solo tiene el tamaño de un chícharo (guisante, arveja), segrega hormonas que tienen una amplia variedad de funciones importantes, como el crecimiento, el metabolismo, la regulación de la temperatura y el alivio del dolor. Ayuda a regular las funciones tiroidea y renal, así como las relaciones sexuales, el embarazo, el parto y la lactancia.

Sistema límbico

El sistema límbico se compone de un conjunto de estructuras encefálicas situadas junto al tálamo y bajo el lóbulo temporal medial (**fig. 1-5**). Tiene muchas funciones importantes, como las emociones, la motivación, la memoria y el comportamiento. Los procesos que afectan el sistema límbico causan una alteración aguda de la personalidad, como la encefalitis límbica, una afección autoinmunitaria que produce un trastorno neuropsiquiátrico de inicio rápido. El hipocampo y la amígdala son dos estructuras importantes del sistema límbico. El hipocampo participa en el procesamiento de la memoria espacial y el aprendizaje.

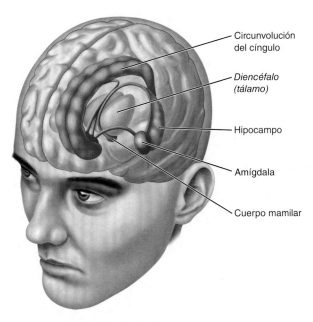

(A) Estructuras del sistema límbico

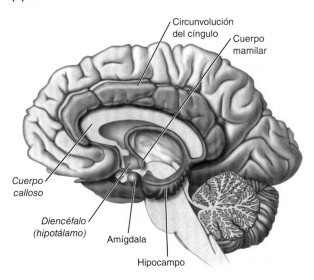

(B) Vista sagital

Figura 1-5. Sistema límbico. A. El sistema límbico está formado por estructuras de los hemisferios cerebrales que desempeñan un papel importante en las emociones. **B.** Sistema límbico, visto en una sección sagital del cerebro. De McConnell TH, Hull KL. Nervous system. En: McConnell TH, Hull KL, eds. *Human Form, Human Function: Essentials of Anatomy & Physiology.* Wolters Kluwer; 2011:280-327. Fig. 8.10.

La amígdala es la parte más profunda del sistema límbico y participa en procesos cognitivos como la memoria, la atención, las emociones y el procesamiento social.

Núcleos basales

Los núcleos basales (**fig. 1-6**) constituyen un grupo subcortical y están situados en la base del prosencéfalo y la parte superior del mesencéfalo. Están formados por el cuerpo estriado (núcleos caudado y *accumbens*, putamen y tubérculo olfatorio), el globo pálido, el pálido ventral, la sustancia negra y el

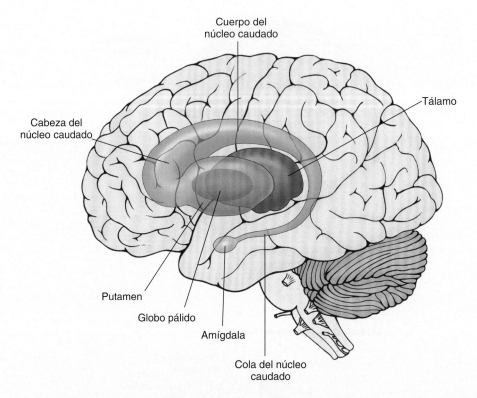

Cuerpo del
núcleo caudado

Tálamo

Cabeza del
núcleo caudado

Putamen

Globo pálido

Amígdala

Cola del núcleo
caudado

Figura 1-6. Localización de los núcleos basales (corte sagital, vista medial). Los núcleos basales, situados en la profundidad de los hemisferios cerebrales, están formados por el núcleo caudado, el putamen y el globo pálido en el cerebro; la sustancia negra en el mesencéfalo, y el núcleo subtalámico en el diencéfalo. Los núcleos basales son importantes para la regulación motora; facilitan los movimientos intencionados e inhiben los no intencionados. Tomada de Siegel A, Sapru HN. The forebrain. En: Siegel A, Sapru HN, eds. *Essential Neuroscience.* 3rd ed. Wolters Kluwer; 2015:197-215. Fig. 12.11.

núcleo subtalámico. Los núcleos basales son importantes para la regulación de los movimientos motores voluntarios y oculares, la cognición, las emociones y el aprendizaje. Algunos trastornos de la regulación del comportamiento y el movimiento tienen su origen en los núcleos basales, como las enfermedades de Parkinson y de Huntington. Las lesiones agudas de los núcleos basales pueden producir síndromes inusuales; por ejemplo, una lesión en el núcleo subtalámico causa los movimientos balísticos incontrolados de la extremidad contralateral. Los núcleos basales también desempeñan un papel importante en la fisiología de la adicción.

Cerebelo

El cerebelo es una estructura vital que proporciona al ser humano la regulación y la coordinación motoras. Está unido a la parte inferior del encéfalo y se encuentra debajo de sus hemisferios en la fosa craneal posterior. Consta de una corteza mucho más plegada que la del cerebro y tiene el aspecto de pliegues paralelos. Al igual que el cerebro, el cerebelo se divide en dos hemisferios, y entre ellos se encuentra una sección de la línea media llamada *vermis* (**fig. 1-7**). El cerebelo está conectado con el resto del encéfalo y la médula espinal a través de tres pares de pedúnculos, denominados *pedúnculos cerebelosos superior, medio* e *inferior*. Los pedúnculos superiores conectan las fibras eferentes con la corteza cerebral. El pedúnculo medio se conecta con el puente y el pedúnculo cerebeloso inferior recibe señales de los núcleos vestibulares, la médula espinal y el tegmento troncoencefálico. Cuando los pacientes sufren daños en el cerebelo, suelen presentar una disminución de la regulación motora *ipsilateral*. Aunque pueden realizar tareas de motricidad burdas, presentan problemas de precisión y coordinación. Los pacientes con lesiones cerebelosas pueden presentar ataxia, desviación ocular oblicua, mala coordinación, dismetría, disdiadococinesia o la tendencia a caer hacia el lado de la lesión.

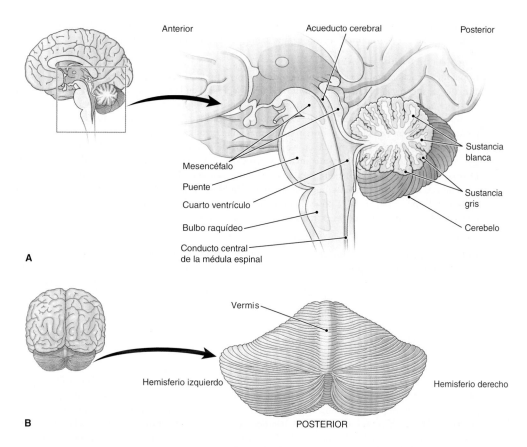

Figura 1-7. Tronco encefálico y cerebelo. A. Corte medio sagital (*nota:* el tronco encefálico tiene tres divisiones: el mesencéfalo, el puente y el bulbo raquídeo. La sustancia blanca del cerebelo presenta un patrón en forma de árbol). **B.** Vista posterior del cerebelo (*nota:* el cerebelo está dividido en dos hemisferios). De Cohen BJ. The sensory system. En: Cohen BJ, ed. *Memmler's Structure and Function of the Human* Body. 10th ed. Wolters Kluwer; 2013:188-209. Fig. 9.8.

Tronco encefálico

La porción más posterior del encéfalo que se continúa con la médula espinal se llama *tronco encefálico*. Consta de tres partes principales: el mesencéfalo, el puente y el bulbo raquídeo (*véase* la fig. 1-7). El tronco encefálico transmite información motora y sensitiva entre el encéfalo y el cuerpo. Los tractos sensitivos ascendentes y los motores descendentes se encuentran aquí, y diez de los nervios craneales del cuerpo también surgen del tronco encefálico. Además, integra información crucial para la regulación cardiovascular y respiratoria, el dolor, el estado de alerta y la consciencia.

Mesencéfalo

La porción más rostral del tronco encefálico se denomina *mesencéfalo* y está separada en cuatro estructuras denominadas *techo* o *lámina cuadrigémina*, *acueducto cerebral*, *tegmento troncoencefálico* y los *pedúnculos cerebrales*. El techo está situado en la parte dorsal del mesencéfalo y se encarga de los reflejos ante los estímulos auditivos y visuales. El acueducto cerebral forma parte del sistema ventricular y drena el líquido cefalorraquídeo del tercero al cuarto ventrículos. Los núcleos nerviosos craneales de los nervios oculomotor (III) y troclear (IV) se sitúan en la cara ventral de la sustancia gris que rodea al acueducto cerebral. El tegmento del mesencéfalo tiene una ubicación ventral respecto al acueducto cerebral, y se comunica con el cerebelo a través de sus pedúnculos superiores. El tegmento contiene una gran red de sinapsis y núcleos neuronales con tractos de sustancia blanca. Los pedúnculos cerebrales forman lóbulos ventrales al tegmento y contienen tractos adicionales de sustancia blanca. Los síndromes, como el basilar superior, causado por una oclusión de la arteria basilar distal a nivel del mesencéfalo, producen una variedad de manifestaciones, que incluyen la hemiparesia alternante, las alucinaciones visuales y el coma. La mortalidad es de aproximadamente el 80% si no se consigue la recanalización.

Puente (protuberancia)

El puente se encuentra entre el mesencéfalo y el bulbo raquídeo (*véase* la fig. 1-7). Esta estructura ayuda a regular el sueño y la frecuencia respiratoria. Puede separarse en la parte basal del puente, en ubicación ventral, y el tegmento pontino. En la parte posterior contiene los pedúnculos cerebelosos, que conectan el puente con el cerebelo y el mesencéfalo. Dado que actúa como un punto de conexión entre estas diferentes áreas, las lesiones en el puente causan problemas con las funciones autonómicas, el movimiento y las sensaciones, disfunción en la excitación y coma. El puente contiene varios núcleos de nervios craneales, como el trigémino (V), el motor ocular externo o *abducens* (VI), el facial (VII) y el vestibulococlear (VIII). Dado que las raíces nerviosas de la cara emergen por encima de la decusación, los accidentes cerebrovasculares que afectan el puente pueden provocar debilidad facial ipsilateral y contralateral en brazos y piernas. Debe considerarse la posibilidad de un accidente cerebrovascular si hay una clara debilidad facial en el lado opuesto al de las extremidades.

Bulbo raquídeo (médula oblongada)

El bulbo raquídeo es una estructura cónica y larga encargada de varias funciones autonómicas, como la frecuencia cardíaca, la presión arterial, la respiración, el vómito y el sueño. Su parte superior abierta forma el cuarto ventrículo, y la porción inferior cerrada circunda al conducto central de la médula espinal. Varios tractos de sustancia blanca hacen sinapsis en el bulbo raquídeo, que también contiene los núcleos de los nervios craneales IX a XII.

SISTEMA VASCULAR ARTERIAL

Mantener el flujo continuo de la irrigación sanguínea arterial es vital para el encéfalo, ya que no dispone de reservas de energía o combustible propias. El suministro de sangre arterial al encéfalo se efectúa mediante una compleja serie de vasos que, en última instancia, se anastomosan en un anillo denominado *polígono de Willis* (**fig. 1-8**). La sangre es suministrada por dos pares principales de arterias: las carótidas internas y las vertebrales, bilaterales. Las arterias carótidas internas suministran la circulación anterior al cerebro, mientras que las arterias vertebrales se unen para formar la arteria basilar y proveen la circulación del cerebelo y el tronco encefálico. El polígono de Willis crea una conexión en la base del cráneo entre los sistemas circulatorios anterior y posterior del encéfalo.

La circulación anterior del encéfalo comienza en las arterias carótidas internas bilaterales, que primero se ramifican en arterias oftálmicas y luego en las arterias cerebral anterior (ACA) y cerebral media (ACM), mucho más grande. Las arterias cerebrales anteriores suministran sangre a toda la línea media de los hemisferios cerebrales (**fig. 1-9**). Se conectan con su homóloga contralateral a través de la arteria comunicante anterior para completar el anillo anterior del polígono de Willis (*véase* la fig. 1-8). Los accidentes cerebrovasculares en la arteria cerebral anterior son menos frecuentes; los déficits motores agudos aislados o predominantes en las extremidades inferiores contralaterales deben hacer sospechar este tipo de accidentes, lo que se ilustra en la **figura 1-10**, que muestra el homúnculo motor de la corteza cerebral. El *homúnculo* («hombrecito») es una famosa representación gráfica de un hombre que yace dentro del encéfalo y que muestra las zonas del cuerpo reguladas por cada región, así como la forma en que la línea media del hemisferio cerebral, irrigada por la ACA, regula principalmente las extremidades inferiores.

La ACM desemboca en el cisura lateral y perfunde la mayor parte de la cara lateral de la corteza cerebral (*véase* la fig. 1-9). Se divide en cuatro segmentos (M1-M4). Debido al flujo directo de sangre desde la arteria carótida interna y la gran porción del cerebro que irriga la ACM, esta representa el territorio cerebral más frecuentemente afectado por los accidentes cerebrovasculares. Los déficits neurológicos varían según la extensión y el hemisferio afectado, pero incluyen afasia (normalmente en el hemisferio izquierdo), hemiinatención (más a menudo en los accidentes cerebrovasculares del hemisferio derecho, pero puede ocurrir con menor frecuencia en los del izquierdo), hemianopsia, hemiparesia contralateral o pérdida hemisensorial contralateral. La ACM es la principal arteria susceptible de una trombectomía mecánica para tratar la oclusión de vasos sanguíneos grandes durante un accidente cerebrovascular.

La circulación posterior se origina en las arterias vertebrales, bilaterales, que entran en el cráneo a través del agujero magno. La arteria cerebelosa posteroinferior (ACPI) es una rama de la arteria vertebral e irriga el cerebelo posteroinferior. Las dos arterias vertebrales se unen para formar la arteria basilar, que se encarga de irrigar el puente, el cerebelo y el oído interno a través de las arterias cerebelosa anteroinferior (ACAI), pontinas, cerebelosa superior y auditiva interna. El diagnóstico diferencial de

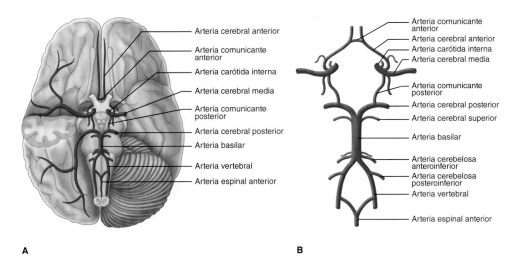

Arteria cerebral anterior

Arteria comunicante anterior

Arteria carótida interna

Arteria cerebral media

Arteria comunicante posterior

Arteria cerebral posterior

Arteria basilar

Arteria vertebral

Arteria espinal anterior

Arteria comunicante anterior

Arteria cerebral anterior

Arteria carótida interna

Arteria cerebral media

Arteria comunicante posterior

Arteria cerebral posterior

Arteria cerebral superior

Arteria basilar

Arteria cerebelosa anteroinferior

Arteria cerebelosa posteroinferior

Arteria vertebral

Arteria espinal anterior

A

B

Figura 1-8. Polígono de Willis (irrigación sanguínea arterial del encéfalo). A. El polígono de Willis visto desde abajo del encéfalo. **B.** Esquema del polígono de Willis. De Ciechanowski M, Mower-Wade D, McLeskey SW. Anatomy and physiology of the nervous system. En: Morton PG, Fontaine DK, eds. *Critical Care Nursing*. 10th ed. Wolters Kluwer; 2013:691-722. Fig. 32.8.

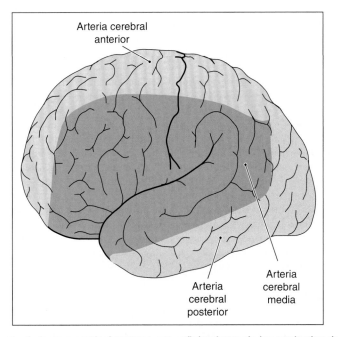

Arteria cerebral anterior

Arteria cerebral posterior

Arteria cerebral media

Figura 1-9. Esquema de la cara cortical externa con señalamiento de los territorios de las tres arterias corticales. De Bhatnagar S. Cerebrovascular system. En: Bhatnagar S, ed. *Neuroscience for the Study of Communicative Disorders*. 5th ed. Wolters Kluwer; 2018:181-206. Fig. 7.4B.

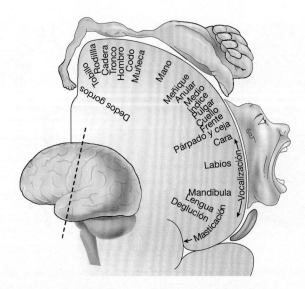

Figura 1-10. Homúnculo de la corteza motora. De Drislane F. The approach to weakness. En: Drislane F, ed. *Blueprints Neurology.* 5th ed. Wolters Kluwer; 2019:40-48. Fig. 5.4.

la hipoacusia unilateral aguda debe incluir un infarto del territorio irrigado por la ACAI, sobre todo si hay mareos o dismetrías asociados. La arteria basilar termina al dividirse en las dos arterias cerebrales posteriores (ACP). Estos dos vasos irrigan el cerebro inferior y posterior y se unen a la arteria comunicante posterior para completar el anillo posterior del polígono de Willis (*véase* la fig. 1-8).

Los accidentes cerebrovasculares de la arteria cerebral posterior pueden presentarse como hemianopsia y pérdida hemisensorial. Los accidentes cerebrovasculares en la arteria basilar ocurren más usualmente como isquemia en el puente, y los pacientes presentan paresia, ataxia, debilidad de los músculos bulbares y parálisis oculomotoras de la mirada. El «síndrome de enclaustramiento» es resultado de un gran accidente cerebrovascular pontino ventral que imita el coma o el estado vegetativo persistente. La característica clave para el diagnóstico es la conservación de los movimientos de los ojos o de los párpados, mediante los cuales el individuo afectado puede responder afirmativa o negativamente a las preguntas. La oclusión de la arteria basilar debe considerarse fuertemente en cualquier paciente que presente un coma de inicio repentino.

Las áreas de las zonas limítrofes irrigadas por porciones muy distales de las arterias cerebrales media, anterior y posterior son especialmente vulnerables a un tipo de accidente cerebrovascular denominado *accidente cerebrovascular en territorio limítrofe*. Los descensos bruscos de la presión arterial, sobre todo en el contexto de un estrechamiento fijo de las arterias proximales, provocarán accidentes cerebrovasculares isquémicos en estas zonas. Estas áreas de las zonas limítrofes también son sensibles a los episodios de hipoperfusión significativa durante los acontecimientos hipoxémicos generales. Un concepto importante, sobre todo en el contexto del accidente cerebrovascular isquémico, es el efecto de la irrigación sanguínea colateral. Esta última procede de las arterias que confluyen en los extremos de las arterias con flujo sanguíneo disminuido, como podría ocurrir durante una oclusión arterial aguda, es decir, un accidente cerebrovascular isquémico. Con una buena irrigación sanguínea colateral, el tiempo hasta la pérdida tisular permanente se prolonga, mientras que ocurre lo contrario con un riego deficiente. Son ejemplos de irrigación sanguínea colateral las ramas de la arteria carótida externa, que aportan un complemento a las ramas distales de la arteria cerebral media. La calidad de la irrigación sanguínea colateral se ve afectada por la genética, la edad y la condición física.

SISTEMA VASCULAR VENOSO

A diferencia de las venas de otras partes del cuerpo, el sistema venoso del encéfalo tiene un curso independiente del arterial. El sistema vascular venoso tiene componentes superficiales y profundos (**fig. 1-11**). El sistema superficial está compuesto por los senos venosos localizados en la superficie del cerebro con paredes formadas por la duramadre. El principal seno venoso, llamado *seno sagital superior*, discurre en

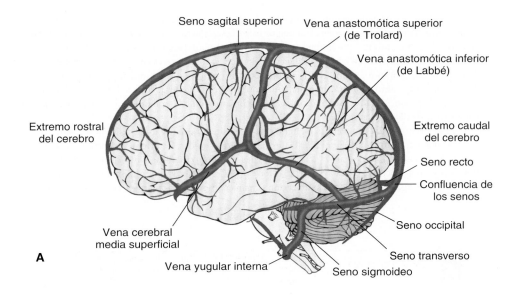

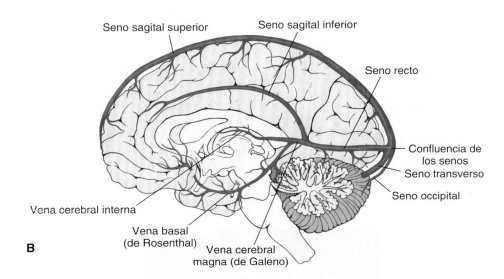

Figura 1-11. Principales senos y venas de la duramadre. A. Los principales senos de la duramadre incluyen el sagital superior, el recto, el occipital, el transverso y el sigmoideo. Los senos sagitales superior, recto, transverso y occipital se unen en la confluencia de los senos. Las venas principales son la cerebral media superficial, la anastomótica superior de Trolard y la anastomótica inferior de Labbé. **B.** Los principales senos de la duramadre incluyen el sagital superior, el sagital inferior, el recto, el occipital y el transverso, y su confluencia. Las principales venas aquí mostradas incluyen la gran vena de Galeno, la basal de Rosenthal y la cerebral interna. De Siegel S, Sapru HN. Blood supply of the central nervous system. En: Siegel S, Sapru HN, eds. *Essential Neuroscience*. 4th ed. Wolters Kluwer; 2019:538-552. Fig. 26.6.

dirección sagital por debajo de la línea media y luego se dirige a una zona denominada *confluencia de los senos*. Después de esto, dos senos transversales se bifurcan y se dirigen lateralmente a los senos sigmoideos, que después forman las venas yugulares bilaterales y desembocan en la vena cava superior. La trombosis de los senos venosos cerebrales es una urgencia neurológica que se produce cuando se forma un coágulo en su interior, con manifestaciones de cefalea, déficits neurológicos y crisis epilépticas. Esta ocurre con mayor frecuencia en el seno sagital superior.

El sistema de drenaje venoso profundo incluye varias venas que se unen en el mesencéfalo para formar la vena de Galeno o vena cerebral magna (*véase* la sección *Consideraciones pediátricas*) y desemboca en la vena cerebral interna, que se conecta con el seno sagital inferior, forma el seno recto y luego se une al sistema venoso superficial en la confluencia de los senos, como se describió antes. La trombosis en el sistema venoso profundo, una urgencia médica con alto riesgo de mortalidad, provoca problemas del comportamiento, como delírium, amnesia, mutismo, así como lesiones talámicas bilaterales. La clave que sugiere el diagnóstico en los estudios de imagen es la inflamación bilateral de los tálamos en la tomografía computarizada (TC) de cráneo.

El cavernoso es un seno venoso bilateral con pared de duramadre que resulta importante en la clínica y se ubica en la fosa craneal media al lado del hueso esfenoides. La arteria carótida interna atraviesa el seno cavernoso, así como varios nervios craneales (NC) importantes, como el motor ocular externo (NC VI), el motor ocular común (NC III), el troclear (NC IV) y los ramos oftálmico y maxilar del trigémino (NC V) (**fig. 1-12**). Debido a su ubicación cercana a los senos paranasales, la órbita y las meninges,

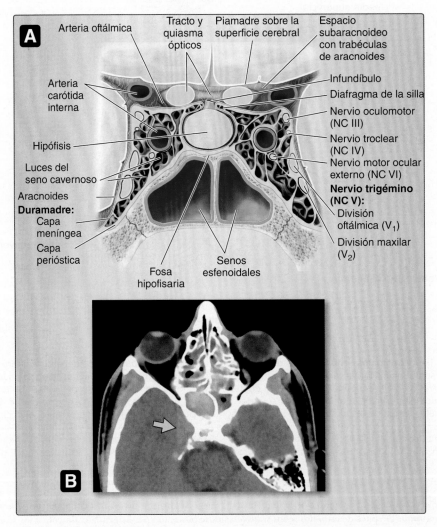

Figura 1-12. Trombosis del seno cavernoso. A. Corte transverso coronal a través del seno cavernoso. **B.** TC axial que muestra expansión e hiperdensidad anómalas (*flecha*) en el seno cavernoso derecho por la presencia de una trombosis densa. De Harrell KM, Dudek RW. Head and cranial nerves. En: Harrell KM, Dudek RW, eds. *Lippincott® Illustrated Reviews: Anatomy*. Wolters Kluwer; 2019:323-412.

así como la ausencia de válvulas en las venas que drenan hacia y desde el seno cavernoso, una infección puede extenderse a esta zona y causar trombosis o infección del seno cavernoso. Además, puede producirse una fístula carotideocavernosa entre la ACI y el seno cavernoso por un traumatismo o la rotura de un aneurisma.

SISTEMA VENTRICULAR

El *sistema ventricular del encéfalo* es una red de espacios comunicantes dentro del parénquima cerebral llenos de líquido cefalorraquídeo (LCR) (**fig. 1-13**). Una estructura especial en las paredes de los ventrículos,

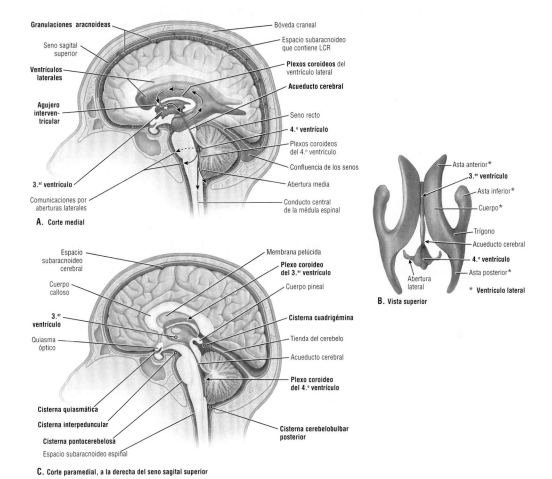

Figura 1-13. Sistema ventricular. A. Circulación del líquido cefalorraquídeo (LCR). **B.** Ventrículos: laterales, tercero y cuarto. **C.** Cisternas subaracnoideas. El sistema ventricular consta de dos ventrículos laterales situados en los hemisferios cerebrales, un tercero situado entre las mitades derecha e izquierda del diencéfalo y un cuarto ubicado en las partes posteriores del puente y el bulbo raquídeo. El LCR secretado por el plexo coroideo en los ventrículos drena a través del agujero interventricular desde los ventrículos laterales hasta el 3.º, a través del acueducto cerebral desde el 3.º al 4.º, y por las aberturas media y lateral hacia el espacio subaracnoideo. El LCR es absorbido por las granulaciones aracnoideas hacia los senos venosos (en especial al seno sagital superior). **Hidrocefalia.** La sobreproducción de LCR, la obstrucción de su flujo o la interferencia con su absorción dan lugar a un exceso presente en los ventrículos y al agrandamiento de la cabeza, una afección conocida como *hidrocefalia*. El exceso de LCR dilata los ventrículos, adelgaza el encéfalo y, en los lactantes, separa los huesos de la bóveda craneal porque las suturas y las fontanelas están todavía abiertas. De Moore KL, Dalley AF II, Agur AMR. Head. En: Moore KL, Dalley AF II, Agur AMR, eds. *Clinically Oriented Anatomy*. 8th ed. Wolters Kluwer; 2018:829-989. Fig. 8.37.

llamada *plexo coroideo*, produce el LCR, transparente, que protege y amortigua al encéfalo y la médula espinal. Los cuatro ventrículos del encéfalo incluyen los laterales (izquierdo y derecho), el tercero y el cuarto, espacios conectados por varios agujeros o aberturas. El LCR fluye desde los dos ventrículos laterales dentro de los hemisferios cerebrales, a través de los agujeros interventriculares (agujero de Monro) hacia el tercer ventrículo. A continuación, desemboca en el cuarto ventrículo a través del acueducto de Silvio y luego pasa por el agujero medio de Magendie (abertura mediana) y dos agujeros laterales de Luschka (aberturas laterales). El LCR entra entonces en el espacio subaracnoideo, fluye alrededor del seno sagital superior y es absorbido por el sistema venoso a través de las granulaciones aracnoideas. El LCR también puede descender alrededor de la médula espinal en el espacio subaracnoideo, hasta las cisternas lumbares y alrededor de la cola de caballo. Esta gran cisterna situada debajo de L2 es el espacio donde generalmente se realiza una punción lumbar.

Una consideración anatómica importante dentro del sistema ventricular es la estrechez del acueducto cerebral (*véase* la fig. 1-13), algo clínicamente significativo porque puede obstruirse con facilidad con sangre después de un accidente cerebrovascular hemorrágico. El LCR se produce de forma continua, por lo que una obstrucción en los ventrículos cerebrales laterales provoca el aumento de la presión en su interior, lo que causa hidrocefalia, una urgencia que puede requerir una ventriculostomía, o agujero de ingreso a los ventrículos, para permitir que el LCR acumulado drene a través de un catéter o una derivación temporal.

Otra causa grave de hidrocefalia obstructiva es el desarrollo de un quiste coloidal, que es un tumor gelatinoso que se encuentra justo después del agujero de Monro (intraventricular) en el tercer ventrículo, que, a medida que crece, puede provocar hidrocefalia obstructiva y un aumento de la presión intracraneal. Los pacientes experimentan manifestaciones por los quistes coloides, como cefalea, vértigo, problemas de memoria, diplopía, síncope y, rara vez, la muerte súbita.

MENINGES Y ESPACIOS DE LA DURAMADRE

El encéfalo y la médula espinal están cubiertos por tres capas denominadas *meninges*, que sirven de protección al sistema nervioso central, e incluyen la duramadre, la aracnoides y la piamadre (**fig. 1-14**).

La *duramadre* es la membrana externa, más gruesa y duradera, adyacente al cráneo y las vértebras. Un hematoma epidural es el resultado de una hemorragia que se produce entre la duramadre y el cráneo, cuya causa suele ser una lesión en el hueso temporal y la hemorragia de la arteria meníngea media que atraviesa esta región. El hematoma epidural también puede producirse dentro del conducto espinal.

La intermedia de las meninges es la *aracnoides*, una membrana fina y transparente de tejido fibroso con aspecto de telaraña (de ahí su nombre). El hematoma subdural es el resultado de una hemorragia entre la duramadre y la aracnoides.

La última capa de las meninges se denomina *piamadre*, que consiste en una membrana muy fina y delicada que se adhiere firmemente a la superficie del encéfalo y la médula espinal y es impermeable a los líquidos. El espacio entre la aracnoides y la piamadre se denomina *espacio subaracnoideo*, y está lleno de líquido cefalorraquídeo; la pérdida sanguínea hacia su interior es una *hemorragia subaracnoidea*. El espacio subaracnoideo se prolonga hasta la médula espinal. Debido a que está lleno de LCR, es posible detectar una hemorragia subaracnoidea oculta mediante una punción lumbar.

MÉDULA ESPINAL

La *médula espinal* comienza en la base del cráneo y termina en el cuerpo vertebral L1. Por debajo, el conducto espinal está formado por un haz de raíces nerviosas lumbares, sacras y coccígeas, llamado *cola de caballo*. La médula espinal se divide en cuatro secciones: cervical, torácica, lumbar y sacra (**fig. 1-15**). Además, se separa en 31 segmentos raquídeos con vías nerviosas espinales anteriores (ventrales) y dorsales (posteriores). Las raíces nerviosas ventrales regulan la motricidad y las dorsales la sensibilidad (**fig. 1-16**). Se unen a cada lado de la médula, emergen por los agujeros de conjunción y forman los nervios espinales (raquídeos) periféricos; *véase* más adelante.

La médula espinal termina en la primera o segunda vértebra lumbares, con un extremo en embudo llamado *cono medular*. El *filamento terminal* es una fina capa de tejido que conecta desde el cono medular hasta la base del cóccix. Las lesiones por debajo del nivel L2 de las raíces nerviosas pueden provocar una urgencia quirúrgica llamada *síndrome de la cola de caballo* (dolor lumbar, pérdida de sensibilidad perianal, pérdida de la regulación del intestino o de la vejiga).

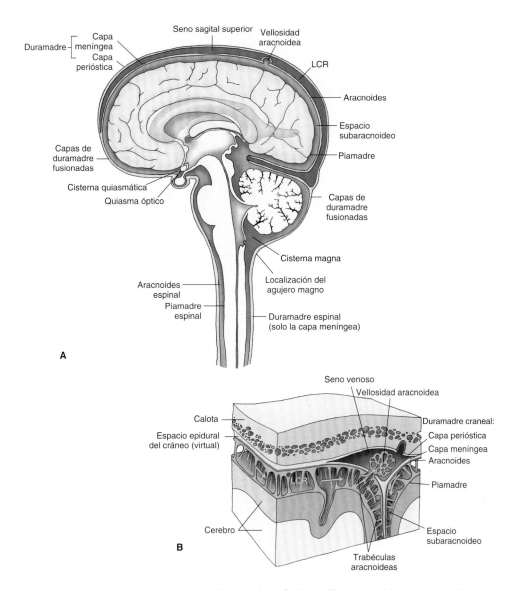

Figura 1-14. Cubiertas del encéfalo y la médula espinal. A. El encéfalo y la médula espinal están cubiertos por tres membranas: la duramadre, la aracnoides y la piamadre. Las capas perióstica y meníngea están separadas en los senos de la duramadre (p. ej., el seno sagital superior). En otros lugares, la duramadre está formada por las capas perióstica y meníngea fusionadas. El espacio entre las membranas aracnoides y piamadre se denomina *espacio subaracnoideo*. El espacio subaracnoideo está ampliado en algunos lugares (p. ej., la cisterna magna y la cisterna del quiasma). Pequeñas proyecciones de tejido aracnoideo (vellosidades aracnoideas) se dirigen hacia los senos venosos de la duramadre. Se muestran otras estructuras con fines de orientación. **B.** Vista ampliada de la duramadre, la aracnoides y la piamadre. LCR: líquido cefalorraquídeo. De Siegel S, Sapru HN. Meninges and cerebrospinal fluid. En: Siegel S, Sapru HN, eds. *Essential Neuroscience*. 4th ed. Wolters Kluwer; 2019:39-52. Fig. 3.1.

La médula espinal está constituida transversalmente por sustancia gris rodeada de tractos de sustancia blanca. La sustancia gris central, con forma de mariposa, contiene cuerpos celulares neuronales y sinapsis, y se divide en astas (cuernos) dorsales y ventrales (*véase* la fig. 1-16). El *asta dorsal* es la zona que regula la información sensitiva, que incluye el dolor, la temperatura, la propiocepción, la vibración y el tacto. El *asta ventral* está compuesta por núcleos que regulan la motricidad. Estas son las regiones en las que los ganglios motores y sensitivos emergen para formar los nervios espinales (*véase* la fig. 1-16).

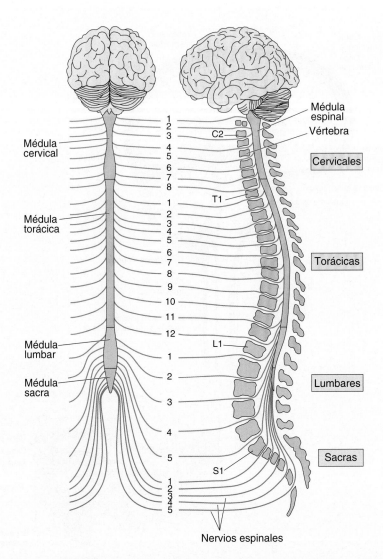

Figura 1-15. Organización segmentaria de la médula espinal. La médula espinal se divide en las porciones cervical, torácica, lumbar y sacra (*izquierda*). La vista transversal (*derecha*) muestra a la médula espinal dentro de la columna vertebral. Los nervios espinales reciben el nombre del nivel de la médula espinal del que emergen y se numeran en orden de rostral a caudal. De Bear MF, Connors BW, Paradiso MA. The somatic sensory system. En: Bear MF, Connors BW, Paradiso MA, eds. *Neuroscience: Exploring the Brain.* 4th ed. Wolters Kluwer; 2016:415-452. Fig. 12.11.

Los tractos de sustancia blanca contienen vías de fibras ascendentes y descendentes, que transmiten la información sensitiva al encéfalo y la motora al resto del cuerpo. Estos tractos se cruzan con los contralaterales en diferentes zonas de la médula espinal. Conocer dónde se cruzan ayuda a reconocer las alteraciones patológicas.

El tracto espinotalámico es una vía aferente que transmite la sensación de dolor y temperatura del cuerpo hacia el encéfalo. Después de entrar por el asta dorsal, esta vía cruza al lado opuesto dentro de uno o dos segmentos de la médula espinal y asciende hasta el tálamo y la corteza cerebral. Por esta razón, una lesión en este tracto provoca la pérdida ipsilateral de la sensación de dolor y temperatura en el nivel en el que ocurre y contralateral por debajo.

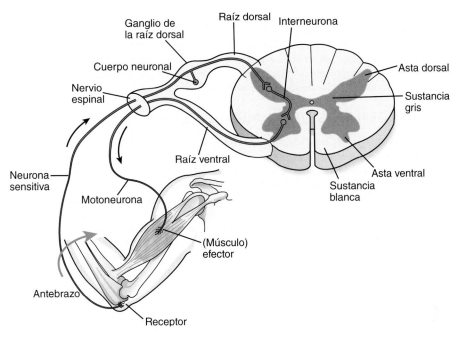

Figura 1-16. Organización de la médula espinal. La información sensitiva del sistema nervioso periférico (SNP) ingresa en el lado posterior (asta dorsal) de la médula espinal y las órdenes motoras emergen por el asta ventral. La sustancia blanca está formada por los axones mielinizados de los tractos ascendentes y descendentes de las neuronas. La sustancia gris está formada por cuerpos celulares e incluye las conexiones sinápticas entre las neuronas. El ganglio aloja a los cuerpos celulares de las neuronas sensitivas fuera de la médula espinal, que se diferencian de los correspondientes de las motoneuronas que están dentro de la médula espinal. De Ives JC. Neural mechanisms in planning and initiating movement. En: Ives JC, ed. *Motor Behavior*. Wolters Kluwer; 2014:12-36. Fig. 2.8.

La vía aferente para la propiocepción, la estereogénesis y la vibración comienza en el mismo lado de la médula espinal en el que ingresa y no se cruza hasta la unión entre la médula espinal y el tronco encefálico. Esta vía se denomina *fascículo grácil* en la parte inferior de la médula espinal y *fascículo cuneiforme* en la parte superior, y colectivamente se conocen como *columnas posteriores*. Hacen sinapsis justo antes de cruzar al lado opuesto en los núcleos grácil y cuneiforme. Como no se cruza hasta mucho más arriba, la lesión en la columna posterior provocará una disminución de la propiocepción, la estereognosia y la sensación vibratoria ipsilateral a su nivel.

La vía del tacto ligero tiene componentes ipsilaterales y contralaterales. Algunas partes permanecen sin cruzar hasta el nivel del tronco encefálico, mientras que otras se cruzan a niveles inferiores. Por esta razón, en las lesiones unilaterales de la médula espinal se suele conservar la sensación de tacto ligero.

Todas las vías sensitivas mencionadas anteriormente se cruzan y terminan en el tálamo, y luego en la corteza cerebral. Por lo tanto, los accidentes cerebrovasculares en el área sensorial de la corteza cerebral pueden provocar déficits contralaterales de todas las modalidades, incluyendo el dolor, la temperatura, la propiocepción, la estereognosia, el sentido vibratorio y el tacto ligero.

La vía espinocerebelosa es el tracto que controla la propiocepción inconsciente. A diferencia de las otras vías sensitivas, el tracto espinocerebeloso nunca cruza la línea media y termina en el cerebelo ipsilateral. Por lo tanto, las lesiones del cerebelo suelen causar síntomas ipsilaterales.

El tracto corticoespinal es la principal vía motora de la sustancia blanca y se extiende desde el área motora de la corteza cerebral, desciende por el tronco encefálico, cruza en la unión de este y la médula espinal, y hace sinapsis en el asta anterior de sustancia gris. A continuación, sale de la médula a través del ganglio motor. Las motoneuronas que se encuentran por encima del nivel de la sinapsis entre la corteza cerebral y el asta anterior se denominan *motoneuronas superiores*, y las que se encuentran por debajo, *motoneuronas inferiores*. Las lesiones de motoneurona superior causan parálisis espástica e hiperreflexia, mientras que las de motoneurona inferior producen parálisis flácida, fasciculaciones, atrofia e hiporreflexia. Las lesiones compresivas que se aproximan a la médula espinal desde un lado dan lugar al síndrome de Brown-Séquard, en el que hay una alteración homolateral de la motricidad, la vibración y la propiocepción por debajo de su nivel, mientras que en el lado contralateral están alteradas la sensación de pinchazo y la de temperatura, lo que se denomina *alteración sensitiva disociada*, una clave diagnóstica importante en cuanto a la localización de la afección.

VASOS SANGUÍNEOS DE LA MÉDULA ESPINAL

Los dos tercios anteriores de la médula espinal son irrigados por la arteria espinal anterior, mientras que el tercio posterior por las dos arterias posteriores (**fig. 1-17**). Por esta razón, ante el infarto que afecta a la arteria espinal anterior, como en la hipotensión grave que sigue a la disección aórtica, un paciente presenta paraplejía por debajo de su nivel, con deterioro de las sensaciones de pinchazo y tacto, y conservación de las de posición y vibración. Este fenómeno clínico es un recurso importante que puede guiar el tratamiento, por ejemplo, al considerar la posición de Trendelenburg inversa para proveer un mayor flujo a la arteria con hipoperfusión. La arteria espinal anterior procede de las arterias vertebrales en el agujero magno y corre a lo largo del surco central de la médula espinal anterior hasta el cono medular. Las estructuras más profundas de la médula son irrigadas por las numerosas arterias sulcocomisurales, ramas de la arteria espinal anterior que penetran la médula espinal. La periferia de la médula es irrigada por ramas que forman el plexo arterial periférico.

Las arterias espinales posteriores proceden de las arterias vertebrales, descienden por los surcos laterales posteriores e irrigan la sustancia gris de la médula. Las dos arterias espinales posteriores se conectan frecuentemente entre sí, así como con los plexos periférico y posterolateral. Las arterias espinales anterior y posterior se conectan entre sí a nivel del cono medular. El suministro de sangre a la médula espinal depende de muchas arterias radiculares.

El sistema venoso de la médula espinal está formado por las venas anteriores y posteriores que drenan hacia venas radiculares, más pequeñas, los plexos intravertebral y paravertebral, y luego a los sistemas venosos ácigos y pélvicos.

SISTEMA NERVIOSO PERIFÉRICO

El sistema nervioso periférico es la parte del sistema nervioso situada fuera del encéfalo y la médula espinal. Se compone de nervios craneales, espinales, periféricos, ganglios y uniones neuromusculares. El sistema nervioso periférico se divide a su vez en dos componentes distintos: el somático y el autónomo (**fig. 1-18**).

Sistema nervioso somático

La función del sistema nervioso somático es la regulación voluntaria del movimiento y la percepción de las sensaciones. El sistema nervioso somático es bidireccional, con señales que salen y entran en el sistema nervioso central. Los nervios motores eferentes se encargan de transmitir las señales de contracción desde el sistema nervioso central a los músculos esqueléticos del cuerpo. Los nervios aferentes conducen las señales sensoriales del cuerpo hacia el sistema nervioso central. El sistema nervioso somático está formado por 12 nervios craneales que transmiten información hacia y desde el encéfalo, y 31 nervios espinales, que llevan información hacia y desde la médula espinal.

NERVIOS CRANEALES

Los seres humanos poseen doce pares de nervios craneales, que se numeran desde una posición rostral hasta una caudal. Estos son los nervios olfatorio (I), óptico (II), oculomotor (III), troclear (IV), trigémino (V), motor ocular externo (VI), facial (VII), vestibulococlear (VIII), glosofaríngeo (IX), vago (X), accesorio espinal (XI) e hipogloso (XII). Los nervios craneales I y II se originan de núcleos del cerebro, mientras que los restantes lo hacen de núcleos del tronco encefálico (**fig. 1-19**).

Nervio olfatorio (I)

Como lo indica su nombre, el nervio olfatorio transmite el sentido del olfato. Es un nervio sensorial que comienza en las neuronas receptoras olfatorias de la mucosa de la cavidad nasal que, cuando son estimuladas, desplazan su señal a través del nervio olfatorio, pasando por la lámina cribosa del hueso etmoides

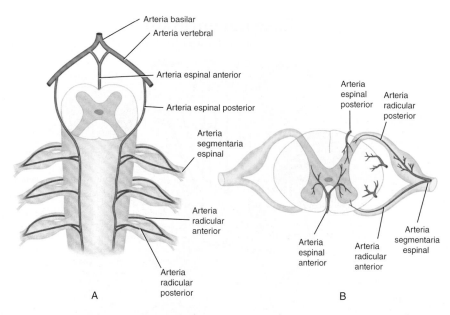

Figura 1-17. A. Irrigación arterial de la médula espinal que muestra la formación de dos arterias espinales posteriores y una espinal anterior. **B.** Corte transversal de la médula espinal que muestra las arterias espinales segmentarias y las radiculares. De Splittgerber R. Blood supply of the brain and spinal cord. En: Splittgerber R, ed. *Snell's Clinical Neuroanatomy*. 8th ed. Wolters Kluwer; 2019:464-487. Fig. 17.7.

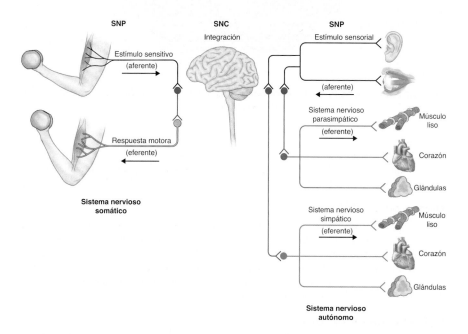

Figura 1-18. Principales divisiones del sistema nervioso. El sistema nervioso puede dividirse anatómicamente en central (encéfalo y médula espinal) y periférico (órganos y nervios sensoriales). El sistema nervioso puede dividirse funcionalmente en somático y autónomo (SNA). El sistema nervioso somático provoca la contracción de las fibras musculares mediante las neuronas eferentes (motoras). El sistema nervioso autónomo regula el corazón, las glándulas y las vísceras huecas, y es esencial para mantener la homeostasia. De Plowman S, Smith D. Neuromuscular aspects of movement. En: Plowman S, Smith D, eds. *Exercise Physiology for Health Fitness and Performance*. 5th ed. Wolters Kluwer; 2018:611-646. Fig. 20.1.

Base del encéfalo

(nervios craneales)

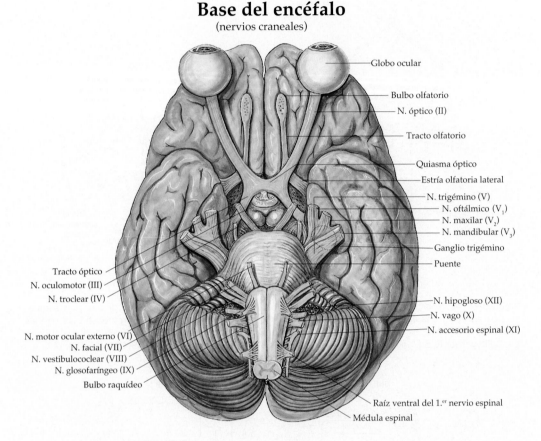

Globo ocular

Bulbo olfatorio

N. óptico (II)

Tracto olfatorio

Quiasma óptico

Estría olfatoria lateral

N. trigémino (V)

N. oftálmico (V$_1$)

N. maxilar (V$_2$)

N. mandibular (V$_3$)

Ganglio trigémino

Puente

N. hipogloso (XII)

N. vago (X)

N. accesorio espinal (XI)

Tracto óptico

N. oculomotor (III)

N. troclear (IV)

N. motor ocular externo (VI)

N. facial (VII)

N. vestibulococlear (VIII)

N. glosofaríngeo (IX)

Bulbo raquídeo

Raíz ventral del 1.er nervio espinal

Médula espinal

Figura 1-19. Base del encéfalo (nervios craneales). Brain Anatomical Chart. De the Anatomical Chart Company, The Brain. Wolters Kluwer, 2000, con autorización.

hasta el bulbo olfatorio del cerebro. Lógicamente, los daños en el nervio olfatorio pueden provocar una reducción de la capacidad olfativa y gustativa.

Nervio óptico (II)

El nervio óptico es esencial para transmitir la información visual desde la retina ocular hasta el encéfalo. Comienza en el disco óptico, abandona la órbita a través del agujero óptico y se reúne con su homólogo contralateral en el quiasma óptico, donde las fibras mediales presentan decusación (se cruzan). El nervio óptico continúa como tracto óptico y termina en varios núcleos encefálicos, como el geniculado lateral, los pretectales, el colículo superior y la corteza occipital. Las lesiones del nervio óptico pueden causar diversos déficits visuales, dependiendo de su localización o tipo.

Nervio oculomotor (III)

El nervio oculomotor actúa junto con los nervios troclear (IV) y motor ocular externo (VI) para regular el movimiento del ojo. El nervio motor ocular común se origina en el núcleo oculomotor de la sustancia gris preacueductal cerebral. Emerge del seno cavernoso, atraviesa la fisura orbitaria superior y llega a la órbita, donde forma sus divisiones superior e inferior. La división superior suministra fibras motoras a los músculos recto superior y elevador del párpado superior, y la división inferior regula los músculos rectos inferior y medio, así como el oblicuo inferior. También emite raíces parasimpáticas hacia el ganglio ciliar para regular la constricción pupilar y la acomodación. El daño al nervio oculomotor causa su parálisis. Los pacientes manifiestan diplopía, ptosis palpebral y una inclinación «hacia abajo y afuera» del ojo ipsilateral, y también pueden mostrar midriasis. La parálisis del tercer nervio por diabetes no afecta la pupila porque el daño se produce dentro de su núcleo, mientras que un aneurisma de la arteria comunicante posterior con efecto compresivo afecta la pupila porque el daño inicial ocurre en el manto del nervio, que la regula.

Nervio troclear (IV)

El nervio troclear inerva solo a un músculo del ojo: el oblicuo superior. Se origina en el núcleo troclear, atraviesa el seno cavernoso y entra en la órbita a través de la fisura oblicua superior. Los daños del nervio troclear provocan la incapacidad para mover el ojo hacia abajo, por la afectación del músculo oblicuo superior. El nervio troclear es único porque cruza dentro del tronco encefálico antes de emerger. Por lo tanto, una lesión del núcleo troclear dará lugar a una parálisis del músculo oblicuo superior contralateral, mientras que la del nervio provocará síntomas ipsilaterales.

Nervio motor ocular externo (VI)

El nervio motor ocular externo o *abducens* produce la abducción del globo ocular al actuar sobre el músculo recto externo. El núcleo del nervio motor ocular externo está situado en el suelo del cuarto ventrículo, dentro del puente. Al igual que los NC V y VI, emerge del seno cavernoso y entra en la órbita a través de la fisura orbitaria superior. El daño en el nervio motor ocular externo, o su parálisis, hará que el paciente sea incapaz de dirigir el ojo afectado hacia afuera.

Nervio trigémino (V)

El nervio trigémino se encarga de la sensibilidad y la regulación motora de la cara. Tiene tres divisiones: oftálmica (V1), maxilar (V2) y mandibular (V3). Las divisiones oftálmica y maxilar corresponden a nervios sensoriales, mientras que la mandibular es tanto sensitiva como motora. Las divisiones convergen para formar el ganglio del trigémino y luego ingresan al tronco encefálico a nivel del puente y hacen sinapsis a lo largo del núcleo del trigémino ipsilateral antes de cruzar al lado opuesto. La raíz motora abandona el puente en la misma zona y pasa por el ganglio del trigémino hacia los músculos periféricos. La división oftálmica pasa a través del seno cavernoso hacia la fisura orbitaria superior y la órbita, y conduce la información sensitiva del cuero cabelludo, el párpado superior, el globo ocular, los senos paranasales y la nariz. La división maxilar (V2) emerge a través del agujero rotundo del hueso esfenoides e inerva la parte media de la cara. La división mandibular (V3) emerge a través del agujero oval del hueso esfenoides, concede la sensibilidad a la parte inferior de la cara y ayuda a los músculos de la masticación. Las lesiones del nervio trigémino pueden provocar déficits de sensibilidad en la cara. La neuralgia del trigémino es un trastorno de dolor crónico de la cara que afecta a este nervio.

Nervio facial (VII)

El nervio facial regula los músculos de la expresión facial y ayuda a la percepción del gusto desde los dos tercios anteriores de la lengua. Los cuerpos celulares de los componentes gustativos del nervio facial se originan en el ganglio geniculado y los motores en el núcleo motor facial. El nervio facial entra en el hueso temporal a través del conducto auditivo interno y luego emerge por el agujero estilomastoideo. Las lesiones del nervio facial pueden dar lugar a una parálisis, como la de Bell.

Nervio vestibulococlear (VIII)

El núcleo del nervio vestibulococlear se ubica en el puente y, al igual que el nervio facial, el vestibulococlear ingresa al conducto auditivo interno del hueso temporal. Sin embargo, el nervio vestibulococlear no abandona el hueso temporal, sino que inerva los órganos que se encuentran en su interior. Transmite la sensación de los vestíbulos y los conductos semicirculares del oído interno y ayuda al equilibrio. También ayuda a la audición al transmitir información desde la cóclea o caracol. Los daños en el nervio vestibulococlear pueden causar vértigo o sordera.

Nervio glosofaríngeo (IX)

El nervio glosofaríngeo es mixto y regula la información sensitiva de la bucofaringe y el dorso de la lengua; la motora del músculo estilofaríngeo, y la parasimpática de la glándula parótida. Este nervio emerge del tronco encefálico por los lados superiores del bulbo raquídeo, abandona el cráneo a través del agujero yugular e ingresa en el cuello. La lesión del nervio glosofaríngeo causa problemas con el reflejo nauseoso.

Nervio vago (X)

El nervio vago es vital en su función de inervación del cuello y aporte del tono parasimpático a los órganos del torso. Emerge de o converge en cuatro núcleos del bulbo raquídeo: el dorsal, el ambiguo, el solitario y el espinal del trigémino. Al igual que el nervio glosofaríngeo, el vago también abandona el cráneo a través del agujero yugular y desciende hasta el cuello, el tórax y el abdomen. Las lesiones en el nervio vago pueden causar inestabilidad autonómica, voz ronca o problemas de deglución.

Nervio accesorio espinal (XI)

El nervio accesorio espinal regula los músculos esternocleidomastoideo y trapecio, del cuello y los hombros. Las fibras del nervio accesorio se originan en el núcleo accesorio espinal de la parte superior de la médula espinal, en su unión con el bulbo raquídeo. A continuación, entran en el cráneo a través del agujero magno, corren por la pared del cráneo y luego lo abandonan a través del agujero yugular y se dirigen hacia el cuello. Es el único nervio craneal que entra y sale del cráneo durante su recorrido. Las lesiones en este nervio provocan dificultad para encoger los hombros, girar el cuello o dan un aspecto alado a la escápula.

Nervio hipogloso (XII)

El nervio hipogloso es un nervio motor que regula los músculos de la lengua. Se origina en el núcleo hipogloso del bulbo raquídeo, emerge del cráneo a través del conducto hipogloso en el hueso occipital, ingresa en el cuello y asciende hasta la lengua. Las lesiones de este nervio provocan debilidad en la lengua, dificultades para hablar y deglutir, así como incapacidad para sacar la lengua por completo.

NERVIOS ESPINALES

Los nervios espinales conducen información motora, sensitiva y autonómica entre la médula espinal y el cuerpo. Hay 31 pares de nervios espinales a cada lado de la columna vertebral. Un punto importante que hay que entender es que la médula espinal no tiene la misma longitud que la columna vertebral. Por lo tanto, los niveles nerviosos y vertebrales no siempre se correlacionan perfectamente.

Los niveles de la médula espinal y las raíces nerviosas forman las regiones cervical, torácica, lumbar y sacra/coccígea. Hay 8 pares de nervios cervicales, 12 torácicos, 5 lumbares, 5 sacros y 1 coccígeo (*véase* la fig. 1-15). Los segmentos cervicales inervan el diafragma y la parte superior de los brazos. Los segmentos torácicos forman los nervios intercostales e inervan los dermatomas asociados, así como la musculatura de la pared abdominal, el corazón y los órganos abdominales. Los segmentos lumbosacros inervan las extremidades inferiores, las nalgas y la región anal.

Los nervios espinales están compuestos por una combinación de fibras procedentes de las raíces nerviosas dorsales y ventrales de la médula espinal. La raíz ventral (eferente) conduce la información motora desde el encéfalo, y la raíz dorsal (aferente), la sensorial hacia la médula espinal. Cada nervio espinal es bilateral y emerge de la columna vertebral a través de los agujeros intervertebrales o de conjunción. La única excepción es el primer nervio espinal (C1), que emerge entre el hueso occipital y el atlas. Todos los nervios cervicales emergen por encima de sus vértebras correspondientes, excepto el C8, que lo hace por debajo de la vértebra C7. Todos los nervios espinales por debajo de este nivel emergen por debajo de sus vértebras correspondientes (*véase* la fig. 1-15). La zona de la piel inervada por un nervio espinal específico se denomina *dermatoma* (**fig. 1-20**).

Los nervios espinales se extienden hasta la periferia, donde se unen en cuatro lugares diferentes, llamados *plexos nerviosos* (cervical, braquial, lumbar y sacro), para formar los nervios sistémicos.

Plexo cervical

El plexo cervical está compuesto por los ramos anteriores de los cuatro primeros nervios espinales cervicales y provee inervación a la parte posterior de la cabeza y el cuello, así como al diafragma (**fig. 1-21**). Se encuentra debajo del músculo esternocleidomastoideo en el cuello, con dos ramos llamados *cutáneo* y *muscular*. El ramo cutáneo del plexo cervical está compuesto por cuatro ramos adicionales: los nervios occipital menor, auricular mayor, cervical transverso y supraclavicular. El ramo muscular contiene el asa cervical, los ramos segmentarios y el nervio frénico, que inerva el diafragma y el pericardio.

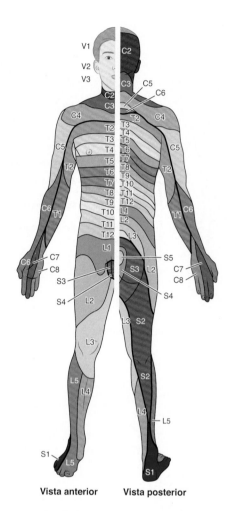

Vista anterior   **Vista posterior**

Figura 1-20. Vistas anterior y posterior de los dermatomas. Aunque los dermatomas se muestran como segmentos distintos, en realidad hay una superposición entre cualesquiera dos dermatomas adyacentes. La inervación sensitiva de la cara no involucra dermatomas, sino que es transmitida por el nervio craneal (NC) V, divisiones V1 (oftálmica), V2 (maxilar) y V3 (mandibular). De Moore KL, Dalley AF II, Agur AMR. Overview and basic concepts. En: Moore KL, Dalley AF II, Agur AMR, eds. *Clinically Oriented Anatomy*. 8th ed. Wolters Kluwer; 2018:1-70. Fig. 1.36.

Plexo braquial

El plexo braquial está formado por los ramos anteriores de C5-T1 y se extiende por el cuello, sobre la primera costilla y en la axila. Suministra información motora y sensitiva al tórax y la extremidad superior. Se compone de cinco raíces nerviosas que se fusionan para formar tres troncos denominados *superior*, *medio* e *inferior*. Cada uno de los troncos se escinde en divisiones anteriores y posteriores, que luego se reagrupan para formar los cordones posterior, lateral y medial. La mayoría de los ramos nerviosos emergen de los cordones, pero algunos se ramifican desde las raíces o el tronco. En la **figura 1-22** se muestran los ramos nerviosos y su ubicación.

Plexo lumbar

El plexo lumbar está formado por los ramos anteriores de los nervios espinales T12-L4 y se encuentra dentro del músculo psoas (**fig. 1-23**). Proporciona las funciones motora y sensitiva a la porción anterior del muslo principalmente. El plexo lumbar se separa en varios ramos, que incluyen los nervios abdominogenitales mayor y menor, el genitocrural, el femorocutáneo, el obturador y el crural.

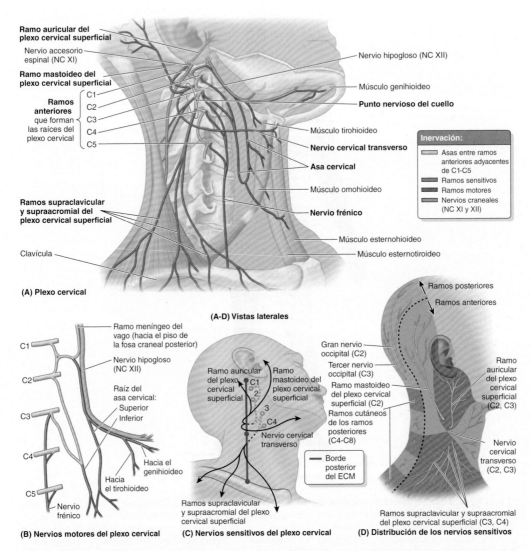

(A) Plexo cervical

(A-D) Vistas laterales

(B) Nervios motores del plexo cervical

(C) Nervios sensitivos del plexo cervical

(D) Distribución de los nervios sensitivos

Figura 1-21. Plexo nervioso cervical. A-C. El plexo consiste en haces nerviosos helicoidales formados entre los ramos anteriores adyacentes de los cuatro primeros nervios cervicales y los ramos comunicantes grises receptores del ganglio simpático cervical superior (no se muestra aquí) (fig. 9-25A). Los nervios motores (B) y sensitivos (C) emergen de los haces helicoidales del plexo. El asa cervical (A, B) es de segundo nivel, cuya extremidad superior se origina del haz helicoidal entre las vértebras C1 y C2, pero que viaja inicialmente con el nervio hipogloso (NC XII), que no forma parte del plexo cervical. **D.** Se muestran las zonas de la piel inervadas por los nervios sensitivos (cutáneos) del plexo cervical (derivados de los ramos anteriores) y por los ramos posteriores de los nervios espinales cervicales. De Moore KL, Dalley AF II, Agur AMR. Neck. En: Moore KL, Dalley AF II, Agur AMR, eds. *Clinically Oriented Anatomy.* 8th ed. Wolters Kluwer; 2018:990-1060. Fig. 9.14.

Plexo sacro

El plexo sacro está formado por los nervios espinales L4-S4 (**fig. 1-24**). Dado que los plexos lumbar y sacro contienen a L4, a veces se denominan en conjunto *plexo lumbosacro*. El plexo sacro proporciona nervios motores y sensitivos a la parte posterior del muslo, la parte inferior de la pierna, el pie y parte de la pelvis. Los nervios del plexo sacro se unen en el agujero ciático mayor para formar el nervio ciático. Este se divide en la parte posterior del muslo en el nervio ciático poplíteo interno (tibial posterior) y el poplíteo externo (peroneo común). Los nervios que nacen del plexo sacro son los glúteos superior e inferior, el femorocutáneo, el del músculo piramidal de la pelvis, el obturador interno, el cuadrado crural, el ciático (poplíteo interno y externo), el pudendo interno y el coccígeo.

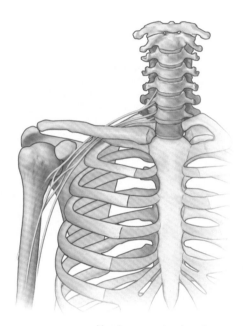

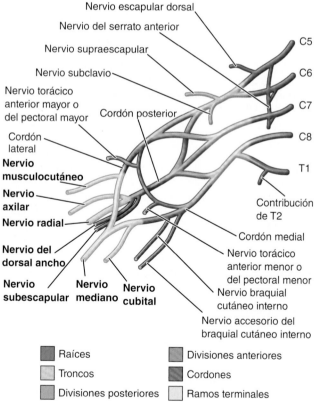

Nervio escapular dorsal

Nervio del serrato anterior

Nervio supraescapular

C5

Nervio subclavio

C6

Nervio torácico
anterior mayor o
del pectoral mayor

C7

Cordón posterior

Cordón
lateral

C8

**Nervio
musculocutáneo**

T1

**Nervio
axilar**

Contribución
de T2

Nervio radial

Cordón medial

**Nervio del
dorsal ancho**

Nervio torácico
anterior menor o
del pectoral menor

**Nervio
subescapular**

**Nervio
mediano**

**Nervio
cubital**

Nervio braquial
cutáneo interno

Nervio accesorio del
braquial cutáneo interno

Raíces

Divisiones anteriores

Troncos

Cordones

Divisiones posteriores

Ramos terminales

Figura 1-22. Plexo braquial. El plexo braquial está formado por los nervios segmentarios C5 a T1. De Anderson MK. Cervical and thoracic spinal conditions. En: Anderson MK, ed. *Foundations of Athletic Training*. 6th ed. Wolters Kluwer; 2017:742-779. Fig. 21.9.

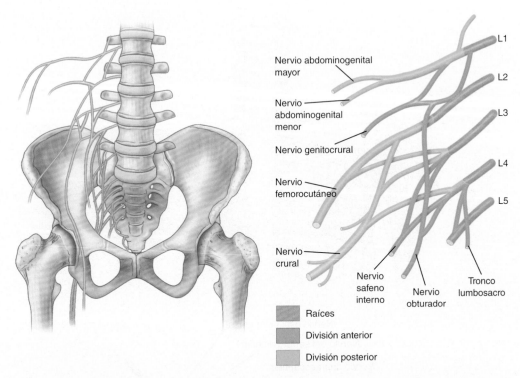

Figura 1-23. Plexo lumbar. El plexo lumbar está formado por los nervios segmentarios T12 a L5. La porción inferior del plexo se fusiona con la superior del plexo sacro para formar el tronco lumbosacro. De Anderson MK. Lumbar spinal conditions. En: Anderson MK, ed. *Foundations of Athletic Training.* 6th ed. Wolters Kluwer; 2017:780-824. Fig. 22.4.

Los nervios periféricos distales de las extremidades constituyen un sistema distinto que puede verse afectado de forma predominante por determinadas enfermedades. La debilidad aguda que se asocia con la ausencia de reflejos debe hacer pensar en una polineuropatía inflamatoria aguda desmielinizante (síndrome de Guillain-Barré). Los pacientes con este trastorno presentan dificultad respiratoria e insuficiencia autonómica, que provoca bradicardia o taquicardia, hipotensión o hipertensión graves, lo que puede originar un paro cardiopulmonar.

UNIÓN NEUROMUSCULAR Y MÚSCULO

La acetilcolina se libera del axón presináptico del nervio hacia el receptor postsináptico del músculo (**fig. 1-25**). Una alteración en la secreción de la acetilcolina (síndrome de Eaton-Lambert) o en su captación en el receptor postsináptico (miastenia grave) produce una debilidad muscular proximal, que varía durante el día. En situaciones de urgencia, una crisis miasténica se presenta con una debilidad aguda grave que requiere intubación. El antecedente de una intervención quirúrgica reciente (factor desencadenante de algunos casos de miastenia grave) o los síntomas motores fluctuantes a lo largo del día pueden ser claves para el diagnóstico.

Los trastornos musculares también se pueden presentar con debilidad muscular proximal. Dependiendo de la causa, las manifestaciones incluyen la debilidad asociada con un exantema (dermatomiositis) o la precipitada por actividades de esfuerzo (trastornos enzimáticos).

SISTEMA NERVIOSO AUTÓNOMO

El sistema nervioso autónomo regula las glándulas, los músculos lisos y el miocardio, y se divide en simpático y parasimpático (*véase* la fig. 1-18). El sistema nervioso simpático es el principal encargado

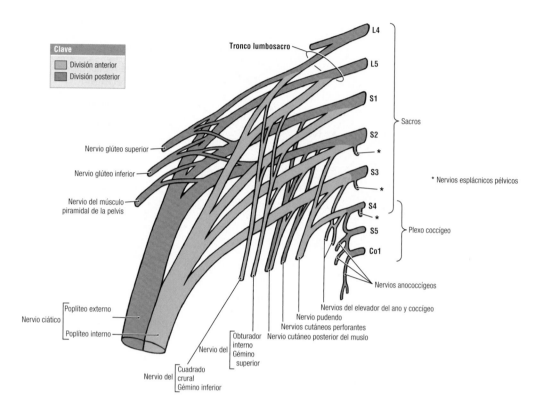

Figura 1-24. Plexos nerviosos sacro y coccígeo. Ramos de las divisiones anterior y posterior de los plexos sacro y coccígeo. De Agur AMR, Dalley II AF. Pelvis and perineum. En: Agur AMR, Dalley II AF, eds. *Grant's Atlas of Anatomy*. 15th ed. Wolters Kluwer; 2021:391-470. Fig. 5.13b.

de la regulación de la homeostasis, que incluye el diámetro de la pupila, la motilidad intestinal, la secreción de sudor, la contracción del corazón, la vasoconstricción y la emisión de orina. Sin embargo, su mayor responsabilidad es la respuesta de «huida o lucha». El sistema nervioso parasimpático se encarga de conservar la energía mientras el cuerpo está en reposo. A veces se habla de «alimentar o criar».

Sistema nervioso simpático. En el sistema nervioso simpático participan dos tipos de neuronas: las preganglionares y las posganglionares. Las neuronas preganglionares se originan en las columnas intermediolaterales de T1 a L2 de la médula espinal. Las fibras nerviosas simpáticas emergen de la médula espinal y hacen sinapsis con una cadena prevertebral de ganglios simpáticos o con un plexo ganglionar prevertebral. Cuando hacen sinapsis en esta zona, las neuronas preganglionares liberan el neurotransmisor denominado *acetilcolina*. Esto activa los receptores nicotínicos de acetilcolina en las neuronas posganglionares, que liberan noradrenalina, lo que activa los receptores adrenérgicos en el tejido periférico y causa los efectos del sistema simpático. Existen tres excepciones: las neuronas posganglionares de las glándulas sudoríparas, que liberan acetilcolina; las células cromafines de la médula suprarrenal, que liberan noradrenalina y adrenalina; y los nervios posganglionares del riñón, que liberan dopamina.

Sistema nervioso parasimpático. El sistema parasimpático se origina en la médula espinal en los niveles S2-S4, así como en los nervios craneales III, VII, IX y X. Al igual que las fibras simpáticas, las fibras nerviosas parasimpáticas también hacen sinapsis con los ganglios prevertebrales que contienen acetilcolina. Mientras que la última sinapsis de las fibras nerviosas simpáticas contiene noradrenalina, la segunda sinapsis del sistema nervioso parasimpático contiene acetilcolina.

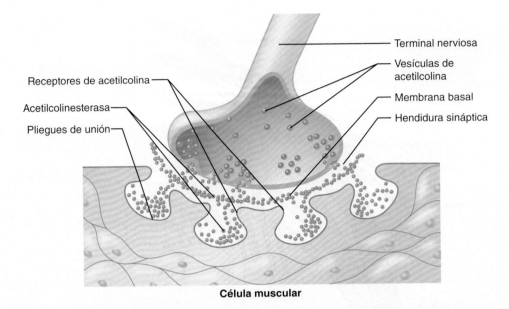

Terminal nerviosa

Vesículas de acetilcolina

Membrana basal

Hendidura sináptica

Receptores de acetilcolina

Acetilcolinesterasa

Pliegues de unión

Célula muscular

Figura 1-25. Unión neuromuscular. Estructura de la unión neuromuscular. De Donati F. Agentes bloqueadores neuromusculares. En: Barash PG, Cullen BF, Stoelting RK, et al., eds. *Clinical Anesthesia.* 7th ed. Wolters Kluwer; 2013:527. Fig. 20.5.

CONSIDERACIONES PEDIÁTRICAS

- El «aneurisma» de la vena de Galeno es una causa rara de insuficiencia cardíaca en la población neonatal. Como se comentó, la vena de Galeno drena la sangre del seno sagital inferior al seno recto. Cuando ocurre una malformación vascular congénita en la vena de Galeno, se produce una vía alternativa persistente para la sangre venosa que, esencialmente, provoca una derivación arteriovenosa desde los sistemas carotídeo y vertebrobasilar del cerebro medio hacia la vena de Galeno. El alto flujo de sangre provoca una dilatación venosa y se transmite al corazón, donde provoca su insuficiencia.
- Se producen lesiones obstétricas del plexo braquial hasta en un 0.4 % de los partos y suelen ser la consecuencia de una distocia de hombros, el uso de la extracción mecánica o la macrosomía. Se originan por la tracción lateral del brazo afectado durante el parto y los bebés presentan una paresia flácida del brazo.

CONSEJOS Y RECOMENDACIONES

- El área de Broca se encuentra en el lóbulo frontal y sus lesiones provocan afasia expresiva. El área de Wernicke se localiza en el lóbulo temporal y sus lesiones causan afasia receptiva.
- El cerebelo es crucial para la regulación motora y la coordinación. Las lesiones del cerebelo suelen causar manifestaciones ipsilaterales, mientras que las del cerebro, contralaterales.
- La circulación venosa hacia el encéfalo no sigue el mismo camino que el sistema arterial. Se compone de sistemas superficiales y profundos que convergen en la confluencia de los senos.
- Las tres capas que cubren el encéfalo y la médula espinal se denominan *duramadre, aracnoides* y *piamadre.* La acumulación de sangre en estos espacios se llama *hemorragia subdural, subaracnoidea* y *epidural,* respectivamente.
- El asta dorsal de la médula espinal regula la sensación, y la ventral, la motricidad.
- Las lesiones de la médula espinal que afectan los tractos motores son ipsilaterales porque estos no se cruzan hasta el nivel del tronco encefálico. Los tractos sensitivos se cruzan en distintos niveles causando algunas manifestaciones contralaterales y otras ipsilaterales, dependiendo del tracto específico.

- Las lesiones de la motoneurona superior causan parálisis espástica e hiperreflexia, mientras que las de la motoneurona inferior producen parálisis flácida, fasciculaciones, atrofia e hiporreflexia.
- El suministro de sangre arterial a la médula espinal está a cargo de una arteria espinal anterior y dos arterias espinales posteriores.
- Hay 12 nervios craneales que reciben su nombre de acuerdo con su función o ubicación. El nervio troclear es único porque es el único nervio craneal que cruza en el tronco encefálico antes de emerger.
- Hay 31 nervios espinales que proporcionan motricidad y sensibilidad a la periferia. Las raíces de C1-C7 emergen por encima del nivel vertebral, mientras que C8 y las inferiores lo hacen por debajo.
- Los nervios espinales se combinan para formar plexos nerviosos; por ejemplo: cervical, braquial, lumbar y sacro.
- El sistema nervioso simpático se encarga de la respuesta de «huida o lucha», mientras que el sistema nervioso parasimpático, de «alimentar y criar».

RESUMEN

Para reconocer y diagnosticar las urgencias neurológicas, es necesario comprender claramente la anatomía neurológica básica. Ninguna zona del sistema nervioso puede entenderse de forma aislada. Para localizar y tratar una alteración patológica, no solo hay que conocer la anatomía del órgano específico, sino también sus complejas interconexiones con otras partes del sistema nervioso. Un conocimiento seguro de la anatomía funcional permitirá a los médicos diagnosticar y tratar de forma rápida, eficaz y adecuada las afecciones neurológicas urgentes.

Exploración neurológica

Jean Khoury

Andrew N. Russman

La exploración neurológica es un recurso esencial para determinar la localización de los hallazgos clínicos en el sistema nervioso, desarrollar un diagnóstico diferencial y guiar el tratamiento. La detección temprana de las enfermedades neurológicas es importante por la frecuente asociación entre el tiempo y los resultados clínicos. La necesidad de eficacia puede requerir que se realice una evaluación focalizada antes de completar una exploración neurológica más detallada.

La anamnesis suele orientar al médico hacia determinados diagnósticos. La evaluación del estado mental, los nervios craneales (NC), la función motora y sensitiva, los reflejos, la coordinación y la marcha delimitará aún más el diagnóstico diferencial. La observación de la dirección de la mirada del paciente y la constatación de otras funciones corticales (habla, hemiinatención, apraxias, agnosias) suelen ser diagnósticas, mientras que suele requerirse de un seguimiento continuo para reconocer la expresión completa del estado del paciente.

Una cosa es explorar a un paciente cuando coopera, pero se vuelve bastante complejo cuando este se encuentra aletargado, obnubilado o en coma. En estas situaciones, el objetivo de quien explora es buscar signos específicos que ayuden a localizar la lesión para dar una atención dirigida. Por ejemplo, una pupila dilatada indica una hernia encefálica inminente, mientras que los patrones de respiración y los signos vitales anómalos pueden sugerir la afectación del tronco encefálico y una presión intracraneal (PIC) elevada.

La exploración neurológica guiará el tratamiento de un paciente con una urgencia del sistema nervioso mediante el uso de pruebas diagnósticas y procedimientos urgentes (como la trombólisis y la trombectomía para el accidente cerebrovascular [ACV] isquémico), así como la consulta de especialidad.

EXPLORACIÓN DEL ESTADO MENTAL

Consciencia

Una manifestación neurológica habitual en el servicio de urgencias (SU) es la alteración del estado mental. Cuando el estado mental de un paciente es deficiente, lo que más preocupa es que haya un proceso intracraneal que cause disfunción del tronco encefálico, PIC elevada y daños en el sistema reticular activador.

Describir el estado de consciencia con palabras que determinen el grado de respuesta es el primer paso de la evaluación. La *somnolencia* es un estado en el que el paciente puede responder a la voz; la *letargia* (y la obnubilación) señala que responde a estímulos moderados (es decir, táctiles repetitivos), pero vuelve a dormirse con rapidez; el *estupor* está presente cuando responde a estímulos vigorosos repetidos (nocivos); y ocurre un *coma* si hay ausencia de respuesta a cualquier tipo de estímulo (falta de reacción). Se utilizan los estímulos nocivos periféricos (como la compresión del lecho ungueal) para provocar una respuesta de apertura de ojos, y los estímulos dolorosos centrales (como la torsión del trapecio, la compresión supraorbitaria y la del margen mandibular) se emplean para provocar una respuesta motora.

La *Escala de coma de Glasgow* (EcG) es una herramienta sencilla que se utiliza para evaluar el grado de obnubilación; una única puntuación tiene un valor limitado, lo que subraya la importancia de realizar evaluaciones periódicas y repetidas. Es una prueba con buen valor pronóstico para los pacientes con causas traumáticas de alteración mental, pero con menor eficacia para las afecciones no traumáticas. No obstante, resulta un buen recurso para vigilar la capacidad de respuesta. La EcG incluye la apertura de los ojos y la respuesta verbal y motora a diferentes tipos de estímulos (se recomienda la compresión del lecho ungueal, seguida de la ejercida en la escotadura supraorbitaria, si es necesario) (**tabla 2-1**). La puntuación máxima es de 15; una de 8 o menos refleja un potencial compromiso cardiopulmonar y la necesidad de vigilancia estrecha.

Cognición

La evaluación de la cognición no suele ser una urgencia, a menos que el cambio sea reciente. La detección del deterioro cognitivo no agudo mediante escalas de evaluación detalladas no es práctica en el ámbito de las urgencias, aunque, en especial en los adulto mayores, tiene una función durante la evolución para su correcta derivación.

Las principales funciones cognitivas que se evalúan de forma habitual son la orientación, la memoria, la función ejecutiva, la atención y el lenguaje. Por lo general, la orientación se comprueba pidiendo al paciente que diga la fecha y el lugar, y también debe evaluarse su comprensión de la situación al preguntar si sabe por qué está en el hospital. La memoria a corto plazo puede valorarse pidiendo al paciente que memorice tres palabras que se le preguntarán durante la consulta (recuerdo diferido). La función ejecutiva puede evaluarse formulando al paciente una serie de preguntas (p. ej., «¿Qué número marcaría si ocurriese una urgencia grave?»), órdenes (p. ej., «Muéstreme cómo haría esa llamada con este teléfono») y al realizar una serie de tareas motoras (la prueba de Luria-Christensen de tres pasos). La atención se puede comprobar pidiendo al paciente que repita una secuencia de números o que deletree una palabra en orden inverso.

El lenguaje tiene múltiples componentes, como la producción del habla, la comprensión, la denominación y la repetición, y todas ellas deben valorarse. La producción del habla puede verse afectada por una lesión en el área de Broca, lo que provoca afasia expresiva (no fluida); el paciente es, en su mayor parte, capaz de seguir órdenes y entender preguntas, pero incapaz de producir un discurso fluido. Las

TABLA 2-1	*Escala de coma de Glasgow actualizada* (EcG-40)[a]
Abertura de ojos	
Espontánea (4 puntos)	
Al habla (3 puntos)	
A la presión (2 puntos)	
Ninguna (1 punto)	
Respuesta verbal	
Orientado (5 puntos)	
Confundido (4 puntos)	
Palabras (3 puntos)	
Sonidos (2 puntos)	
Ninguna (1 punto)	
La mejor respuesta motora	
Obediencia de las órdenes (6 puntos)	
Localización (5 puntos)	
Flexión o retirada normal (4 puntos)	
Flexión anómala[b] (3 puntos)	
Extensión (2 puntos)	
Ninguna (1 punto)	

[a]Clasificación de las lesiones: leves (puntuaciones de EcG 13-15), moderadas (puntuaciones de 9-12) o graves (puntuación de EcG™ de 8).
[b]La flexión anómala se describe como lenta y estereotipada en el codo, con el antebrazo cruzando el pecho, el puño cerrado y las piernas extendidas.

TABLA 2-2	*Short Blessed Test* (SBT)[a]
Reactivo	Factor de ponderación
1. ¿En qué año estamos?	Multiplique por 4 cada error (error máximo = 1)
2. ¿En qué mes estamos?	Multiplique por 3 cada error (error máximo = 1)
3. Repita este nombre y domicilio después de mí: John Brown, 42 Market Street, Chicago	
4. ¿Qué hora es? (con una de diferencia)	Multiplique por 3 cada error (error máximo = 1)
5. Cuente hacia atrás desde 20 hasta 1	Multiplique por 2 cada error (error máximo = 2)
6. Mencione los meses del año en orden inverso	Multiplique por 2 cada error (error máximo = 2)
7. Repita el nombre y domicilio indicados antes	Multiplique por 2 cada error (error máximo = 5)

[a] 0-4 = cognición normal; 5-9 = deterioro dudoso; > 10 = deterioro compatible con la demencia.

frases del paciente son fragmentadas, interrumpidas y carentes de sentido, con parafraseo y errores gramaticales. El lenguaje receptivo ocurre cuando una lesión afecta el área de Wernicke y el paciente es incapaz de entender órdenes y preguntas, y el habla suele ser fluida pero no contextual. También hay que evaluar la repetición y la denominación.

Debe valorarse la capacidad del paciente para tomar sus propias decisiones médicas, especialmente en situaciones críticas en las que su estado mental podría empeorar y afectar la comunicación. La prueba de capacidad puede ser realizada por cualquier médico y consiste en determinar si el paciente comprende la situación actual, los beneficios y los riesgos de las opciones terapéuticas y las consecuencias del rechazo de un tratamiento o procedimiento. Los pacientes deben ser capaces de expresar con claridad sus deseos.

La *Short Blessed Test* (SBT), también llamada *Prueba de orientación-memoria-concentración*, tiene una buena capacidad de detección, con una sensibilidad del 95% y un límite de > 4 para considerarla como con un resultado anormal. Una puntuación de 10 o más es compatible con la demencia (**tabla 2-2**).

EXPLORACIÓN DE LOS NERVIOS CRANEALES

Cuando se atiende a un paciente con un padecimiento neurológico, la exploración de los nervios craneales ayuda a localizar la lesión en el tronco encefálico.

Nervio olfatorio

El nervio olfatorio (NC I) pasa a través de la lámina cribosa del etmoides y suele estar implicado en las lesiones de la base del cráneo (por traumatismo, tumor o infección). Cualquier afectación del bulbo o los tractos olfatorios puede provocar anosmia unilateral. La corteza olfatoria recibe impulsos de ambos nervios, y su afectación unilateral rara vez causa anosmia.

Para probar este nervio, el paciente debe estar consciente y ser capaz de cooperar. Hay que utilizar olores sutiles (p. ej., café), porque los nocivos podrían ser transmitidos por el nervio trigémino. El paciente debe tener los ojos cerrados y se explora cada fosa nasal por separado.

Nervio óptico

El nervio óptico (NC II) se forma inicialmente en la retina; las fibras nasales (campo visual temporal) se cruzan en el quiasma óptico y forman tractos que originan las radiaciones ópticas que se dirigen al cuerpo geniculado lateral y a la corteza occipital (visión) o al colículo superior y el núcleo de Edinger-Westphal (reflejo pupilar) (**fig. 2-1**). Deben evaluarse la agudeza y los campos visuales, la percepción del color y el reflejo pupilar.

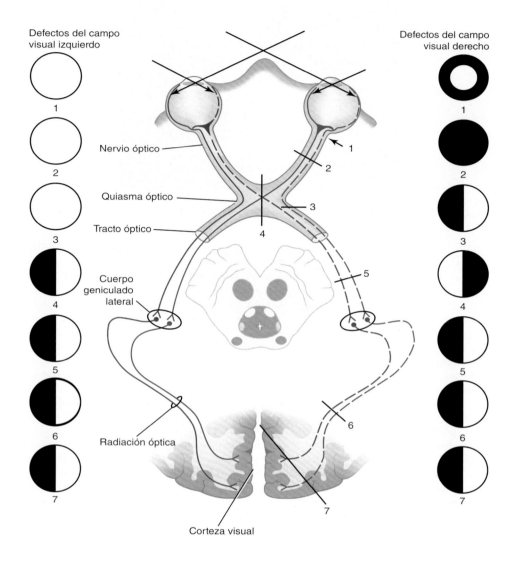

Defectos del campo visual izquierdo

1
2
3
4
5
6
7

Nervio óptico

Quiasma óptico

Tracto óptico

Cuerpo geniculado lateral

Radiación óptica

Corteza visual

Defectos del campo visual derecho

1
2
3
4
5
6
7

Figura 2-1. Campo visual: defectos asociados con lesiones de las vías ópticas. (1) Ceguera circunferencial derecha por neuritis retrobulbar. (2) Ceguera total del ojo derecho debida a escisión del nervio óptico derecho. (3) Hemianopsia nasal derecha secundaria a una lesión parcial ipsilateral del quiasma óptico. (4) Hemianopsia bitemporal debida a una lesión completa del quiasma óptico. (5) Hemianopsias temporal izquierda y nasal derecha por una lesión del tracto óptico derecho. (6) Hemianopsias temporal izquierda y nasal derecha por lesión de la radiación óptica derecha. (7) Hemianopsias temporal izquierda y nasal derecha debidas a una lesión de la corteza visual derecha (de: Cranial Nerve Nuclei. En: Splittgerber R. *Snell's Clinical Neuroanatomy.* 8th ed. Philadelphia, PA: Wolters Kluwer; 2019:323-362. Fig. 11.24).

Se revisan el tamaño, la simetría y la reactividad a la luz de las pupilas. La asimetría en el tamaño pupilar (anisocoria) puede ser secundaria a una afectación parasimpática (NC III, núcleo de Edinger-Westphal), que provoca la dilatación de la pupila (midriasis), o a la simpática, que causa su constricción (miosis). También debe evaluarse su forma, ya que las anomalías pueden ser producto de afecciones oftalmológicas (coloboma del iris). El reflejo pupilar (constricción) es desencadenado por la

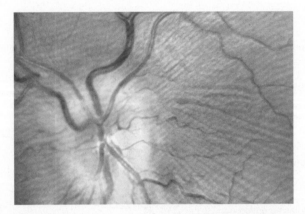

Figura 2-2. Papiledema temprano. Cortesía de Don C Bienfang, MD. ©2020 UpToDate, Inc. Wolters Kluwer.

luz y la acomodación, conducido por el nervio óptico (vía aferente) y de retorno al esfínter pupilar circunferencial por las fibras parasimpáticas del nervio oculomotor (NC III) (vía eferente, fibras nerviosas del núcleo de Edinger-Westphal). La iluminación directa e indirecta (al ojo contralateral) provoca la constricción de ambas pupilas (reflejo consensual). Las fibras ópticas encargadas de este reflejo pasan en última instancia a los núcleos de Edinger-Westphal ipsilateral y contralateral (núcleo parasimpático del complejo nuclear oculomotor), que dirige axones al ganglio ciliar (sinapsis) y luego al cuerpo ciliar (acomodación) y a los músculos constrictores pupilares. La afectación del nervio óptico provoca la ausencia de respuesta a la luz en el ojo ipsilateral, pero con respuesta normal en ambos cuando se proyecta luz en el contralateral. Se debe pedir a los pacientes que fijen la vista en un objeto lejano para evitar la miosis por acomodación. El defecto pupilar aferente, o signo de Marcus Gunn, se evalúa mediante la prueba de la linterna oscilante. Cuando la luz incide en un ojo, las pupilas se contraen inicialmente y luego se dilatan, y si se dirige la luz al ojo afectado, se pierde la constricción inicial y las pupilas continúan dilatándose. Este signo suele indicar la presencia de una lesión del nervio óptico ipsilateral; también puede ocurrir con una pérdida visual homónima relacionada con lesiones del tracto óptico.

El examen fundoscópico es igual de importante en un contexto de urgencia, porque ayuda a identificar el edema de papila bilateral (**fig. 2-2**), que sugiere un aumento de la PIC. Lo ideal es que se realice en una sala oscura con las pupilas del paciente dilatadas y la mirada fija en un objeto lejano. El médico que explora debe observar primero un reflejo rojizo-naranja en la pupila y acercarse hasta encontrar un vaso sanguíneo al que pueda seguir hasta el disco óptico. Los elementos de evaluación son el color del disco, los márgenes, el ahuecamiento, los vasos retinianos y la presencia de manchas algodonosas o neovascularización.

La agudeza visual debe evaluarse después de corregir los errores de refracción (con gafas durante la prueba), y cada ojo por separado. Si no se dispone de gafas, debe probarse a través de un agujero de alfiler sostenido lo más cerca posible del ojo. La cartilla de Snellen es la escala más utilizada y disponible.

Los campos visuales de cada ojo se dividen por una línea vertical media en campos nasales (internos) y temporales (externos), y por una horizontal media en los superiores e inferiores. Cada campo tiene dos hemicampos y cuatro cuadrantes. Se recomienda realizar pruebas de confrontación, un ojo cada vez (pedir al paciente que se tape el otro ojo). Se solicita al paciente que mantenga fija la vista en la nariz del médico que explora; se mantienen los dedos en cada cuadrante y después simultáneamente en los campos bilaterales. Se pide al paciente que cuente todos los dedos que pueda ver. Cuando se sospecha de una enfermedad del nervio óptico, se debe explorar cada ojo para detectar el fondo rojo, que se pierde cuando el nervio óptico está comprometido, como en la neuritis óptica.

Nervios oculomotor (III), troclear (IV) y motor ocular externo (VI)

Inicialmente, observe la posición de la mirada para evaluar si hay oftalmoplejía. Un ojo desviado hacia abajo y hacia afuera sugiere una lesión del NC III. Un ojo desviado hacia adentro indica una lesión del nervio motor ocular externo. El nervio troclear (IV) inerva el músculo oblicuo superior, que moviliza el ojo en aducción hacia abajo; su disfunción causa diplopía vertical o de torsión, especialmente con la mirada hacia abajo. La inclinación de la cabeza hacia el lado opuesto de la lesión sugiere una afectación del nervio troclear. La exploración de la posición de la mirada en un paciente que coopera suele hacerse

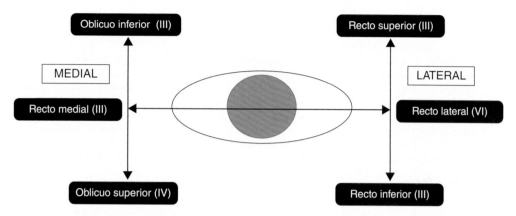

Figura 2-3. Exploración de los músculos extraoculares en las posiciones cardinales de la mirada.

pidiéndole que siga el dedo del médico mientras se desplaza en todas las posiciones cardinales de la mirada o en forma de «H» (**fig. 2-3**). La conjugación también debe probarse porque permite evaluar la función del NC III.

La búsqueda y los movimientos sacádicos deben ser evaluados junto con los movimientos extraoculares. La función de los movimientos de búsqueda es estabilizar la imagen de un objeto en movimiento sobre las fóveas, de manera que sea clara y continua a medida que cambia de posición. Esto es llevado a cabo por la corteza parietooccipital y el cerebelo. Se evalúa mediante la observación de los movimientos oculares del paciente al seguir un dedo, y se describe como suave (sin interrupciones) o entrecortado. Los movimientos sacádicos, que se originan en el lóbulo frontal, pueden ser provocados al pedir a un individuo que mire a la derecha o a la izquierda (por ordenamiento), o que mueva los ojos hacia un objetivo (de refijación). Los movimientos sacádicos anómalos pueden ser hipométricos (por insuficientes), como se observa en el parkinsonismo, o hipermétricos (por exceso), lo que es frecuente en la afección cerebelosa.

La posición de la mirada es muy útil para localizar la lesión en la corteza y a lo largo del tronco encefálico. La desviación de la mirada conjugada, cuando ambos ojos se desplazan juntos horizontalmente, puede deberse a la destrucción o estimulación de los campos oculares frontales o a una lesión en el puente. Una lesión destructiva (ACV, tumor) que afecte los campos oculares frontales provoca una desviación de la mirada hacia el lado afectado; sin embargo, una convulsión en esa misma zona hará que los ojos tengan la dirección contraria. Una lesión pontina provocará la desviación contralateral de los ojos. La desviación de la mirada no conjugada sugiere una afectación del tronco encefálico (núcleos de nervios craneales), de la unión neuromuscular o de los músculos extraoculares, más que de la corteza.

Los núcleos del nervio oculomotor (NC III) se encuentran en el mesencéfalo y tienen múltiples subnúcleos. Cada subnúcleo inerva uno de los músculos extraoculares. Cada núcleo recibe información del núcleo motor ocular externo contralateral, situado en el puente, a través del fascículo longitudinal medial ipsilateral. El NC III tiene un componente parasimpático que discurre por su periferia. El núcleo parasimpático de Edinger-Westphal se encuentra en el mesencéfalo medial.

Nervio trigémino

El nervio trigémino (NC V) conduce todas las modalidades sensoriales de la cara y proporciona un ingreso motor a los músculos masticatorios. Se evalúa poniendo a prueba la sensibilidad al tacto ligero, al pinchazo y a la temperatura en la cara. Inicialmente, se debe probar el tacto ligero mediante la fricción superficial con las yemas de los dedos o, idealmente, con un mechón de algodón. La extinción es una forma de hemiinatención que está más asociada con las lesiones de la corteza del lóbulo parietal no dominante; se valora estimulando ambos lados de forma simultánea. Por último, se revisa la percepción del dolor utilizando un imperdible (seguro para ropa) y pidiendo al paciente que identifique si la sensación es aguda (alfiler) o roma (gancho) con los ojos cerrados; a continuación se le pregunta si la intensidad es idéntica en ambos lados.

La debilidad de los músculos de la masticación puede deberse a lesiones en las vías de las motoneuronas superiores (MNS) que hacen sinapsis en el núcleo motor del trigémino (NC V), en las motoneuronas inferiores (MNI) del núcleo motor del trigémino en el puente o cuando salen del tronco encefálico para llegar a los músculos de la masticación, en la unión neuromuscular o en ellos. La función motora del trigémino se comprueba palpando los músculos maseteros mientras el paciente aprieta los dientes y pidiéndole que abra la boca contra una resistencia. Si un músculo pterigoideo es débil, la mandíbula se desvía hacia ese lado cuando se abre la boca.

El NC V porta el ramo aferente de dos reflejos principales. El reflejo corneal, que se evalúa sobre todo en los pacientes comatosos al aplicar un hisopo de algodón o solución salina en la córnea, y se manifiesta como un parpadeo bilateral del ojo a través del NC VII (ramo eferente). El reflejo de sacudida de la mandíbula o maseterino es un reflejo de estiramiento que se utiliza para comprobar el estado del nervio trigémino (NC V) de un paciente y para ayudar a distinguir una compresión de la médula cervical superior de las lesiones que se encuentran por encima del agujero magno. Se golpea la mandíbula justo debajo de los labios (en el mentón) en un ángulo descendente mientras se mantiene la boca ligeramente abierta; un cierre rápido de la boca corresponde a un reflejo anómalo (afectación de la MNS).

Nervio facial

El nervio facial (NC VII) tiene funciones motoras, sensoriales y secretoras. Regula la musculatura facial, y los principales músculos que se examinan son los orbiculares de los párpados y la boca, así como el frontal. Un ramo del NC VII también inerva el músculo del estribo dentro del oído medio, lo que reduce el rango oscilatorio de la membrana timpánica y, cuando es disfuncional, el paciente puede notar que los sonidos parecen «más fuertes» que antes. También se encarga de la sensación gustativa en los dos tercios anteriores de la lengua (a través del nervio cuerda del tímpano), la sensación del paladar blando y el oído medio, así como de una pequeña parte de la sensación táctil del pabellón auricular y sus alrededores (transmitida por el nervio intermediario de Wrisberg). Por último, el ramo secretor inerva las glándulas submandibular, sublingual y lagrimal.

La parálisis del nervio facial puede detectarse inicialmente observando la asimetría en la forma de la boca, los pliegues nasolabiales, la expresión espontánea y la frecuencia del parpadeo. Se debe pedir al paciente que sonría, que hinche las mejillas (que el médico que explora puede presionar para evaluar la solidez del cierre de la boca), que cierre bien los ojos y que levante las cejas.

Nervios coclear y vestibular

El NC VIII tiene dos funciones: auditiva y vestibular. El nervio coclear es la parte encargada de la audición y se puede evaluar al susurrar números en un oído del paciente mientras se tapa el otro y pedirle que los repita. Otra forma es frotando los dedos en un oído a la vez para producir un sonido de crujido.

Las pruebas de Rinne y Weber pueden ayudar a diferenciar la pérdida auditiva neurosensorial de la conductiva. La prueba de Rinne se realiza al colocar un diapasón vibrando a 512 Hz en la apófisis mastoides (conducción ósea), y preguntar al paciente cuándo deja de oír el zumbido, para luego aplicarlo cerca del conducto auditivo (conducción aérea). Si el paciente es capaz de oír el diapasón por vía aérea (después de que no lo logró por vía ósea), sugiere que su conducción aérea es mejor que la ósea (Rinne positivo), lo que se observa en la audición normal y en la sordera neurosensorial, mientras que la sordera de transmisión tiene una mejor conducción ósea. La prueba de Weber se realiza con el mismo diapasón colocado en el centro de la frente. El sonido debe oírse por igual en ambos oídos. Se oirá más fuerte en el oído normal ante la sordera neurosensorial, y en el afectado en la sordera de transmisión.

El nervio vestibular transmite la información sensorial de los órganos otolíticos (utrículo y sáculo) y los tres conductos semicirculares. Tiene conexiones con el cerebelo, los nervios oculomotores y las astas anteriores de la médula espinal. La información de los órganos otolíticos refleja la gravedad y las aceleraciones lineales de la cabeza, mientras que los conductos semicirculares se activan con su movimiento de rotación. Las lesiones en el nervio pueden causar vértigo, náuseas y vómitos. Se evalúa en pacientes sintomáticos valorando el nistagmo y el reflejo oculovestibular.

En los individuos normales, la rotación de la cabeza estimula los conductos semicirculares que perciben la aceleración angular y envían una señal a los núcleos oculomotores a través del nervio vestibular, con movimiento contralateral de los ojos respecto al giro de la cabeza, para seguir un objetivo fijo. El *nistagmo* es un movimiento ocular que se produce cuando la cabeza está inmóvil y es secundario a una estimulación o inhibición anómala del aparato vestibular. Tiene un componente rápido y un movimiento lento en sentido contrario. La dirección del nistagmo es, por convención, la de su componente rápido. En el caso de una lesión periférica del aparato vestibular, el componente rápido se aleja del oído afectado. En las lesiones centrales (cerebelo), se dirige hacia la lesión. La prueba del nistagmo provocado por la mirada se realiza al hacer que el paciente siga el dedo del médico en todas las direcciones y observar atentamente los movimientos espasmódicos de los ojos con descripción de la dirección de sus componentes rápido y lento. *Véase* el **capítulo 10, Mareo y vértigo,** para una descripción de las maniobras en la evaluación del vértigo y la prueba HINTS (de impulso cefálico [*head impulse*], nistagmo y desviación [*test os skew*]). En el vértigo posicional paroxístico benigno (VPPB), el nistagmo se inicia tras una breve latencia (segundos), es unidireccional (con frecuencia horizontal), con un componente de torsión, fatiga al repetirlo y se suprime con una fijación prolongada. El nistagmo central se presenta en la línea media de la mirada y es multidireccional; el componente rápido modifica su dirección con los cambios de la mirada o de los campos visuales.

Nervios glosofaríngeo y vago

La exploración de los nervios glosofaríngeo y vago incluye evaluar el reflejo nauseoso, pedir al paciente que trague o tosa, inspeccionar el paladar blando y la úvula y valorar la disartria. El médico también debe escuchar al paciente hablar durante la anamnesis y evaluar si hay ronquera, disartria y habla nasal o rinolalia. La deglución puede revisarse dando al paciente un vaso de agua y observando si se atraganta o presenta alguna queja subjetiva. Se debe observar la contracción de los arcos palatinos y el balanceo ascendente y descendente del paladar blando para cerrar la nasofaringe respecto a la bucofaringe. Los arcos palatinos normales se contraen y elevan, y la úvula permanece en la línea media mientras asciende. En la parálisis, no hay elevación ni constricción del lado afectado, y la úvula se desvía hacia el lado contrario.

Nervio accesorio espinal

El NC XI proporciona inervación motora a dos músculos principales: el trapecio (elevación del hombro) y el esternocleidomastoideo (ECM, giro de la cabeza). El médico debe observar estos músculos en busca de consunción, y luego hacer que el paciente se encoja de hombros y gire la cabeza contra resistencia. El trapecio eleva el hombro ipsilateral y el ECM gira la cabeza hacia el lado contrario.

Nervio hipogloso

El movimiento de la lengua tiene una representación bilateral en la circunvolución precentral de ambos hemisferios cerebrales, lo que significa que las lesiones corticales unilaterales no suelen causar su debilidad. Las lesiones unilaterales mediales del bulbo raquídeo que afectan el núcleo o el nervio hipoglosos provocarían debilidad y desviación ipsilateral de la lengua («que lame la lesión»). Por lo general puede ignorarse una ligera desviación de la lengua protruyente como hallazgo solitario, pero cuando es importante representa una acción deficiente del nervio y del músculo hipogloso en ese lado. Al examinar la lengua, se debe buscar si hay atrofia, fasciculaciones o asimetría en el movimiento o la apariencia. A continuación, se pide al paciente que saque la lengua y la mueva hacia un lado y luego hacia el otro, y se evalúa su posición y la amplitud del movimiento. La fuerza de la lengua puede valorarse objetivamente pidiendo al paciente que empuje con su lengua la mejilla mientras el médico aplica resistencia con el pulgar.

EXPLORACIÓN MOTORA

El primer paso de la exploración motora es observar los movimientos espontáneos del paciente, determinando si favorecen un lado o el otro. Esto también ayuda a identificar movimientos anómalos y a determinar si se producen en reposo o con el movimiento. Deben evaluarse las fluctuaciones y los cambios en la frecuencia, la amplitud y el patrón de estos movimientos durante la consulta, así como si son susceptibles a la distracción. El truco consiste en hacer preguntas al paciente sobre otros síntomas mientras se observa la extremidad afectada. La susceptibilidad a la distracción es un elemento importante que favorece el diagnóstico de los trastornos funcionales del movimiento.

Una vez que el paciente se haya desvestido, evalúe los músculos, especialmente deltoides y cuádriceps, en cuanto a su volumen (atrofia o hipertrofia) y fasciculaciones (movimientos involuntarios de las fibras musculares); estas sugieren la presencia de una enfermedad de la MNI si se desencadenan al percutir los músculos. Siempre es útil comparar ambos lados para buscar asimetrías en el tamaño de los músculos. La hipersensibilidad a la palpación de los principales grupos musculares sugiere la presencia de miopatías inflamatorias.

La evaluación de la deriva es una prueba de detección sensible de la debilidad de las extremidades superiores e inferiores. La prueba de deriva del pronador se realiza pidiendo al paciente que extienda y levante ambos brazos por delante como si llevara una bandeja y luego mantenga los brazos al mismo nivel durante 10 s. Si hay debilidad en las extremidades superiores, inicialmente el brazo hará pronación

TABLA 2-3	Escala del Medical Research Council sobre la fuerza muscular
0/5	Sin movimiento
1/5	Apenas un mínimo movimiento del músculo, aunque no lo suficiente como para desplazar la estructura a la que está unido
2/5	Movimiento voluntario que no es suficiente para superar la fuerza de la gravedad. Por ejemplo, el paciente podría deslizar su mano por una mesa, pero no levantarla de la superficie
3/5	Movimiento voluntario capaz de superar la gravedad, pero no cualquier resistencia aplicada. Por ejemplo, el paciente puede levantar la mano de la mesa, pero no si se aplica una resistencia adicional
4/5	Movimiento voluntario capaz de vencer «cierta» resistencia
5/5	Fuerza normal

y luego se desviará y descenderá. Para comprobar la deriva de las extremidades inferiores, el paciente debe acostarse en decúbito prono con las rodillas flexionadas a 90° y los pies apuntando hacia arriba en vertical; la pierna débil se desviará o caerá en unos 30 s.

El tono se examina mediante la movilización pasiva de las articulaciones; pida al paciente que se relaje y luego maniobre la extremidad mientras lo mantiene cómodo para evitar cualquier resistencia. El tono se califica entonces como normal, flácido, rígido o espástico. La rigidez, que se observa en los trastornos extrapiramidales como la enfermedad de Parkinson, no depende de la velocidad, de modo que el tono sigue aumentando independientemente de la rapidez con la que se mueva la articulación. La espasticidad, que se observa en las lesiones de la MNS, depende de la velocidad y empeora si el médico que explora mueve la articulación con velocidades crecientes. La *rigidez* puede describirse además como de *rueda dentada*, en la que el movimiento se interrumpe por paradas cortas debido al temblor, o *cérea*, que es una resistencia suave y constante al movimiento pasivo, ambas observadas en los síndromes extrapiramidales. La «rigidez» de navaja, que es un índice de espasticidad, se produce cuando, tras la resistencia inicial al movimiento pasivo de una articulación, hay una reducción repentina del tono y la extremidad se mueve sin resistencia durante el resto del movimiento. La rigidez paratónica (*Gegenhalten*) se observa en la catatonia y en la demencia avanzada; los pacientes muestran más resistencia a lo largo de la amplitud del movimiento y sus extremidades se quedan fijas en la última posición en la que se encontraban al ser liberadas.

A continuación, se evalúa la fuerza haciendo uso de la *Escala del Medical Research Council* (MRC) (**tabla 2-3**). En el ámbito de las urgencias, suele bastar con examinar solo los principales grupos musculares, a menos que el paciente presente una dolencia focal específica.

EXPLORACIÓN SENSITIVA

El exploración sensitiva solo es fiable cuando el paciente es capaz de cooperar, ya que está sujeto a la variabilidad relacionada con la sugestión y su experiencia emocional. Se recomienda realizar el examen con rapidez, después de una breve explicación, ya que una descripción excesiva puede originar resultados falsos positivos por la hipervigilancia de pequeñas diferencias sin sentido.

Se puede realizar una exploración rápida mediante el tacto ligero (yemas de los dedos o mechón de algodón); no es muy sensible, pero permite detectar una pérdida sensitiva importante. Siempre debe hacerse de forma bilateral, comparando las extremidades opuestas. Se recomienda preguntar al paciente si el tacto «se siente igual» en lugar de «diferente», pues esto disminuye los falsos positivos.

La prueba de pinchazo con un alfiler permite evaluar los déficits sensitivos más leves, por exploración de las pequeñas fibras mielinizadas y desmielinizadas, que transmiten el dolor y la temperatura. Lo ideal es pasar de una zona con sensación disminuida a una normal, para mejorar la percepción de la diferencia. El uso de un alfiler también sirve para detectar un nivel sensitivo por debajo del cual el paciente tiene pérdida de sensibilidad, lo que ayuda a localizar lesiones en la médula espinal. La identificación de un nivel se realiza mejor en la espalda, de forma ascendente.

La propiocepción puede evaluarse en las extremidades superiores o inferiores. El truco consiste en sujetar la cara lateral de la parte proximal del dedo del pie o de la mano y mover la falange distal hacia arriba o hacia abajo preguntando al paciente la posición. La prueba de Romberg es un buen recurso para detectar las alteraciones de la propiocepción (columnas posteriores o neuropatía periférica). Se realiza pidiendo al paciente que se ponga de pie con los pies juntos y luego que cierre los ojos; si se balancea y da un paso hacia fuera, se trata de un resultado positivo. Si es incapaz de mantenerse de pie con los pies juntos mientras tiene los ojos abiertos, señala una disfunción en los sistemas vestibular o cerebeloso.

La vibración se prueba colocando un diapasón en las prominencias óseas; se recomienda registrar el número de segundos durante los cuales se siente la vibración. No suele realizarse en el ámbito de los servicios de urgencia, pero puede ser útil para localizar la afectación de la médula espinal (la vibración se ve afectada por la lesión de las columnas posteriores).

REFLEJOS

Los reflejos tendinosos profundos (RTP) se provocan mediante la percusión de los tendones del paciente con un martillo de reflejos. A veces es difícil obtener una respuesta, pero distraer al paciente con una conversación o maniobras específicas, como la de Jendrassik (en la que se pide al paciente que apriete los dientes, sujete ambos conjuntos de dedos en forma de gancho y tire de los dedos en direcciones opuestas mientras el médico comprueba los reflejos de las extremidades inferiores), puede ayudar. Los tendones musculares más evaluados son los siguientes: del tobillo (S1-S2), la rodilla (L3-L4), el bíceps (C5), el supinador largo (C6) y el tríceps (C7).

La clasificación del reflejo depende de la intensidad de la respuesta. Si no hay respuesta, ni siquiera con la distracción, se marca con cero. Si hay una respuesta normal, se marca con 2+. Cuando el reflejo es hipoactivo y requiere una maniobra de Jendrassik para provocarlo, se deberá calificar con 1+. Una respuesta de 3+ indica que el reflejo es brusco con propagación a las articulaciones adyacentes y activa arcos reflejos vecinos, y la de 4+ se reserva para los reflejos bruscos con clono en la articulación. Los reflejos bruscos (3+ y 4+) son índices de lesiones de la MNS, en tanto los ausentes o disminuidos se presentan en la afección de la MNI.

El reflejo plantar se utiliza para buscar signos de afectación de la MNS. Se realiza acariciando el borde lateral del pie del paciente (superficie plantar) con un depresor lingual de forma semicircular, yendo desde el talón hasta el dedo gordo. La respuesta normal o de reflejo plantar flexor corresponde a la flexión del dedo gordo y la de los otros dedos con aducción. Una respuesta anómala o de reflejo plantar extensor (signo de Babinski) es una extensión del dedo gordo con abducción o dispersión en abanico de los otros dedos.

MANIOBRAS CEREBELOSAS: MOVIMIENTO Y COORDINACIÓN

Las lesiones cerebelosas afectan la coordinación de los movimientos y provocan ataxia. Una lesión que afecte a los hemisferios cerebelosos producirá ataxia apendicular o de las extremidades ipsilaterales, que se detecta mediante las pruebas de nariz a dedo y talón a tibia, que se describen más adelante. Las lesiones en la porción de la línea media del cerebelo (vermis) causan ataxia axial o troncal, que suele detectarse al hacer que el paciente deambule; la voz (de ebrio o desconectado) y los movimientos oculares también pueden ser anormales. Los daños en el lóbulo floculonodular provocarán anomalías en la función vestibular y se detectarán a través del reflejo vestibuloocular (nistagmo multidireccional).

Observar al paciente en reposo, sentado, de pie o deambulando puede dar al médico indicios sobre una disfunción cerebelosa. Con la ataxia troncal, suele haber una tendencia a inclinarse lateralmente o a caer hacia atrás y, a veces, también hacia adelante. La marcha es amplia e inestable, con tendencia a inclinarse hacia el lado afectado en las lesiones unilaterales.

En primer lugar se evalúa el rebote excesivo que se presenta en las lesiones cerebelosas; después de hacer que el paciente extienda los brazos hacia adelante (p. ej., cuando se evalúa la deriva de pronación), se aplica una presión rápida y transitoria hacia abajo en los brazos, que provoca un movimiento excesivo hacia arriba después de la liberación, seguido de uno descendente mientras vuelve a calibrar el movimiento.

Los temblores pueden ser causados por lesiones cerebelosas; suelen estar presentes con la acción, con un aumento de la amplitud al final del movimiento, se observan durante la prueba dedo-nariz y se resuelven en reposo y con la postura.

La dismetría o mala puntería se evalúa durante las pruebas de dedo a nariz y de talón a tibia. *Dismetría* se refiere a la dificultad para juzgar la distancia hasta un objetivo y no solo a no alcanzarlo. Estos hallazgos deben ser desproporcionados con respecto a la debilidad de las extremidades, lo que se logra haciendo que el paciente toque el dedo del médico, colocado a un brazo de distancia, y luego la nariz propia de forma repetida y rápida. La prueba de talón a tibia se realiza con el paciente en posición supina, solicitando que sujete suavemente el talón de un pie y lo mueva hacia arriba y hacia abajo de la tibia de la otra pierna.

Otros signos de disfunción cerebelosa son la dificultad para realizar movimientos rápidos alternantes o la disdiadococinesia (golpeteo de los dedos, golpeteo de los pies, pronación y supinación de las manos), así como la marcha en tándem de talón a dedo gordo.

EXPLORACIÓN NEUROLÓGICA FUNCIONAL

La debilidad funcional, que puede afectar a una o varias extremidades, se diferencia de la parálisis verdadera mediante la evaluación del esfuerzo relacionado con la función. Durante la prueba de fuerza, se produce una notable contracción de los músculos agonistas y antagonistas simultáneamente, lo que provoca movimientos espasmódicos de la extremidad (debilidad en la que se «cede») de forma intermitente. La extremidad se moverá inicialmente como se desea, pero luego se colapsará ante cualquier resistencia aplicada. El truco para detectar la debilidad relacionada con el esfuerzo consiste en aplicar una fuerza de resistencia variable a la extremidad, empezando por un empuje mínimo seguido de un aumento gradual de su potencia, lo que revela que el esfuerzo de resistencia del paciente varía a lo largo del movimiento. Las expresiones faciales del paciente sugieren que se está esforzando al máximo (al gruñir, fruncir el ceño, etc.). Este patrón de debilidad también se observa cuando hay una limitación del movimiento relacionada con el dolor. En la parálisis verdadera, el paciente aplica la máxima fuerza en toda la amplitud de movimiento.

Los reflejos suelen estar dentro de los límites de la normalidad, sin los reflejos patológicos (como el de Babinski). La inspección no suele ser reveladora; la atrofia y las fasciculaciones están ausentes.

El signo de Hoover puede ayudar a identificar la hemiplejía funcional. El médico coloca una mano bajo el talón de la pierna paralizada y la otra encima de la no paralizada. A continuación, pide al paciente que levante la pierna no paralizada, con una sensación de presión descendente de la pierna paralizada, lo que no es habitual en la debilidad orgánica. El siguiente paso es colocar ambas manos bajo el talón del paciente y pedirle que levante la pierna parética, con lo que se nota la falta de presión descendente de la pierna sana (que normalmente empuja hacia abajo para levantar la pierna opuesta).

En una maniobra similar, el médico dice al paciente que está probando la extremidad normal y le pide que intente juntar las rodillas, y la extremidad aparentemente paralizada presenta aducción con la potencia normal.

La prueba del tronco-muslo de Babinski también permite identificar la hemiplejía funcional. En la hemiplejía neurológica, cuando se pide al paciente que se siente desde una posición de decúbito con los brazos cruzados, se produce una flexión involuntaria de la pierna parética (ambas se flexionan en la paraplejía). En las debilidades funcionales, la pierna normal se flexiona y la paralizada permanece extendida.

Cuando el paciente se queja de pérdida sensitiva en un lado de la cara, se puede utilizar el signo de la escisión del diapasón, cuya vibración se propaga de forma bilateral a cada lado del hueso frontal, y no debería verse afectada con una pérdida sensitiva unilateral. Si el paciente no puede sentir la vibración en un lado de la frente, esto es muy sugerente de una causa no neurológica.

La evaluación de la marcha, que muestra que es extraña con un patrón de deambulación irregular, variación en la amplitud y el aspecto, lentitud excesiva, posturas antieconómicas y flexión repentina de las rodillas sin caída, se considera funcional.

La pérdida de visión puede evaluarse utilizando una tira optocinética (videograbación de tiras blancas y negras en movimiento) y observando si se produce un movimiento de sacudida ocular, que, cuando está presente, descarta la ceguera completa. Esta prueba debe realizarse con el «ojo sano» cubierto.

Las crisis no epilépticas (psicógenas) se presentan a menudo con movimientos asíncronos y variables que aumentan y disminuyen con hallazgos específicos, que incluyen empujes pélvicos hacia adelante, arqueo de la espalda y balanceo o mirada de lado a lado. Aunque son más frecuentes en las crisis epilépticas, se han notificado tanto la mordedura de lengua como la incontinencia en episodios no epilépticos. Por definición, las crisis epilépticas generalizadas presentan pérdida de consciencia; una pérdida incompleta de consciencia durante el acontecimiento sería diagnóstica de una crisis no epiléptica. Suele haber un cierre forzado de los ojos, mientras que en las crisis epilépticas los ojos permanecen abiertos.

CONSEJOS Y RECOMENDACIONES

- El reflejo de Cushing (hipertensión, bradicardia y respiración irregular) en los pacientes obnubilados sugiere un aumento de la PIC.
- Cuando se prueban los campos visuales con el recuento de los dedos, se recomienda utilizar uno, dos o los cinco, porque los demás son difíciles de distinguir.

- La pérdida de la saturación del rojo indica una inflamación del nervio óptico.
- Cuando se prueban los músculos extraoculares, el paciente debe mantener la cabeza inmóvil mientras el dedo del médico se mueve con lentitud. El dedo móvil debe colocarse lo suficientemente lejos frente al paciente para que pueda verlo en todas las direcciones de la mirada.
- Los NC IV y VI son los más afectados por los traumatismos craneales o las lesiones en masa.
- El déficit del NC III con preservación pupilar probablemente se debe a una enfermedad intrínseca.
- El nistagmo de origen central es multidireccional, vira con la mirada y empeora con su fijación. Aparece sin latencia, persiste y puede ser puramente vertical, por lo general descendente, mientras que el nistagmo periférico es horizontal y ascendente.
- El NC VII puede probarse indirectamente mediante la estimulación del reflejo corneal porque conduce la información por el ramo eferente del arco reflejo y provoca el parpadeo. Se debe esperar un parpadeo contralateral aislado con la estimulación conjuntival si el NC V está intacto y solo se sospecha una afección unilateral del nervio facial ipsilateral.
- Con la debilidad facial de la MNS por encima del núcleo situado en el puente, el paciente tiene debilidad en la parte inferior de la cara (orbicular de los labios), pero todavía puede arrugar la frente y cerrar los ojos. Con la debilidad facial de la MNI (parálisis de Bell, accidente cerebrovascular pontino), todos los músculos del lado ipsilateral de la cara están afectados. Debido a la localización del colículo facial y el núcleo del motor ocular externo, los pacientes con accidente cerebrovascular pontino y debilidad facial de la MNI presentan parálisis del recto externo.
- La atrofia, la fasciculación y el tono flácido se observan en la afectación del sistema nervioso periférico (SNP), mientras que la espasticidad, la distonía y los movimientos anómalos se observan en las lesiones del sistema nervioso central (SNC).
- La enfermedad de la unión neuromuscular se caracteriza por fluctuaciones, debilidad fatigable, tono normal (a veces disminuido) y reflejos fisiológicos.
- La doble estimulación táctil de ambas extremidades a la vez, después de probar cada una por separado, permite evaluar la inatención y omisión sensitiva, que es una función del lóbulo parietal. Se realiza pidiendo al paciente que cierre los ojos y preguntando si se le tocan las extremidades derecha, izquierda o ambas.
- El síndrome de Brown-Séquard o de hemisección medular secundario a una lesión unilateral de la médula espinal se presenta con debilidad en el lado de la lesión y disminución de la propiocepción, la sensación de vibración y la sensación de pinchazo y de temperatura en el lado opuesto. La prueba de la sensación de pinchazo puede ayudar a identificar el nivel.
- La vibración se evalúa en la articulación interfalángica del dedo gordo del pie o en la correspondiente del pulgar. En las extremidades inferiores, la vibración debe sentirse durante 10-12 s, mientras que las superiores dura entre 16 y 18 s.
- Cuando evalúe los reflejos, sujete el martillo por el extremo de la varilla y déjelo caer sobre la articulación con un movimiento pendular.
- Para comprobar el reflejo rotuliano, la pierna debe estar en flexión pasiva de la rodilla, con la muñeca del médico por debajo de esta y el martillo que golpea el tendón rotuliano entre la tuberosidad de la tibia y el borde inferior de la rótula.
- Para valorar la sacudida del tobillo (reflejo aquiliano), la pierna debe estar en rotación externa y el pie en dorsiflexión del tobillo.
- Tenga en cuenta que los reflejos de 1+ y 3+ pueden visualizarse en individuos normales sin afección neurológica.
- Evaluar el patrón respiratorio del paciente ayuda a localizar el nivel de afectación. La respiración de Cheyne-Stokes o de aumento y disminución rítmicos de la amplitud ventilatoria puede presentarse ante una disfunción hemisférica bilateral. La hiperpnea refleja central, o respiración profunda continua, puede visualizarse ante una disfunción hemisférica bilateral, del mesencéfalo inferior o de la parte superior del puente. En las lesiones pontinas se observa una respiración apnéusica con un tiempo de inspiración prolongado y pausas. La respiración atáxica, caracterizada por ventilaciones infrecuentes e irregulares, puede ser secundaria a la afección de la parte baja del puente o la alta del bulbo raquídeo.

Visión, pupilas y movimientos oculares anómalos

Ashley Norse

EL DESAFÍO CLÍNICO

Las molestias oculares pueden ser signo de una irritación menor o de enfermedades neurológicas o sistémicas importantes, como un accidente cerebrovascular (ACV), esclerosis múltiple o miastenia grave. Las molestias oculares pueden ser una manifestación de enfermedades de diversos órganos, aparatos y sistemas, desde las secuelas de la hipertensión y la diabetes no controladas hasta infecciones generales y por microorganismos patógenos alimentarios. Aproximadamente el 2% de las consultas al servicio de urgencias (SU) cada año corresponden a manifestaciones relacionadas con los ojos, y aunque los diagnósticos que ponen en riesgo la vida son raros, existe un porcentaje desproporcionado de diagnósticos neurológicos graves en estos pacientes en comparación con los de las clínicas de consulta ambulatoria.[1,2]

ANATOMÍA Y FISIOPATOLOGÍA

Para entender las alteraciones patológicas que pueden afectar el ojo, es de utilidad comprender la anatomía ocular y de las vías visuales. La luz entra en el ojo a través de la córnea, con forma cupular, y atraviesa el humor acuoso de su cámara anterior. Para mantener una presión ocular constante, el ojo produce y drena continuamente humor acuoso. Los músculos del iris (la parte coloreada del ojo) dilatan o contraen la pupila para regular la cantidad de luz que entra en la cámara posterior. El cristalino se sitúa detrás de la pupila y cambia de forma para que el ojo pueda enfocar objetos cercanos o lejanos.

A continuación, la luz entra en la cámara posterior, atraviesa el vítreo e incide en la retina. Los fotorreceptores de la retina generan señales: los bastones para la visión en blanco y negro con luz tenue, y los conos para la visión en color con luz brillante. La mácula, en el centro de la retina, contiene la fóvea, que presenta la máxima concentración de conos y, por lo tanto, es la encargada de la visión central y detallada. El resto de la retina provee la visión periférica.

La retina envía impulsos eléctricos al cerebro a través del nervio óptico, del que emergen las señales visuales y viajan hasta el quiasma óptico, donde ocurre la decusación. La información procedente de la parte nasal de cada retina se cruza e interpreta en el lado opuesto del cerebro. Las señales migran desde el quiasma óptico hasta los cuerpos geniculados laterales y el lóbulo occipital a través de las radiaciones ópticas. Los núcleos de Edinger-Westphal, o complejos oculomotores, son estructuras parasimpáticas situadas en el mesencéfalo y se encargan de los movimientos extraoculares, la acomodación, la constricción pupilar y la convergencia de los ojos.

ABORDAJE

Anamnesis

El médico de urgencias debe utilizar los datos clave de la anamnesis para ayudar a localizar la alteración y dirigir la exploración física y el estudio del paciente. Los componentes críticos de la anamnesis incluyen el inicio de los síntomas; los antecedentes de traumatismos; la progresión, alivio o exacerbación de las manifestaciones; si son unilaterales o bilaterales, y la presencia o ausencia de otros síntomas neurológicos. Otros síntomas asociados importantes son la hiperemia, la fotofobia, las moscas volantes, la sensación de destellos de luz (fotopsias) y la presencia de dolor en reposo o con el movimiento ocular. En ausencia de traumatismos, la aparición de dolor sugiere un proceso inflamatorio o infeccioso y acorta el diagnóstico diferencial. Una anamnesis de síntomas progresivos hace pensar en una lesión compresiva, mientras que cuando son intermitentes, en especial si se asocian con diplopía y ptosis palpebral, son preocupantes respecto a un posible trastorno de la unión neuromuscular, como la miastenia grave. Las manifestaciones sistémicas, como la debilidad generalizada, y las neurológicas, como el vértigo, los mareos, la ataxia o la afasia, son señales de alerta respecto a afecciones críticas, como ACV, hemorragia u otras lesiones del tronco encefálico.

Los antecedentes médicos deben centrarse en las enfermedades que causan alteraciones patológicas oculares, como la hipertensión y la diabetes, y en aquellas asociadas con inmunodeficiencia, como la infección por el virus de la inmunodeficiencia humana (VIH). Las afecciones hemáticas, como la anemia de células falciformes o el mieloma múltiple, pueden causar un síndrome de hiperviscosidad y molestias oculares. Respecto a los antecedentes familiares, se deben incluir preguntas sobre migraña, esclerosis múltiple, lupus eritematoso y afecciones vasculares.

Visión anómala

Los problemas de visión anormal a menudo se refieren a una visión borrosa, que con frecuencia son resultado de un simple problema de refracción, pero también pueden deberse a abrasión de la córnea, hipema, iritis, uveítis, glaucoma, luxación del cristalino o accidente cerebrovascular. También hay que diferenciar la visión borrosa de las moscas volantes, o miodesopsias, que suelen deberse a una alteración de la cámara posterior, como un desprendimiento de retina o una hemorragia retiniana. El desprendimiento de retina también puede presentarse como una sensación de una cortina que cae sobre el ojo, lo que resulta de la separación de la retina respecto a la coroides y la esclerótica.

La oclusión de la arteria central de la retina (OACR) o de la vena homónima (OVCR) puede presentarse con una pérdida de visión unilateral y repentina. Ante la pérdida de visión súbita, hay que determinar si es monocular o binocular, y si afecta a todo el campo visual o a una sección aislada. Entre los síntomas visuales asociados importantes se encuentran las moscas volantes, las luces destellantes, los halos y la visión distorsionada de los colores. Una revisión por aparatos y sistemas permite buscar manifestaciones extraoculares, que incluyen la claudicación mandibular o lingual, la cefalea temporal, el dolor o rigidez muscular proximal (arteritis de células gigantes) y las cefaleas (migraña ocular).

Diplopía

El diagnóstico diferencial de la diplopía es amplio, y las características clave de la anamnesis son fundamentales para establecer su causa (*véase* la tabla 3-7). Debe determinarse si es monocular o binocular. La *diplopía monocular* se define como la visión doble que no se corrige cuando se cierra u ocluye un ojo, y suele resultar de una alteración intraocular, la más usual, un error de refracción. Las luxaciones del cristalino (espontáneas o traumáticas) también causan diplopía monocular. La *diplopía binocular* es la visión doble que se resuelve cuando se cierra un ojo y es causada por la desalineación de los ejes visuales.

Además de la aparición súbita o gradual de diplopía y de la presencia o ausencia de dolor, otra cuestión importante es su direccionalidad. La diplopía puede ser horizontal (con imágenes de un lado al otro), vertical (con imágenes arriba) y torsional o por debajo. La direccionalidad es tan importante como su tipo. La diplopía horizontal, sin separación vertical, suele ser índice de una alteración del músculo recto medial o lateral, mientras que la torsional u oblicua por lo general se debe a una disfunción del músculo oblicuo superior o inferior, o a un síndrome medular lateral. La diplopía vertical suele ser un signo de afectación del tronco encefálico; también se observa en la afección aislada del nervio craneal (NC) IV.

La causa más frecuente de diplopía es una parálisis aislada del NC VI, a menudo por traumatismo o compresión. La aparición repentina de diplopía binocular sugiere isquemia, mientras que si es gradual sugiere una lesión compresiva o enfermedad sistémica. La fluctuación de los síntomas puede sugerir un ataque isquémico transitorio (AIT), pero también debe descartarse una enfermedad neuromuscular.

Exploración física

La exploración física debe incluir una revisión neurológica completa, además de la ocular. El médico debe centrarse en cualquier dato sutil, como la posición de la cabeza, la asimetría facial, las anomalías de NC, la debilidad de las extremidades y los déficits sensoriales. En los pacientes que refieren cefalea y cambios en la visión, la exploración física también debe incluir la palpación de las sienes, en busca de dolorimiento o nodularidad en el curso de la arteria temporal.

En general, la exploración ocular tiene nueve componentes (**tabla 3-1**): inspección general, agudeza y campos visuales, pupilas, músculos extraoculares, fondo de ojo (de la cámara posterior), con lámpara de hendidura (de la cámara anterior), prueba de fluoresceína y medición de la presión intraocular (PIO). Además de los ocho componentes mencionados, la ecografía de cabecera es un valioso complemento que permite diagnosticar papiledema o aumento de la PIO, hemorragia vítrea y desprendimiento de retina.

Exploración ocular externa

La exploración ocular externa incluye las estructuras orbitarias y las circundantes, los párpados y las pestañas, así como los sistemas ductal y lagrimal. Con solo mirar al paciente, se pueden identificar los datos críticos de la exploración física, como la proptosis, la ptosis y la retracción palpebrales, la anisocoria y la posición de la cabeza.

Si hay antecedentes de un traumatismo, es importante la inspección para detectar edema periorbitario o equimosis. El dato sutil de proptosis o exoftalmos puede pasar inadvertido si el médico no tiene un alto índice de sospecha. Incidir una luz hacia el ojo no afectado puede provocar dolor en el ojo opuesto traumatizado al estimular una respuesta consensual, lo que indica una iritis traumática. El paciente que se presenta después de un traumatismo ocular también puede presentar fracturas orbitarias con atrapamiento de músculos extraoculares que causan diplopía. Los pacientes con traumatismos también pueden presentar un ojo hundido por una fractura completa de la órbita o proptosis secundaria a un hematoma retroocular. Los pacientes con hematoma retroocular también sufren pérdida de visión, dilatación pupilar sin reacción y aumento de la presión intraocular. En ausencia de traumatismos, la proptosis es signo de lesiones con efecto de masa en la órbita o de una enfermedad sistémica, como la tiroidea.

El eritema y el edema de las estructuras orbitarias y periorbitarias son signos de infección. Se debe explorar la conjuntiva para detectar cualquier signo de infección, inflamación, quemosis o hemorragia. Un ojo rojo puede ser índice de iritis aguda, glaucoma, infección o traumatismo (*véase* la tabla 3-3). Los pacientes con iritis y glaucoma agudo suelen presentar disminución de la agudeza visual y datos anómalos en la exploración pupilar, además de un ojo rojo. Un hipema, que es la presencia de sangre en la cámara anterior del ojo (**fig. 3-1**), o un hipopión, que corresponde a la aparición de pus en la cámara anterior como consecuencia de una infección o una ulceración de la córnea (**fig. 3-2**), también pueden visualizarse a menudo por exploración ocular externa.

TABLA 3-1	Componentes de la exploración ocular
	Componente
I	Inspección general
II	AV/CV
III	Exploración de la pupila
IV	Exploración del músculo extraocular
V	Exploración fundoscópica (cámara posterior)
VI	Exploración con lámpara de hendidura (cámara anterior)
VII	Exploración con fluoresceína
VIII	Tonometría (presión)
IX	Ecografía

AV/CV: agudeza visual/campos visuales.

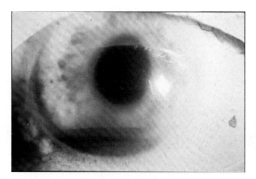

Figura 3-1. **Hipema**.

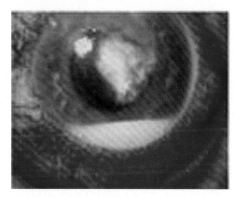

Figura 3-2. **Hipopión**.

Exploración de la agudeza y los campos visuales

Las pruebas de agudeza y los déficits de campos visuales son componentes clave de la exploración ocular. La agudeza visual se determina idealmente con una cartilla de Snellen a 6 m de distancia o una cartilla manual como alternativa. Cada ojo se estudia por separado, con y sin las gafas del paciente. Si no tiene sus gafas, se puede utilizar un agujero estenopeico. Si la agudeza visual se corrige con gafas o con un agujero estenopeico, el problema es un error de refracción. Si el paciente no puede leer la cartilla optométrica en absoluto, debe evaluarse la percepción del movimiento de las manos y de la luz.

Una prueba de **desaturación del rojo** es útil para evaluar la función del nervio óptico. Si no se dispone de placas de color, se puede realizar una evaluación rápida pidiendo al paciente que se cubra alternativamente cada ojo mientras mira un objeto rojo y que informe cualquier opacidad relativa del color. Muchos pacientes con neuritis óptica pierden parte de su visión de los colores en el ojo afectado, especialmente el rojo, y no son conscientes de la pérdida hasta que se les hace una prueba.

Los campos visuales periféricos se evalúan por confrontación, y los centrales (p. ej., en caso de sospecha de degeneración macular) con el uso de una rejilla de Amsler. Las pérdidas de campo bilaterales permiten localizar la alteración detrás de la retina y deben estudiarse siempre por tomografía computarizada (TC) o resonancia magnética (RM). Las causas de las pérdidas bilaterales de campo incluyen lesiones con efecto de masa, accidentes cerebrovasculares, hemorragias, abscesos, encefalitis, migraña y malformaciones arteriovenosas (**fig. 3-3**).

Exploración de las pupilas

La exploración de las pupilas incluye la búsqueda de signos de asimetría o irregularidad. Se estudian las respuestas directa y consensual de la pupila (**fig. 3-4**) al dirigir una luz al primer ojo, que debe hacer que ambas pupilas se contraigan por igual. La reacción pupilar en el ojo iluminado se denomina *respuesta directa*, y la del otro lado, *consensual*. Las fibras pupilomotoras aferentes del nervio óptico presentan una hemidecusación en el quiasma, con un segundo cruce en el tronco encefálico, por lo que las respuestas

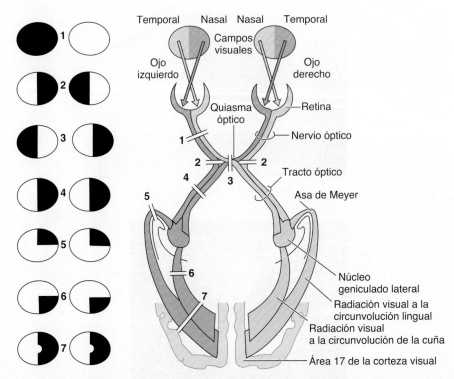

Figura 3-3. **Vía visual, de la retina a la corteza visual, en la que se muestran los defectos de los campos visuales.** (1) Ceguera ipsilateral. (2) Hemianopsia binasal. (3) Hemianopsia bitemporal. (4) Hemianopsia homónima derecha. (5) Cuadrantanopsia superior derecha. (6) Cuadrantanopsia inferior derecha. (7) Hemianopsia derecha con preservación macular. Tomada de Gould DJ, Brueckner-Collins JK, Fix JD, eds. En: Visual system. High-Yield™: Neuroanatomy (Fig. 14.1). 5th ed. Wolters Kluwer; 2016:108-115.

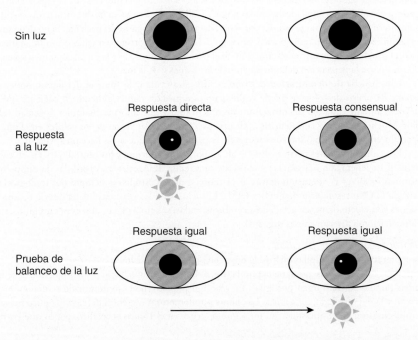

Figura 3-4. **Posiciones oculares anormales y normales en las parálisis de nervios craneales.**

directa y consensual deberían ser iguales en ambos ojos. La prueba debe repetirse en el ojo contralateral. Para comprobar si existe un defecto pupilar aferente, se vuelve a proyectar la luz en el primer ojo y luego se gira hacia el otro (prueba de la linterna oscilante). Si las pupilas responden de forma diferente a los estímulos luminosos, se sospecha de un proceso patológico de la retina o del nervio óptico.

Una pupila tónica (pupila de Adie) tiene una denervación parasimpática y no se contrae bien ante la luz, pero suele reaccionar mejor a la acomodación. Es una causa habitual y benigna de anisocoria, que se observa con mayor frecuencia en las mujeres (70% de los casos). Alrededor del 20% de la población presenta una asimetría pupilar de hasta 1 mm; sin embargo, la anisocoria también puede ser un signo de alteración patológica. Los pacientes que presentan una pupila dilatada junto con una parálisis del NC III pueden tener un aneurisma en la unión de las arterias comunicante posterior y cerebral media. El síndrome de Horner aparece con una variedad de manifestaciones que incluyen dilatación pupilar, ptosis palpebral, parálisis oculosimpática y anhidrosis ipsilateral.

Exploración de los músculos extraoculares

Hay seis músculos extraoculares que se unen a la esclerótica. El recto lateral es inervado por el nervio motor ocular externo (NC VI) y se encarga de la mirada hacia fuera. El oblicuo superior es inervado por el nervio troclear (NC IV) y desplaza los ojos hacia arriba y afuera. Los músculos rectos inferior, superior y medial son inervados por el nervio oculomotor (NC III) y desplazan el globo ocular hacia adentro y arriba. La exploración de estos músculos debe realizarse con un patrón en «H», mientras se mantiene la cabeza fija, con una visualización minuciosa de ambos ojos a través de toda la amplitud de movimiento.

Una lesión del músculo recto lateral o una parálisis del NC VI hará que el ojo afectado gire hacia adentro, y el paciente mostrará una abducción limitada con diplopía horizontal que empeora al mirar hacia el lado afectado. La lesión del oblicuo superior o la parálisis del NC IV harán que el ojo afectado se desplace ligeramente hacia arriba y presente diplopía vertical u oblicua/torsional. Los pacientes pueden compensar con una inclinación de la cabeza hacia el lado afectado, lo que dificulta el diagnóstico de una parálisis aislada del NC IV. La parálisis del NC III hace que el ojo afectado gire hacia abajo y afuera. Los pacientes son incapaces de aducir el ojo afectado hacia arriba, abajo o de forma horizontal. Los pacientes con una parálisis completa del NC III también presentan ptosis palpebral y midriasis (**fig. 3-5**).

La diplopía que se produce en toda la amplitud de movimiento en los pacientes con miositis o con un traumatismo ocular es diferente de la que ocurre por parálisis de un NC. La miositis ocular puede distinguirse de la alteración del NC porque restringe bruscamente el movimiento del ojo lejos del músculo, mientras que una parálisis del NC deteriora leve y progresivamente el movimiento hacia el músculo debilitado. El atrapamiento del músculo recto inferior tras un traumatismo ocular o facial impide que el ojo afectado siga la trayectoria del ojo sano, especialmente en la mirada ascendente.

Exploración fundoscópica (estudio de la cámara posterior)

La exploración fundoscópica se realiza en busca de signos de alteración retiniana y papiledema (**fig. 3-6**). Se pueden visualizar más detalles con la dilatación pupilar, por ejemplo, la hemorragia, el exudado y las anomalías del disco óptico. Las estructuras de la cámara posterior incluyen la retina, la mácula, la fóvea, el nervio y el disco ópticos, la arteria central de la retina, las venas retinianas y el vítreo.

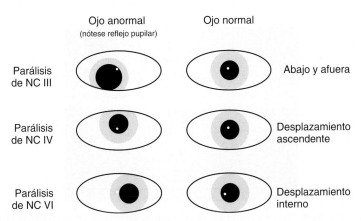

Figura 3-5. **Parálisis de nervios craneales (NC) anormales y normales.**

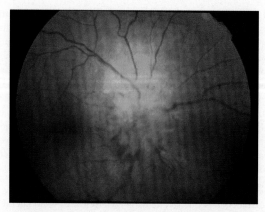

Figura 3-6. Papiledema. Se observan los márgenes del disco óptico oscurecidos y la hiperemia por dilatación de los capilares.

Los pacientes que presentan una pérdida de visión repentina y aguda suelen tener una alteración en la cámara posterior: OACR, OVCR, desprendimiento de retina o hemorragia vítrea. Los pacientes con OACR también pueden presentar un defecto pupilar aferente relacionado, independientemente de su agudeza visual. Los signos oftalmoscópicos clásicos son el edema de retina (blanqueamiento isquémico de la retina) y una mancha rojo cereza por la circulación coroidea normal subyacente (**fig. 3-7**). En la fase aguda, también puede visualizarse la segmentación de la columna de sangre en las arteriolas de la retina. En hasta el 40% de los pacientes es visible un émbolo en la retina.

Los pacientes con una OVCR muestran un margen borroso del disco óptico y áreas de isquemia y hemorragia en la retina (**fig. 3-8**). Los pacientes con desprendimiento y hemorragia de retina pueden manifestar moscas volantes o pérdida de la visión. El desprendimiento de retina se visualiza como una marcada elevación o separación de una parte de la retina respecto a la parte circundante (pliegue o colgajo de retina) (**fig. 3-9**). El desprendimiento puede mostrarse con un tono gris y vasos sanguíneos oscuros en los pliegues. También debe explorarse el vítreo en busca de signos de pigmento con aspecto de polvo color tabaco (signo de Shaffer), que sugieren un desprendimiento de retina. En la hemorragia retiniana dispersa, se visualizan eritrocitos detrás del cristalino en el vítreo. En las hemorragias localizadas de retina, la sangre extravasada se visualiza dentro de la zona afectada.

La ecografía ocular de cabecera se ha convertido en un valioso complemento de la exploración física en los pacientes con problemas oculares, especialmente cuando hay alteraciones de la cámara posterior. Los desprendimientos y las hemorragias de la retina se visualizan con rapidez y precisión por ecografía (*véase* la sección «Ecografía ocular»).

Los datos ante una alteración del nervio óptico varían en la oftalmoscopia directa. Los pacientes con glaucoma presentan una cúpula óptica grande. Las personas con neuritis óptica suelen tener un resultado de exploración normal, aunque en algunas puede estar inflamado el nervio (neuritis óptica más

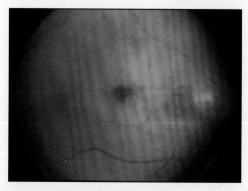

Figura 3-7. Oclusión de la arteria central de la retina con edema (blanqueamiento isquémico de la retina) y una mancha rojo cereza por la circulación coroidea normal subyacente.

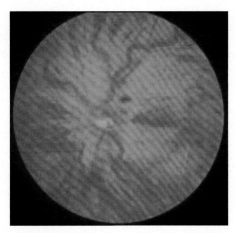

Figura 3-8. **Oclusión venosa central de la retina.** Nótese el margen borroso del disco óptico, así como las áreas de isquemia y hemorragia en la retina.

extensa). La inflamación bilateral del disco óptico se presenta en la hipertensión intracraneal, desde su forma idiopática (*véase* la fig. 3-6) hasta la trombosis del seno venoso cerebral o la hemorragia intracraneal. El papiledema unilateral es en extremo raro y sugiere una afección propia del ojo, como una masa o un tumor.

Exploración con lámpara de hendidura (de la cámara anterior)

La exploración con lámpara de hendidura permite visualizar las estructuras de la cámara anterior del ojo, que incluyen la esclerótica, la conjuntiva, la córnea, el iris, la pupila, el cristalino y el humor acuoso. Los signos de inflamación o infección en las estructuras de la cámara anterior incluyen la presencia de **células** y **eritema**, críticos en la exploración física de la iritis (traumática o infecciosa) o la uveítis. La córnea debe explorarse en busca de inyección, quemosis, opacificación, secreciones y cuerpos extraños. Se debe explorar el cristalino en busca de opacificación (cataratas) y cambios de posición. La subluxación del cristalino puede producirse de forma espontánea o tras un traumatismo, que provoca una pérdida de visión o una diplopía monocular. El cristalino anómalo es evidente por visualización directa o en la ecografía. Si se sospecha que hay un cuerpo extraño, se deben evertir los párpados para descartar la presencia de un objeto debajo. Si un pequeño hipema o hipopión no es visible en la exploración externa, debe visualizarse con la lámpara de hendidura.

Los pacientes que presentan una pérdida de visión dolorosa, ya sea repentina o gradual, deben someterse a una revisión exhaustiva de la cámara anterior para buscar signos de glaucoma agudo de ángulo cerrado, iritis, arteritis temporal, neuritis óptica y luxación o subluxación del cristalino. Los pacientes con glaucoma agudo de ángulo cerrado se presentan con diversas manifestaciones que van desde dolor de

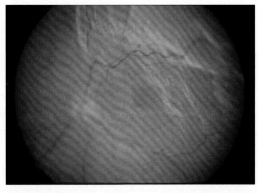

Figura 3-9. **Desprendimiento de retina que se observa como una marcada elevación o separación de la retina respecto a la parte circundante (pliegue o colgajo en el cuadrante superior derecho de la retina).**

TABLA 3-2	Tratamiento del glaucoma agudo de ángulo cerrado y el aumento de la presión intraocular	
Reducir la producción de humor acuoso		**Aumentar el flujo de salida**
• Bloqueador β tópico: timolol al 0.5%, 1-2 gotas • Inhibidor de la anhidrasa carbónica: acetazolamida 500 mg i.v. o v.o. • Osmótico sistémico: manitol, 1-2 g/kg i.v. (usar si la PIO sigue elevada después de otros tratamientos)		• Agonista α tópico: fenilefrina 1 gota • Mióticos: pilocarpina al 1-2% • Esteroide tópico: acetato de prednisolona al 1%, 1 gota c/15 min × 4, luego cada hora

I.v.: intravenoso; PIO: presión intraocular; v.o.: vía oral.

cabeza y vómitos de inicio repentino, hasta dolor ocular y pérdida de visión dolorosa repentina. La exploración física suele revelar un ojo rojo con inyección perilimbal, edema conjuntival y aumento de la PIO (> 50 mm Hg). Los pacientes también pueden presentar una pupila dilatada y poco reactiva (**tabla 3-2**). Los médicos experimentados pueden visualizar una cámara anterior poco profunda en la exploración con lámpara de hendidura o en la ecografía ocular.

La iritis (uveítis anterior) puede ser infecciosa, traumática o resultado de una enfermedad sistémica o un proceso autoinmunitario. Clásicamente se presenta con dolor ocular, visión borrosa o disminuida y fotofobia. Los pacientes también pueden mostrar una pupila pequeña y constreñida en el lado afectado. La exploración física revela un enrojecimiento perilimbal («rubor ciliar») y la presencia de células y destellos con la lámpara de hendidura (**tabla 3-3**).

Exploración con fluoresceína

La exploración con fluoresceína consiste en aplicarla en el ojo y revisarlo bajo una luz azul cobalto para buscar anomalías en la córnea, como abrasiones, ulceraciones y cuerpos extraños. El patrón de fluorescencia también permite diagnosticar la retención de cuerpos extraños y los procesos inflamatorios e infecciosos, como la queratitis ultravioleta (UV) y el herpes zóster. Un cuerpo extraño retenido bajo el párpado superior puede presentarse con el «signo de la pista de patinaje» (múltiples abrasiones lineales y superficiales con el aspecto de marcas de patinaje en el hielo). En los casos de retención de un cuerpo extraño, se puede usar la lámpara de hendidura para obtener una mejor visualización y ayudar a su retiro. El herpes zóster se diagnostica por la presencia de una lesión dendrítica en el estudio con fluoresceína. La queratitis por rayos UV, que suele observarse en soldadores o ante la exposición, es la causa más habitual de lesión por radiación en el ojo, y la tinción con fluoresceína mostrará irregularidades punteadas de toda la superficie epitelial de la córnea. El signo de Seidel corresponde al flujo del humor acuoso a través de la zona teñida con fluoresceína, y es un indicador de un globo ocular roto o perforado.

Medición de la presión intraocular

La PIO debe documentarse en los pacientes que presentan molestias oculares que no se alivian con anestésicos tópicos, para descartar una alteración debido al aumento de la presión, principalmente el glaucoma. Deben hacerse mediciones de referencia de la PIO en los pacientes con hipema, hipopión o iritis. Antes de medir la presión, se deben aplicar anestésicos tópicos. La sospecha de rotura del globo ocular es una contraindicación para determinar la PIO.

Ecografía ocular

La ecografía ocular se realiza con un transductor lineal o de alta frecuencia. Se aplica gel al exterior del ojo cerrado y la superficie del transductor. Se ajusta la ganancia para hacer visibles las estructuras de la

TABLA 3-3	Comparativo de las alteraciones de la cámara anterior			
	Conjuntivitis[a]	**Iritis**	**Glaucoma agudo**	**Infección/traumatismo corneal**
Fotofobia	Ninguna	Marcada	Ligera	Ligera
Dolor	Ninguno	Leve/marcado	Marcado	Marcado
AV	Normal	Reducida	Reducida	Varía
Pupila	Normal	Más pequeña/normal	Grande/fija	Más pequeña/normal

AV: agudeza visual.
[a]No todos los ojos rojos corresponden a una conjuntivitis.

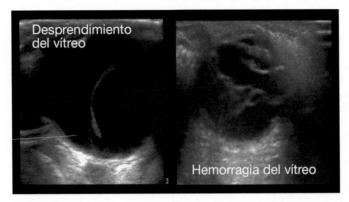

Figura 3-10. En un desprendimiento del vítreo, la porción de retina despegada está unida al nervio óptico. La hemorragia vítrea en la ecografía aparece como material hiperecoico en la cámara posterior. Cortesía de la Dra. Petra Duran, Jacksonville, FL.

cámara posterior. Se pide al paciente que mueva el ojo de izquierda a derecha y de arriba abajo. Un desprendimiento de retina (**fig. 3-10**) se aprecia como un colgajo grueso unido a su cara posterior, que es fácil de visualizar con una ganancia baja. Se aumenta la ganancia con lentitud mientras el paciente mueve el ojo para comprobar si hay desprendimientos posteriores (DVP) y hemorragias vítreas. Los DVP solo se adhieren débilmente y flotan en el cuerpo vítreo, con aspecto de algas que se balancean. La hemorragia vítrea se visualiza como opacidades bajo una ganancia alta, que le dan aspecto de «bola de nieve» (*véase* la fig. 3-10).[3]

El diámetro de la vaina del nervio óptico (DVNO) puede usarse como parámetro sustitutivo de la presión intracraneal, porque se adhiere a la cara posterior del globo ocular y es contigua al espacio subaracnoideo. Para medir el DVNO, se pide al paciente que mire fijamente hacia adelante sin entrecerrar los ojos y se ajusta la profundidad de modo que el ojo ocupe toda la pantalla. La ganancia debe ajustarse para optimizar la visualización del nervio óptico dentro de la grasa orbitaria posterior. El DVNO se mide a una distancia de 3 mm detrás (profunda) del globo ocular, donde el contraste de la ecografía es máximo. Un DVNO superior a 5 mm en los adultos y 4 mm en los lactantes sugiere una presión intracraneal elevada. En los pacientes con aumento de la presión intracraneal, la vaina del nervio óptico también puede presentar un signo del menisco (**fig. 3-11**).[4]

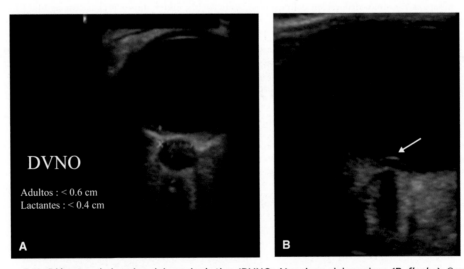

Figura 3-11. Diámetro de la vaina del nervio óptico (DVNO; A) y signo del menisco (B, *flecha*). Cortesía de la Dra. Petra Duran, Jacksonville, FL.

TOMA DE DECISIONES CLÍNICAS

El diagnóstico de las afecciones oculares a menudo se hace solo con la anamnesis clínica y la exploración física, sin necesidad de llevar a cabo pruebas complementarias. La alteración intraocular suele presentarse con cambios en la visión o su pérdida, con o sin dolor ocular, y se puede dividir en dos categorías: la de la cámara anterior, que suele ocurrir con una visión anómala o con una pérdida o cambios de visión, repentinos y dolorosos, y la de la cámara posterior, que suele manifestarse con moscas volantes o una pérdida de visión repentina e indolora.

La alteración extraocular puede presentarse con todo tipo de cambios visuales con o sin dolor, unilaterales o bilaterales, diplopía o déficits de campos visuales y otras manifestaciones neurológicas. Las afecciones que provocan una pérdida de campo visual interfieren en la transmisión del estímulo entre la retina y la corteza visual, mientras que suele haber una diplopía binocular ante la afección de la movilidad ocular. Los pacientes con signos y síntomas retrobulbares o extraoculares necesitarán más estudios. Deben hacerse pruebas auxiliares adecuadas a los pacientes con sospecha de enfermedad sistémica, como hipertensión, diabetes mellitus, miastenia grave, esclerosis múltiple, enfermedad tiroidea, trastornos vasculares o accidentes cerebrovasculares. Los pacientes que presentan manifestaciones oculares compatibles con una OACR equivalente a un ACV o un hallazgo neurológico compatible con una afección del tronco encefálico necesitan un estudio de neuroimagen urgente para determinar si se requieren posibles intervenciones terapéuticas. Los marcadores inflamatorios, como la velocidad de eritrosedimentación (VES) y la proteína C reactiva (CRP, *C-reactive protein*), son inespecíficos, pero deben tenerse en cuenta en los pacientes de edad avanzada que refieren cefalea y visión anómala o una diplopía binocular de nueva aparición, para descartar vasculitis y otras afecciones inflamatorias.

Los pacientes con sospecha de enfermedad infecciosa o autoinmunitaria necesitarán pruebas de laboratorio y de imagen adicionales. Los procesos infecciosos orbitarios se visualizan con facilidad en la TC con contraste de las órbitas; sin embargo, los músculos extraoculares se aprecian mejor mediante la RM con gadolinio y en cortes de alta resolución a través del tronco encefálico. Si no se dispone de una RM de las órbitas, una TC de cráneo con contraste con cortes finos a través de las órbitas constituye una segunda opción. La mayoría de los pacientes que presentan diplopía binocular necesitarán una TC o una RM, esta última de elección en casi todos los casos. Debe ordenarse una RM cuando los síntomas sugieran un proceso desmielinizante.

La punción lumbar (PL) es diagnóstica de las infecciones del SNC que afectan el ojo y es útil para las afecciones inflamatorias que se extienden al sistema nervioso central. Se recomienda obtener un estudio de neuroimagen antes de la PL en los pacientes con papiledema o datos neurológicos focales.

Alteraciones intraoculares

Alteraciones de la cámara anterior

Las alteraciones de la cámara anterior (**tabla 3-4**) incluyen lesiones y enfermedades de la córnea, hipema, hipopión, cataratas, dislocación del cristalino, iritis/uveítis, endoftalmitis y glaucoma agudo. El dolor

TABLA 3-4 Alteraciones de la cámara anterior		
	Datos de la anamnesis y la exploración física	**Tratamientos**
Córnea Infección Abrasión/ulceraciones	• Dolor • Enrojecimiento • Desgarro • Sensación de cuerpo extraño • Captación de fluoresceína	• Ciclopléjicos • Esteroide: ciclosporina al 0.5 %, tópico • Alivio tópico del dolor • Antibióticos tópicos de amplio espectro: ciprofloxacino al 0.5% c/6 h

Cuerpo extraño	• Cuerpo extraño/anillo oxidado +/–	• Retiro de cuerpos extraños
		  • Irrigación
		  • Aplicador con punta de algodón humedecido
		  • Una espita o una aguja de calibre 25/27 estériles
		• Consulta de oftalmología +/–

TABLA 3-4 Alteraciones de la cámara anterior (*continuación*)		
	Datos de la anamnesis y la exploración física	**Tratamientos**
Queratitis por herpes zóster	• Lesión dendrítica en la exploración con fluoresceína	• Tópicos: Trifluridina en solución oftálmica al 1%: 1 gota en el ojo afectado 9 veces/día durante 7 días Ganciclovir en gel oftálmico al 0.15%: 1 gota en el ojo afectado 5 veces/día durante 7 días • Orales: Aciclovir: 400 mg 3-5 veces/día durante 7 días Valaciclovir: 500 mg 2 veces/día durante 7 días Famciclovir: 250 mg 2 veces/día durante 7 días
Hipema	• Dolor • Visión borrosa • Sangre en la cámara anterior	• Protector ocular, actividad limitada y elevación de la cabecera de la cama de al menos 45° • Corticoesteroides tópicos • Cicloplejicos tópicos (utilizar en pacientes con espasmo ciliar significativo o fotofobia) • Ácido tranexámico (para pacientes con mayor riesgo de hemorragia recidivante)
Luxación/subluxación del cristalino	• Cambio repentino de la visión	• Envío urgente a oftalmología
Iritis/uveítis	• Disminución de la agudeza visual • Fotofobia • Secreción ciliar • Células y destellos en la cámara anterior	• Traumáticos: esteroides tópicos, control del dolor y midriáticos/cicloplejicos • Infecciosos: añadir antibióticos y antivirales con penetración ocular además de los anteriores • Autoinmunitario: puede necesitar añadir un inmunosupresor • Presión intraocular elevada: debe tratarse cuando esté presente
Endoftalmitis	• Visión borrosa rápidamente progresiva y dolor ocular • Disminución de la agudeza visual • Edema palpebral • Edema conjuntival y corneal • Células y destellos en la cámara anterior • Hipopión +/–	• Consulta urgente con oftalmología • Antibióticos intravenosos con penetración ocular: ceftazidima, cefazolina, ciprofloxacino, gatifloxacino o moxifloxacino • Corticoesteroides +/– (se evitan ante la sospecha de infección micótica)
Glaucoma agudo	• Dolor de ojos o cefalea de aparición repentina • Náuseas y vómitos • Disminución de la agudeza visual • Ojo rojo con la pupila dilatada a la mitad • Córnea empañada • Presión intraocular elevada (superior a 50 mm Hg)	Consulta urgente con oftalmología Disminuir la PIO (*véase* la tabla 3-2). • El objetivo es reducir la PIO a menos de 40 mm Hg o en un 25% El tratamiento definitivo es quirúrgico

ocular asociado con la alteración de la córnea suele resolverse con un anestésico tópico, mientras que el dolor provocado por una alteración ocular más grave, como el glaucoma, la uveítis y el cuerpo extraño intraocular, no. La mayoría de las afecciones de la cámara anterior se diagnostican por exploración física, sin necesidad de realizar más pruebas.

Alteraciones de la cámara posterior

Véase la **tabla 3-5**.

Oclusión de la vena central de la retina

La OVCR se presenta con una pérdida de visión repentina, unilateral e indolora, así como con hallazgos que pueden incluir un margen borroso del disco óptico y áreas de isquemia y hemorragia («sangre y trueno») en la exploración física de la retina (*véase* la fig. 3-8). Los pacientes con OVCR deben ser enviados de forma urgente a oftalmología. El tratamiento está dirigido a disminuir el edema macular asociado e inhibir la proliferación neovascular. Algunos estudios recientes concluyen que los preparados del factor de crecimiento endotelial vascular tienen una eficacia y seguridad superiores a las de otros tratamientos.[5,6] Los antitrombóticos, en particular las heparinas de bajo peso molecular, son de utilidad, con una mejor agudeza visual y menos resultados adversos.[7] Las causas no isquémicas se asocian con una mayor probabilidad de obtener una agudeza visual residual superior a 20/100, mientras que los casos isquémicos tienen una evolución mucho peor.

Oclusión de la arteria central de la retina

Los pacientes con una OACR presentan pérdida de visión completa, repentina, indolora y monocular. Pueden tener un defecto pupilar aferente relativo, independientemente de su agudeza visual, edema de la retina y una mancha rojo cereza (el fondo rojo de la coroides en la retina central está nítidamente delimitado por la retina periférica edematosa; *véase* la fig. 3-7). La OACR puede originarse por un émbolo, un trombo, un vasoespasmo o una vasculitis que ocluye la arteria y provoca isquemia de la retina. Los pacientes también pueden referir síntomas crecientes y decrecientes de pérdida temporal de la visión monocular, es decir, amaurosis fugaz que puede ser una manifestación de una enfermedad cerebrovascular proximal o un AIT. El tratamiento y la predisposición son los mismos que para cualquier AIT. Además, la amaurosis fugaz puede ser el síntoma de presentación de otros procesos patológicos, como la inflamación, la arteritis o una migraña retiniana. Puede ser necesario hacer pruebas

TABLA 3-5	Alteraciones de la cámara posterior	
	Dato del exploración física	**Tratamientos**
Desprendimiento de retina	Moscas flotantes Fotopsias Disminución de la visión Aparición de un pliegue o colgajo dentro de la retina (*véase* la fig. 3-9)	Consulta urgente de oftalmología El tratamiento definitivo es quirúrgico
Hemorragia vítrea	Moscas flotantes Fotopsias Disminución de la visión Sangre detrás del cristalino o en la retina	Consulta de oftalmología Suspender cualquier anticoagulación, si es posible
Oclusión de la vena central de la retina (OVCR)	Pérdida de visión repentina, unilateral e indolora Margen del disco óptico borroso Áreas de isquemia y hemorragia («sangre y trueno») en la exploración	Consulta urgente de oftalmología Fármacos contra el factor de crecimiento endotelial vascular Tratamiento antitrombótico
Oclusión de la arteria central de la retina (OACR)	Pérdida de visión completa, repentina, indolora y monocular Defecto pupilar aferente relativo Edema de retina Mancha rojo cereza	Tratar como equivalente a un ACV bajo interconsultas de urgencia de oftalmología y neurología

complementarias a los pacientes jóvenes sin factores de riesgo cardiovascular para descartar otras causas de pérdida transitoria de la visión. La migraña retiniana, causada por un vasoespasmo reversible, es un diagnóstico de exclusión.

La OACR corresponde a un accidente cerebrovascular y debe ser tratada como tal. Las pruebas auxiliares, incluidas las de laboratorio y las de imagen, deben ajustarse en función de los resultados individuales, pero pueden incluir un hemograma completo, una química sanguínea, pruebas de coagulación, TC de cráneo, angiografía por tomografía computarizada (ATC) de la cabeza y el cuello más una TC de difusión y una angiografía por resonancia magnética (ARM) de la cabeza y el cuello. Se debe pedir una interconsulta con oftalmología y neurología para los pacientes con síntomas de reciente aparición. Puede ser necesario trasladar a los pacientes a un centro especializado en ACV para obtener un diagnóstico y tratamiento rápidos, aunque este último es controvertido y no hay una norma aceptada; *véase* la sección «Evidencia». Se recomienda que en los centros especializados en ACV se establezca de forma proactiva un protocolo para diagnosticar y tratar la OACR.

Alteraciones del nervio óptico

Neuritis óptica

La neuritis óptica es una afección inflamatoria desmielinizante que tiene muchas causas (**tabla 3-6**), pero se asocia con mayor frecuencia a la esclerosis múltiple. La mitad de los pacientes con neuritis óptica de nueva aparición finalmente reciben el diagnóstico de esclerosis múltiple. La neuritis óptica suele presentarse como una visión borrosa o pérdida de la visión y dolor al mover los ojos. Puede ser unilateral o bilateral, e incluir pérdidas de campos visuales, un defecto pupilar aferente y cambios en la visión del color (discromatopsia). Los adultos suelen presentar una neuritis óptica unilateral, mientras que los niños una bilateral. El diagnóstico en el servicio de urgencias es en gran medida clínico, ya que en la exploración el nervio óptico suele parecer normal. Solo el 30% de los pacientes muestran un disco óptico edematoso en la fundoscopia.

El diagnóstico se apoya en la presencia de un defecto pupilar aferente y una discromatopsia, que se evalúa mediante la prueba de la placa de color y la de desaturación del rojo. Las pruebas de la visión del color complementan la evaluación de la agudeza visual en la neuritis óptica, porque el grado de discromatopsia puede ser proporcionalmente mayor que el de pérdida de la agudeza visual. La discromatopsia persistente es frecuente incluso después de la recuperación de la agudeza visual en la neuropatía óptica. La neuritis óptica, por causas distintas a la esclerosis múltiple, suele tener peores resultados visuales.

Si se afecta la retina, además del nervio óptico, el diagnóstico es de neurorretinitis. En la neurorretinitis, el disco está marcadamente edematizado y se observa una figura estelar compuesta por exudados duros en la mácula (en los casos graves). Los pacientes con neurorretinitis no tienen mayor riesgo de padecer esclerosis múltiple.

La RM de la órbita y el cerebro, en busca de inflamación del nervio óptico y desmielinización cerebral, es la prueba auxiliar más importante. La neuritis óptica con dos o más lesiones en la RM sin contraste se asocia con un alto riesgo de esclerosis múltiple.

TABLA 3-6 Causas de la neuritis óptica

Esclerosis múltiple
Enfermedad de Leber (hereditaria)
Infecciosas
- Tuberculosis
- Enfermedad de Lyme
- Meningitis criptocócica
- Herpes zóster
- Sífilis

Autoinmunitarias
- Sarcoidosis
- Lupus eritematoso sistémico
- Granulomatosis de Wegener

Isquemia
Diabetes
Insuficiencia de vitamina B_{12}
Toxicidad por metanol

Las directrices actuales para el tratamiento de la neuritis óptica son de dosis altas de metilpredniso-lona intravenosa a una razón de 500-1000 mg/día durante 3-5 días.

Neuromielitis óptica

La *neuromielitis óptica* (síndrome de Devic), una rara enfermedad desmielinizante que se presenta con neuritis óptica y mielitis transversa que se extiende por al menos dos o tres segmentos de la médula espinal, representa entre el 1 y 3% de los casos de neuritis óptica. Los pacientes suelen presentar una neuritis óptica bilateral, además de debilidad o entumecimiento en los brazos y las piernas e incontinencia intestinal o vesical, con relativa preservación del cerebro. La neuromielitis óptica puede verse en niños, pero es más frecuente entre los 40 y los 50 años. La neuritis óptica se presenta con mayor frecuencia de forma bilateral en la neuromielitis óptica que en la esclerosis múltiple. Las pruebas séricas para detectar anticuerpos contra la acuaporina 4 (una proteína de los canales de agua) son diagnósticas, pero pueden estar ausentes en el 20% de los casos. El tratamiento de la neuromielitis óptica de nueva aparición consiste en aplicar dosis altas de metilprednisolona intravenosa y recambio plasmático si no hay mejoría.[8]

Neuropatía óptica isquémica anterior

La neuropatía óptica isquémica anterior (NOIA) se refiere al daño isquémico del disco óptico. Los pacientes tienen una pérdida de visión repentina e indolora que puede ser uni- o bilateral. Las causas de la NOIA incluyen la arteritis de células gigantes o temporal (arterítica o NOIA-A), la diabetes, la hipertensión, una vasculopatía sistémica y otras causas no inflamatorias. En la fundoscopia debe visualizarse un disco óptico inflamado y la ecografía de cabecera en el SU ayuda al diagnóstico. El tratamiento se dirige a identificar y corregir la causa precipitante, así como a suspender cualquier medicamento que contribuya a esta.

La arteritis temporal o de células gigantes (NOIA-A) se presenta a menudo en los pacientes mayores de 50 años, con fiebre, malestar, dolor de cabeza o sensibilidad en el cuero cabelludo, claudicación mandibular y signos de polimialgia reumática, cuyo estudio debe incluir pruebas auxiliares, como la VES. Es frecuente una VES significativamente elevada ($>$ 50), pero no siempre está presente.[9,10] Se recomiendan los esteroides para los pacientes con una alta sospecha clínica de arteritis de células gigantes, y deben internarse en espera de una biopsia de la arteria temporal. La dosis óptima de esteroides sigue sin definirse, pero las declaraciones de consenso recomiendan el equivalente a 40-60 mg/día de prednisona, con regímenes de disminución gradual individualizados en función de la respuesta.[11] El metotrexato y otros inmunosupresores se usan como complemento del tratamiento con esteroides, pero no es necesario iniciarlos en el SU. Si no se trata, a menudo produce ceguera y los síntomas pueden progresar hasta afectar a ambos ojos.

Neuropatía óptica isquémica posterior

La neuropatía óptica isquémica posterior (NOIP), también denominada *neuritis retrobulbar*, es una lesión del nervio óptico posterior o retrobulbar. La NOIP es menos frecuente que la NOIA y es más difícil de diagnosticar, porque inicialmente los nervios ópticos parecen normales. La NOIP puede ser causada por una arteritis de células gigantes y se trata de la misma manera que en la NOIA arterítica. La NOIP bilateral también puede verse en casos de isquemia del área vascular limítrofe por una pérdida sanguínea aguda significativa, que puede ocurrir en el perioperatorio. No hay tratamiento para la NOIP no arterítica y el proceso es irreversible.

Otras etiologías neurooftalmológicas y retrobulbares (alteraciones extraoculares)

Diplopía

La diplopía monocular, es decir, la que no se resuelve al cerrar un ojo, es un problema oftalmológico relacionado con distorsiones en la trayectoria de la luz debidas a la sequedad de los ojos, irregularidad de la córnea, cataratas, luxación del cristalino o, con poca frecuencia, arrugas de la retina que afectan la mácula. En raras ocasiones, la diplopía monocular puede ser una manifestación de un trastorno de conversión, pero se trata de un diagnóstico de exclusión.

El diagnóstico diferencial de la diplopía binocular es extenso y requiere que el médico determine la causa de la «falta de alineación ocular», que puede ser manifiesta o sutil. En la **tabla 3-7** se describen algunas causas clave de la diplopía binocular. La causa más habitual de la diplopía binocular es la disfunción de los músculos extraoculares. Otras causas son las orbitopatías mecánicas restrictivas, los procesos neuroaxiales que afectan el tronco encefálico y los NC relacionados, los procesos neuromusculares sistémicos o los traumatismos. La observación de la velocidad del movimiento ocular puede ayudar a diferenciar las categorías. En la paresia neurogénica, a medida que los ojos se desplazan en dirección del defecto, el ojo subactuante lo hace suavemente, pero de forma progresivamente más lenta que el otro, normal. Por el

TABLA 3-7	Diagnóstico diferencial de la diplopía binocular
Alteración orbitaria	• Traumatismo • Infección/absceso • Masas craneofaciales • Enfermedad ocular tiroidea • Granulomatosis de Wegener • Arteritis de células gigantes • Lupus eritematoso sistémico • Sarcoidosis • Artritis reumatoide

Parálisis de los nervios craneales:
  Nervio craneal III
  Nervio craneal IV
  Nervio craneal VI
	• Esclerosis múltiple
	• Vasculopatía hipertensiva
	• Vasculopatía por diabetes
	• Compresión
	• Traumatismo
	• Infección, masa, vasculitis o trombosis del seno cavernoso
	• Síndrome del vértice orbitario
	• Hipertensión intracraneal idiopática

Proceso neuroaxial que afecta al tronco encefálico y los nervios craneales	• Esclerosis múltiple • Tumor • Accidente cerebrovascular • Hemorragia • Trombosis de la arteria basilar • Disección de la arteria vertebral • Migraña oftálmica • Meningoencefalitis basilar • Síndrome de Miller-Fisher o Guillain-Barré • Encefalopatía de Wernicke • Enfermedades transmitidas por garrapatas
Enfermedad sistémica	• Miastenia grave • Botulismo

contrario, en las orbitopatías mecánicas restrictivas, los movimientos oculares serán suaves y simétricos hasta que el ojo se encuentre con el punto de obstrucción, lo que provoca su enlentecimiento brusco.

En general, la diplopía secundaria a lesiones del tronco encefálico se acompaña de otras manifestaciones neurológicas, como hemiparesia, movimientos anómalos, déficits de NC y signos cerebelosos. Sin embargo, la parálisis del un solo nervio ocular en ausencia de otros signos neurológicos puede ser la forma de presentación de una enfermedad neurológica más importante. Debe considerarse la posibilidad de miastenia grave si la restricción de la movilidad ocular no sigue la distribución de algún nervio motor ocular en particular.

Parálisis de los nervios craneales y disfunciones de los músculos extraoculares

Las causas de una parálisis aislada de un nervio motor del ojo, sea del NC III (oculomotor), el NC IV (troclear) o el NC VI (motor ocular externo) incluyen un proceso desmielinizante (esclerosis múltiple), un traumatismo o una compresión. Sin embargo, la causa más frecuente es la vasculopatía hipertensiva y la diabetes. La diplopía que empeora con la mirada lateral en una dirección implica un problema con el nervio motor ocular externo (NC VI). Debido a su longitud, la parálisis del NC VI es la más habitual, y representa el 50% de todos los tipos. El dolor y la velocidad de aparición son factores diferenciadores. Una parálisis aislada y repentina de los NC III, IV o VI asociada con molestias orbitarias en un paciente con diabetes crónica o hipertensión sugiere fuertemente que la causa es una isquemia microvascular. Debido a su longitud, el NC VI es susceptible ante un aumento de la presión intracraneal, y su parálisis bilateral puede ser la presentación inicial en los pacientes que la sufren.

Una diplopía vertical, a veces torsional, que empeora al mirar hacia abajo y a la nariz implica una parálisis del oblicuo superior (NC IV). Las parálisis del NC IV dificultan el descenso de escaleras, la lectura y ver la televisión en la cama. El NC IV es más susceptible a los traumatismos porque se asienta contra el tentorio.

El nervio oculomotor inerva también los músculos rectos medial, inferior y superior, y el oblicuo inferior. También inerva los músculos elevador del párpado superior, ciliar y constrictor de la pupila, por lo que se encarga de la movilidad de los párpados y de la constricción pupilar. El paciente con una parálisis completa del NC III suele referir diplopía en todas las direcciones de la mirada, excepto en la dirigida al lado afectado, así como un ojo desviado hacia abajo y afuera, con la pupila dilatada y ptosis palpebral. La vasculopatía hipertensiva y por diabetes es la causa más frecuente de parálisis del NC III, y por lo general se presenta con preservación de la pupila, porque las fibras parasimpáticas pupilomotoras discurren por el exterior del nervio y no se ven afectadas por su isquemia en el mismo grado que las más profundas. Los pacientes con una lesión compresiva, como un aneurisma, suelen tener midriasis pupilar debido a la opresión de las fibras.

La mayoría de los pacientes que presentan diplopía binocular se someterán a una TC o RM en el servicio de urgencias, pero el diagnóstico por imagen debe ser dirigido por la anamnesis y la exploración física (**fig. 3-12**). Los pacientes con antecedentes de traumatismos y diplopía deben someterse a una TC y a una RM. En caso de una neuropatía aislada de los NC III, IV o VI que se presenta sin sospecha clínica de rotura de un aneurisma, el estudio óptimo es la RM de imágenes orbitarias con supresión de grasa para evaluar la presencia de inflamación, neoplasia o desmielinización en el trayecto de los nervios; *véase* la sección «Evidencia».

A diferencia de una parálisis aislada de NC, la combinación de parálisis ipsilaterales de los NC III, IV y VI debe suscitar preocupación por una posible alteración del seno cavernoso o del vértice orbitario, debido a la proximidad de los nervios en esas zonas. El vértice orbitario es la parte posterior de la órbita y alberga los músculos rectos extraoculares, el NC III, el NC IV, el NC V y el NC VI, así como el nervio óptico. El seno cavernoso es un plexo venoso situado en la base del cráneo. Ocupa el espacio directamente por debajo del quiasma óptico, medial a la silla turca y por encima del seno esfenoidal, y alberga los NC III, IV, V y VI, además de la arteria carótida interna. Los traumatismos, las infecciones, los tumores o masas, la vasculitis y las enfermedades tiroideas pueden causar alteraciones en el vértice orbitario o en el seno cavernoso. Los procesos del vértice orbitario o del seno cavernoso típicamente se presentan con datos adicionales de exoftalmos, quemosis e inyección. Dado que los ramos V1 y V2 del nervio trigémino discurren a través de estas estructuras, el paciente también puede presentar adormecimiento facial periorbitario ipsilateral o disestesia asociados.

La trombosis del seno cavernoso se produce por la inflamación relacionada con la propagación de una infección de las estructuras circundantes, que incluye la celulitis y el absceso orbitarios, la sinusitis esfenoidal, la mastoiditis y las infecciones dentales. Los signos y síntomas incluyen dolor, diplopía, alteración del estado mental, proptosis, edema orbitario, oftalmoplejía y cefalea. La alteración del seno cavernoso puede presentarse inicialmente con una afección aislada del NC VI, porque este atraviesa el seno cavernoso, a diferencia de los NC III y IV, que se encuentran dentro de su pared. Además, los signos oculares bilaterales pueden estar presentes en casos de trombosis del seno cavernoso porque se comunica directamente.

En el caso de la alteración del seno cavernoso, se debe solicitar una venografía por resonancia magnética (VRM) o por tomografía computarizada (VTC) del cerebro y las órbitas. El síndrome del vértice orbitario se asocia con mayor frecuencia con una disminución de la agudeza visual, porque el nervio óptico pasa por el vértice orbitario. La mejor forma de visualizar los músculos extraoculares en los casos de síndrome del vértice orbitario es mediante una RM con gadolinio de las órbitas y cortes de alta resolución a través del tronco encefálico. Si no se dispone de este estudio de las órbitas, se puede utilizar como segunda opción una tomografía computarizada de cráneo con contraste y cortes finos a través de la órbita. Se debe solicitar una RM cuando los síntomas sugieran la presencia de un proceso desmielinizante.[11,12]

La trombosis del seno cavernoso debe tratarse con antibióticos de amplio espectro, porque la de origen infeccioso es la más frecuente, con estreptococos y estafilococos como las principales causas. Se puede añadir un tratamiento antimicótico en los pacientes con mayor riesgo de infecciones por hongos, por ejemplo, la sinusitis crónica y la diabetes. Se utiliza anticoagulación, a menos que haya contraindicaciones; sin embargo, no hay estudios prospectivos de esta terapéutica, y las pruebas provienen solo de revisiones retrospectivas e informes de casos.[13] A menudo se administran corticoesteroides, pero no hay pruebas de su beneficio. Pueden requerirse la descompresión o el drenaje quirúrgicos para eliminar la fuente y tratar el proceso de forma definitiva.

Orbitopatía mecánica

Una orbitopatía mecánica restrictiva puede ser secundaria a una miositis orbitaria, un traumatismo, una infección o absceso, o a masas craneofaciales, cualquiera de los cuales puede restringir directamente

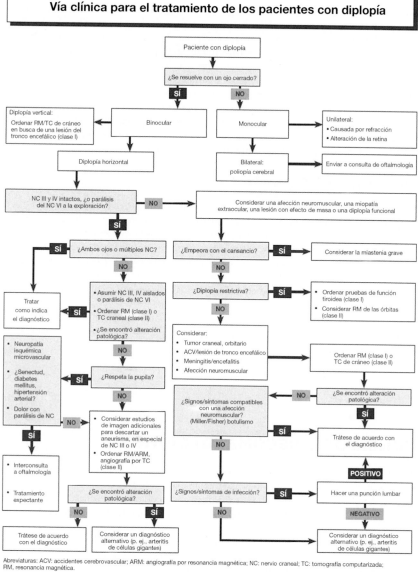

Vía clínica para el tratamiento de los pacientes con diplopía

Abreviaturas: ACV: accidentes cerebrovascular; ARM: angiografía por resonancia magnética; NC: nervio craneal; TC: tomografía computarizada; RM, resonancia magnética.

Para las definiciones de clases de evidencia, *véase* la tabla inferior.

Definiciones de clases de evidencia

Cada acción en la sección de vías clínicas en *Emergency Medicine Practice* recibe una calificación con base en las siguientes definiciones.

Clase I
• Siempre aceptable, segura
• Definitivamente útil
• Comprobada en certidumbre y eficacia

Grado de evidencia:
• Con uno o más estudios prospectivos grandes (raras excepciones)
• Metaanálisis de gran calidad
• Resultados de estudio constantemente positivos y convincentes

Clase II
• Segura, aceptable
• Probablemente útil

Grado de evidencia:
• En general, mayor
• Estudios no aleatorizados o retrospectivos: históricos, cohortes, casos y controles
• Estudios aleatorizados con controles menos sólidos
• Resultados constantemente positivos

Clase III
• Puede ser aceptable
• Posiblemente útil
• Considera tratamientos opcionales o alternativos

Grado de evidencia:
• En general, menor o intermedio
• Series de casos, estudios en animales, grupos de consenso
• Resultados positivos ocasionales

Indeterminada
• Tema continuo de investigación
• Sin recomendaciones, en espera de más investigación

Grado de evidencia:
• No disponible
• Estudios de mayor grado en proceso
• Resultados incongruentes, contradictorios
• Resultados no convincentes

En esta vía clínica se pretende complementar, más que sustituir, el juicio del profesional y puede cambiar dependiendo de las necesidades de un paciente particular. No cumplir con esta vía no representa una brecha en el estándar de atención de la salud.

Figura 3-12. Guía clínica para el tratamiento de la diplopía. Utilizada con autorización de EB Medicine, editor de *Emergency Medicine Practice. Kelly O'Keefe, Sarah Temple. An Evidence-Based Approach to Abnormal Vision in the Emergency Department. Emergency Medicine Practice.* 2020;22(4):1-28. © 2020 EB Medicine. www.ebmedicine.net

el movimiento de un solo ojo. Una restricción estructural del movimiento de un solo ojo, por lo general de aparición gradual, puede causar diplopía en una o varias direcciones de la mirada, dependiendo del tipo y el grado de afectación muscular. Un síntoma característico es la sensación de efecto de masa, la molestia o dolor en el ojo afectado. Si la causa es infecciosa, el paciente puede tener antecedentes de fiebre. Los signos de una orbitopatía o miositis estructural incluyen proptosis, edema periorbitario, hiperemia conjuntival o esclerótica y aumento de volumen palpebral unilateral.

La afección ocular tiroidea es una causa de orbitopatía restrictiva provocada por el aumento de volumen o la fibrosis de los músculos extraoculares. Es más frecuente en la enfermedad de Graves; no obstante, también puede presentarse en otras afecciones tiroideas autoinmunitarias, y hasta un 10% de los pacientes cursan eutiroideos o hipotiroideos. Los pacientes pueden presentar una diplopía aislada antes de la aparición de los síntomas sistémicos. Los síntomas de la enfermedad ocular tiroidea incluyen proptosis, retracción palpebral, edema conjuntival difuso e inyección vascular.

CONSIDERACIONES PEDIÁTRICAS

- La neuritis óptica es mucho menos frecuente en los niños que en los adultos, pero no es rara y representa aproximadamente una cuarta parte de los síndromes desmielinizantes agudos pediátricos. Además, en los niños suele ser postinfecciosa o posvírica. Los niños menores de 10 años suelen presentar manifestaciones de cefalea y neuritis óptica bilateral, mientras que los de mayor edad y los adultos presentan neuritis óptica unilateral. Los niños tienen una probabilidad mucho menor de sufrir episodios desmielinizantes recurrentes y de recibir el diagnóstico de EM. El tratamiento establecido para los niños con neuritis óptica es con metilprednisolona intravenosa 30 mg/kg por día (máximo 1 g diario) durante 3-5 días.
- Los niños que presentan diplopía de nueva aparición y parálisis de NC deben someterse siempre a una RM de urgencia, ya que la compresión es la causa más frecuente de alteración patológica en la población pediátrica.

CONSEJOS Y RECOMENDACIONES

- Señales de alerta para las manifestaciones de visión anómala: cambio repentino en la visión, dolor ocular (con o sin movimiento ocular), anomalía visible de la retina o el disco óptico, diplopía o un defecto de campos visuales (por anamnesis o exploración), presencia de síntomas neurológicos asociados y antecedentes de VIH/síndrome de inmunodeficiencia adquirida (sida) u otros trastornos de inmunosupresión.
- La pérdida de visión repentina e indolora señala una alteración de la cámara posterior y debe visualizarse en la oftalmoscopia: desprendimiento o hemorragia de retina, OVCR y OACR.
- La pérdida dolorosa y repentina de la visión señala una alteración de la cámara anterior: abrasión, ulceración, iritis/uveítis, glaucoma agudo.
- La pérdida de visión monocular aguda con un defecto pupilar aferente indica una lesión del ojo o del nervio óptico (neuritis óptica) anterior al quiasma.
- El diagnóstico de la neuritis óptica es en gran medida clínico, ya que el nervio óptico suele parecer normal, pero se apoya en la presencia de un defecto pupilar aferente y una discromatopsia en la exploración.
- Al evaluar la diplopía, se deben buscar en primer instancia las parálisis aisladas de los NC III, IV y VI, si no hay otros síntomas asociados.
- Las retinopatías hipertensivas y por diabetes son las causas más frecuentes de diplopía.
- Al evaluar una parálisis de NC, hay que mantener un alto índice de sospecha de enfermedades sistémicas, como la esclerosis múltiple, la miastenia grave y la hipertensión intracraneal idiopática.
- Los defectos bilaterales y simétricos de los campos visuales sugieren una lesión posterior al quiasma.

RESUMEN

Las manifestaciones de visión anómala son frecuentes en el servicio de urgencias, y aunque la mayoría tienen un tratamiento sencillo, pueden ser alarmantes para el paciente (**tabla 3-8**). Del mismo modo, las molestias oculares pueden suponer un reto para el médico de urgencias: la manifestación vaga de visión borrosa o anormal puede corresponder a una enfermedad neurológica o sistémica potencialmente mortal. La anamnesis y la exploración física generan el diagnóstico diferencial y las pruebas directas. Las amenazas para la visión o el cerebro requieren de consulta, diagnóstico y tratamiento rápidos. Es esencial que el médico de urgencias conozca los tratamientos basados en la evidencia para hacer máxima la oportunidad de una recuperación visual completa.

EVIDENCIA

¿Son de utilidad los trombolíticos para el tratamiento de la OACR?

La eficacia y la seguridad de la fibrinólisis, el tratamiento trombolítico sistémico o la trombólisis intraarterial selectiva en la OACR siguen siendo imprecisas, y actualmente no hay directriz alguna de aceptación general y basada en la evidencia para el tratamiento de la OACR no arterítica.[14-18] En un metaanálisis de 2015 se encontró que los pacientes con OACR tratados por fibrinólisis en las 4-5 h siguientes al inicio de los síntomas tuvieron mejores resultados que los que no fueron tratados (50% frente al 17.7% de mejoría, con un número necesario a tratar de 4.0). Sin embargo, actualmente no hay estudios aleatorizados controlados prospectivos que apoyen el metaanálisis.[19]

TABLA 3-8	Diagnóstico diferencial de la visión anómala
Anomalías visuales dolorosas	• Traumatismos • Infección/abrasión/ulceración de la córnea/cuerpo extraño • Hipema/hipopión • Absceso • Masas craneofaciales • Alteración del cristalino • Iritis/uveítis/endoftalmitis • Glaucoma agudo • Neuritis óptica • Migraña • Hipertensión intracraneal idiopática
Anomalías visuales indoloras	• Desprendimiento de retina/hemorragia • Oclusión de la arteria central de la retina • Oclusión de la vena central de la retina • Neuropatía isquémica anterior/neuromielitis ópticas
Diplopía	• Vasculopatía hipertensiva/por diabetes • Traumatismos • Aneurisma • Infección, masa, vasculitis o trombosis del seno cavernoso • Síndrome del vértice orbitario • Enfermedad ocular tiroidea • Arteritis de células gigantes • Lupus eritematoso sistémico/sarcoidosis/artritis reumatoide • Esclerosis múltiple • Tumor • Accidente cerebrovascular/ataque isquémico transitorio/hemorragia • Trombosis de la arteria basilar • Disección de la arteria vertebral • Meningoencefalitis basilar • Síndrome de Miller-Fisher o Guillain-Barré • Encefalopatía de Wernicke • Miastenia grave • Botulismo

¿Los pacientes con parálisis aislada del NC III, IV o VI y antecedentes de diabetes o hipertensión requieren de un estudio de neuroimagen urgente?

Existe controversia acerca de si los pacientes que acuden al servicio de urgencias con una parálisis aislada del NC III, IV o VI, una anamnesis clásica y factores de riesgo vascular necesitan un estudio de imagen urgente. El consenso ha sido que los pacientes mayores de 50 años, con factores de riesgo vascular (hipertensión, diabetes, tabaquismo) y una parálisis aislada del NC IV o VI o parálisis completa del NC III con preservación de la pupila (ptosis palpebral completa sin aducción, depresión o elevación; y una pupila isocórica reactiva normal) debido a una isquemia microvascular, pueden no necesitar estudios de neuroimagen porque su utilidad respecto a otra alteración es baja. El diagnóstico por imagen se puede aplazar en ausencia de otras señales de alerta y solo se realiza si los síntomas persisten pasados 3 meses. Sin embargo, en algunas referencias se afirma que, con la disponibilidad de imágenes en el servicio de urgencias y la escasa probabilidad de una alteración más ominosa, todos los pacientes deberían someterse a la obtención de imágenes.[20,21] Si hay algún equívoco o afectación ipsilateral de más de un nervio oculomotor, se deben obtener imágenes en el SU porque un pequeño porcentaje de pacientes con factores de riesgo puede presentar una causa distinta a la isquemia microvascular.[20,21]

Los pacientes más jóvenes, o los que no presentan factores de riesgo vascular, pueden requerir un estudio de neuroimagen inicial y deben someterse a una evaluación para detectar la hipertensión y la diabetes no diagnosticadas, ya que la parálisis aislada de un NC puede ser la presentación clínica inicial de una enfermedad subyacente. Los niños con una diplopía de nueva aparición y una parálisis del NC IV o VI deben hacerse una RM urgente porque la compresión es la causa más frecuente de alteración en la población pediátrica.

En un paciente con parálisis del NC III, ¿es suficiente una respuesta pupilar intacta para diagnosticar una neuropatía óptica isquémica?

Una respuesta pupilar intacta es insuficiente para diagnosticar una neuropatía óptica isquémica. Un estudio del 2017 mostró que el 36% de las parálisis compresivas del NC III mostraban preservación de la pupila. En otros estudios se informó de porcentajes más bajos. Los pacientes con una parálisis del NC III y respuesta pupilar intacta pueden, no obstante, portar una lesión compresiva, aunque su incidencia varía según el estudio.[20,21]

¿La VES o la CRP son marcadores sensibles de la arteritis temporal? ¿La toma de decisiones clínicas puede basarse en sus resultados?

Los marcadores inflamatorios VES y CRP son inespecíficos, pero deben tenerse en cuenta en los pacientes de edad avanzada con cefalea y visión anómala o con diplopía binocular de nueva aparición para descartar vasculitis y otras afecciones inflamatorias. Es usual una VES elevada superior a 50, pero no siempre está presente. Un estudio de 2019 mostró que la VES mayor de 50 mm/h y la CRP mayor de 20 mg/L tienen una sensibilidad y especificidad similares para la arteritis temporal; sin embargo, otros estudios mostraron que una pequeña proporción de los pacientes se diagnosticará mediante biopsia, a pesar de que las cifras de VES y CRP sean normales.[9,10]

¿Es necesario un defecto del nervio aferente para diagnosticar una neuritis óptica?

La práctica clínica sugiere que, en la neuritis óptica, se produce un defecto del nervio aferente si el otro ojo no está afectado y por lo demás se encuentra sano. No se ha podido identificar estudio alguno que apoye o refute esta conclusión. Además, cabe destacar que un defecto del nervio aferente puede estar presente en otra alteración del nervio óptico.

¿Es necesario realizar una prueba de placa de color en urgencias para evaluar la neuritis óptica?

La pérdida de la visión del color desproporcionada con respecto a la pérdida de agudeza visual es específica de la alteración del nervio óptico. La detección de la visión anormal del color mediante placas de color oscila entre el 88 y 94%, dependiendo de las que se usen. Sin embargo, si no hay placas de color en el SU, se puede usar la prueba de saturación del rojo para evaluar la visión del color.

¿Son beneficiosos los esteroides en la neuritis óptica?

En el *Optic Neuritis Treatment Trial* (ONTT) se mostró que el tratamiento con metilprednisolona lleva a una recuperación más rápida de la visión en la neuritis óptica, pero no mejora el resultado final con respecto a la agudeza y los campos visuales y la percepción del contraste y el color, en comparación con la prednisona oral y el placebo. En el estudio también se mostró que los pacientes que fueron tratados solo con dosis bajas de prednisolona oral tenían el doble de probabilidades que el grupo de placebo de sufrir recidivas tempranas (en un plazo de 6 meses) de su neuritis óptica. La prednisolona oral en dosis bajas actualmente está contraindicada en los pacientes con neuritis óptica típica.[8] En el ONTT se mostró que el tratamiento con metilprednisolona intravenosa (500-1000 mg/día durante 3-5días) lleva a una recuperación más rápida de la visión, pero no mejora el resultado final con respecto a la agudeza y los campos visuales y la percepción del contraste y el color. Los esteroides orales en dosis bajas causan recidivas tempranas en la neuritis óptica y están contraindicados en los pacientes con su forma típica.[8]

Referencias

1. Vaziri K, Schwartz S, Flynn H, Kishor KS, Moshfeghi AA. Eye-related emergency department visits in the United States, 2010. *Ophthalmology*. 2015;123(4):917-919.

2. De Lott LB, Kerber KA, Lee PP, Brown DL, Burke JF. Diplopia-related ambulatory and emergency department visits in the United States, 2003-2012. *JAMA Ophthalmol*. 2017;135(12):1339-1344.

3. Gottlieb M, Holladay D, Peksa GD. Point-of-care ocular ultrasound for the diagnosis of retinal detachment: a systematic review and meta-analysis. *Acad Emerg Med*. 2019;26:931-939.

4. Hassen GW, Bruck I, Donahue J, et al. Accuracy of optic nerve sheath diameter measurement by emergency physicians using bedside ultrasound. *J Emerg Med*. 2015;48(4):450-457.

5. Brown DM, Campochiaro PA, Singh RP, et al. Ranibizumab for macular edema following central retinal vein occlusion: six-month primary end point results of a phase III study. *Ophthalmology*. 2010;117(6):1124-1133.e1121.

6. Gao L, Zhou L, Tian C, et al. Intravitreal dexamethasone implants versus intravitreal anti-VEGF treatment in treating patients with retinal vein occlusion: a meta-analysis. *BMC Ophthalmol*. 2019;19(1):8.

7. Lazo-Langner A, Hawel J, Ageno W, Kovacs MJ. Low molecular weight heparin for the treatment of retinal vein occlusion: a systematic review and meta-analysis of randomized trials. *Haematologica*. 2010;95(9):1587-1593.

8. Gal RL, Vedula SS, Beck R. Corticosteroids for treating optic neuritis. *Cochrane Database Syst Rev*. 2015(8):CD001430.

9. Li Ying CF, Lester S, Whittle SL, Hill CL. The utility of ESR, CRP and platelets in the diagnosis of GCA. *BMC Rheumatol*. 2019;3:14.

10. Buttgereit F, Dejaco C, Matteson EL, et al. Polymyalgia rheumatica and giant cell arteritis: a systematic review. *JAMA*. 2016;315(22):2442-2458.

11. Mahalingam H, Mani S, Patel B, et al. Imaging spectrum of cavernous sinus lesions with histopathologic correlation. *Radiographics*. 2019;39(3):795-819.

12. Badakere A, Patil-Chhablani P. Orbital apex syndrome: a review. *Eye Brain*. 2019;11:63-72.

13. Van der Poel NA, Mourits MP, de Win MML, et al. Prognosis of septic cavernous sinus thrombosis remarkably improved: a case series of 12 patients and literature review. *Eur Arch Otorhinolaryngol*. 2018;275(9):2387-2395.

14. Chronopoulos A, Schutz JS. Central retinal artery occlusion: a new, provisional treatment approach. *Surv Ophthalmol*. 2019;64(4):443-451.

15. Wolf A, Schumacher M, Neubauer AS, et al. [Comparison of superselective intraarterial fibrinolysis with conservative therapy. Use in patients with acute non-arteritic central retinal artery occlusion]. *Ophthalmologe*. 2010;107(9):799-805.

16. Schumacher M, Schmidt D, Jurklies B, et al. Central retinal artery occlusion: local intra-arterial fibrinolysis vs. conservative treatment, a multicenter randomized trial. *Ophthalmology*. 2010;117(7):1367-1375.e1361.

17. Page PS, Khattar NK, White AC, et al. Intra-arterial thrombolysis for acute central retinal artery occlusion: a systematic review and meta-analysis. *Front Neurol*. 2018;9:76.

18. Mehta N, Marco RD, Goldhardt R, Modi Y. Central retinal artery occlusion: acute management and treatment. *Curr Ophthalmol Rep*. 2017;5(2):149-159.

19. Mac GB, Nackenoff A, Poli S, et al. Intravenous fibrinolysis for central retinal artery occlusion: a cohort study and updated patient-level meta-analysis. *Stroke*. 2020;51(7):2018-2025.

20. Tamhankar MA, Biousse V, Ying GS, et al. Isolated third, fourth and sixth cranial nerve palsies from presumed microvascular versus other causes: a prospective study. *Ophthalmology*. 2013;120:2264-2269.

21. Fang C, Leavitt JA, Hodge DO, Holmes JM, Mohney BG, Chen JJ. Incidence and etiologies of acquired third nerve palsy using a population-based method. *JAMA Ophthalmol*. 2017;135(1):23-28.

Debilidad

Andy S. Jagoda

Melissa Villars

EL DESAFÍO CLÍNICO

La **debilidad neurológica** es una disminución de la fuerza o la potencia muscular; **debilidad** también es un término general que suelen utilizar los pacientes para describir un estado de baja energía. La debilidad neurológica puede ser focal (que afecta a un solo grupo muscular) o generalizada. Una manifestación principal de debilidad exige de una anamnesis y una exploración física sistemáticas para desarrollar un diagnóstico diferencial activo y dirigir las pruebas. El punto de partida de la evaluación es la aclaración de lo que el paciente entiende por «debilidad» y la distinción entre debilidad motora difusa y debilidad motora focal. El abordaje en el servicio de urgencias (SU) tiene en cuenta las posibles, y a veces raras, causas que ponen en peligro la vida, entre las que se incluyen los accidentes cerebrovasculares (ACV), las lesiones de la médula espinal, las intoxicaciones, las alteraciones metabólicas, el botulismo, la miastenia grave y el síndrome de Guillain-Barré (SGB), entre otras. Al evaluar la debilidad, el clínico debe tener siempre en cuenta los trastornos que pueden comprometer precipitadamente el estado respiratorio y funcional del paciente; *véase* el **capítulo 7, Miopatías y afecciones de la unión neuromuscular** para una evaluación más detallada de la descompensación respiratoria.

DIAGNÓSTICO DIFERENCIAL

El diagnóstico diferencial del paciente débil se divide en dos grandes categorías: causas no neurológicas y causas neurológicas, aunque se superponen algunas categorías. En general, las causas neurológicas se presentan con una disminución de la potencia neuromuscular o una anomalía focal en la exploración, mientras que las no neurológicas aparecen con una sensación de fatiga global o astenia y conllevan una lista mucho más amplia de posibles diagnósticos diferenciales (**fig. 4-1**). La edad del paciente es una consideración importante a la hora de elaborar el diagnóstico diferencial de la debilidad. Los pacientes de edad avanzada tienen una mayor incidencia de enfermedades comórbidas que sus homólogos más jóvenes y corren más riesgo de sufrir episodios agudos del sistema nervioso central (SNC) y cardiovasculares. Es más probable que presenten infecciones ocultas y trastornos metabólicos que se manifiestan sintomáticamente como debilidad. En el grupo de edad pediátrica, la septicemia, la deshidratación y las anomalías electrolíticas son las principales causas de debilidad. El botulismo infantil y la invaginación intestinal son dos consideraciones raras, pero importantes. El botulismo infantil puede observarse desde los primeros días de vida hasta en pacientes con más de 1 año de edad. Esta variante del botulismo es mucho más frecuente que el de tipo alimentario o el de las heridas; se presenta con debilidad, tono disminuido, succión inadecuada y estreñimiento.

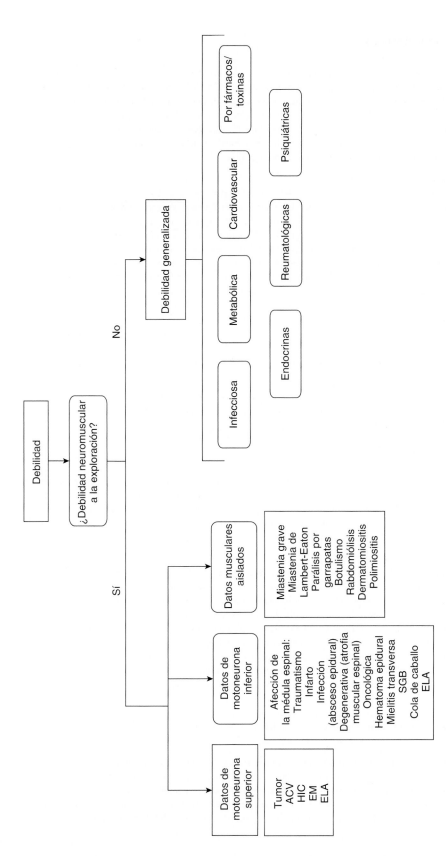

Figura 4-1. Diagnósticos diferenciales de la debilidad. ACV: accidente cerebrovascular; ELA: esclerosis lateral amiotrófica; EM: esclerosis múltiple; HIC: hemorragia intracerebral; SGB: síndrome de Guillain-Barré.

Causas neurológicas

Lesiones cerebrales

Las lesiones estructurales del SNC, como los tumores, los accidentes cerebrovasculares y las placas de esclerosis múltiple, se presentan a menudo con debilidad focal, aunque algunas lesiones, especialmente en la circulación posterior, pueden tener manifestaciones no focales (p. ej., dificultad para deglutir, hablar o respirar) además de debilidad. En general, los accidentes cerebrovasculares se presentan con debilidad focal en una distribución anatómica; *véase* el **capítulo 15, Accidente cerebrovascular**. Las hemorragias intracraneales pueden presentarse con debilidad generalizada o mostrar un dato focal en la exploración, dependiendo de la ubicación y el tamaño de la hemorragia.

Lesiones de la médula espinal

Las lesiones en el conducto espinal, como el hematoma epidural y otras afecciones vasculares, abscesos y metástasis, pueden provocar una debilidad simétrica o, en su defecto, asimétrica y distal al lugar afectado. La mielitis transversa es una enfermedad desmielinizante de la médula espinal, poco frecuente pero debilitante, que se presenta con un inicio agudo de dolor de espalda, debilidad o parálisis de las extremidades inferiores y déficit sensorial. Esta enfermedad debe sospecharse en el paciente con una enfermedad vírica reciente que presenta debilidad y déficit sensitivo por debajo del nivel de la médula; no debe confundirse con el SGB, en el que por lo general se conserva la función del esfínter anal y hay hiporreflexia, con una debilidad progresiva en un patrón ascendente durante días o una semana. Los datos clínicos de la mielitis transversa suelen progresar durante 24 h, e incluyen la disminución o ausencia de fuerza y sensibilidad por debajo del nivel de afectación, disfunción de esfínteres, hiperreflexia e incontinencia o retención urinarias. El absceso epidural espinal también merece una mención especial; las manifestaciones tempranas pueden ser inespecíficas y, por lo tanto, el diagnóstico omitido al inicio puede conducir a resultados desastrosos (*véase* el **capítulo 18, Infecciones del sistema nervioso central**).

Enfermedades neuromusculares

Este grupo de enfermedades se presenta con debilidad, cuyo origen puede estar en la unión neuromuscular (p. ej., miastenia grave), en el nervio periférico (p. ej., SGB) o en el músculo (p. ej., trastornos metabólicos, medicamentosos y estados inflamatorios).

Causas no neurológicas

Infecciones

Todas las infecciones pueden ocasionar debilidad, ya sea por deshidratación general o por mecanismos inespecíficos, como los observados en la mononucleosis o la hepatitis. Las toxinas específicas también pueden producir debilidad neurológica; por ejemplo, la poliomielitis, el botulismo o la parálisis por garrapatas. El virus de la inmunodeficiencia humana (VIH) puede causar directa o indirectamente toda la variedad de debilidades, desde la fatiga inespecífica hasta neuropatías y mielopatías.

Alteraciones metabólicas

Las alteraciones metabólicas que pueden cursar con debilidad son la hipoxia, la hipertermia y las alteraciones de la glucosa y los electrólitos séricos. Las causas metabólicas de debilidad más frecuentes son la hipoglucemia y la hipo- e hipercalemia. La hipocalemia grave se presenta con debilidad generalizada e incluso parálisis. Puede ser inducida por la medicación, como en el caso del uso de diuréticos, la pérdida gastrointestinal o, rara vez, en asociación con trastornos genéticos, como la parálisis periódica familiar. La hipercalemia no solo puede afectar la función miocárdica, sino que también puede provocar una parálisis ascendente que, en última instancia, conduzca a la insuficiencia respiratoria. Durante el verano, los pacientes de edad avanzada con agotamiento por calor acuden con frecuencia al servicio de urgencias con debilidad generalizada debido a la deshidratación y la incapacidad para regular su temperatura. La acumulación de productos de desecho, como el CO_2 en los pacientes con enfermedad pulmonar obstructiva crónica (EPOC), la urea en aquellos con insuficiencia renal y la bilirrubina en aquellos con insuficiencia hepática, también puede ocasionar una debilidad generalizada.

Alteraciones cardiovasculares

El infarto agudo de miocardio (IAM) puede presentarse con debilidad como única manifestación, en especial en los adultos mayores. A medida que la población envejece, un mayor número de pacientes presentará manifestaciones atípicas de infarto del miocardio, como debilidad o dificultad para respirar. La miocarditis es otra causa grave de debilidad, a menudo no detectada, en el paciente con una infección vírica reciente y que puede presentar una manifestación primaria de debilidad sin dolor torácico. Otras causas cardiovasculares de debilidad asociadas con el mareo o el presíncope se deben a la disminución transitoria de la perfusión cerebral, por ejemplo, la hipotensión postural, la insuficiencia de la arteria cervical, la estenosis aórtica, las disritmias cardíacas y los estados de disminución del gasto cardíaco.

Medicamentos y toxinas

Los medicamentos de prescripción son una causa habitual de debilidad generalizada, en especial en los adultos mayores (**tabla 4-1**). Destacan los bloqueadores β. No suele haber hallazgos focales en la exploración y la prueba de fuerza muscular individual es normal. En un estudio de 106 pacientes con una manifestación principal de debilidad y mareos, el 9% del total y el 20% de los mayores de 60 años tenían síntomas atribuidos a los medicamentos recetados.[1,2]

Ciertas toxinas pueden ocasionar la aparición repentina de debilidad neurológica: los fosfatos orgánicos y los carbamatos inhiben la acción de la acetilcolinesterasa en la unión neuromuscular. Los pacientes presentan una variedad de síntomas que incluyen lagrimeo, defecación, salivación y debilidad, que pueden progresar con rapidez hasta la parálisis y la insuficiencia respiratoria. En cambio, las intoxicaciones por metales pesados pueden ser sutiles y presentarse con un curso progresivo lento. El monóxido de carbono causa debilidad generalizada y dolor de cabeza como sus únicas manifestaciones. Este diagnóstico debe considerarse en los pacientes que presentan debilidad, especialmente durante los meses de invierno, cuando a menudo se usan los calefactores.

Alteraciones endocrinas

El hipotiroidismo es la causa endocrina más habitual de debilidad y, con frecuencia, no se diagnostica de forma temprana. La parálisis periódica tirotóxica con alternancias en la regulación del potasio se presenta con debilidad como manifestación principal. La insuficiencia suprarrenal, a menudo inducida por el

TABLA 4-1 Fármacos de uso frecuente y otras sustancias asociadas con la debilidad
Miopatías
Esteroides
Alcohol
Heroína
Clofibrato
Ácido ε-aminocaproico
Diuréticos
Laxantes
Anfotericina
D-Penicilamina
Cimetidina
Procainamida
Neuropatías
Monóxido de carbono
Metales pesados
Bifenilos policlorados
Isoniazida
Nitrofurantoína
Otro
Afección de la unión neuromuscular
Fosfatos orgánicos
Carbamatos

uso crónico de esteroides, puede presentarse con debilidad debido a la hipotensión, la hipercalemia o la hiponatremia. El paciente con diabetes e hiperglucemia muestra debilidad generalizada por cetoacidosis, deshidratación o alteración del potasio. La insuficiencia de cobalamina (vitamina B_{12}), que con gran frecuencia se identifica en los pacientes con anemia perniciosa, se manifiesta con debilidad de extremidades inferiores, parestesias y molestias linguales, con anemia macrocítica en el análisis de laboratorio.

Enfermedades reumáticas

La debilidad es una de las principales manifestaciones de la mayoría de las enfermedades reumáticas y, en ocasiones, es el síntoma de presentación más importante. Las enfermedades a considerar son el lupus eritematoso sistémico, la polimiositis, la dermatomiositis y la polimialgia reumática.

Debilidad psicógena

El diagnóstico psiquiátrico como causa de la debilidad es de exclusión y casi nunca se hace en el entorno agudo. Los pacientes con trastorno de conversión pueden presentar una parálisis de un grupo muscular específico que no es congruente desde el punto de vista anatómico. Los síntomas de estos pacientes son subconscientes, lo que contrasta con el paciente que finge, cuyas acciones son intencionadas y suelen tener una ganancia secundaria. Los pacientes con depresión también pueden experimentar una debilidad generalizada secundaria a la profunda fatiga, frecuente en esta afección

ABORDAJE

Un primer paso clave es diferenciar la pérdida de potencia neuromuscular de la sensación de debilidad generalizada, lo que puede complicarse por el hecho de que las manifestaciones no son estrictamente binarias; por ejemplo, el hipotiroidismo puede presentarse con fatiga general más una miopatía. La anamnesis comienza por dilucidar la localización de la afección y determinar si es simétrica, focal o generalizada; otras características son la agudeza del inicio y la duración de las manifestaciones, los factores que las exacerban y alivian, y la presencia de síntomas asociados.

Dado que la *debilidad neuromuscular* se refiere a la incapacidad para realizar un movimiento deseado con la fuerza y la potencia normales debido a una reducción de la fuerza y la función muscular, es probable que estos pacientes se quejen de la incapacidad para realizar tareas específicas. Hacer preguntas abiertas como «¿Qué actividades ya no puede hacer?» quizás sea un buen punto de partida cuando un paciente tenga dificultades para explicar su debilidad con detalle. Además, hacer preguntas sobre tareas específicas como «¿Tiene alguna dificultad para cepillarse los dientes, peinarse, levantarse de una silla, subir las escaleras, abrir un frasco o una puerta, etc.?» puede ser útil para iniciar el diálogo con el paciente. Los pacientes incapaces de responder a preguntas sobre tareas específicas y que refieren antecedentes más generalizados de debilidad tienen más probabilidades de que la causa no sea neuromuscular.

La aparición repentina de debilidad sugiere una catástrofe vascular, como una hemorragia medular, y requiere una evaluación urgente. Una progresión más lenta de los síntomas puede sugerir un trastorno metabólico, como la hipercalemia, o afecciones como el SGB o la miastenia grave. El antecedente de debilidad ascendente simétrica en un paciente con una enfermedad respiratoria reciente ayuda a diagnosticar el SGB. La debilidad de la miastenia grave puede fluctuar, y se necesita una anamnesis cuidadosa para definir la progresión de las manifestaciones durante el día o su asociación con el ejercicio, las temperaturas extremas (p. ej., duchas calientes) o acciones repetidas, como masticar o peinarse.

Las enfermedades recientes, otros problemas médicos, los antecedentes laborales, de viajes, de picaduras de garrapatas, y el uso de medicamentos o drogas recreativas son factores importantes que hay que evaluar en el paciente que refiere debilidad. Una revisión minuciosa de los órganos, aparatos y sistemas incluye indagar sobre la pérdida de peso reciente, la fiebre o la sudoración, los cambios visuales (incluida la diplopía), la dificultad para deglutir, el dolor articular o muscular, las palpitaciones, el cambio en los hábitos intestinales y los exantemas. Las exposiciones ocupacionales o recreativas pueden indicar toxicidad por fármacos o drogas.

La exploración física comienza con el conjunto completo de signos vitales, que incluye la saturación de oxígeno y una glucemia obtenida por punción digital. Esta última debe obtenerse al inicio de la evaluación, ya que su descenso puede presentarse con una serie de síntomas, incluida la debilidad. La capnometría es útil para identificar y vigilar a los pacientes con debilidad asociada con la ventilación comprometida y se complementa con la determinación de la capacidad vital forzada o con mediciones negativas de la fuerza inspiratoria. La taquicardia, con o sin hipotensión, sugiere disminución de volumen, incluyendo anemia o toxicidad por consumo de drogas. La medición de la temperatura rectal es especialmente importante, ya que las infecciones suelen presentarse con molestias inespecíficas como

TABLA 4-2 Sistema de clasificación de la fuerza motriz (*Medical Research Council Scale*)	
Grado	Definición
5	Fuerza normal
4	Movimiento activo contra la gravedad y la resistencia
3	Movimiento activo contra la gravedad (sin resistencia por el médico)
2	Movimiento activo con eliminación de la fuerza de gravedad (sin resistencia por el médico)
1	Atisbo o rastro de contracción
0	No hay contracción visible o palpable

la debilidad. Deben evaluarse los oídos, los senos paranasales, la tiroides y el estado cardíaco, así como buscar cuidadosamente signos de traumatismos, que pueden sugerir un abuso físico.

La exploración neurológica se realiza al principio de la evaluación del paciente con una valoración del estado mental, por ejemplo, de la orientación y la atención. La alteración del estado mental, que incluye confusión, lentitud o agitación, puede representar una enfermedad subyacente o una exposición a sustancias tóxicas. La sospecha de defectos cognitivos puede dar lugar a una evaluación formal del estado mental en función del entorno clínico. Las pruebas de los nervios craneales en el paciente con una manifestación de debilidad se centran en la exploración motora. La ptosis palpebral puede ser un signo temprano de miastenia grave o hipotiroidismo. Cuando se considera la miastenia grave, es útil pedir al paciente que mantenga la mirada hacia arriba durante varios minutos para evaluar la fatiga. La dificultad de acomodación puede ser el primer signo de debilidad debido al botulismo y no se produce en la miastenia grave. Debe evaluarse la diplopía por debilidad de los músculos oculomotores, con hincapié en la exploración funcional de los nervios craneales IV y VI, que son los más largos y sensibles a toxinas, como la del botulismo, o al aumento de la presión de las lesiones con efecto de masa intracraneales.

El resto de la exploración neurológica del paciente con manifestaciones de debilidad se concentra en la fuerza motora, los reflejos tendinosos profundos y la evaluación de la atrofia muscular y las fasciculaciones. En la **tabla 4-2** se incluye el sistema de clasificación de la fuerza motora por grados (de 0 a 5), que permite estandarizar el registro de la exploración motora entre los médicos. Los reflejos tendinosos profundos se clasifican con una escala de 0 (arreflexia) a 4 (hiperreflexia), cuyo valor normal es de 2. Las afecciones de la **motoneurona superior**, como la esclerosis múltiple, suelen mostrar reflejos hiperactivos, en comparación con los reflejos disminuidos o ausentes que se observan en las afecciones de la **motoneurona inferior**, como en el SGB. Las lesiones agudas de la médula espinal, como la del cono medular o una mielitis transversa, a menudo muestran arreflexia al inicio. El síndrome de la cola de caballo se debe al pinzamiento de las raíces nerviosas lumbares y sacras, habitual ante la rotura de un disco vertebral. Estos pacientes presentarán debilidad motora distal, arreflexia, retención urinaria y anestesia con distribución en silla de montar.

Las afecciones de motoneurona tanto superior como inferior pueden presentarse inicialmente con debilidad. Las características distintivas se enumeran en la **tabla 4-3**. Las **motoneuronas superiores** se originan en la corteza cerebral y sus axones se extienden por la sustancia blanca subcortical, la cápsula interna, el tronco encefálico y la médula espinal, donde hacen sinapsis directa con las motoneuronas inferiores o interneuronas, y afinan así la actividad motora. Los cuerpos celulares de las **motoneuronas inferiores** se encuentran en los núcleos motores del tronco encefálico y en el asta anterior de la médula espinal. Sus axones se extienden hasta los músculos esqueléticos que inervan.

La debilidad en las afecciones de **motoneurona superior** por lo general es unilateral, con el signo de Babinski presente, el tono muscular y los reflejos tendinosos profundos aumentados, y sin fasciculaciones visibles o palpables. En general, los grupos musculares distales están más afectados que los proximales. Los trastornos de **motoneurona inferior** afectan a grupos musculares individuales. Los flexores y extensores están igualmente comprometidos en una extremidad. Los reflejos tendinosos profundos y el tono muscular disminuyen. La atrofia muscular y la fasciculación son resultados a largo plazo de las lesiones de motoneurona inferior.

La esclerosis lateral amiotrófica (ELA) es una enfermedad combinada de las motoneuronas superior e inferior, que puede presentarse clínicamente como un cuadro mixto. Su etiología aún no se define, pero es una enfermedad que implica la destrucción de las células del asta anterior de la columna vertebral

TABLA 4-3 Debilidad de motoneurona superior frente a la inferior		
Clínica	Motoneurona superior	Motoneurona inferior
Debilidad	Debilidad mayor en los extensores del brazo y en los flexores de la pierna; la debilidad suele ser unilateral	Debilidad a menudo en un grupo muscular, tanto extensor como flexor
Reflejos tendinosos profundos	Aumentados	Disminuidos
Tono muscular	Aumentado	Disminuido
Fasciculación	Ninguna	Presente
Atrofia muscular	Ninguna	Importante
Signo de Babinski	Presente	Ausente

y las de Betz en la corteza motora del SNC. El cuadro clínico es de debilidad asimétrica en los grupos motores distales con preservación sensitiva. Los pacientes suelen presentar las fasciculaciones musculares de la afección de motoneurona inferior y un signo de Babinski positivo con hiperreflexia, como se observa en las afecciones de motoneurona superior.

Las afecciones de la **motoneurona inferior** pueden surgir de un trastorno de base muscular, neuropática o de la unión mioneural. En la **tabla 4-4** se incluyen varias manifestaciones, signos físicos y datos de laboratorio que distinguen las causas de la debilidad por la afección de motoneurona inferior. La debilidad por una miopatía suele afectar a los grupos musculares proximales, mientras que la neuropática (SGB) altera a los distales. Los trastornos de la unión neuromuscular tienen una distribución más distal y tienden a implicar especialmente a los grupos musculares respiratorios y bulbares (miastenia grave y botulismo).

Las afecciones de la médula espinal por lesiones compresivas o traumáticas también pueden causar una debilidad de la función motora distal al defecto, así como la disfunción nerviosa sensitiva y autonómica. En comparación con las alteraciones atraumáticas de la médula, como la esclerosis múltiple, las traumáticas suelen presentarse de forma aguda con datos sensitivos y motores distintivos, como se observa en la anestesia en silla de montar de los pacientes con el síndrome de cola de caballo. La disfunción autonómica también se observa con mayor frecuencia en las lesiones medulares que se manifiestan con hipotensión o priapismo. A menudo para hacer el diagnóstico es necesaria una anamnesis detallada (que incluya anticoagulación, caída o traumatismo reciente, estado inmunitario, fiebre, consumo de drogas intravenosas, procedimiento o intervención quirúrgicos espinales). Un diagnóstico infrecuente y ocasionalmente pasado por alto de absceso epidural espinal puede hacerse en el contexto de un paciente con el antecedente de consumo de drogas intravenosas que presenta dolor de espalda intenso, fiebre y debilidad progresiva de las extremidades inferiores.

TABLA 4-4 Datos clínicos en las enfermedades neuromusculares			
	Miopatía (p. ej., polimiositis)	Neuropatía (p. ej., síndrome de Guillain-Barré)	Unión neuromuscular (p. ej., miastenia grave)
Distribución	Proximal > distal	Distal > proximal	Difusa, especialmente bulbar y de músculos respiratorios
Reflejos	Disminuidos	Disminuidos	Normales
Compromiso sensitivo	–	+	–
Atrofia	±	±	–
Fatiga	±	±	+
CPK sérica	Normal a elevada	Normal	Normal

CPK: creatina-fosfocinasa.

Cuando se considera la debilidad psicógena en el diagnóstico diferencial, varias maniobras pueden ser útiles. Los músculos débiles ceden a la presión de forma suave, pero la debilidad psicógena suele provocar una sacudida o una contracción repentina. En un paciente con debilidad de la extremidad superior por enfermedad neuromuscular, al cerrar el puño no debería producirse la extensión de la muñeca (a menos que haya una lesión aislada de los tendones flexores); en los estados funcionales, la muñeca se extiende cuando el paciente intenta cerrar el puño. En los pacientes con debilidad bilateral psicógena de las extremidades inferiores, los intentos de levantar una pierna contra la resistencia hacen que la otra pierna empuje firmemente hacia abajo, mientras que en aquellos con enfermedades neuromusculares, el empuje hacia abajo está disminuido o ausente.

Pruebas de diagnóstico

La anamnesis y la exploración física deben permitir distinguir la debilidad motora de las manifestaciones más subjetivas de debilidad (fatiga, cansancio). Si se identifica una debilidad motora, debe determinarse si es focal o generalizada, proximal o distal y si se asocia con un déficit sensitivo.

En general, se debe ordenar un hemograma completo, una química sanguínea y un análisis de orina. La velocidad de eritrosedimentación y la proteína C reactiva pueden ser útiles si se sospecha de una enfermedad reumática. A veces se indican pruebas de anticuerpos heterófilos y de función hepática y tiroidea. Las detecciones de metales pesados, toxicológica y de concentración de acetilcolinesterasa en eritrocitos están indicadas en casos seleccionados. La creatina-fosfocinasa y la aldolasa séricas son útiles en los casos de sospecha de miopatía.

La oximetría de pulso, la capnometría y la gasometría arterial están indicadas ante cualquier sospecha de compromiso respiratorio. Las pruebas de función pulmonar, que incluyen la capacidad vital y la fuerza inspiratoria máxima, son útiles para evaluar la función ventilatoria. El electrocardiograma y la vigilancia cardíaca por medios electrónicos tienen un bajo rendimiento diagnóstico en los pacientes con debilidad generalizada, aunque pueden ser útiles cuando se sospechan disritmias o anomalías electrolíticas. En los pacientes con riesgo de enfermedad cardíaca, debe obtenerse un electrocardiograma para evaluar su origen en el corazón. En raras ocasiones, están indicadas pruebas de laboratorio más especializadas, que incluyen el análisis del líquido cefalorraquídeo (LCR): la esclerosis múltiple suele presentar una pleocitosis en el análisis del LCR, y la electroforesis permite detectar la presencia de bandas oligoclonales de inmunoglobulina G (IgG); en el SGB se muestran característicamente menos de 50 linfocitos por mililitro, glucosa normal y proteínas elevadas.

Se recomiendan la tomografía computarizada (TC) y la resonancia magnética (RM) con contraste intravenoso cuando se sospecha la presencia de lesiones estructurales en el cerebro o el conducto espinal. La angiografía por tomografía computarizada de la cabeza y el cuello está indicada para evaluar las lesiones cerebrales que afectan la circulación sanguínea posterior. La TC no es tan sensible para la evaluación de las lesiones de la médula espinal como para los hematomas y abscesos epidurales. De esta manera, si un paciente presenta debilidad evidente y un déficit sensitivo por debajo del nivel en la médula, la prueba ideal es una RM con gadolinio. La RM también es una modalidad de obtención de imágenes útil en el diagnóstico del síndrome de la cola de caballo como causa de la debilidad de las extremidades inferiores en el contexto de la disfunción urinaria, la anestesia en silla de montar y la impotencia. Si se sospecha de un absceso epidural, está indicada una resonancia urgente. Si no se puede obtener una RM, se debe estabilizar al paciente y considerar su traslado a un centro especializado adecuado.

DERIVACIÓN

Los pacientes con síntomas progresivos o aquellos con una afección presunta o confirmada, con un curso progresivo o el riesgo de compromiso respiratorio (p. ej., miastenia grave, SGB o botulismo), deben ingresar a un servicio de cuidados intensivos, independientemente de su apariencia inicial. Las causas agudas de debilidad que ponen en peligro la vida se enumeran en la **tabla 4-5** y deben considerarse en todos los pacientes con un inicio rápido de las manifestaciones. Se recomienda la consulta temprana con un neurólogo o un neurocirujano para determinar un plan terapéutico integral. No deben solicitarse pruebas de laboratorio, a menos que los resultados estén disponibles antes del alta del servicio de urgencias o se haya organizado un seguimiento cuidadoso.

TABLA 4-5	**Causas agudas de debilidad que amenazan la vida**			
Causa	Anamnesis	Exploración física	Laboratorio	Tratamiento
Miastenia grave	Debilidad crónica, mejoría con el reposo	Diplopía, fatiga muscular, mejora con el descanso	Prueba de la bolsa de hielo positiva (o de edrofonio, cuando esté disponible)	Timectomía, inhibidores de la AChE
Guillain-Barré	Infección reciente, debilidad progresiva de distal a proximal	Motor distal con/sin pérdida sensitiva, ausencia de reflejos, sin déficit visual	LCR con proteínas elevadas, < 50 leucocitos	Cuidados de apoyo, recambio de plasma, gammaglobulina
Botulismo	Inicio agudo; alimentos enlatados, encurtidos y ahumados	Visión borrosa o doble	Ninguno	Cuidados de apoyo, antitoxina equina
Insuficiencia suprarrenal	Debilidad aguda asociada con el estrés	Hipotensión, hiperpigmentación	Hipercalemia, hiponatremia	Hidrocortisona
Intoxicación por fosfatos orgánicos	Exposición ocupacional, debilitamiento progresivo	Miosis, fasciculaciones, disfunción muscarínica	Disminución de la AChE de los eritrocitos	Atropina, pralidoxima
Intoxicación por monóxido de carbono	Exposición ocupacional o social	Náuseas, vómitos, coma, cefalea, mareos	Carboxihemoglobina elevada	Oxígeno al 100%, hiperbárico
Hipocalemia	Pérdida gastrointestinal o renal, familiar	Debilidad difusa	Potasio sérico bajo	Potasio

AChE: acetilcolinesterasa; LCR: líquido cefalorraquídeo.

CONSEJOS Y RECOMENDACIONES

- Los pacientes con causas neurológicas de debilidad por lo general identifican las tareas específicas que ya no pueden hacer o aquellas con las que tienen dificultad.
- Determinar si la pérdida de la función afecta a grupos musculares proximales o distales es útil para enfocar el diagnóstico diferencial: la debilidad de los músculos proximales, es decir, los grupos del cuello, el hombro y la cadera, sugiere un problema a nivel del músculo (p. ej., miopatía), de la unión neuromuscular (p. ej., miastenia grave) o de los nervios periféricos (p. ej., SGB).
- La debilidad distal de las extremidades superiores puede presentarse como una dificultad progresiva de los músculos intrínsecos de la mano, y los pacientes a menudo refieren problemas para lograr la prensión o la extensión de los dedos, o dificultad para abotonarse la camisa o beber de una taza.
- En los trastornos que afectan solo al músculo (miopáticos), los pacientes suelen referir síntomas positivos, como rigidez, incapacidad para relajar el músculo (miotonía), dolor (mialgias), calambres o incluso contracturas.
- Una anamnesis que revele fluctuaciones de la fuerza, especialmente al final del día, sugiere un trastorno de la unión neuromuscular, como miastenia grave.
- Los períodos episódicos de debilidad o la debilidad poco localizada, caracterizada por recaídas frecuentes, sugieren la posibilidad de esclerosis múltiple, miastenia grave o trastornos de parálisis periódica.
- La protección insuficiente de las vías respiratorias (disfunción bulbar) es secundaria a la debilidad de los músculos de las vías respiratorias superiores: los pacientes pueden tener dificultades para deglutir, disartria, disfagia, debilidad en la masticación y en la eliminación de secreciones, y presentan un mayor riesgo de broncoaspiración.

- El absceso epidural espinal debe sospecharse en los pacientes que refieren debilidad en las extremidades inferiores con dolor de espalda, especialmente si sufren inmunosupresión o utilizan drogas intravenosas.
- La ELA debe sospecharse en los pacientes que refieren debilidad y presentan datos mixtos de motoneurona superior e inferior.

RESUMEN

La debilidad neuromuscular puede presentarse con antecedentes y datos de exploración variables. Los cuadros clínicos más frecuentes son de debilidad de nueva aparición o que empeora. A veces, los pacientes presentan un empeoramiento de los síntomas respiratorios, pero al inicio suelen ser capaces de compensar su debilidad. Los profesionales clínicos deben reconocer los datos sutiles de la anamnesis y la exploración para ayudar al diagnóstico y la preparación adecuada, así como identificar cuándo los pacientes se encuentran en un estado de insuficiencia respiratoria inminente que requiere ventilación mecánica.

EVIDENCIA

¿Qué tan usual es la manifestación principal de debilidad y con qué frecuencia se debe a una causa subyacente grave?

La debilidad es un síntoma que se presenta a menudo en los servicios de urgencias y su frecuencia aumenta conforme envejecen los individuos. En un estudio transversal en el que se revisaron todas las consultas en servicios de urgencias durante 6 meses en un importante hospital universitario de Suiza, se señaló que la debilidad o la «sensación de malestar» constituían el 14% de todas las manifestaciones principales.[3] Entre las personas mayores de 65 años, la debilidad es la quinta manifestación principal más frecuente, según un estudio transversal de cohortes donde se revisaron 575 millones de llamadas para solicitar una ambulancia durante 5 años.[4] Asimismo, la probabilidad de que una enfermedad grave subyacente precipite la debilidad aumenta con la edad. En un estudio observacional de 273 pacientes mayores de 65 años con debilidad, se señaló que el 51% tenía un diagnóstico de gravedad.[5] En el estudio transversal de las llamadas de solicitud de ambulancia se descubrió que el 55% necesitaba hospitalizarse.[4] En esta población de pacientes de edad avanzada, los diagnósticos más habituales eran no neurológicos (neumonía [14%], infección de vías urinarias [13%], deshidratación [13%], síncope [11%] e insuficiencia cardíaca congestiva [7%]),[4] datos que confirman la importancia de efectuar un amplio diagnóstico diferencial y un estudio exhaustivo del paciente débil, especialmente cuando es un adulto mayor.

¿Con qué frecuencia los pacientes con afección miocárdica aguda se presentan sin dolor torácico, pero con una manifestación primaria de debilidad?

En un estudio transversal retrospectivo en el que se revisaron las manifestaciones del IAM, el 4% de los pacientes que presentaban un infarto no tenían dolor torácico y, en cambio, referían como manifestación principal la debilidad.[6] La prevalencia de manifestaciones atípicas del IAM aumenta con la edad. En los adultos mayores con IAM comprobado por necropsia, el 20% inicialmente mostró debilidad.[7] Con respecto a la miocarditis, los pacientes refirieron debilidad como parte de una variedad de síntomas que incluyó tos, disnea, mialgias, fiebre, vómitos o diarrea. En un estudio, hasta el 60% de los pacientes con miocarditis no presentaron dolor torácico.[8]

¿En qué medida la exploración neurológica permite identificar la debilidad de origen neurológico frente a la que no lo es?

La sensibilidad y la especificidad de la exploración neurológica varían en función del profesional que la realiza y del diagnóstico subyacente. En un pequeño estudio aleatorizado sobre el rendimiento de los estudiantes de medicina se encontró una sensibilidad del 78% y una especificidad del 71% para identificar los déficits neurológicos focales.[9] En el caso de los pacientes con debilidad de las extremidades inferiores, en un estudio sobre la fiabilidad de la exploración, se señaló una precisión del 85% de los neurólogos y otros especialistas para identificar un déficit de motoneurona superior, mientras que en cuanto al signo de Babinski solo mostró una del 56%.[10] Sin embargo, la exploración neurológica no es un recurso de diagnóstico perfecto. En un estudio, seis neurólogos exploraron a 46 pacientes con lesiones focales de un hemisferio cerebral sin signos o síntomas focales evidentes y a 19 sin afecciones neurológicas. Cuando fueron examinados por neurólogos de forma ciega, solo se identificó correctamente al 50%. El desplazamiento del pronador, el balanceo de los dedos y el antebrazo, y los movimientos rápidos y alternos de las manos ayudaron a aumentar la sensibilidad de la exploración.[11] Aunque la exploración neurológica es un recurso importante para evaluar a los pacientes con debilidad, es imperfecta; por lo tanto, como siempre, es importante mantener un diagnóstico diferencial amplio y complementar la evaluación con estudios de laboratorio y de imagen, cuando sea apropiado.

¿Cuál es la mejor manera de evaluar la insuficiencia respiratoria inminente por enfermedades neuromusculares y qué parámetros son útiles para decidir la intubación?

La insuficiencia respiratoria secundaria a la debilidad neuromuscular se presenta con mayor frecuencia en el SGB, la miastenia grave y la ELA. Reconocer las indicaciones para colocar una vía aérea avanzada es clave para su manejo. La instrucción clásica es de vigilar la capacidad vital y los gases sanguíneos del paciente y considerar la intubación cuando la primera desciende debajo de 15 mL/kg o la PO_2 es inferior a 70 mm Hg.[12] Es de importancia crítica en la clínica identificar tempranamente a los pacientes con una afección de avance rápido, como el SGB, para intervenir o aplicar un nivel de vigilancia apropiado. En un estudio retrospectivo de 114 pacientes ingresados a la unidad de cuidados intensivos con SGB, se descubrió que la disfunción bulbar, la debilidad facial bilateral, la disautonomía y la rápida evolución de la enfermedad eran índices tempranos de su posterior progresión a la insuficiencia respiratoria.[13] Dado que la capacidad vital puede ser difícil de obtener en un servicio de urgencias muy concurrido, el recuento con una sola respiración (RSR) junto con la gasometría arterial (GSA) pueden ayudar a determinar la necesidad de intubación. Para realizar un RSR, el paciente realiza una inspiración máxima y luego cuenta con un volumen de habla normal; lo habitual es que cuente por encima de 40. Es poco probable que quienes consiguen un RSR superior a 7 necesiten ventilación mecánica, según los resultados de un estudio de cohortes prospectivo de 96 pacientes.[14] Mientras que se recomienda la intubación precoz para los pacientes con SGB dada su evolución rápidamente progresiva, ante otras causas neuromusculares de insuficiencia respiratoria se puede probar inicialmente la ventilación no invasiva.[15,16] En un pequeño estudio de cohortes prospectivo de 17 pacientes se señaló que la ventilación no invasiva evitó la intubación endotraqueal en el 79% de los pacientes con causas de insuficiencia respiratoria neuromuscular no relacionadas con el SGB.[17]

Referencias

1. Barin K, Dodson E. Dizziness in the elderly. *Otolaryngol Clin North Am*. 2011;44(2):437-454.

2. Chapman L, Miller S. Periodic paralysis: an unusual presentation of thyrotoxicosis. *Acute Med*. 2011;10(4):200-202.

3. Nemec M, Koller MT, Nickel CH, et al. Patients presenting to the emergency department with non-specific complaints: the Basel Non-specific Complaints (BANC) study. *Acad Emerg Med*. 2010;17(3):284-292.

4. Bhalla MC, Wilber ST, Stiffler KA, Ondrejka JE, Gerson LW. Weakness and fatigue in older ED patients in the United States. *Am J Emerg Med*. 2014;32(11):1395-1398.

5. Rutschmann OT, Chevalley T, Zumwald C, Luthy C, Vermeulen B, Sarasin F. Pitfalls in the emergency department triage of frail elderly patients without specific complaints. *Swiss Med Wkly*. 2005;135(9-10):145-150.

6. Gupta M, Tabas JA, Kohn MA. Presenting complaint among patients with myocardial infarction who present to an urban, public hospital emergency department. *Ann Emerg Med*. 2002;40(2):180-186.

7. Alexander KP, Newby L, Cannon CP, et al. Acute coronary care in the elderly, part I. *Circulation*. 2007;115(19):2549-2569.

8. Brady WJ, Ferguson JD, Ullman EA, Perron A. Myocarditis: emergency department recognition and management. *Emerg Med Clin North Am*. 2004;22(4):865-885.

9. Kamel H, Dhaliwal G, Navi BB, et al. A randomized trial of hypothesis-driven vs screening neurologic examination. *Neurology*. 2011;77(14):1395-1400.

10. Miller TM, Johnston SC. Should the Babinski sign be part of the routine neurologic examination? *Neurology*. 2005;65(8):1165-1168.

11. Anderson NE, Mason DF, Fink JN, Bergin PS, Charleston AJ, Gamble GD. Detection of focal cerebral hemisphere lesions using the neurological examination. *J Neurol Neurosurg Psychiatry*. 2005;76(4):545-549.

12. Ropper AH, Kehne SM. Guillain-Barré syndrome: management of respiratory failure. *Neurology*. 1985;35(11):1662-1665.

13. Lawn ND, Fletcher DD, Henderson RD, Wolter TD, Wijdicks EF. Anticipating mechanical ventilation in Guillain-Barré syndrome. *Arch Neurol*. 2001;58(6):893-898.

14. Kalita J, Kumar M, Misra UK. Serial single breath count is a reliable tool for monitoring respiratory functions in Guillain-Barré syndrome. *J Clin Neurosci*. 2020;72:50-56.

15. Bach JR. Noninvasive respiratory management of patients with neuromuscular disease. *Ann Rehabil Med*. 2007;41(4):519-538.

16. Wijdicks EF, Roy TK. BiPAP in early Guillain-Barré syndrome may fail. *Can J Neurol Sci*. 2006;33(1):105-106.

17. Servera E, Sancho J, Zafra MJ, Catalá A, Vergara P, Marín J. Alternatives to endotracheal intubation for patients with neuromuscular diseases. *Am J Phys Med Rehabil*. 2005;84(11):851-857.

Lecturas recomendadas

1. Chew WM, Birnbaumer DM. Evaluation of the elderly patient with weakness: an evidence based approach. *Emerg Med Clin North Am*. 1999;17(1):265-278.

2. Ginde AA, Espinola JA, Camargo CA Jr. Trends and disparities in U.S. emergency department visits for hypoglycemia, 1993–2005. *Diabetes Care*. 2008;31(3):511-513.

3. Glick TH, Workman TP, Gaufberg SV. Suspected conversion disorder: foreseeable risks and avoidable errors. *Acad Emerg Med*. 2000;7(11):1272-1277.

4. Goldstein LB, Simel DL. Is this patient having a stroke? *JAMA*. 2005;293(19):2391-2402.

5. Hellman M, Mosberg-Galili R, Steiner I. Myasthenia gravis in the elderly. *J Neurol Sci*. 2013;325(1-2):1-5.

6. Koita J, Riggio S, Jagoda A. The mental status examination in emergency practice. *Emerg Med Clin North Am*. 2010;28(3):439-451.

7. Lin YF, Wu CC, Pei D, et al. Diagnosing thyrotoxic periodic paralysis in the ED. *Am J Emerg Med*. 2003;21(4):339-342.

8. Peppin J, Shields C. Advances in diagnosis and management of hypokalemic and hyperkalemic emergencies. *Emerg Med Pract*. 2012;14(2):1-17.

Fundamentos de los estudios de neuroimagen

Charles R. Wira III

Alex Janke

Con el transcurso del tiempo, en la medicina de urgencias ha aumentado el acceso a las modalidades de obtención de imágenes, como la tomografía computarizada (TC) sin contraste, la angiografía por tomografía computarizada (ATC) y la perfusión por tomografía computarizada (PTC), así como la resonancia magnética (RM). Las neuroimágenes de urgencia se centran, por lo general, en la detección de anomalías estructurales (p. ej., hemorragia intracraneal [HIC], fractura de la columna cervical). En fechas recientes también se dispone de neuroimágenes funcionales (como la PTC) para estudiar algunas afecciones de urgencia. Los médicos de urgencias deben estar familiarizados con el número cada vez mayor de modalidades de imagen disponibles para poder seleccionar la más adecuada para las urgencias neurológicas, también con un abordaje de la interpretación de las secuencias de imágenes.

Las modalidades de imagen disponibles de forma sistemática en la fase de atención hiperaguda son predominantemente la TC y la ATC. En algunos sistemas, la PTC y, con menor probabilidad, la RM pueden estar disponibles en las primeras 6 h de la atención. En este capítulo se revisan los métodos de obtención de neuroimágenes de uso habitual en las situaciones de urgencia, con énfasis principalmente en las cerebrales, más que en las de la médula espinal, sobre todo en las utilizadas para estudiar los diferentes subtipos de accidentes cerebrovasculares (ACV).

FUNDAMENTOS DE LAS NEUROIMÁGENES

Tomografía computarizada

Con el tiempo, la TC ha pasado de ser una modalidad «orientada al corte» a una «orientada al órgano». La TC helicoidal, también conocida como *TC en espiral,* tiene varias ventajas sobre las técnicas más antiguas, como la eliminación del retraso entre las tomas, su capacidad para obtener imágenes superpuestas sin solapar las tomas y tener una densidad de muestreo más uniforme.

Los tomógrafos se diferencian por el número de tubos y detectores, por los que se clasifican como de fuente única o doble, así como por el número de cortes que se pueden obtener por rotación. Actualmente, en muchos centros se utilizan tomógrafos de 64 cortes por rotación, que logran adquisiciones axiales convencionales y helicoidales con rangos de colimación de 1-32 mm y de 16-32 mm, respectivamente. En aplicaciones de más alto nivel, la TC puede generar hasta 320 cortes por rotación, lo que podría cubrir una longitud de columna de hasta 16 cm de un paciente durante una rotación de la grúa (p. ej., en la TC cardíaca). Las diferentes gradaciones de densidad de tejidos y sustancias se adquieren a través de imágenes de TC, representadas por la escala de densidad de TC en unidades Hounsfield (HU), que va de -1000 para el aire hasta +1000 para el hueso, donde 0 representa la densidad del agua. El límite superior de la escala puede diferenciarse aún más (hasta 4000 UH) para la densidad ósea e incluso para diferentes tipos de metales.

Cuando se toma una imagen, la grúa de la TC, un marco giratorio circular, rota alrededor del paciente. Dentro de la grúa se monta un tubo de rayos X en un lado y un detector en el opuesto. La grúa gira alrededor de un punto central llamado *isocentro*. Esto genera datos brutos que representan la señal de rayos X digitalizada captada por el detector. La resolución del contraste permite distinguir entre diferentes densidades y puede generar bordes nítidos entre pequeños objetos heterogéneamente densos. El procesamiento de las imágenes utiliza píxeles y vóxeles. Los *píxeles* son elementos bidimensionales que se usan para generar imágenes en una pantalla. Los *vóxeles* son representaciones volumétricas tridimensionales derivadas de los píxeles. Los píxeles son los bloques de construcción de una matriz de imagen. El *promedio del volumen* describe la situación en la que diferentes objetos se representan en el mismo vóxel, llenando así solo parcialmente un vóxel. Se crean imágenes reformateadas a partir de las imágenes axiales y se organizan los datos en otros planos (coronal, sagital). Los *algoritmos de reconstrucción* son técnicas matemáticas de procesamiento volumétrico que sirven para generar vistas multidimensionales. En la actualidad, hay una multitud de *software* disponibles para generar imágenes de reconstrucción tridimensional para diferentes afecciones en todo el espectro de la atención clínica (diagnóstico, planificación quirúrgica).

En la ATC se utilizan medios de contraste yodados intravenosos (i.v.) para visualizar los vasos sanguíneos. Cabe destacar que, debido a que los medios de contraste están formados por moléculas pequeñas y altamente difusibles, también proveen una mejor resolución interpretativa de ciertos órganos con alta perfusión. Por ejemplo, en el ámbito no neurológico, el hígado, el bazo y los riñones muestran un realce del contraste, lo que mejora la sensibilidad de la TC para descartar lesiones traumáticas o enfermedades.

La *angiografía* implica la inyección rápida de un medio de contraste con dispositivos mecánicos y protocolos estandarizados multifásicos. Los medios de contraste se desplazan desde las cavidades cardíacas derechas a través de los pulmones hacia las cavidades izquierdas, y luego se distribuyen por las arterias centrales antes de ingresar en diferentes lechos vasculares y órganos. La atenuación resultante en los vasos se ve afectada por la velocidad de inyección del medio de contraste y su duración, el gasto cardíaco, el voltaje del tubo y el retorno venoso. Por lo tanto, el momento en el que se obtiene la imagen en relación con la inyección del medio de contraste es crítico y varía de un paciente a otro. Uno de los requisitos mínimos para las aplicaciones de la ATC más avanzadas es tener un tomógrafo de 64 cortes. Algunas aplicaciones, como la ATC coronaria, se optimizan aún más con los tomógrafo de más cortes.

La ATC evolucionó recientemente y puede clasificarse por su modo de detección: monofásico y multifásico. La ATC multifásica genera imágenes angiográficas en tres fases distintas tras la inyección del medio de contraste: arterial máxima, venosa máxima y venosa tardía. La ATC monofásica habitual solo obtiene imágenes en la fase arterial y da información menos precisa sobre el llenado arterial pial colateral.

La PTC proporciona una imagen funcional de la penumbra isquémica, que diferencia la región central no salvable de la salvable. El flujo sanguíneo del tejido cerebral puede describirse mediante diversas variables, como el flujo sanguíneo cerebral (FSC), el volumen sanguíneo cerebral (VSC) y su tiempo medio de tránsito (TMT) (**tabla 5-1**). En la actualidad, una versión muy extendida del procesamiento automático de la PTC mediante inteligencia artificial (IA) es la RAPID AI.[1] Esta proporciona una rápida interpretación cuantitativa automatizada de la PTC, y fue el programa informático utilizado en los estudios de trombectomía de ventana extendida.[2] La RAPID AI se utiliza después de una ATC inicial. Se administra un segundo bolo de medio de contraste de menor volumen (~40 mL) mientras se obtienen múltiples TC secuenciales (desde la base del cráneo hasta su vértice) para capturar todo el paso del contraste (desde la entrada arterial hasta la salida venosa). Los datos de los píxeles son interpretados por el programa RAPID, que genera mapas de perfusión a partir de VSC, TMT, tiempo hasta la concentración máxima y FSC. La visualización final genera una imagen (**fig. 5-1**) con un núcleo no salvable (mL) y un volumen de penumbra de hipoperfusión (mL) susceptible de intervenciones de reperfusión. Se emplean los umbrales objetivo de los volúmenes del núcleo y de inequivalencia para estimar el beneficio de la trombectomía en la ventana extendida de presentación del ACV (*véase* la tabla 5-1).

Resonancia magnética

La RM, con sus múltiples opciones de secuenciación, es una alternativa a la TC sin radiaciones ionizantes. Tiene varias aplicaciones en la fase hiperaguda de la atención sanitaria. La RM puede utilizarse para confirmar el inicio de un ACV isquémico en fase hiperaguda. Proporciona información sobre el inicio del ACV; permite obtener imágenes arteriales y venosas, e identificar hemorragias que pueden no visualizarse en la TC; y también se usa para evaluar la causa y la gravedad de las lesiones o síndromes medulares en los pacientes con fracturas o déficits neurológicos de nueva aparición.

TABLA 5-1	Definiciones clave de la PTC y criterios de inclusión de penumbra para los estudios clínicos DAWN y DEFUSE 3 con ventana extendida[2,17]

Definiciones clave:

* *Irrigación sanguínea cerebral:* volumen de sangre que fluye a través de una región de volumen seleccionado del cerebro por unidad de tiempo (mililitros de sangre por 100 g de tejido cerebral por minuto).
* *Tiempo medio de tránsito:* el tiempo medio de tránsito de la sangre a través de una región cerebral seleccionada (medido en segundos).
* *Tiempo hasta el máximo (Tmáx):* muestra la gravedad en los retrasos del tiempo de llegada del medio de contraste. Un Tmáx > 6 s es el umbral que define el volumen de la penumbra. El Tmáx incluye ACV antiguos, por lo que la comparación con la TC sin contraste es obligatoria.
* *Núcleo:* infarto no salvable representado por un FSC < 30%.
* *Penumbra:* tejido hipoperfundido potencialmente salvable con riesgo de progresión a infarto irreversible. Es la zona objetivo de los tratamientos de reperfusión. Está representado por la diferencia entre el volumen total del cerebro infartado menos el volumen del núcleo. Típicamente definido por el volumen de Tmáx > 6 s.
* *Volumen de desequilibrio de la penumbra:* el volumen total de hipoperfusión menos el volumen central. Es un tejido cerebral potencialmente salvable con intervenciones de reperfusión.

Criterios de tratamiento para los estudios de trombectomía de ventana extendida:

Estudio DEFUSE 3 (espacio temporal de 6-16 h)
* Núcleo de isquemia < 70 mL
* Relación entre el volumen del tejido isquémico y el volumen inicial del infarto ≥ 1.8
* Volumen absoluto de isquemia potencialmente reversible ≥ 15mL

Estudio DAWN (espacio temporal de 6-24 h)
* Grupo A: edad ≥ 80 años, NIHSS ≥ 10, volumen del infarto < 21 mL
* Grupo B: edad < 80 años, NIHSS ≥ 10, volumen del infarto < 31 mL
* Grupo C: edad < 80 años, NIHSS ≥ 20, volumen del infarto de 31 a < 51 mL

NIHSS: Escala de accidente cerebrovascular de los National Institutes of Health; TC: tomografía computarizada.

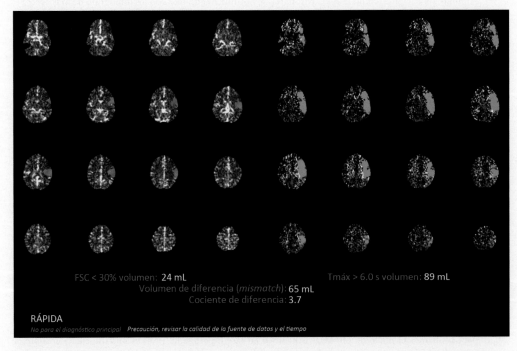

FSC < 30% volumen: **24 mL**   Tmáx > 6.0 s volumen: **89 mL**
Volumen de diferencia (*mismatch*): **65 mL**
Cociente de diferencia: **3.7**

RÁPIDA
No para el diagnóstico principal   Precaución, revisar la calidad de la fuente de datos y el tiempo

Figura 5-1. Muestra de un mapa de perfusión rápida. El color *rosa* indica el núcleo no salvable (24 mL) de la penumbra. El *verde* indica el tejido isquémico (89 mL). El volumen de diferencia (65 mL) es la zona potencialmente salvable: la penumbra.

Los principales componentes de una RM son un imán superconductor y las bobinas de gradiente y de radiofrecuencia. El imán superconductor oscila entre un rango de miliTesla a 7 Tesla, mientras que la mayoría de las resonancias magnéticas convencionales oscilan entre 1.5 y 3 Tesla. Esto define el tiempo de la secuencia y la resolución de las imágenes. En algunos equipos, el imán superconductor puede estar refrigerado hasta casi el cero absoluto con helio líquido y montado con un espacio hueco para acomodar al paciente. Se utilizan las bobinas de gradiente para proveer variaciones intencionadas del campo magnético en los planos «x», «y» y «z». Las bobinas de radiofrecuencia emiten ondas electromagnéticas de baja energía que envían una señal y reciben otra de retorno.

Los principios de la mecánica cuántica, concretamente la propiedad atómica del momento de espín nuclear angular, subyacen a la cinética de la RM. A diferencia de algunas modalidades de TC que se centran en los electrones, la RM lo hace en los protones. Esencialmente, los protones de los átomos de hidrógeno, presentes en el agua corporal total de un sujeto sometido a RM, se ven afectados por la aplicación de un fuerte campo magnético externo. Sin un imán, los protones presentan una alineación aleatoria. Con la aplicación del campo magnético, las modificaciones del espín angular provocan una alineación con él. En esta interacción magnético-nuclear, los núcleos de hidrógeno pueden alinearse de forma paralela o perpendicular al campo magnético, dependiendo de un estado de baja o alta energía. Se trata de un suceso reversible, modificable y medible. El término que describe el cambio de orientación del eje de rotación del núcleo giratorio es el de *precesión*.

La fracción de protones alineados con el campo magnético puede verse afectada por otras fuerzas modificables, a saber, las secuencias de pulsos de energía de radiofrecuencia. La aplicación de un pulso de radiofrecuencia puede alterar el desplazamiento magnético neto de los protones. Al cesar la radiofrecuencia, se producen fases de relajación y los protones emiten ondas de eco que pueden medirse. La constante de tiempo *T1* se refiere al tiempo de relajación longitudinal por el eje del campo magnético, y también se conoce como *tiempo de relajación de la red de espín*. Es la constante de tiempo por la que los espines anatómicos se alinean con el campo magnético. La constante de tiempo *T2* se refiere al tiempo de relajación transversal perpendicular al campo magnético, y también se conoce como *tiempo de relajación de un espín a otro*. Es la constante de tiempo para la pérdida de coherencia de fase entre los espines posicionados en un ángulo respecto del campo magnético por sus interacciones. Así, se pueden determinar tres propiedades distintas de los materiales mediante la RM: la concentración de protones, el T1 y el T2. La utilización de secuencias de pulsos de radiofrecuencia permite destacar una propiedad sobre otra, y diferenciar el contraste entre los distintos tejidos en función de la secuencia de pulsos utilizada.

Muchas secuencias de imágenes diferentes se derivan de las modulaciones de los tiempos de relajación T1 y T2. Las imágenes ponderadas en T1 ofrecen la representación más anatómica de los planos tisulares. La grasa alinea rápidamente su magnetización longitudinal y se muestra brillante en las secuencias de imágenes. El agua se alinea a un ritmo más lento, por lo que tiene un aspecto oscuro en las secuencias. Esta secuencia permite diferenciar entre las sustancias gris y blanca del sistema nervioso central (SNC). Las imágenes ponderadas en T2 se alteran con los cambios estructurales o metabólicos de un tejido, lo que permite identificar sus cambios patológicos. Las intensidades de señal predominantes de los diferentes tejidos están influidas por el agua y la grasa, que tienen una alta intensidad de señal. Las imágenes ponderadas por difusión (IPD) representan secuencias que detectan la difusión libre de agua y T2. En un ACV isquémico, las anomalías de la señal pueden observarse varios minutos después del inicio, debido a la inflamación del parénquima cerebral isquémico que impide que el agua se difunda libremente desde el espacio extracelular al intracelular. Las secuencias de recuperación de inversión de la atenuación de fluidos (FLAIR, *fluid-attenuated inversion recovery*) son fundamentalmente de T2 con sustracción del líquido cefalorraquídeo (LCR). Son de utilidad para evaluar muchos trastornos del SNC, incluidos los ACV y la hemorragia subaracnoidea. También permiten identificar enfermedades leptomeníngeas. Los mapas del coeficiente de difusión aparente (ADC, *apparent diffusion coefficient*) son imágenes que representan los valores reales de difusión del agua en el tejido sin efectos de T2. Las imágenes ponderadas por susceptibilidad (SWI, *susceptibility-weighted imaging*) son una secuencia particularmente eficiente para la identificación de compuestos que distorsionan el campo magnético (como desoxihemoglobina, ferritina, hemosiderina), lo que las hace sensibles para detectar hemorragias. El realce del contraste con gadolinio aumenta la señal de T1, y las áreas afectadas pueden mostrar un aumento en la acumulación del medio de contraste. Para las secuencias T1 y T2 se suprime la grasa, lo que puede eliminar la alta intensidad de su señal, permitiendo la visualización de una alteración subyacente (p. ej., un trombo intramural de una disección craneocervical). Por último, las secuencias sensibles al flujo incluyen la ARM, la venografía por RM (VRM) y la cine-RM, utilizada para determinar el flujo del LCR y la perfusión. El aumento del contraste con gadolinio mejora la precisión diagnóstica de la ARM y la VRM con respecto a las secuencias de imágenes de «tiempo de propagación» sin contraste.

OBJETIVOS DE LAS NEUROIMÁGENES

En la fase de urgencia de la atención sanitaria, hay una amplia variedad de cuadros clínicos que merecen considerar el uso de neuroimágenes. Para algunos cuadro clínicos, incluidos, entre otros, los traumatismos craneoencefálicos pediátricos y los de adultos con posibles lesiones de la columna cervical, hay reglas de decisión que guían la utilización de las neuroimágenes de más alto nivel (**tabla 5-2**).

Tomografía computarizada sin contraste

La TC de cráneo sin contraste es la modalidad de obtención de imágenes preliminar y más prevalentemente utilizada en la evaluación inicial del ACV isquémico y hemorrágico, así como de las lesiones cerebrales traumáticas. Los candidatos con sospecha de ACV isquémico suelen someterse a una TC de cráneo sin contraste para descartar una hemorragia antes del tratamiento con el activador tisular del plasminógeno (t-PA, *tissue plasminogen activator*). Sin embargo, la TC sin contraste brinda una gran cantidad de información adicional en la fase aguda antes de que aparezcan las manifestaciones de un ACV isquémico. Permite diferenciar los cambios agudos (la pérdida de diferenciación gris/blanco, el borrado de cisuras) de los subagudos (la hipodensidad bien definida) y mostrar un signo de hiperdensidad que sugiere un trombo que causa oclusión de un vaso grande (OVG), así como definir el tamaño del área de infarto (**fig. 5-2**). Cabe destacar que el *espaciado*, o *mapeo de grados de gris*, es el proceso por el cual el brillo, el contraste y el componente de escala de grises de las imágenes pueden ser modificados para acentuar ciertas estructuras. La mayoría de las plataformas de visualización tienen un preajuste de «pinceladas» que permite resaltar la diferenciación entre las sustancias gris y blanca del cerebro, por ejemplo. También existe una secuencia «cerebral» preestablecida que permite identificar mejor las hemorragias intracraneales.

Para el ACV isquémico agudo, un método cuantitativo de muestra validado para estimar el tamaño de un núcleo de penumbra a partir de la TC sin contraste es la puntuación *Alberta Stroke Program Early CT Score* (ASPECTS).[3] ASPECTS es un sistema de calificación de TC sin contraste de 10 puntos con el que se evalúan los cambios isquémicos tempranos que indican un infarto y el edema citotóxico. En el territorio de la arteria cerebral media, se evalúan siete territorios corticales y tres subcorticales para detectar cambios isquémicos (**fig. 5-3**). Una puntuación de 10 refleja una exploración normal, sin cambios isquémicos tempranos. Las puntuaciones pueden estratificarse en tres grupos: infartos de pequeño volumen (ASPECTS 8-10), infartos de gran volumen (ASPECTS ≤ 7) e infartos de un muy alto volumen (ASPECTS ≤ 5). Una puntuación ≥ 8 se correlaciona con mejores resultados clínicos tras las terapias de reperfusión. Una puntuación ≥ 6 fue un criterio de selección para identificar a los pacientes con ACV con OVG candidatos para la trombectomía endovascular dentro de las 6 h siguientes a su inicio. Por el contrario, las

TABLA 5-2	Criterios para la toma de decisiones sobre la necesidad de estudios de imagen avanzados	
Regla de decisión clínica	**Propósito**	**Población prevista**
NEXUS	Dar el visto bueno clínico a los pacientes con fracturas de columna cervical o lesiones medulares sin necesidad de estudios de imágenes	Pacientes adultos
Regla canadiense de la columna vertebral	Dar el visto bueno clínico a los pacientes con fracturas de columna cervical o lesiones medulares sin necesidad de estudios de imágenes	Pacientes adultos menores de 65 años
Norma canadiense sobre las lesiones en la cabeza	Dar el visto bueno clínico a los pacientes con traumatismos craneoencefálicos sin necesidad de recurrir a estudios de imágenes	Pacientes mayores de 15 años
Algoritmo PECARN de lesión cefálica/traumatismos pediátricos	Predecir la necesidad de estudios de imágenes cerebrales después de un traumatismo craneal pediátrico	Pacientes pediátricos
Regla de evaluación de la cefalea por hemorragia subaracnoidea de Ottawa	Predice la necesidad de estudios de imágenes cerebrales y otras pruebas diagnósticas para descartar una hemorragia subaracnoidea espontánea	Pacientes mayores de 14 años

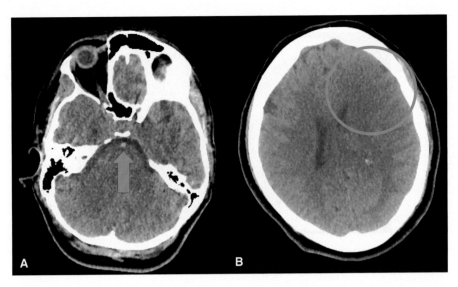

Figura 5-2. A. Signo de la arteria basilar hiperdensa. **B.** Pérdida de la diferenciación gris/blanco en la región frontal izquierda, con su conservación en el lado derecho delineada por *flechas*.

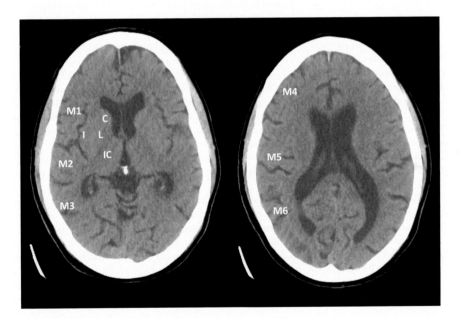

Figura 5-3. Regiones de puntuación ASPECTS. C: caudado; I: cinta insular; IC: cápsula interna; L: núcleo lentiforme; M: territorios de la arteria cerebral media a niveles cortical (M1-M3) y supracortical (M4-M6).

puntuaciones bajas de ASPECTS corresponden con un mayor riesgo de desarrollar un síndrome maligno de la arteria cerebral media por edema secundario, lo que podría hacer necesaria una craneotomía. La TC sin contraste también puede utilizarse en las fases posteriores de los síndromes de ACV para identificar las complicaciones secundarias de los ADV de gran extensión, incluyendo, pero sin limitarse a, la transformación hemorrágica, el edema cerebral, el efecto de masa y los síndromes de herniación. En las investigaciones futuras se podrán identificar y validar métodos automatizados para calcular la ASPECTS, así como para identificar otros hallazgos en el cuadro agudo (signos de vasos hiperdensos).

La TC sin contraste de la cabeza también es la principal modalidad de imagen utilizada para identificar las HIC subaracnoideas y traumáticas. Permite diferenciar los tipos de hematomas (subdural y epidural, hemorragia subaracnoidea traumática) y el tiempo de evolución de algunas hemorragias traumáticas.

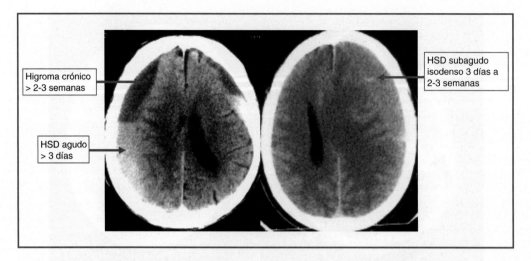

Higroma crónico
> 2-3 semanas

HSD agudo
> 3 días

HSD subagudo
isodenso 3 días a
2-3 semanas

Figura 5-4. Diferentes densidades de la sangre en los hematomas subdurales (HSD).

Cabe destacar que la sangre tiene una densidad de Hounsfield diferente según el tiempo de evolución del hematoma. Por ejemplo, en un hematoma subdural en la fase aguda (< 3 días), la sangre es hiperdensa, en la fase subaguda (3 días a 2-3 semanas) es isodensa y en la crónica(> 2-3 semanas) es hipodensa por la resorción de hemosiderina, que da lugar a un higroma subdural (**fig. 5-4**).

En la HIC espontánea, la TC de cráneo sin contraste permite precisar el tamaño y la localización de un hematoma agudo, así como identificar complicaciones secundarias, como la extensión intraventricular, el desplazamiento de la línea media por efecto de masa o los síndromes de herniación por la elevación de la presión intracraneal (PIC). La TC sin contraste permite identificar la causa de la HIC; por ejemplo, la de una metástasis hemorrágica por cáncer o de una hemorragia hipertensiva. El tamaño del hematoma intracraneal se correlaciona con los resultados clínicos y puede calcularse utilizando la fórmula ABC/2,[4] donde A es la longitud máxima del hematoma en centímetros, B es la longitud (cm) perpendicular a A en el mismo corte y C puede ser el número de cortes visualizados con hematoma multiplicado por el grosor del corte. C también puede estimarse mediante reformateos coronales que determinan la distancia más larga en centímetros desde la parte superior del hematoma hasta la inferior. Los hematomas de más de 30 mL (o cm³) se correlacionan con una discapacidad moderada, mientras que los > 60 mL conllevan una mayor tasa de mortalidad.

Las hemorragias subaracnoideas traumáticas suelen identificarse mediante la TC de cráneo sin contraste con una sensibilidad bastante buena en los pacientes que se presentan dentro de la hora siguiente al traumatismo. La hemorragia subaracnoidea espontánea, en el 85% de los casos debida a la rotura de aneurismas cerebrales, también se evalúa inicialmente mediante TC sin contraste. En la TC dentro de la fase aguda del cuadro clínico, se visualiza sangre de alta densidad en las circunvoluciones, cisternas y cisuras. Puede haber una hemorragia intraventricular asociada e hidrocefalia secundaria por la acumulación de sangre en regiones como el acueducto de Silvio. Es necesario volver a obtener imágenes si el paciente sufre un deterioro clínico, porque puede producirse una nueva hemorragia, que se correlaciona con peores resultados. En las fases posteriores del cuadro clínico de la hemorragia subaracnoidea por aneurisma, pueden observarse cambios isquémicos en el parénquima cerebral por el vasoespasmo arterial, lo que provoca ACV isquémicos secundarios.

La sensibilidad de la TC para descartar una hemorragia subaracnoidea ha mejorado con los tomógrafos actuales, pero disminuye con el tiempo, a medida que la sangre se vuelve más isodensa. La sensibilidad para descartar una hemorragia subaracnoidea se aproxima al 100% dentro de las primeras 6 h posteriores al inicio de la cefalea, mientras que después la sensibilidad es del 89%.[5]

Angiografía por tomografía computarizada

En esta era de la trombectomía endovascular, la ATC tiene un papel primordial en la identificación de los subtipos de ACV por OVG, y también se utiliza para identificar otras entidades como disecciones o aneurismas cerebrales. Además, permite identificar los ACV resultantes de disecciones aórticas e identificar a los pacientes con ataque isquémico transitorio (AIT) con alto riesgo de sufrir un ACV en un plazo de 72 h (es decir, la identificación de una trombosis de coágulo parcial u otra lesión crítica). En el caso del ACV isquémico, se utiliza ampliamente la ATC en todos los niveles de centros especializados en ACV para evaluar los coágulos potencialmente susceptibles de trombectomía endovascular. Para identificar las lesiones de los vasos principales más proximales que son causa de un ACV, las secuencias de imágenes más completas incluyen aquellas desde la aorta hasta el polígono de Willis, lo que permite visualizar toda la circulación anterior (carótida) y posterior (vertebrobasilar). Los centros más pequeños, o las unidades móviles de atención especializada (UME) de ACV, pueden tener capacidad para realizar una sola ATC cerebral, que a efectos del tratamiento de la trombectomía será aceptable y permitirá identificar las principales lesiones causales de la OVG susceptibles de intervención por trombectomía. Sin embargo, para algunos intervencionistas, la visualización de toda la circulación aórtica, carotídea y vertebral puede optimizar la planificación previa al procedimiento.

Se puede identificar una OVG en las arterias carótidas internas, la arteria cerebral anterior, los territorios de la arteria cerebral media (M1, M2, M3), las arterias vertebrales, la arteria basilar y las arterias cerebrales posteriores. Las oclusiones que más se prestan al retiro de la endoprótesis para extracción del trombo son las de la arteria carótida interna distal, el segmento M1 proximal de la arteria cerebral media, los segmentos M2 medios de la arteria cerebral media o la arteria basilar. También se pueden intervenir las lesiones proximales de la arteria cerebral anterior. Según algunos informes, se intentó tratar lesiones en el territorio más distal de la arteria cerebral media (M3), pero con la tecnología actual estas no son accesibles con dispositivos de extracción por endoprótesis. La ATC también permite dilucidar las características del coágulo, como su longitud, y diferenciar entre oclusiones completas y parciales de los vasos sanguíneos.

La tecnología de ATC ha evolucionado en fechas recientes. La forma monofásica permite evaluar el flujo del medio de contraste en la fase arterial máxima para identificar oclusiones arteriales, pero quizás no sea lo suficientemente precisa para evaluar el flujo colateral. La ATC de doble fase permite evaluar el flujo venoso, pero no distingue entre el precoz y el tardío, por lo que también tiene una menor precisión. La versión multifásica es una técnica en evolución que se utiliza para evaluar el flujo colateral en la zona de una OVG y para informar sobre la toma de decisiones clínicas y el pronóstico de los procedimientos de intervención. Permite diferenciar mejor entre el llenado colateral precoz y el tardío al proporcionar imágenes angiográficas en tres fases distintas: arterial y venosa máximas y venosa máxima tardía.

La ATC también puede utilizarse en la evaluación de las hemorragias intracerebral y subaracnoidea por aneurisma. En el caso de la HIC, hasta el 30% de los pacientes pueden sufrir una expansión del hematoma en las primeras 6 h. Hay características clínicas que ponen a los pacientes en riesgo de expansión del hematoma e incluyen el uso de anticoagulantes y la hipertensión en la fase aguda del cuadro clínico. Asimismo, la estratificación del riesgo radiográfico puede realizarse por ATC. Un «signo de la mancha» por extravasación del medio de contraste en el hematoma se correlaciona con un mayor riesgo de aumento de volumen y resultados desfavorables.[6] Desde el punto de vista del diagnóstico, la ATC también permite identificar la causa de una HIC, como con las malformaciones arteriovenosas.

En la hemorragia subaracnoidea no traumática, entre el 80 y 85% es secundario a la rotura de aneurismas. La ATC es bastante sensible y específica para identificar aneurismas cerebrales de más de 3 mm y debería realizarse en todos los pacientes con una hemorragia subaracnoidea espontánea confirmada en una TC de cráneo sin contraste. La ATC también permite identificar características específicas de los aneurismas individuales, o las de la pared del vaso, que sugieren un mayor riesgo de rotura. En algunos ámbitos, para los pacientes que presentan cefaleas de inicio agudo con TC iniciales de cráneo sin contraste normales, se plantea la ATC como la siguiente prueba por realizar en lugar de una punción lumbar.

En el contexto de un traumatismo, el uso más frecuente de la ATC es en la evaluación de disecciones cerebrovasculares traumáticas, lo que se hace de forma sistemática para las fracturas de la columna cervical, donde las arterias vertebrales pueden haber sido lesionadas de forma secundaria por una fractura adyacente. Además, pueden producirse disecciones cerebrovasculares con un traumatismo directo en el cuello o en las lesiones por estrangulamiento sobre las arterias carótidas primitivas. También pueden producirse anatómicamente donde los vasos penetran en la duramadre y son más susceptibles a las fuerzas de cizallamiento.

Perfusión por tomografía computarizada

La PTC se ha convertido en la modalidad de imagen más utilizada para evaluar la penumbra isquémica. Las plataformas modernas tienen la capacidad de cuantificar el volumen del núcleo (destinado al infarto) y el tejido isquémico (el tejido infartado más la isquemia reversible). La imagen de penumbra de la PTC se ha convertido en un criterio de selección de pacientes para la trombectomía endovascular en la ventana extendida (*véase* la tabla-5-2).

Resonancia magnética

Muchas de las modalidades de secuencia disponibles en la RM pueden aportar una gran cantidad de información en el contexto del ACV isquémico agudo. Entre las principales secuencias de imagen que

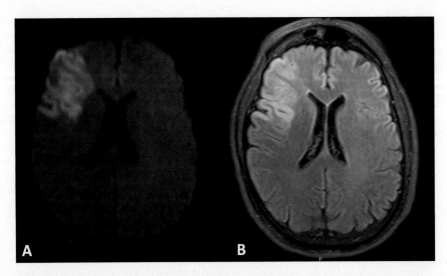

Figura 5-5. Anomalías de la señal del ACV en la RM. A. Restricción de la difusión en la región frontal derecha. **B.** Anomalías correspondientes de la señal FLAIR en la misma región.

suscitan mayor interés se encuentran las IPD, en las que se puede observar una restricción de la difusión índice de isquemia cerebral a los pocos minutos de iniciarse el ACV (**fig. 5-5**). Esto podría ser útil para distinguir a un simulador del ACV, como una migraña complicada, una parálisis de Todd o una reacción de conversión, de una isquemia cerebral real, lo que podría influir en las decisiones de tratamiento en casos particulares en los que se puede acceder rápidamente a la RM. En las secuencias de imágenes FLAIR también se observa una anomalía de la señal en el ACV isquémico agudo, pero los hallazgos se retrasan hasta 4.5 h después de su inicio (*véase* la fig. 5-5). Por lo tanto, la RM puede servir de «testigo» de cuándo ocurrió el inicio del ACV. Algunos investigadores informaron del uso de cocientes de diferencia (*mismatch*) cualitativos y cuantitativos de la difusión/FLAIR para identificar a los candidatos para la trombólisis cuando el paciente, su representante o los profesionales sanitarios desconocen cuándo fue el inicio del ACV (ACV al despertar). Las investigaciones preliminares de seguridad mostraron resultados positivos del tratamiento trombolítico en el entorno de los ACV al despertar con respecto a las bajas tasas de HIC sintomática relacionadas con la reperfusión y el t-PA.

Otras secuencias de imagen que ofrecen información útil en la evaluación de los pacientes con ACV isquémico son la SWI, que es más precisa que la TC sin contraste para identificar pequeñas hemorragias intracraneales, incluyendo la muy rara aparición de pequeños hematomas subdurales y hemorragias petequiales. Además, las SWI permiten identificar pequeñas microhemorragias puntiformes subagudas o crónicas. Las directrices actuales no recomiendan el uso de las SWI en lugar de la TC sin contraste para determinar la elegibilidad para el t-PA, ya que este tipo de hemorragias son muy raras. Además, el t-PA no suele estar contraindicado en los pacientes con microhemorragias parenquimatosas según la RM.

Las IPD pueden utilizarse en la RM, incluidos los mapas de perfusión cualitativos y otras plataformas de imágenes cuantitativas, para centros selectos que tengan acceso a la RM en la fase hiperaguda. La ARM puede utilizarse en lugar de la ATC en los pacientes con contraindicaciones para el medio de contraste yodado (anafilaxia). Cabe destacar que, debido a la mayor duración de la adquisición de imágenes, a menudo se realiza una ARM de la cabeza, en lugar de una de cabeza y cuello, en busca de una lesión causal susceptible de ser tratada con un dispositivo de endoprótesis para la extracción. En muy raras ocasiones, ciertos pacientes, como los que están bajo diálisis por una enfermedad renal crónica, presentan una reacción adversa al medio de contraste de gadolinio que causa una fibrosis sistémica nefrógena. Se trata de una dermopatía parecida a la esclerodermia, pero que también puede afectar a otros órganos internos como el corazón y los pulmones. En muchas instituciones, el uso de gadolinio está contraindicado en los pacientes con enfermedad renal grave. Las secuencias de imagen también pueden diferir en función del tiempo de evolución del ACV (**tabla 5-3**). Los mapas de ADC pueden emitir una señal diferente dependiendo de lo agudo o crónico que sea el núcleo del infarto. En las fases tempranas y tardías de un ACV, el mapeo del ADC genera una intensidad de señal baja. En los ACV crónicos produce una señal de alta intensidad. Esto puede ser útil en la evaluación de pacientes con ACV anteriores que presentan nuevos síntomas.

También pueden realizarse otras secuencias de RM, como la ARM, la VRM y la cine-RM, para medir el flujo cerebroespinal. La ARM es un estudio más prolongado y, por lo general, solo se hacen

TABLA 5-3	Hallazgos clave de la RM para el ACV isquémico a lo largo del tiempo		
	Fase hiperaguda (0-6 h)	**Fase aguda (24 h a 1 semana)**	**Fase crónica (> 3 semanas)**
IPD	Alta intensidad de la señal	Alta intensidad de la señal	Intensidad variable de la señal
FLAIR	Baja intensidad de la señal hasta 4.5 h después del inicio del ACV	Alta intensidad de la señal	Baja intensidad de la señal
Mapas del ADC	Baja intensidad de la señal	Baja intensidad de la señal	Alta intensidad de la señal

ADC: coeficiente de difusión aparente; FLAIR: recuperación de inversión de atenuación de fluidos; IPD: imágenes ponderadas por difusión; RM: resonancia magnética.

secuencias de imágenes de los vasos intracraneales en lugar de secuencias que van desde el arco aórtico hasta el polígono de Willis. La ARM tiene una sensibilidad del 87-99% para descartar disecciones carotídeas.[7] Sin embargo, la sensibilidad para los vasos de menor diámetro luminal (las disecciones de las arterias vertebrales) es tan baja como del 60%, en comparación con la ATC, con sensibilidades del 74-100%. La VRM puede utilizarse para identificar trombosis venosas del seno cerebral no identificadas en la RM convencional sin contraste. La RM convencional tiene una sensibilidad del 70% porque las secuencias de T1 y T2 pueden ver una densidad de señal de flujo alterado o nulo en el sistema venoso. Otras secuencias de SWI pueden revelar pequeñas hemorragias parenquimatosas resultantes de la hipertensión venosa. La VRM tiene mayor precisión y revelará los defectos de flujo. Las secuencias de videograbación del LCR son de imágenes que permiten identificar y localizar el flujo alterado del LCR en los casos de hidrocefalia por causas intrínsecas o estructurales.

En resumen, las ventajas de tener un acceso temprano a la RM en la fase hiperaguda de la atención sanitaria del ACV incluyen poder confirmar su presencia con IPD, obtener información sobre su tiempo de inicio por la disparidad de IPD/FLAIR, poder confirmar un cuadro clínico que simula un ACV, en casos raros identificar pequeñas hemorragias que pueden pasarse por alto en la TC, e identificar los vasos arteriales y venosos cuando esté indicado. Un inconveniente importante es que actualmente la RM no está disponible en la mayoría de los servicios de urgencias para la obtención de imágenes en la fase hiperaguda.

Fuera del ámbito del ACV, la RM tiene muchas aplicaciones en las que es superior a la TC. Algunos ejemplos son la evaluación más sensible y completa de los tumores cerebrales (**fig. 5-6**) o los datos característicos del aumento de señal en las imágenes ponderadas en T2 para el síndrome de encefalopatía

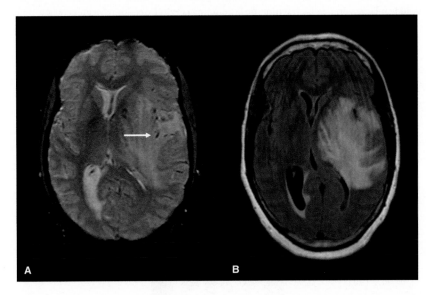

Figura 5-6. RM de un paciente con glioblastoma del lóbulo frontotemporal izquierdo. A. Secuencia de SWI que revela un efecto de masa y el área de microhemorragia (*flecha*). **B.** Secuencia FLAIR que revela el edema que contribuye al desplazamiento de la línea media por efecto de masa.

posterior reversible (SEPR). La RM también puede aportar información sobre las infecciones del SNC, ya que las IPD permiten identificar los abscesos cerebrales, el realce meníngeo anormal que se produce en la meningitis o las anomalías de la señal del lóbulo temporal que se observan en la encefalitis por herpes simple. Fuera del ámbito de la medicina de urgencias, la RM es superior a la TC para identificar las lesiones de la esclerosis múltiple, el estudio de ciertos síndromes epilépticos, la evaluación inicial de la demencia, el estudio de las parálisis de los nervios craneales y de las anomalías del conducto auditivo interno, las lesiones de la fosa hipofisaria, los trastornos metabólicos y algunas malformaciones congénitas.

Imágenes de la columna vertebral

Para las imágenes de la columna cervical en la evaluación de los pacientes adultos con traumatismos, las radiografías simples han sido, por lo general, la modalidad de estudio de imagen más utilizada ante la sospecha de fracturas. La serie incluye una vista anteroposterior, una lateral, una transversa y una anteroposterior de la apófisis odontoides. La vista lateral debe permitir visualizar la parte superior del cuerpo vertebral de T1, y la de la apófisis odontoides debe mostrar las porciones laterales de la articulación atlantoaxial. Si el cuerpo vertebral de T1 no se visualiza bien, se podría obtener una «vista de nadador» lateral (con el brazo del paciente por encima de la cabeza) para identificar mejor la unión toracocervical. Las limitaciones de las radiografías simples incluyen la necesidad de tener múltiples proyecciones, la posibilidad de que se pasen por alto fracturas a cualquier nivel y las proyecciones incompletas por la complexión del paciente.

Las imágenes de TC con técnicas de reconstrucción son más precisas para identificar las fracturas de la columna vertebral que las series de radiografías habituales, y constituyen el estándar de atención en la mayoría de los centros de traumatología para evaluar la columna cervical. En un estudio se identificó que la TC tiene una sensibilidad del 100% para descartar una fractura de la columna cervical, con una tasa de falsos negativos del 3.2% de las radiografías de la columna cervical.[8] Las proyecciones de reconstrucción incluyen las tradicionales axiales, pero también las coronales y las sagitales de las vértebras.

Aunque la reconstrucción por TC es mejor para identificar las fracturas óseas, la RM permite obtener una mejor proyección de las estructuras de los tejidos blandos, sobre todo de las lesiones de la médula espinal o de los ligamentos (**fig. 5-7**). El protocolo utilizado en la evaluación de las lesiones de la médula espinal incluye secuencias axiales de eco de espín ponderado en T2 y secuencias de eco recuperado de gradiente ponderado en T2. También tiene secuencias sagitales de eco de espín ponderadas en T1 y T2, secuencias de eco recuperado de gradiente ponderadas en T2 y secuencias de recuperación de la inversión tau corta sagital. Las secuencias de eco de espín ponderadas en T2 permiten identificar el edema de la médula espinal, y las secuencias de eco de gradiente ponderadas en T2, las hemorragias. Con estas secuencias axiales y sagitales, el objetivo general de la RM en el contexto de un traumatismo es determinar el grado de lesión de las estructuras críticas de tejidos blandos. El diagnóstico por imágenes está indicado en la mayoría de las fracturas de la columna cervical y en los pacientes con datos neurológicos

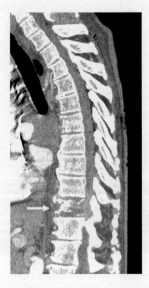

Figura 5-7. **Fractura de T11 con retropulsión.**

que sugieran lesión medular. La RM permite identificar alteraciones como la hernia discal traumática, la lesión de los ligamentos longitudinales anterior y posterior, las contusiones de la médula espinal y los hematomas epidurales y los de tejidos blandos. En un contexto no traumático, la RM puede utilizarse para la evaluación de muchas alteraciones patológicas, que incluyen abultamientos discales no traumáticos, abscesos epidurales y la mielitis transversa, entre otras.

SITUACIONES ESPECIALES

Neuroimagen en pediatría

Las urgencias neurológicas pediátricas, aunque raras, llegan a presentarse. El ACV isquémico puede ocurrir en pacientes con anemia de células falciformes, trastornos trombóticos o disecciones cerebrovasculares traumáticas o espontáneas. Las hemorragias intracraneales que suelen producirse por mecanismos traumáticos, como la HIC espontánea o la hemorragia subaracnoidea, tienen una incidencia muy baja. El umbral para obtener neuroimágenes en los niños es más alto que en los adultos, debido a la menor incidencia de la afección, al riesgo ligeramente mayor de cáncer a lo largo de la vida por la exposición a la radiación de la TC y a la necesidad más frecuente de sedación en los casos con el paciente consciente para la RM. Las reglas de decisión clínica están bien establecidas para los traumatismos craneoencefálicos pediátricos, a saber, los criterios de la *Pediatric Emergency Care Applied Research Network* (PECARN), que sustentan la decisión sobre cuándo realizar una TC, mantener al paciente en observación o darlo de alta.

Neuroimágenes durante el embarazo

La incidencia global del ACV isquémico durante el embarazo es baja, pero hay una variedad de causas únicas y factores de riesgo específicos del sexo que predisponen a las mujeres durante la gestación y en la fase posparto. Del mismo modo, la frecuencia de HIC por eclampsia, malformaciones arteriovenosas o hemorragia subaracnoidea por aneurisma también es baja, pero más frecuente durante el embarazo que en el puerperio. Es fundamental el diagnóstico temprano por imágenes de las mujeres embarazadas con síntomas. Las recomendaciones del sistema especializado en la atención de pacientes con ACV se basan en declaraciones de consenso y en la extrapolación de las guías de práctica presentes.

Un principio general para la selección de estudios de imagen durante el embarazo es optimizar el equilibrio riesgo/beneficio (riesgo para el niño, beneficio para la madre). En las asociaciones de radiología y obstetricia, así como las organizaciones de defensa de los derechos, se han establecido directrices de práctica y recomendaciones de consenso. En las ocasiones en las que hay sospecha de moderada a alta de una urgencia neurológica potencialmente mortal o debilitante de manera significativa, la selección de imágenes podría extrapolarse de las directrices para las personas no gestantes y también tener influencia en su accesibilidad inmediata.

Durante el embarazo, las dosis de radiación < 5 rad suelen ser seguras en todos los trimestres, mientras que las de 5-10 rad tienen efectos inciertos, y las > 10 rad pueden inducir abortos espontáneos o causar malformaciones en el primer trimestre (semanas 3-10) y originar déficits neurocognitivos en fases posteriores del embarazo (semanas 11-27).[9] En general, la exposición a la radiación por la obtención de neuroimágenes craneales es resultado de su dispersión (de la deflexión fuera del cráneo) en lugar de ubicarse en línea directa de la radiación (una TC del abdomen o pelvis). Las neuroimágenes obtenidas con TC durante el embarazo conllevan la dosis de radiación de una TC de cráneo sin contraste de < 0.01 rad, en comparación con la TC de la columna lumbar, estimada en 0.28-2.4 rad.[10] En el caso de las imágenes de la columna cervical, la TC emite 2.6 rad en el cuello, en contraste con los 0.18 rad de las radiografías. No se ha demostrado en modelos animales que la utilización del medio de contraste de yodo intravenoso tenga efectos secundarios teratogénicos, pero quizás conlleve un riesgo teórico de causar hipotiroidismo neonatal. Por lo tanto, el medio de contraste se reserva para circunstancias excepcionales, y cuando se utiliza, se recomienda hacer pruebas tiroideas neonatales.

La principal ventaja de la RM es la exposición nula a la radiación. Cuando los sistemas de atención de pacientes con ACV puedan cubrir la utilización de la RM, debería emplearse en lugar de la TC. Aunque existe el riesgo teórico de que los imanes produzcan un aumento mínimo de la temperatura corporal, no hay datos definitivos que sugieran un daño. Por el contrario, la utilización de gadolinio durante el embarazo debe limitarse a situaciones en las que mejore significativamente el rendimiento diagnóstico, ya que se ha demostrado en modelos animales que tiene efectos teratogénicos o que provoca el aborto espontáneo.[10]

CONSEJOS Y RECOMENDACIONES

- La TC de cráneo sin contraste puede mostrar datos anómalos tempranos en el ACV isquémico, es sensible para descartar una hemorragia intracraneal por traumatismo o una intraparenquimatosa, y tiene una buena sensibilidad para descartar una hemorragia subaracnoidea en los pacientes que se presentan en un plazo temprano.
- La ATC es una prueba crítica para los pacientes con ACV isquémico para identificar las OVG que pueden ser susceptibles de una trombectomía mecánica.
- El programa computacional de la PTC permite identificar un perfil de penumbra favorable para la selección de pacientes para la trombectomía en la ventana extendida del cuadro clínico.
- La RM permite detectar los ACV en la fase hiperaguda del cuadro clínico (restricción de la difusión) y puede servir para indicar cuándo se produjo el inicio del ACV (desequilibrio de difusión/FLAIR).
- La RM tiene muchas aplicaciones en las que es superior a la TC.
- La TC de la columna vertebral es más precisa que las radiografías simples. La RM permite detectar lesiones de tejidos blandos en la médula espinal.

RESUMEN

El estudio de neuroimagen agudo es un pilar fundamental de los sistemas de atención sanitaria especializada en ACV y traumatismos. En la última década se ha generado una gran evolución en los estudios avanzados de neuroimagen, que ha mejorado su precisión, dando así a los médicos una mayor capacidad para entender la fisiopatología de la enfermedad de cada paciente, y permitiendo una mejor y más amplia evaluación de las urgencias neurológicas.

EVIDENCIA

¿Pueden utilizarse neuroimágenes para ampliar el tiempo desde el inicio hasta la reperfusión?

Tanto el tiempo transcurrido desde la última etapa de normalidad como las imágenes son útiles para decidirse por usar la trombólisis y ambos pueden complementar y mejorar la toma de decisiones médicas. Con respecto a la utilización del t-PA intravenoso, el tiempo siempre será una parte crítica de la información que determina si un paciente es candidato, porque muchos sistemas de atención sanitaria más pequeños no tienen acceso a estudios de imagen de nivel superior (RM, PTC). En otros sistemas, pueden producirse retrasos temporales si siempre se ordenan estudios de imagen de nivel superior antes de determinar la elegibilidad del t-PA. En el futuro, las imágenes avanzadas podrían permitir la selección de candidatos para el tratamiento que presenten un momento de inicio desconocido (ACV al despertar), ya que la RM puede servir como «testigo» del momento en el que se produjo el ACV si se identifica un desequilibrio de difusión/FLAIR. Del mismo modo, la PTC permite identificar a los pacientes con ACV en la ventana extendida del cuadro clínico que podrían recibir t-PA intravenoso de manera segura cuando haya un desequilibrio de penumbra demostrado.[11] En el caso de la trombectomía mecánica, varios estudios han mostrado el beneficio en los pacientes que se presentan dentro de las 6 h siguientes al inicio del ACV, por lo que los datos en las imágenes pueden no cambiar la decisión de tratar en la ventana temprana. Asimismo, en este período temporal temprano, con la PTC se puede sobreestimar falsamente el tamaño inicial del núcleo del infarto (también conocido como «núcleo fantasma»).[12] En la ventana extendida, la imagen de penumbra avanzada suele incorporarse a las decisiones de tratamiento.

Para descartar una hemorragia subaracnoidea por aneurisma, ¿es de beneficio obtener una ATC y pueden los datos así obtenidos obviar la necesidad de una punción lumbar?

Se trata de un tema complejo que genera mucha controversia. En algunos casos, puede ser razonable realizar una ATC, pero si se hace en todos los pacientes, quizás haya inconvenientes. En cuanto a los antecedentes, el 85% de las hemorragias subaracnoideas espontáneas son causadas por aneurismas. En el caso de los pacientes que presentan cefaleas agudas, la anamnesis y la exploración física son requisitos indispensables antes de seleccionar cualquier tipo de estudio de imagen. Las características de la anamnesis, como la cefalea en trueno o los antecedentes familiares de aneurismas cerebrales, permiten al médico generar una probabilidad aproximada previa de la hemorragia subaracnoidea por aneurisma. Además, los nuevos déficits neurológicos focales encontrados en la exploración suelen exigir una evaluación más exhaustiva mediante estudios de imagen de los vasos sanguíneos. Actualmente, no existen sistemas de puntuación validados para hacer los cálculos de riesgo en los pacientes con exploraciones neurológicas normales. Otro dato clave es la duración de los síntomas. Como se menciona en este capítulo, una TC sin contraste de cráneo tiene una excelente sensibilidad para descartar una hemorragia subaracnoidea en las 6-12 h siguientes al inicio de los síntomas. Más allá de ese lapso, la sangre puede ser isodensa, lo que limita la precisión de la interpretación. Aunque la ATC es bastante sensible para descartar aneurismas, la decisión de obtener imágenes de los vasos sanguíneos en todos los pacientes con cefalea también puede tener inconvenientes y sobrecargar un sistema. Si la TC de cráneo sin contraste inicial es normal dentro de la ventana de alta sensibilidad de 6 h, no suelen ser necesarias más pruebas. Si los pacientes se presentan durante la ventana extendida, la enseñanza tradicional recomienda una punción lumbar posterior para descartar una hemorragia subaracnoidea, y las publicaciones más antiguas sugieren que este es un abordaje seguro. Los inconvenientes son que el procedimiento resulta invasivo y que la xantocromía tarda unas 12 h en desarrollarse. En casos seleccionados, si la punción lumbar no es factible, se puede considerar la ATC o la RM/ARM.[13] Sin embargo, es necesario realizar más investigaciones prospectivas, incluida la validación de las reglas de decisión clínica, antes de que este abordaje se pueda instituir de forma generalizada.[14]

¿Qué estudios de imagen son necesarios para los pacientes con déficits neurológicos transitorios que pueden ser dados de alta del servicio de urgencias?

Se considera que el del AIT es un diagnóstico basado en el tejido y no en el tiempo, ya que hasta el 34% de los pacientes con síntomas neurológicos transitorios presentan signos de infarto cerebral en la RM.[15] Se recomienda que los pacientes con síntomas presuntivos de AIT se realicen una ATC para determinar si tienen una lesión de alto riesgo en el vaso original que les haga correr el riesgo de sufrir un ACV en un plazo de 48-72 h. Algunos ejemplos son la disección cerebrovascular, la estenosis crítica, el trombo de un vaso grande que causa una oclusión parcial u otras lesiones que crean una estenosis crítica o que suponen un riesgo de embolización arterial. En cuanto a la RM, la especificidad para el infarto es del 95% en las 24 h siguientes al inicio de los síntomas. Por lo tanto, lo óptimo es llevar a cabo una RM para diferenciar un AIT (sin infarto) de un ACV isquémico no discapacitante, dada la variación del riesgo recurrente. Además, la RM también puede sugerir una causa cardioembólica del ACV si se observan infartos focales en múltiples territorios vasculares.

¿Es suficiente la precisión de una TC para el ACV en las UME para la toma de decisiones sobre utilizar el t-PA y hacer una trombectomía?

En muchos sistemas que utilizan las UME, hay una gran reducción de los tiempos ingreso-aguja para la administración del t-PA intravenoso para los pacientes candidatos con ACV isquémico, y los resultados parecen mejorar significativamente. Además, las UME pueden identificar rápidamente los ACV hemorrágicos o los ACV isquémicos con OVG que necesitarían ser transportados directamente a un centro integral de ACV con capacidades neuroquirúrgicas, de cuidados neurocríticos o neurointervencionistas, en lugar de un centro no especializado en trombectomía solo equipado para administrar t-PA intravenoso. Las UME suelen utilizar una TC/ATC de 16 cortes. Aunque según los autores no hay datos directos que informen de la sensibilidad y especificidad de las TC/ATC de las UME, se considera que tienen una sensibilidad adecuada para descartar las HIC antes de la administración del t-PA por vía intravenosa, por lo que se considera que son adecuadas para la toma de decisiones respecto al t-PA. También se piensa que tienen una sensibilidad y especificidad adecuadas para descartar los ACV con OVG, y muchos sistemas de UME tienen planes según algoritmos que dependen de los resultados de los estudios de imagen.

¿Existen dispositivos portátiles de obtención de neuroimágenes?

Los autores que evalúan los dispositivos de TC portátiles informan que la calidad de las imágenes es menor en comparación con los tomógrafos convencionales. Sin embargo, sostienen que la precisión y la fiabilidad del diagnóstico no cambian.[16] En el mundo real, los tomógrafos portátiles se utilizan en las unidades de cuidados intensivos de neurociencias para obtener TC seriadas en pacientes que no pueden ser transportados al servicio de neurorradiología con tal efecto. Este tipo de dispositivo suele corresponder a una unidad de 32 cortes con un costo inicial a partir de US$ 100 000 dólares. Aunque la utilización de un tomógrafo portátil en el servicio de urgencias puede disminuir la ventana desde el ingreso hasta la toma de las imágenes, en este momento tiene un uso regular limitado, si es que alguno, en el entorno del servicio de urgencias para obtener neuroimágenes iniciales de cabecera. Recientemente se fabricaron unidades de RM portátiles con imanes de baja potencia que están disponibles en determinados centros.

Hay investigaciones en proceso para establecer los umbrales de sensibilidad y especificidad de las diferentes secuencias de imágenes para estudiar una variedad de urgencias neurológicas.

¿Cuál es el estudio óptimo para identificar un absceso epidural espinal?

En el caso de los abscesos epidurales espinales, la RM con gadolinio es la prueba ideal, con una sensibilidad y especificidad superiores al 90%. Puede ser necesario repetir las pruebas a intervalos en los casos con un resultado negativo o equívoco cuando persista una sospecha clínica de moderada a alta. Merece la pena considerar la obtención de imágenes de toda la columna vertebral para evaluar las acumulaciones no contiguas. La TC con contraste puede revelar signos que sugieran absceso epidural (datos de osteomielitis o discitis), pero no es sensible ni específica para informar adecuadamente la toma de decisiones clínicas.

Referencias

1. Lansberg MG, Lee J, Christensen S, et al. RAPID automated patient selection for reperfusion therapy: a pooled analysis of the echo planar imaging thrombolytic evaluation trial (EPITHET) and the diffusion and perfusion imaging evaluation for understanding stroke evolution (DEFUSE) study. *Stroke*. 2011;42(6):1608-1614.

2. Nogueira RG, Jadhav AP, Haussen DC, et al. Thrombectomy 6 to 24 hours after stroke with a mismatch between deficit and infarct. *N Engl J Med*. 2018;378(1):11-21. doi:10.1056/NEJMoa1706442

3. Barber PA, Demchuk AM, Zhang J, Buchan AM. Validity and reliability of a quantitative computed tomography score in predicting outcome of hyperacute stroke before thrombolytic therapy. ASPECTS Study Group. Alberta Stroke Programme Early CT Score [published correction appears in *Lancet* 2000 Jun 17;355(9221):2170]. *Lancet*. 2000;355(9216):1670-1674. doi:10.1016/s0140-6736(00)02237-6

4. Kleinman JT, Hillis AE, Jordan LC. ABC/2: estimating intracerebral haemorrhage volume and total brain volume, and predicting outcome in children. *Dev Med Child Neurol*. 2011;53(3):281-284. doi:10.1111/j.1469-8749.2010.03798.x

5. Dubosh NM, Bellolio MF, Rabinstein AA, Edlow JA. Sensitivity of early brain computed tomography to exclude aneurysmal subarachnoid hemorrhage: a systematic review and meta-analysis. *Stroke*. 2016;47(3):750-755. doi:10.1161/STROKEAHA.115.011386

6. Hotta K, Sorimachi T, Osada T, et al. Risks and benefits of CT angiography in spontaneous intracerebral hemorrhage. *Acta Neurochir (Wien)*. 2014;156(5):911-917. doi:10.1007/s00701-014-2019-7

7. Mehdi E, Aralasmak A, Toprak H, et al. Craniocervical dissections: radiologic findings, pitfalls, mimicking diseases: a pictorial review. *Curr Med Imaging Rev*. 2018;14(2):207-222.

8. Griffen MM, Frykberg ER, Kerwin AJ, et al. Radiographic clearance of blunt cervical spine injury: plain radiograph or computed tomography scan? *J Trauma*. 2003;55(2):222-227.

9. ACR–SPR practice parameter for imaging pregnant or potentially pregnant adolescents and women with ionizing radiation. Consultado el 2 de abril de 2020. https://www.acr.org/-/media/ACR/Files/Practice-Parameters/Pregnant-Pts.pdf

10. Klein JP, Hsu L. Neuroimaging during pregnancy. *Semin Neurol*. 2011;31(4):361-373.

11. Ma H, Campbell BCV, Parsons MW, et al. Thrombolysis guided by perfusion imaging up to 9 hours after onset of stroke. *N Engl J Med*. 2019;380(19):1795-1803.

12. Boned S, Padroni M, Rubiera M, et al. Admission CT perfusion may overestimate initial infarct core: the ghost infarct core concept. *J Neurointerv Surg*. 2017;9(1):66-69. doi:10.1136/neurintsurg-2016-012494

13. Maher M, Schweizer TA, Macdonald RL. Treatment of spontaneous subarachnoid hemorrhage: guidelines and gaps. *Stroke*. 2020;51(4):1326-1332. doi:10.1161/STROKEAHA.119.025997

14. Carpenter CR, Hussain AM, Ward MJ, et al. Spontaneous subarachnoid hemorrhage: a systematic review and meta-analysis describing the diagnostic accuracy of history, physical examination, imaging, and lumbar puncture with an exploration of test thresholds. *Acad Emerg Med*. 2016;23(9):963-1003.

15. Brazzelli M, Chappell FM, Miranda H, et al. Diffusion-weighted imaging and diagnosis of transient ischemic attack. *Ann Neurol*. 2014;75(1):67-76.

16. Rumboldt Z, Huda W, All JW. Review of portable CT with assessment of a dedicated head CT scanner. *Am J Neuroradiol*. 2009;30(9):1630-1636.

17. Albers GW, Marks MP, Kemp S, et al. Thrombectomy for stroke at 6 to 16 hours with selection by perfusion imaging. *N Engl J Med*. 2018;378(8):708-718. doi:10.1056/NEJMoa1713973

Sección II

Cuadros clínicos

Alteración de la consciencia y el comportamiento

Andrew Bissonette y Joseph B. Miller

EL DESAFÍO CLÍNICO

En el servicio de urgencias (SU) con frecuencia se presentan consultas por un estado mental alterado (EMA) que constituyen un reto. Aunque entre las causas del EMA se incluyen diagnósticos benignos, como la intoxicación por alcohol, muchas se asocian con el potencial de resultados adversos y requieren intervenciones estabilizadoras inmediatas o para salvar la vida. Una vez que se abordan las amenazas vitales rápidamente reversibles, a menudo queda un amplio diagnóstico diferencial por considerar que requiere un abordaje sistemático, incluyendo una anamnesis y una exploración neurológica cuidadosas, así como el uso adecuado de los recursos de diagnóstico.

FISIOPATOLOGÍA

La consciencia tiene dos componentes: la alerta y el contenido.[1] Los déficits en cualquiera de ellos dan lugar a una alteración de la consciencia. La *alerta* se refiere al grado de despierto o vigilia que se mantiene gracias a múltiples sitios cerebrales, como el tronco encefálico, el hipotálamo, el tálamo y el prosencéfalo anterior basal, todos ellos con amplias conexiones corticales a través del sistema reticular activador. Los déficits de la alerta causan los EMA. El delírium representa a un subgrupo de EMA que se caracteriza por cambios agudos en la alerta que siguen un curso fluctuante.

El *contenido* se refiere a la consciencia de sí mismo y del entorno que permite la interacción con el medio ambiente. Este proceso se lleva a cabo en las regiones corticales a través de redes neuronales amplias. La *pérdida de consciencia* se refiere tanto a la del contenido como a la del estado de alerta, y puede ser ocasionada por una alteración cortical bilateral o del tronco encefálico.

CONSIDERACIONES PREHOSPITALARIAS

Los EMA en el entorno prehospitalario suelen asociarse con afecciones que ponen en peligro la vida y requieren intervenciones urgentes, como la hipoglucemia, la hipoxemia, las convulsiones o las sobredosis de opiáceos. En estos casos está indicada una breve anamnesis y una exploración centrada en las amenazas para la vida. La anamnesis debe enfocarse en la información pertinente de los testigos y las observaciones del entorno. La evolución temporal y los síntomas prodrómicos son tremendamente útiles, al igual que la información sobre los antecedentes médicos del paciente, los medicamentos y cualquier abuso de sustancias o enfermedad recientes.[2]

La exploración física debe centrarse en los signos vitales, la saturación de oxígeno, los signos de traumatismos y una evaluación estandarizada del estado de alerta, como con la *Escala de coma de Glasgow* (EcG).

- Vía aérea, ventilación, circulación
- Escala de coma de Glasgow, pupilas, signos vitales
- Evaluar los signos de traumatismos
- Evaluar y tratar la hipoglucemia
- Acceso intravenoso o intraóseo
- Tratar las crisis epilépticas
- Tratar la sospecha de sobredosis de opiáceos
- Anamnesis clave: hora de la última vez que se vio normal, síntomas prodrómicos, informe de los testigos, contexto y entorno

Figura 6-1. Lista de comprobación prehospitalaria. Derivada de Cadena RS, Sarwal A. Emergency neurological life support: approach to the patient with coma. *Neurocrit Care*. 2017;27:74-81.

Aunque la EcG se derivó de la evaluación de los traumatismos craneales, es un medio razonable para documentar los cambios de la actividad mental de cualquier causa. Los estudios críticos en la práctica incluyen la concentración de glucosa y la detección de accidentes cerebrovasculares (ACV), si la sospecha clínica lo justifica. Todos los pacientes con EMA deben conectarse a un monitor cardíaco con oximetría de pulso. El tratamiento debe administrarse en el entorno prehospitalario, de acuerdo con los protocolos locales para la presunta etiología. En la **figura 6-1** se muestra una lista de comprobación de las consideraciones prehospitalarias más relevantes para el tratamiento de los pacientes con EMA.

ABORDAJE Y EXPLORACIÓN DIRIGIDA

Abordaje

El abordaje del EMA consiste en identificar y tratar rápidamente las condiciones críticas que ponen en peligro la vida o que son discapacitantes, y requiere coherencia para tratarlas a medida que se identifican, así como un diagnóstico diferencial activo para no pasar por alto las menos frecuentes o evidentes. Las siglas «AEIOU-TIPS» (**tabla 6-1**) se emplean para el diagnóstico diferencial de la mayoría de los casos

TABLA 6-1 Siglas «AEIOU-TIPS» para el estado mental alterado	
Siglas	**Aspectos a tener en cuenta**
Alcohol	Concentraciones de alcohol, osmoles séricos
Epilepsia/**e**ndocrina/**e**lectrólitos/**e**ncefalopatía	EEG,envío a neurología, perfil tiroideo, cortisol, química sanguínea, pruebas funcionales hepáticas/NH_3
Insulina	Glucemia
Oxígeno/**o**piáceos	SpO_2; gasometría arterial; la hipoxia se presenta con agitación, la hipercarbia, con somnolencia; buscar marcas de agujas
Uremia	BUN/Cr Lo que modifica la osmolaridad del suero afecta el estado mental; la uremia, el sodio, la glucemia y el alcohol son causas frecuentes
Traumatismo/**t**emperatura	TC de cráneo, collarín, TC de la columna vertebral
Infección	Hemograma completo, hemocultivos, análisis de orina, urocultivo, radiografía de tórax, punción lumbar/LCR La septicemia y las infecciones del SNC son más importantes; sin embargo, incluso una simple fiebre puede causar un EMA en los adultos mayores y niños
Intoxicación (*poisoning*)/**p**sicosis	Concentraciones de medicamentos (p. ej., litio, digoxina)
Choque (*shock*)/ACV (*stroke*)/HSA/lesión con efecto de masa (*space occupying lesion*)	ECG, troponina, TC de cráneo, punción lumbar

ACV: accidente cerebrovascular; BUN: nitrógeno ureico en sangre; Cr: creatinina; EMA: estado mental alterado; ECG: electrocardiograma; EEG: electroencefalograma; HSA: hemorragia subaracnoidea; LCR: líquido cefalorraquídeo; SNC: sistema nervioso central; TC: tomografía computarizada.

de EMA. El EMA también se puede clasificar en las siguientes categorías: primaria del sistema nervioso central (SNC)/estructural, metabólico/autorregulado, tóxico/farmacológico e infeccioso. En el servicio de urgencias deben evaluarse y tratarse las causas fácilmente reversibles de alteración mental, como la hipoglucemia, la intoxicación por opiáceos y la encefalopatía de Wernicke. Un tratamiento rápido previene el deterioro clínico y puede mejorar el diagnóstico.

Anamnesis dirigida

La anamnesis obtenida de los testigos y los servicios médicos de urgencia puede sugerir la causa de la alteración de la consciencia del paciente. Es prioritario establecer la evolución temporal de la alteración de la consciencia. Un inicio repentino sugiere un ACV isquémico, una hemorragia, una crisis convulsiva o un episodio cardíaco con disminución de la perfusión cerebral.[3] El inicio subagudo apunta más hacia causas infecciosas o tóxico-metabólicas de alteración de la consciencia. La anamnesis debe incluir síntomas infecciosos, traumatismos recientes, consumo de drogas ilegales o de alcohol, además de la medicación actual, sus cambios recientes y su cumplimiento.

La determinación de la función cognitiva basal y de episodios similares previos ayuda a evaluar la etiología. Los problemas médicos conocidos que pueden orientar la evaluación inicial incluyen cirrosis (hiperamonemia), enfermedad renal crónica (uremia), enfermedad pulmonar obstructiva o restrictiva (hipercapnia), epilepsia, inmunosupresión y afección psiquiátrica.

ABC y precauciones para la columna cervical

Al igual que en el entorno prehospitalario, el abordaje del servicio de urgencias comienza con una evaluación de la vía aérea, la ventilación y la circulación (ABC, *airway, breathing, circulation*), la discapacidad y la exposición a traumatismos del paciente (**fig. 6-2**). Mantener una vía aérea permeable y una ventilación adecuada es fundamental para prevenir lesiones neuronales secundarias por hipercapnia o hipoxia. Si no se puede descartar un traumatismo craneal o cervical, se debe inmovilizar la columna cervical.

Mantener una presión arterial media (PAM) adecuada conserva la presión de perfusión del cerebro (PPC) ante su posible lesión. La PAM objetivo varía según la causa subyacente de la alteración de la consciencia, y en algunos casos puede guiarse además por la monitorización de la presión intracraneal (PIC). No obstante, durante la reanimación inicial y antes de que se determine una etiología clara del EMA, se sugiere el tratamiento para mantener una PAM mayor de 65 mm Hg.

En el contexto de un traumatismo, la EcG es un índice crítico de la discapacidad. Los pacientes con traumatismo craneoencefálico (TCE) se clasifican en sus formas grave (EcG ≤ 8), moderada (EcG 9-12) y leve (EcG 13-15); *véase* el **capítulo 12, Traumatismos craneoencefálicos graves**.

La evaluación de la respuesta al dolor y del movimiento en las cuatro extremidades proporciona una línea de base neurológica vital en quienes presentan una disminución de la alerta, especialmente si el paciente requiere de intubación y la administración de un paralizante de acción prolongada, o una sedación intensa con fármacos que no son de acción rápidamente reversible. Por último, la exposición rápida y la evaluación inicial de los datos notables de la exploración de la cabeza, el cuello, el tórax, la espalda, el abdomen y las extremidades pueden proporcionar información diagnóstica clave.

Evaluación neurológica

Grado de consciencia

La EcG es útil para medir cuantitativamente y de forma seriada el grado de consciencia. Las limitaciones de la EcG incluyen su capacidad limitada para dar seguimiento a los cambios en la hemiparesia, la afasia o las anomalías del tronco encefálico. Cuando se evalúa el grado de consciencia, se aumenta la estimulación de manera seriada, desde una orden en tono normal hasta una en voz alta seguida por la estimulación física y, después, los estímulos nocivos periféricos (p. ej., compresión del lecho ungueal) y centrales (p. ej., frote del esternón, compresión del músculo trapecio y compresión supraorbitaria), según la necesidad, para provocar una respuesta. El grado de consciencia cualitativo se documenta y comunica mejor al describir directamente qué respuestas se observaron con un grado de estimulación particular.

Respuesta motora

Se deben evaluar las respuestas motoras buscando el movimiento espontáneo, y luego aquellas a la estimulación verbal o táctil. Hay que distinguir los movimientos intencionados de los reflejos. Entre los ejemplos de movimiento intencionado se incluye la localización de estímulos nocivos, incluido el alcance de un tubo endotraqueal. Los casos de actividad refleja incluyen la flexión, la flexión de retirada y la postura extensora ante los estímulos nocivos, que son datos asociados con la compresión o la lesión del mesencéfalo. En particular, la prensión puede ser un reflejo y no indica un movimiento intencionado,

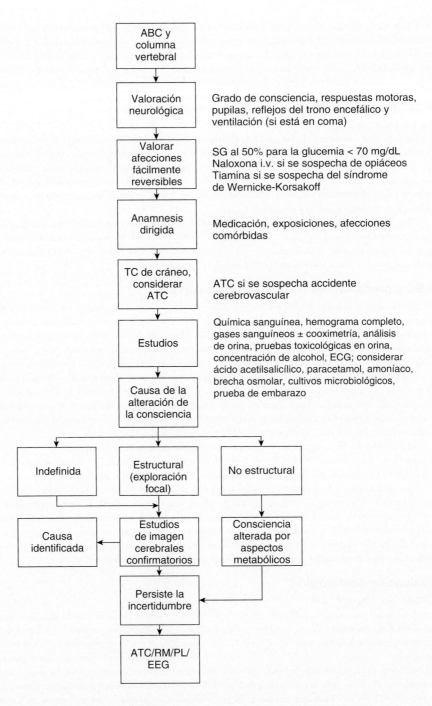

Figura 6-2. Abordaje del estado mental alterado. ABC: vía aérea, ventilación, circulación; ATC: angiografía por tomografía computarizada; ECG: electrocardiograma; EEG: electroencefalograma; i.v.: intravenoso; PL: punción lumbar; RM: resonancia magnética; SG: solución glucosada; TC: tomografía computarizada. Derivada de Cadena RS, Sarwal A. Emergency neurological life support: approach to the patient with coma. *Neurocrit Care.* 2017;27:74-81.

a menos que el paciente también sea capaz de soltarse. Además de las respuestas motoras, el tono muscular y los reflejos de las extremidades deben probarse y compararse en ambos lados. Los hallazgos simétricos no descartan las causas estructurales de la alteración de la consciencia, pero la simetría aumenta la probabilidad de una alteración no estructural.

Evaluación de las pupilas

La evaluación de las pupilas incluye su tamaño, reactividad y simetría. Especialmente en quienes presentan un estado de alerta disminuido o respuestas motoras anómalas, la evaluación de la pupila puede revelar rápidamente al médico las afecciones potencialmente reversibles que ponen en peligro la vida, como una hernia cerebral (**tabla 6-2** y **cap. 3, Visión, pupilas y movimientos oculares anómalos**).

TABLA 6-2 Anomalías pupilares y enfermedades asociadas		
Pupila miótica	**Pupila midriática, reactiva**	**Pupila anisocórica**
Estructural	Estructural	Estructural
Daño pontino medial o bilateral	Daño en el mesencéfalo (área pretectal)	Compresión unilateral del NC III (p. ej., hernia uncal, aneurisma de la ACP)
Síndrome de Horner bilateral		
Toxicidad	Toxicidad	Daño pontino unilateral
Opiáceos	Estimulantes (p. ej., cocaína, metanfetamina)	Síndrome de Horner unilateral
Clonidina		Daños en el núcleo de Edinger-Westphal
Barbitúricos	Alucinógenos (p. ej., fenciclidina, LSD)	Traumática
GHB		Hemorragia subaracnoidea
Antipsicóticos típicos y atípicos		Disección de la carótida (a través del síndrome de Horner unilateral)
Colinérgicos	**Pupila midriática, no reactiva**	
Gotas oculares de bloqueador β	Estructural	Uveítis anterior postraumática
Infecciosa	Daños en el mesencéfalo	Iatrogénica
Pupila de Argyll Robertson	Compresión bilateral del NC III	Midriáticos oftálmicos (frasco de tapa roja)
Seudo-pupilas de Argyll Robertson (más bien de tamaño medio)	Metabólica	
	Anoxia, muerte cerebral	Efecto local del fármaco (p. ej., nebulizador de ipratropio)
	Hipotermia	
	Toxicidad	Prótesis oculares
	Barbitúricos	Otras
	Anticolinérgicos	Glaucoma agudo de ángulo cerrado
		Pupila de Holmes-Adie
		Anisocoria fisiológica

ACP: arteria comunicante posterior; GHB: ácido γ-hidroxibutírico; NC: nervio craneal; LSD: dietilamida del ácido lisérgico.

Evaluación del tronco encefálico

En el paciente comatoso, los reflejos adicionales de los nervios craneales (NC) del tronco encefálico incluyen el corneal (aferente NC V1, eferente NC VII), la respuesta a la amenaza visual (aferente NC II, eferente NC VII), el reflejo oculocefálico o de ojos de muñeca (aferente NC VIII, eferente NC III, IV, VI), así como el nauseoso (aferente NC IX, eferente NC IX, X) y el tusígeno (aferente NC X, eferente NC X). Considere que no debe probarse el reflejo oculocefálico si se teme una lesión de la columna cervical.

La hipotermia (incluida la inducida) y el bloqueo neuromuscular alteran de forma reversible los reflejos de los NC. El síndrome de enclaustramiento, el síndrome de Guillain-Barré fulminante y la intoxicación no detectada (p. ej., por tricíclicos, lidocaína, baclofeno, barbitúricos, anticolinérgicos y fosfatos orgánicos) también pueden alterar los reflejos de los NC y simular la muerte cerebral. Los barbitúricos representan uno de los más notorios imitadores de la muerte cerebral iatrógena.

Patrón ventilatorio

El patrón ventilatorio puede ayudar a localizar una lesión en el SNC. La hiperventilación puede ser resultado de lesiones primarias pontinas o del mesencéfalo, así como de una encefalopatía metabólica, en especial la acidosis metabólica. Además de la insuficiencia cardíaca crónica y la encefalopatía metabólica, las lesiones del diencéfalo (tálamo, hipotálamo, epitálamo y subtálamo) pueden producir la respiración de Cheyne-Stokes. Las lesiones pontobulbares primarias pueden provocar una respiración de Biot. Las lesiones pontinas bilaterales pueden causar apneusis (inspiración profunda y jadeante con una pausa en la inspiración completa seguida de una liberación breve e insuficiente). El daño ventrolateral bilateral del bulbo raquídeo puede producir apnea neurológica primaria. La hemorragia intracerebral puede inducir el bostezo.

Resultados adicionales de la exploración de alto rendimiento

Dependiendo del estado clínico del paciente, se puede realizar una exploración física completa antes o después de la obtención de imágenes. En la auscultación del tórax, las pruebas de neumonía o de enfermedad pulmonar obstructiva crónica (EPOC) pueden apuntar a una causa infecciosa o una hipercapnia, respectivamente. La exploración del corazón y de las extremidades puede hacer sospechar una insuficiencia cardíaca o una endocarditis. La exploración de la piel puede mostrar marcas que sugieran el abuso de drogas intravenosas o revelar ictericia, indicio de una enfermedad hepática. El examen de la piel también puede revelar un exantema petequial, como el que se observa en la meningococcemia.

Tal vez lo más importante sea una exploración neurológica exhaustiva en busca de anomalías motoras, sensoriales, reflejas y cerebelosas, con especial atención a la detección de déficits focales. Además, debe explorarse a todos los pacientes para detectar signos meníngeos. La asterixis puede apuntar hacia la cirrosis o la uremia. De lo contrario, el nistagmo inexplicable debe plantear la posibilidad de un estado epiléptico no convulsivo (EENC), un ACV de la circulación posterior o una sobredosis de fármacos. La fundoscopia (hemorragias retinianas, papiledema) o la medición ecográfica del diámetro de la vaina del nervio óptico ($\geq$ 5 mm cuando se mide 3 mm por detrás del globo ocular) pueden hacer sospechar un aumento de la PIC.[4] Una vez concluido el tratamiento crítico respecto al tiempo, es necesario realizar una exploración exhaustiva de la cabeza a los pies, en busca de datos como traumatismos no expuestos (especialmente posteriores), parches de medicación y articulaciones infectadas, así como catéteres de diálisis infectados, marcapasos implantados y úlceras de decúbito sacras.

Estudios de diagnóstico

Tomografía computarizada

Si no se alcanza un diagnóstico claro después de evaluar las causas fácilmente reversibles y de realizar la anamnesis y una exploración neurológica específicas, se recomienda ordenar una tomografía computarizada (TC) de cráneo sin contraste, especialmente en presencia de anticoagulación o déficits neurológicos focales. El diagnóstico por imágenes no debe retrasarse hasta que se haya completado la evaluación inicial de laboratorio. Si se sospecha de un ACV, se debe considerar firmemente la realización de una angiografía por TC de la cabeza y el cuello, además de la TC de cráneo sin medio de contraste.

La TC de cráneo con y sin medio de contraste está indicada cuando se sospecha una infección del SNC para evaluar la presencia de abscesos, hidrocefalia o cambios hemorrágicos. Como se muestra en la figura 6-2, los autores recomiendan que se obtenga una TC de cráneo antes de la punción lumbar (PL) en cualquier paciente con un estado de consciencia alterado. Aunque existe controversia respecto a esta recomendación cuando hay una fuerte sospecha de meningitis bacteriana aguda, en las directrices actuales se recomienda la TC antes de la PL en los adultos si tienen antecedentes de inmunosupresión, enfermedad del SNC, una convulsión de nueva aparición, papiledema o déficits neurológicos focales en la exploración.[5,6] En los niños y adolescentes, en las directrices se desaconseja la PL, incluso si el resultado de la TC es negativo, cuando hay signos clínicos de aumento de la PIC, como una EcG menor de 9 o su descenso de 3 puntos o más, bradicardia e hipertensión relativas, signos neurológicos focales, papiledema, postura anómala o pupilas desiguales, dilatadas o poco reactivas.[7]

Si la TC inicial de la cabeza no confirma la sospecha de alteración patológica estructural, puede estar indicado realizar más estudios de imágenes, incluyendo una angiografía por TC de la cabeza/cuello, un estudio de perfusión por TC o una resonancia magnética (RM).

Pruebas de laboratorio

En ausencia de un diagnóstico claro, los estudios deben incluir una biometría hemática completa con diferencial y pruebas de coagulación y química sérica (química sanguínea, calcio ionizado y pruebas de función hepática) para buscar una causa metabólica. Además de la información acidobásica, la gasometría puede revelar una hipercapnia que de otro modo no se habría detectado. Debe considerarse la posibilidad de realizar una cooximetría de gases sanguíneos adicional en aquellos pacientes con riesgo de intoxicación por monóxido de carbono o cianuro o con metahemoglobinemia. El análisis de orina está indicado en la mayoría de los pacientes con EMA, en especial los adultos mayores. Se recomienda que se analicen tanto las sustancias tóxicas en orina como el alcohol en suero.

Está indicado cuantificar salicilatos, paracetamol y amoníaco en el escenario clínico correcto. La concentración de amoníaco deben tenerse muy en cuenta en aquellos pacientes que toman ácido valproico (AV); la toxicidad del AV causa hiperamonemia, que puede pasarse por alto si se atribuye la alteración de la consciencia del paciente a una crisis epiléptica subyacente o a un trastorno bipolar, en lugar de la inhibición de la vía de la acilcarnitina por el AV.[8] En el caso de los pacientes que reciben antiepilépticos, está indicado cuantificar el fármaco cuando sea posible. En el entorno clínico correcto, las pruebas de la función tiroidea, el cortisol, la concentración de vitamina B_{12} y las pruebas de virus de la inmunodeficiencia humana (VIH) pueden ser reveladoras. Cuando se trata de causas reumáticas como la encefalitis lúpica, la velocidad de eritrosedimentación, las concentraciones de complemento, los anticuerpos antinucleares y los estudios serológicos de procesos autoinmunitarios apropiados con base en la sospecha pueden ser útiles para establecer un diagnóstico.

Por último, debe realizarse una prueba de embarazo en orina a todas las mujeres en edad fértil por múltiples razones, incluida la de descartar la eclampsia.

Radiografía de tórax

La radiografía de tórax está indicada en caso de preocupación por una posible alteración torácica o en el marco de una infección de causa poco clara. En estos casos, también deben considerarse los cultivos de sangre, orina y líquido cefalorraquídeo (LCR).

Electrocardiograma

El electrocardiograma (ECG) puede proveer pruebas de múltiples causas cardíacas de alteración de la consciencia (p. ej., arritmia, isquemia), pero también puede dar claves a los médicos sobre posibles intoxicaciones, como un QTc prolongado por antipsicóticos o una prolongación del QRS y una onda R elevada (> 0.3 mm) en aVR por antidepresivos tricíclicos u otros bloqueadores de los canales de sodio.

Punción lumbar

La PL está indicada cuando hay preocupación por una posible infección del SNC, afecciones autoinmunitarias o sospecha de afectación del SNC por un cáncer hemático o de órganos sólidos.[9,10] Por lo general, el análisis del LCR debe incluir un hemograma completo con diferencial, proteínas, glucosa, tinción de Gram y cultivo bacteriano, así como otros estudios adicionales que pueden considerarse en función del escenario clínico (**tabla 6-3**). Dado el amplio diagnóstico diferencial, es prudente congelar y almacenar un frasco pequeño de LCR para cualquier prueba adicional que sea necesaria en el futuro.

Electroencefalografía

En los pacientes con una alteración de la consciencia persistente e inexplicable, está justificada una alta sospecha de un EENC, y se debe ordenar una electroencefalografía (EEG). Se debe tener especial suspicacia de los EENC en aquellos con antecedentes de convulsiones, actividad convulsiva observada durante su curso clínico o con espasmos, movimientos oculares anómalos o temblores finos mientras están persistentemente alterados. Sin embargo, la ausencia de estos datos no descarta el EENC. Además, esta alteración debe estar en el diagnóstico diferencial de cualquier paciente en el que se sospeche una fase postictal prolongada. Los pacientes en estado crítico con alteraciones inexplicables de la consciencia corren un riesgo especial de padecer EENC.

Los datos sugieren que un EEG rápido en los pacientes con crisis epilépticas o EMA mejora la capacidad de diagnóstico y puede cambiar el curso del tratamiento. Una revisión reciente de cinco estudios

TABLA 6-3	Estudios del LCR a tener en cuenta en la alteración del estado mental [a]
Todos los pacientes	**Sospecha de encefalitis**
Hemograma con diferencial	PCR vírica
Proteínas	Enterovirus
Glucemia	VNO
Tinción de Gram y cultivo bacteriano	VEB[a]
PCR para VHS-1, VHS-2 y VVZ	IgG e IgM
Antecedentes conocidos de cáncer	VNO[b]
Citología y citometría de flujo	Encefalitis de San Luis[b]
Inmunocomprometidos	VEB
PCR	Estudios de serología adicionales según la estación y la geografía
CMV	PCR bacteriana
VHH-6	Rickettsias[b]
Virus JC	*Mycobacterium tuberculosis*
Cultivo bacteriano con notificación al laboratorio de la sospecha de especies de *Nocardia*	ELISA y Western blot
Galactomanano si se sospecha de aspergilosis	VDRL
Tinta china si se sospecha de criptococo	*Borrelia burgdorferi*[b]
	Frotis y cultivo de bacilos ácido-alcohol resistentes
	Cultivo de hongos
	Especies de hongos
	Antígeno de especies de *Cryptococcus*
	Antígeno de histoplasma[b]
	Inmunodifusión de especies de *Coccidioides* o fijación del complemento[b]
	Índice de IgG y bandas oligoclonales
	Pruebas de anticuerpos de encefalitis paraneoplásica y límbica

CMV: citomegalovirus; ELISA: análisis de inmunoadsorción enzimática; IgG: inmunoglobulina G; IgM: inmunoglobulina M; JC: John Cunningham; LCR: líquido cefalorraquídeo; PCR: reacción en cadena de la polimerasa; VDRL: laboratorio de investigación de enfermedades venéreas; VEB: virus de Epstein-Barr; VHH-6: virus del herpes humano 6; VHS-1: virus del herpes simple 1; VHS-2: virus del herpes simple 2; VNO: virus del Nilo Occidental; VVZ: virus varicela zóster.
[a]Puede ser falsamente positivo con la contaminación de la sangre (realizar con IgG e IgM de VEB).
[b]Depende de la temporada, la geografía y el historial de viajes.
Derivada de Douglas VC, Josephson SA. Altered mental status. *Continuum (Minneap Minn)*. 2011;17:967-983.

que incluían a 478 pacientes mostró que la prevalencia del EENC en las personas con EMA oscilaba entre el 8 y el 30% (prevalencia global del 21.5%, IC 95%: 18-25%), lo que sugiere que la prevalencia del EENC es lo suficientemente alta como para considerar el uso sistemático del EEG urgente en pacientes seleccionados.[11] Un dispositivo portátil reciente que se sincroniza con la monitorización en línea y que puede aplicar cualquier médico de urgencias se muestra prometedor a la hora de proveer información diagnóstica temprana.[12] Además, la monitorización cuantitativa de la función cerebral basada en un EEG portátil puede proporcionar información diagnóstica y funcional importante sobre las lesiones cerebrales.[13]

Al final de la evaluación inicial, los médicos suelen clasificar a los pacientes de acuerdo con la presencia o ausencia de una causa estructural de su alteración de consciencia. Si las imágenes cerebrales confirman una causa estructural, puede ser necesaria una intervención médica o quirúrgica urgente y una neuromonitorización avanzada, como la de la PIC.

TRATAMIENTO

Principios generales

Aunque a veces se superponen, el tratamiento de la alteración estructural suele ser bastante distinto del de la no estructural.

Sigue siendo necesario determinar estrategias que permitan tratar eficazmente el delírium en el servicio de urgencias para acelerar su resolución y reducir las secuelas a largo plazo. El tratamiento sedante del delírium agitado ha sido bien estudiado,[14] pero los estudios en cuanto a la decisión de emplear tratamiento farmacológico para el delírium con resultados centrados en el paciente en el servicio de urgencias por lo general son muy escasos y constituyen un tema promisorio para la innovación futura.

Dada la probabilidad de que los medicamentos empeoren la alteración de la consciencia, se recomienda que el tratamiento farmacológico de la alteración del estado de alerta solo se realice cuando sea necesario para la seguridad del paciente o del personal. Con frecuencia se utilizan los antipsicóticos típicos o atípicos en dosis bajas, pero tienen el potencial de prolongar el QTc y de causar efectos secundarios extrapiramidales (especialmente en la demencia por cuerpos de Lewy), anticolinérgicos y antialérgicos. Tanto los antipsicóticos como las benzodiazepinas pueden prolongar la duración de los episodios de alteración del estado de alerta a pesar de aliviar temporalmente los síntomas. Además, dada la falta de evidencia sobre su eficacia en la alteración de la consciencia indiferenciada, claramente no se recomiendan las benzodiazepinas y se sabe que tienen efectos nocivos en los pacientes en estado crítico y de edad avanzada.[15] Aunque se está a la espera de nuevas investigaciones, actualmente el médico debe sopesar los pros y contras de las distintas opciones de tratamiento del delírium a la luz de las circunstancias clínicas particulares de cada paciente. Dicho esto, se sabe que el síndrome de abstinencia del alcohol, las convulsiones o crisis epilépticas y una serie de síndromes tóxicos (p. ej., simpaticomimético, anticolinérgico, serotoninérgico y neuroléptico maligno) mejoran con el tratamiento con benzodiazepinas.

Cómo distinguir el delírium de la demencia y la depresión

Los síndromes de demencia incluyen el de la enfermedad de Alzheimer, la demencia vascular, la demencia por cuerpos de Lewy y la demencia frontotemporal. El tratamiento de urgencia de la demencia es en gran medida de apoyo; sin embargo, el médico debe evitar activamente anclarse en un diagnóstico de demencia cuando evalúe a un paciente que presenta un cambio agudo de comportamiento. Es importante distinguir entre la demencia y el delírium, porque este último suele estar asociado con una enfermedad médica tratable. La edad avanzada y la disfunción cognitiva basal son los factores de riesgo de delírium más identificados. Además, un mimetismo habitual de la demencia en los adultos mayores es la depresión, que es una afección tratable. En la **tabla 6-4** se muestra una comparación de estos tres trastornos.

Para reconocer la brecha en la detección del delírium, particularmente entre los adultos mayores, las investigaciones han mostrado una alta sensibilidad del *Delirium Triage Screen* (DTS) y una alta especificidad del *Confusion Assessment Method for the Intensive Care Unit* (CAM-ICU) o su versión breve para reconocer el delírium en el servicio de urgencias.[16,17] Se desconoce si el uso sistemático de estos recursos o de otros relacionados puede conducir a mejorías a largo plazo en la atención de los pacientes en ese servicio.

Cuando los pacientes sin una condición predisponente conocida experimentan delírium ante una agresión relativamente menor, como una infección de vías urinarias (IVU), se debe considerar la posibilidad de realizar la detección ambulatoria de una enfermedad neurodegenerativa. Si el paciente no mejora de forma constante tras la eliminación del factor precipitante, debe considerarse la posibilidad de buscar fuentes alternativas de alteración de la consciencia.

Diagnósticos estructurales

Debe sospecharse una alteración estructural en cualquier paciente que presente un déficit neurológico focal. Sin embargo, algunas alteraciones estructurales pueden presentarse sin datos focales, como los ACV parietales no dominantes. Para aquellos en los que la PIC elevada es una preocupación, la prevención de la hipoxia y la hipotensión es primordial. Otras medidas estándar incluyen la colocación de la cabeza (cabecera de la cama elevada a 30° y cara en la línea media), la reducción de los estímulos nocivos, la analgesia y la sedación (según la necesidad), el mantenimiento de la normotermia y la evitación de la hiponatremia y los esteroides en determinadas condiciones (tumores cerebrales, abscesos y trastornos neuroinflamatorios no infecciosos). La consulta de neurocirugía para las recomendaciones de tratamiento médico y una posible terapéutica definitiva debe ser rápida. *Véase* el **capítulo 12, Traumatismos craneoencefálicos graves** para una descripción más detallada del tratamiento de la PIC.

TABLA 6-4	Diferencias entre la depresión, el delírium y la demencia		
	Depresión	Delírium	Demencia
Inicio	De semanas a meses	De horas a días	De meses a años
Estado de ánimo	Disminuido/apático	Fluctúa	Fluctúa
Curso	Crónico; responde al tratamiento	Agudo; responde al tratamiento	Crónico, con deterioro al transcurrir el tiempo
Consciencia de sí mismo	Es probable que le preocupe el deterioro de la memoria	Puede ser consciente de los cambios en la cognición; fluctúa	Es probable que oculte o no sea consciente de los déficits cognitivos
Actividades de la vida diaria (AVD)	Puede descuidar el cuidado personal básico	Pueden estar intactas o deterioradas	Pueden estar intactas al principio, pero se deterioran a medida que avanza la enfermedad

Accidente cerebrovascular isquémico

El ACV isquémico suele presentarse con déficits neurológicos focales, más que con alteraciones de la alerta. Sin embargo, los infartos que afectan el sistema reticular activador en el tronco encefálico (p. ej., la trombosis de la arteria basilar) pueden provocar una disminución de la alerta y el coma, mientras que los de la arteria cerebral posterior (que afectan el territorio paramedial) y los del lóbulo parietal no dominante pueden causar un aumento de la alerta (a menudo delírium agitado), así como otros cambios de comportamiento. El ACV isquémico subagudo puede producir una disminución de la alerta a través del edema, que da lugar a una PIC elevada.

El ACV isquémico provoca numerosos déficits de contenido con muchos síndromes clínicos bien definidos (*véase* el **cap. 15, Accidente cerebrovascular**, para más detalles). Dos causas isquémicas notables de alteración del contenido que pueden confundirse fácilmente con una alteración psiquiátrica son la abulia (es decir, la falta de voluntad, impulso o iniciativa para la acción, el habla o el pensamiento) en los infartos talámicos u orbitarios frontales y la afasia de Wernicke/receptiva, más frecuente (dificultad para comprender el lenguaje escrito y hablado con preservación de la fluidez del habla que tiende a carecer de contenido o significado), resultante de infartos en el área de Wernicke en la parte posterior del lóbulo temporal.[3] El síndrome de enclaustramiento por trombosis de la arteria basilar que afecta al puente puede causar tetraplejía y afasia, en la que el paciente está consciente pero no puede moverse ni hablar, excepto para realizar movimientos oculares verticales y parpadear. A menudo se confunde inicialmente con el coma, el estado vegetativo o incluso la muerte cerebral. Los movimientos sutiles pueden ser el único signo de un síndrome de enclaustramiento, la isquemia basilar o el EENC.

Hemorragia intracraneal

La TC de cráneo sin contraste es la mejor modalidad de obtención de imágenes para la hemorragia intracraneal (HIC). La HIC es una causa frecuente de alteración de la consciencia. Cada zona afectada se asocia con alteraciones particulares de la alerta y el contenido. Aunque los déficits focales son usuales, los pacientes pueden presentar solo una alteración de la alerta. La HIC puede ser el resultado de lesiones traumáticas o de otro tipo, como la hemorragia subaracnoidea por aneurismas. Además, incluso en ausencia de hemorragia intracraneal, un traumatismo craneal puede provocar alteraciones en el contenido y la alerta, como en la lesión axonal difusa.

Síndrome de encefalopatía posterior reversible

El síndrome de encefalopatía posterior reversible (SEPR) se produce de forma típica en el contexto de una presión arterial muy elevada, eclampsia o por inhibidores de la calcineurina. La mayoría de los pacientes presentan alteraciones del estado de vigilia (28-92%), crisis epilépticas (74-87%) y cefaleas (26-53%).[18] Las alteraciones focales son menos frecuentes, con presencia de hemiparesia y déficits de campos visuales en menos del 50% de los pacientes.[18] Las imágenes pueden mostrar edema subcortical vasogénico reversible sin infarto en la sustancia blanca parietooccipital, aunque son frecuentes los hallazgos atípicos. La RM o la perfusión por TC pueden ser útiles para hacer el diagnóstico. El tratamiento se centra en la reversión de la causa precipitante, incluyendo el alivio de la hipertensión y la retirada de los fármacos causales, como los inhibidores de la calcineurina. El tratamiento antiepiléptico puede interrumpirse cuando ya se resolvió la fase aguda del SEPR.

Hidrocefalia

La hidrocefalia por lo general se detecta mediante el uso de imágenes cerebrales por TC, y puede ser obstructiva, comunicante, normotensiva o por pérdida de tejido. Suele estar indicada la interconsulta de neurología o neurocirugía para el tratamiento de la hidrocefalia sintomática. La hidrocefalia obstructiva es causada por la interrupción focal del flujo de LCR, con frecuencia en el acueducto cerebral. Puede producirse en cualquier parte del sistema ventricular, y los resultados de las imágenes y los síntomas dependen de la localización de la obstrucción del flujo del LCR. Entre las causas se encuentran los tumores, los edemas, los quistes, las hemorragias, las trombosis y las malformaciones, como las de Chiari y Dandy-Walker. La hidrocefalia comunicante es resultado de un deterioro de la reabsorción del LCR en ausencia de una obstrucción de su flujo entre los ventrículos y el espacio subaracnoideo. Se presenta con una dilatación ventricular difusa en las imágenes. Puede ser el resultado de una hemorragia subaracnoidea o intraventricular, una meningitis o la ausencia congénita de las vellosidades aracnoideas.

La hidrocefalia normotensiva es una consideración importante en los adultos mayores con delírium. Es una forma crónica de hidrocefalia comunicante con ventrículos dilatados, pero con una presión de LCR típicamente normal. Se presenta con una tríada clásica de incontinencia urinaria, alteraciones mentales y apraxia de la marcha (que puede imitar un parkinsonismo).

La hidrocefalia por pérdida de tejido se produce cuando se encoge la materia cerebral, lo que ocasiona un aumento en el LCR para llenar el nuevo espacio abierto. Algunos ejemplos son la pérdida de materia cerebral a causa del envejecimiento, la enfermedad de Alzheimer, los ACV o el abuso en el consumo de alcohol.

Tumor

Dependiendo del tipo, la localización y las complicaciones asociadas, el cuadro clínico y el tratamiento del tumor pueden variar mucho. Además de comprimir el tejido cerebral adyacente, los tumores pueden provocar una alteración patológica debido al edema vasogénico circundante, la conversión hemorrágica y la hidrocefalia obstructiva. El tratamiento debe realizarse en combinación con un oncólogo y un neurocirujano, según corresponda. El edema vasogénico es un motivo frecuente de alteraciones agudas de la consciencia en los pacientes con neoplasias intracraneales, y puede venir acompañado de cefalea, crisis epilépticas o déficits sensitivomotores. El tratamiento médico inicial suele incluir la dexametasona.

Trombosis del seno venoso dural y del seno cavernoso

La *trombosis del seno venoso dural* (TSVD) es una alteración patológica estructural importante para tener en cuenta, cuyo diagnóstico requiere que el médico ordene imágenes en fase venosa (TC o RM) de la cabeza además de imágenes sin contraste o en fase arterial. El cuadro clínico de la TSVD es muy variable y puede ser agudo, subagudo o crónico. Puede presentarse estructuralmente con debilidad focal, afasia, papiledema y múltiples parálisis de los NC. Sin embargo, debido a que puede causar un síndrome de hipertensión intracraneal aislado, la TSVD también puede simular una alteración no estructural y presentarse con cefalea, trastornos visuales, alteración de la alerta o crisis epilépticas sin signos focales.

La *trombosis del seno cavernoso* (TSC) es un subtipo de TSVD que suele producirse por la propagación contigua de la infección desde las narinas, los senos paranasales o el tejido dental. Suele presentarse con parálisis de NC. La parálisis del NC VI es la anomalía más frecuente en la TSC, dada su posición medial dentro del seno cavernoso. Además, los NC III, IV, V1 y V2 se ven afectados con frecuencia, ya que pasan por la parte lateral del seno cavernoso. Debido a la alteración del drenaje venoso del ojo, la TSC también puede causar quemosis, disminución de la visión y exoftalmos.

Diagnósticos no estructurales

Alteraciones metabólicas

La hipoglucemia es una de las causas más frecuentes y fácilmente reversibles de EMA. Suele presentarse con déficits globales, aunque pueden aparecer signos focales motores y sensoriales. El tratamiento rápido suele producir un retorno inmediato al estado mental basal; los episodios prolongados y graves de hipoglucemia pueden precipitar una encefalopatía hipoglucémica o provocar lesiones irreversibles. Aunque el tratamiento concomitante con tiamina es razonable, las pruebas de que la administración de glucosa puede precipitar la encefalopatía de Wernicke son escasas.[19,20] La hiperglucemia también es una causa habitual de alteración de la consciencia, especialmente cuando conduce a la cetoacidosis diabética y al coma hiperglucémico no cetósico hiperosmolar.

En los adultos, fuera de la hiper- o hiponatremia, la mayoría de las anomalías electrolíticas leves a moderadas no son la causa de la alteración mental del paciente. La hiponatremia y la hipernatremia graves con corrección rápida se han asociado con la mielinólisis pontina central y el edema cerebral, respectivamente, junto con el EMA.

La hipercalcemia puede causar fatiga, dolor de cabeza, deterioro de la memoria, somnolencia y disminución del estado de alerta, incluyendo el coma; la hipocalcemia puede producir irritabilidad y ansiedad, parestesias, crisis convulsivas y signos de Chvostek y Trousseau. La hipermagnesemia provoca la pérdida de los reflejos tendinosos profundos (8.5-12 mg /dL), parálisis respiratoria (12-16 mg/dL), deterioro de la conducción cardíaca (> 18 mg/dL) y paro cardíaco (> 30 mg/dL). La hipofosfatemia se asocia con alteraciones de la consciencia, debilidad muscular, entumecimiento, disminución de reflejos y convulsiones. Cabe destacar que la concentración de calcio ionizado evita las posibles deficiencias en las mediciones del calcio total y los cálculos del calcio corregido, especialmente en los enfermos en estado crítico.[21]

La uremia puede presentarse con debilidad progresiva, atrofia muscular, neuropatía periférica, temblores, alteración del ciclo sueño-vigilia, déficits de memoria y concentración, cefalea, crisis convulsivas y alteración de la consciencia, incluido el coma. A menudo se presenta con una acidosis metabólica en el marco de la insuficiencia renal. El tratamiento requiere la reversión del trastorno renal subyacente o la diálisis. El síndrome de desequilibrio dialítico (SDD) es una complicación importante del tratamiento, que se cree que es ocasionado por el desplazamiento osmótico inverso dada la rápida depuración de la urea u otras sustancias osmolares en el suero. Suele observarse durante la primera sesión de hemodiálisis de un paciente con nitrógeno ureico en sangre (BUN, *blood urea nitrogen*) muy alto (> 150 mg/dL) y es más frecuente en los adultos mayores y en quienes padecen enfermedades neurológicas previas. El SDD puede presentarse con cefalea, visión borrosa o inquietud, y puede progresar hasta la somnolencia, las convulsiones, el coma o incluso la muerte. El tratamiento con manitol o solución salina hipertónica puede estar indicado en coordinación con un nefrólogo.

Aunque es habitual entre los pacientes con cirrosis, hay que tener cuidado de no anclarse en el diagnóstico de encefalopatía hepática. Estos pacientes corren el riesgo de sufrir una infección concomitante (incluida la peritonitis bacteriana espontánea) o una hemorragia intracraneal (coagulopatía de la insuficiencia hepática, trombocitopenia), y la presencia de hiperamonemia no es específica de la encefalopatía.[22] Tanto la hiperamonemia como las discrasias de sodio concurrentes también pueden producir una alteración estructural en forma de edema cerebral, con o sin hernia. La sospecha clínica de alteración estructural y la consideración de estudios de neuroimagen deben seguir siendo altas en los pacientes con enfermedad hepática. La exploración física debe centrarse en los reflejos tendinosos profundos exaltados, la asterixis y el signo de Babinski anómalo. Las directrices señalan que la alteración mental en un paciente con cirrosis es indicación de paracentesis para descartar una peritonitis bacteriana espontánea.[23] El tratamiento de la encefalopatía hepática tiene como objetivo revertir cualquier causa subyacente, además de mejorar la eliminación de amoníaco mediante la administración de lactulosa. La adición de rifaximina debe considerarse en los pacientes con encefalopatía hepática aguda grave.

Hipercapnia

Dada la alta prevalencia de la EPOC avanzada, el síndrome de hipoventilación por obesidad y la apnea obstructiva central del sueño, la hipercapnia es una causa frecuente de alteración de la consciencia que puede pasar inadvertida con facilidad sin una gasometría. Además, muchos trastornos que conducen a la alteración de la consciencia pueden producir secundariamente hipoventilación e hipercapnia. Por lo tanto, se recomienda el uso irrestricto de la determinación de gases sanguíneos (venosos o arteriales) en los pacientes con alteración de la consciencia; la gasometría venosa ha mostrado ser una alternativa fiable a los análisis arteriales (**tabla 6-5**). En las publicaciones se respalda que las cifras de pCO_2, pH y bicarbonato de la gasometría venosa (periférica o central) son similares a las de la arterial con pequeños ajustes, con excepción de los valores extremos.[24-31] Para descartar una hipercapnia aguda o crónica lo suficientemente importante como para provocar una alteración de la consciencia, se puede llegar a conclusiones clínicamente fiables solo con el análisis de gasometría venosa. En ausencia de una gasometría, la elevación del bicarbonato puede ser un indicio de condiciones hipercápnicas.

Insuficiencia de tiamina (síndrome de Wernicke-Korsakoff)

La insuficiencia de tiamina se caracteriza por la tríada clásica de déficits mentales, función oculomotora y ataxia de la marcha, aunque rara vez se presentan todos sus componentes. El estrés metabólico, a menudo debido a una infección, es un precipitante habitual de la encefalopatía de Wernicke. Los pacientes de riesgo son los que tienen dependencia del alcohol, diabetes, derivación gástrica y afecciones intestinales crónicas.[32] El síndrome de Korsakoff es una alteración cerebral *crónica* resultante de un daño en la

TABLA 6-5	Correcciones estimadas para convertir las cifras de gasometría venosa en arterial	
	Central	**Periférica**
pH	Añadir 0.03-0.05 unidades de pH	Añadir 0.02-0.04 unidades de pH
pCO_2	Restar 4-5 mm Hg	Restar 3-8 mm Hg
HCO_3	No hay corrección	Restar 1-2 mEq/L

porción medial de los lóbulos temporales; suele verse como una manifestación neuropsiquiátrica tardía de la encefalopatía de Wernicke. A menudo se presenta con déficits de memoria anterógrada y retrógrada a corto plazo y una relativa preservación de la de largo plazo. Suele describirse la confabulación, pero no siempre está presente.

El tratamiento con tiamina intravenosa está ampliamente indicado para los pacientes con alteración del estado de consciencia y cualquier probabilidad del trastorno por consumo de alcohol o deficiencias nutricionales que puedan ponerlos en riesgo de la encefalopatía de Wernicke. En casos de alta sospecha clínica, está indicada la administración de altas dosis de tiamina (500 mg i.v. c/8 h). La encefalopatía de Wernicke es reversible si se trata a tiempo. El pronóstico de recuperación es ligeramente mejor en la encefalopatía de Wernicke que en el síndrome de Korsakoff, aunque ambos trastornos tienen bajas tasas de recuperación cuando se retrasa el tratamiento. Debido a su escasa biodisponibilidad, no se recomienda la tiamina por vía oral para el tratamiento de la encefalopatía de Wernicke que se sospecha en el servicio de urgencias, pero puede considerarse en dosis altas (2 000 mg) si no se dispone de su forma intravenosa.[33]

Insuficiencia de vitamina B_{12}

Es bien sabido que la insuficiencia de vitamina B_{12} (cobalamina) se asocia con el deterioro cognitivo subagudo y el delírium, así como con el deterioro visual y la degeneración combinada subaguda (DCS) de la médula espinal. La DCS es resultado de la degeneración de las columnas vertebrales posterior y lateral, y está asociada de forma típica con la anemia perniciosa; también puede ocurrir por las deficiencias de vitamina E y cobre. La degeneración de la columna vertebral posterior provoca una disminución de la sensación de vibración y de la propiocepción, lo que da lugar a un resultado positivo en la prueba de Romberg. La degeneración de la columna corticoespinal lateral da lugar al síndrome de motoneurona superior, que incluye paresia espástica bilateral y signo de Babinski positivo. El tratamiento consiste en la restitución de vitaminas, que puede revertir los síntomas si no son demasiado prolongados. Deben utilizarse las vías intramuscular o intravenosa de restitución de vitaminas en aquellas personas cuya insuficiencia de vitamina B_{12} sea resultado de una absorción gastrointestinal alterada.

Crisis epilépticas

Las crisis epilépticas pueden alterar la consciencia en una amplia variedad de patrones. Dependiendo del tipo, las crisis pueden tener causas estructurales o no. Por ejemplo, un ACV previo representa una fuente estructural de crisis epilépticas, mientras que los medicamentos que reducen el umbral de las crisis representan una fuente no estructural. Además, los hallazgos de la exploración física pueden sugerir un origen no estructural cuando hay un origen estructural (p. ej., una crisis que se generaliza secundariamente) o señalar un origen estructural cuando no hay ningún defecto anatómico (p. ej., parálisis de Todd en un paciente con epilepsia).

Las crisis convulsivas suelen ser evidentes, aunque las manifestaciones atípicas de las crisis son notoriamente difíciles de clasificar y a menudo requieren una monitorización por EEG prolongada para confirmar la actividad epileptiforme. Además, hay manifestaciones atípicas tan inusuales que los datos de la anamnesis y la exploración física quizás no sugieran en absoluto una causa epiléptica, lo que puede llevar a un diagnóstico erróneo. Como se mencionó antes, está justificada una alta sospecha de crisis no epiléptica en los pacientes con una fase postictal prolongada después de una crisis o en aquellos con alteración de la consciencia persistente e inexplicable.

Una consideración poco frecuente, pero importante, es la probabilidad de que se produzcan crisis límbicas en los pacientes con agresividad fuera de lo normal o breves períodos de psicosis, especialmente por un traumatismo craneal previo y en ausencia de un trastorno psiquiátrico conocido. Las causas toxicológicas de las crisis epilépticas también son consideraciones importantes e incluyen los anticolinérgicos, los tricíclicos, la cocaína, los carbamatos, el monóxido de carbono, los glicoles, el etanol, el plomo, el litio y los salicilatos.

Endocrinopatías

El hipertiroidismo es notorio porque se presentan manifestaciones psiquiátricas, como manía y ansiedad, y la tirotoxicosis grave puede causar delírium. El hipertiroidismo apático, que afecta con mayor frecuencia a los adultos mayores, puede presentarse de forma inversa, con depresión y apatía. Del mismo modo, el hipotiroidismo puede provocar manifestaciones de depresión o disminución de la alerta, incluso un coma franco cuando es grave. La medición de las concentraciones de la hormona estimulante de la tiroides (TSH, *thyroid stimulating hormone*; tirotropina) y la tiroxina libre suele estar disponible rápidamente en el servicio de urgencias para diagnosticar los trastornos tiroideos. El exceso de cortisol iatrógeno y endógeno, así como la insuficiencia suprarrenal (por lo general, la crisis addisoniana), pueden conducir a la psicosis o el delírium agitado. Las características del exceso de cortisol incluyen debilidad muscular, facies de luna llena, aumento de peso, hiperglucemia, hipernatremia e hipocalemia. Las manifestaciones de la insuficiencia suprarrenal son la fatiga, la debilidad muscular, la hipotensión postural, la hiperpigmentación de la piel, la hiponatremia, la hipercalemia y la eosinofilia. Aunque el diagnóstico formal debe determinarse en interconsulta con un endocrinólogo, la cifra de cortisol debe medirse a medianoche si se sospecha su exceso y a las 8:00 de la mañana si se cree que hay una deficiencia.

El tratamiento de la insuficiencia suprarrenal en el servicio de urgencias suele combinar tanto glucocorticoides (p. ej., prednisona o hidrocortisona) como mineralocorticoides (p. ej., fludrocortisona). Debe considerarse el uso de dosis para situaciones de estrés de glucocorticoides en casos de enfermedad, procedimientos quirúrgicos y hospitalización.

Infección

Las infecciones del SNC, como la meningitis, la encefalitis y los trastornos neurocognitivos asociados con el VIH (HAND, *HIV-associated neurocognitive disorders*), pueden causar un EMA. Las IVU se han asociado clásicamente con la aparición de nuevos síntomas neuropsiquiátricos o la exacerbación de los previos en los adultos mayores. Se recomienda un análisis de orina de cribado en todos los pacientes que presenten alteraciones de la consciencia, especialmente porque puede proporcionar datos importantes, como la presencia de cetonas, además de hallazgos compatibles con una infección.

En la septicemia, una combinación de lesiones de vías neurodegenerativas y neurovasculares suele dar lugar a una encefalopatía séptica y a secuelas neurológicas a largo plazo entre los supervivientes. Las manifestaciones van desde la confusión leve hasta las convulsiones e incluso el coma. El diagnóstico es clínico y a menudo difícil, dado que no hay criterios claros para alcanzarlo, así como la presencia común de múltiples causas alternativas potenciales (p. ej., sedación farmacológica, alteraciones metabólicas). No existe un tratamiento específico para la encefalopatía séptica, por lo que la terapéutica se centra en la infección subyacente y los cuidados de sostén.

Sustancias tóxicas y consumo de drogas ilegales

El abuso de sustancias ilegales y los síndromes de abstinencia, así como las exposiciones toxicológicas, son consideraciones críticas al evaluar la alteración de la consciencia en el servicio de urgencias. Las características clínicas que deben hacer pensar en una alteración toxicológica son los antecedentes de abuso de sustancias o sobredosis, la ideación o intento de suicidio, las enfermedades psiquiátricas, la agitación, el estupor o coma, las crisis convulsivas, la hipertermia o hipotermia, la rigidez muscular, la rabdomiólisis, el broncoespasmo y una arritmia cardíaca inexplicable.[34] Los índices generales de laboratorio de una posible intoxicación incluyen una brecha osmolar mayor de 10 mOsm y una de saturación arterial (SaO_2 medida en la gasometría arterial menos la SpO_2 de la oximetría de pulso) mayor del 5%, una brecha aniónica elevada y las concentraciones específicas de fármacos, así como insuficiencia renal o hepática aguda. Debe darse seguimiento a los síndromes tóxicos para aumentar la probabilidad de detectar una exposición tóxica que de otro modo quedaría oculta (**tabla 6-6**).

Debido a una anamnesis limitada o a la falta de franqueza del paciente, los síndromes de abstinencia que conducen a la alteración de la consciencia pueden ser difíciles de detectar. Especialmente en quienes presentan una enfermedad médica concurrente que impide la ingesta de un medicamento o una sustancia ilegal, puede ser fácil pasar por alto un síndrome de abstinencia superpuesto.

Hematología y oncología

La alteración de la consciencia debida a la púrpura trombocitopénica trombótica (PTT) suele diagnosticarse erróneamente como septicemia, accidente isquémico transitorio (AIT), hipertensión maligna, crisis de lupus, preeclampsia, eclampsia o síndrome HELLP (hemólisis, elevación de enzimas hepáticas y plaquetopenia) durante el embarazo. No suele presentarse la péntada completa de fiebre, trombocitopenia, anemia hemolítica microangiopática, deterioro renal y anomalías neurológicas. Debe mantenerse un alto índice de sospecha, y las directrices actuales establecen que una combinación de anemia hemolítica microangiopática y trombocitopenia sin explicación alternativa es suficiente para diagnosticar y tratar la PTT.

TABLA 6-6 Síndromes tóxicos

	Inicio	Medicamentos	Estado mental	Diaforesis	Pupilas	Ruidos intestinales	Hallazgos neurológicos
Opiáceos	Variable	Opiáceos naturales y sintéticos	Deprimido	→	Puntiformes	→	No focales
Sedantes-hipnóticos	Variable	Múltiples	Deprimido	→	Normales	Normales	No focales
Colinérgicos	Variable	Prescripción, carbamatos, fosfatos orgánicos	Variable	↑	Puntiformes	↑	No focales
Simpaticomiméticos[a]	Variable	Múltiples	Delírium agitado	↑	Dilatadas	↑	No focales
Anticolinérgicos	< 12 h	Múltiples	Delírium agitado	→	Dilatadas	→	No focales, ataxia, retención vesical
SNM	1-3 días	Antagonista de la dopamina, su agonista recientemente retirado	Delírium agitado → Depresión	↑	Normales	Normales	Rigidez en tubo de plomo en todos los grupos musculares, bradirreflexia
Síndrome serotoninérgico	< 12 h	Serotoninérgico (incluidos los ISRS recientemente retirados con semividas prolongadas)	Delírium agitado → Depresión	↑	Dilatadas, clono ocular	↑	Clono, hiperreflexia (inferior > superior)
Hipertermia maligna	30 min-24 h, normalmente con 10 min de succinilcolina	Succinilcolina, anestésicos inhalatorios	Delírium agitado	↑	Normales	→	Rigidez similar a la cadavérica, hiporreflexia

Los síndromes por debajo de la línea tienen un solapamiento clínico significativo y requieren cuidado para diferenciarlos. Los elementos *rojos* son discriminadores útiles.
Se debe prestar atención a la axila (humedad), el tono de las piernas, los reflejos, los ruidos intestinales, el momento de los síntomas y los medicamentos actuales y recientemente retirados para avanzar en el diagnóstico diferencial.
[a]Incluye el síndrome de abstinencia GABAérgico (p. ej., de alcohol, benzodiazepinas, barbitúricos).
GABA: ácido γ-aminobutírico; ISRS: inhibidores selectivos de la recaptación de serotonina; SNM: síndrome neuroléptico maligno.

Del mismo modo, los síndromes neurológicos paraneoplásicos y la meningitis carcinomatosa se diagnostican de forma errónea con facilidad en los pacientes oncológicos alterados, dados los amplios diagnósticos diferenciales.

Afecciones reumáticas y vasculitis

Las enfermedades del tejido conjuntivo pueden afectar directamente el cerebro a través de una vasculitis o una trombosis. También pueden producir alteraciones de la consciencia debido al daño orgánico específico y las anomalías metabólicas resultantes. Las causas más frecuentes son el lupus eritematoso, el síndrome de Sjögren, la neurosarcoidosis y la encefalitis límbica.

CONSIDERACIONES PEDIÁTRICAS

La evaluación de los pacientes pediátricos con alteración de la consciencia es similar a la de los adultos y debe seguir el algoritmo antes mencionado con las modificaciones apropiadas. Una alteración importante incluye el uso de la EcG pediátrica para calificar el grado de consciencia en los niños menores de 5 años. Una maniobra adicional de alto rendimiento en la exploración física es la palpación de la fontanela en un lactante, que puede hacer sospechar una PIC elevada.

En el contexto de la alteración de la consciencia infantil y, especialmente, de las convulsiones, es crucial una cuidadosa anamnesis de la alimentación, con detalles sobre el preparado lácteo, dada la prevalencia de la hiponatremia infantil. Los electrólitos y los gases sanguíneos capilares pueden confirmar o refutar rápidamente las posibles discrasias electrolíticas causales.

Los pacientes pediátricos pueden presentar una infinidad de errores congénitos del metabolismo, lo que da lugar a diversos trastornos metabólicos que pueden causar alteraciones mentales. En caso de sospecha, se recomienda la consulta pediátrica y la detección mediante los siguientes estudios: glucemia, cetonas, química sanguínea y gasometría con lactato y amoníaco.[35] Además, los pacientes pediátricos pueden presentar trastornos endocrinos de nueva aparición, como la hiperplasia suprarrenal congénita.

Es fundamental recordar que la insuficiencia de piridoxina (vitamina B_6) es una causa bien descrita de las convulsiones pediátricas refractarias, y su pronta restitución puede salvar la vida en el contexto del estado epiléptico pediátrico.

Las crisis de ausencia infantil (CAI) merecen una mención especial porque son un síndrome epiléptico pediátrico habitual (representa el 10% de todas las crisis pediátricas), y se diagnostica con facilidad de forma errónea como con «mirada perdida» o incluso como trastorno por déficit de atención e hiperactividad, que desgraciadamente se observa de forma concomitante en cerca de un tercio de los pacientes con CAI.

El antecedente de parto en casa en el contexto de una alteración de la consciencia neonatal debe hacer sospechar una posible deficiencia de vitamina K y una hemorragia intracraneal asociada. Además, la falta de atención prenatal en combinación con el parto en casa probablemente aumente el riesgo de infecciones por estreptococos del grupo B, especies de *Neisseria* y *Chlamydia* y herpes.

La alteración del estado mental en un neonato lleva casi siempre a considerar la meningitis o la encefalitis en ausencia de un diagnóstico alternativo claro, especialmente en el contexto de la fiebre.

En todos los pacientes pediátricos con alteraciones de la consciencia, los proveedores de atención sanitaria deben permanecer atentos a los traumatismos ocultos y no accidentales.

CONSEJOS Y RECOMENDACIONES

- La alteración aguda de la consciencia suele sugerir un accidente cerebrovascular, una hemorragia, una crisis epiléptica o un episodio cardíaco con disminución de la perfusión cerebral.
- Una alteración subaguda con frecuencia se debe a causas infecciosas o tóxico-metabólicas.
- Entre las causas no estructurales más frecuentes de alteración de la consciencia se encuentran los efectos secundarios o la sobredosis de medicamentos, el consumo de drogas ilegales, la ingesta de sustancias tóxicas, las alteraciones metabólicas, las infecciones sistémicas o primarias del SNC, las crisis epilépticas y las endocrinopatías.
- Los pasos iniciales clave en el manejo de los pacientes con alteración de la consciencia incluyen evaluación de ABC e hipoglucemia, sobredosis de opiáceos, crisis epilépticas y traumatismos.
- Los pacientes alterados deben ser evaluados en cuanto a su grado de consciencia y sus respuestas motoras. Se aconseja hacer una evaluación rápida del tronco encefálico y la valoración del patrón ventilatorio en aquellos pacientes que estén en coma.

- Los datos clave en la exploración neurológica de los pacientes alterados permiten identificar cambios que sugieren síndromes tóxicos que pueden conducir a un tratamiento rápido del coma.
- Los movimientos sutiles pueden ser el único signo de una isquemia basilar, el síndrome de enclaustramiento y el EENC.
- Se debe ordenar una TC de cráneo antes de la PL en cualquier paciente con un estado de consciencia alterado.
- Los pacientes que toman ácido valproico y presentan un EMA deben ser evaluados para detectar la hiperamonemia.

EVIDENCIA

¿Es necesario suministrar tiamina antes de administrar glucosa a los pacientes con EMA por hipoglucemia?

Aunque es un mito frecuentemente repetido, no hay datos que demuestren que la administración de glucosa para corregir un EMA debido a hipoglucemia precipite la encefalopatía de Wernicke.[19,20] No es necesario retrasar la administración de glucosa para suministrar la tiamina, y este tratamiento puede determinarse en función del consumo de alcohol y del riesgo de deficiencias nutricionales.

¿Es útil la EcG en el pronóstico del coma no traumático?

Hay relativamente pocas investigaciones sobre el uso de la EcG en el coma no traumático, y las limitaciones señaladas incluyen una evaluación deficiente del tronco encefálico, la falta de evaluación pupilar y los factores de confusión producidos por la intubación. Un primer estudio centinela mostró que la EcG era un fuerte factor predictivo independiente de los resultados a las 2 semanas en los pacientes con coma no traumático; aquellos con una puntuación de EcG de 6-8 tenían siete veces más probabilidades de despertarse a las 2 semanas que quienes tenían una de 3-5.[36] Más recientemente, en un estudio de 286 pacientes mayores de 16 años hospitalizados por coma no traumático se mostró que la EcG prehospitalaria tenía un rendimiento similar al *Mainz Emergency Evaluation System* (MEES) prehospitalario y a la *Acute Physiology and Chronic Health Evaluation* (APACHE) II del día del ingreso en términos de predicción de la mortalidad. No hubo diferencias estadísticamente significativas entre el rendimiento de las tres escalas (utilizando puntos de corte optimizados de 5 para la EcG, 18 para el MEES y 19 para la APACHE) y la EcG (81.9%), y se mostró una mayor tasa bruta de predicción correcta de la mortalidad que con el MEES (78.3%) y la APACHE II (79.9%).[37] Citando su precisión, simplicidad y rapidez de realización, los autores concluyeron que la EcG era la mejor puntuación de predicción para los pacientes en situación de urgencia. Más concretamente, la EcG ha demostrado ser un fuerte indicador pronóstico en los pacientes con ACV en la circulación posterior y tras un paro cardíaco.[38,39] A pesar de la baja calidad de las pruebas, la EcG se sigue recomendando como componente de la vigilancia de los pacientes adultos en coma con lesión cerebral aguda por la Neurocritical Care Society y la European Society of Intensive Care Medicine.[40]

¿Una TC normal descarta una lesión del SNC como causa del coma?

La TC por sí sola no permite descartar una lesión del SNC como causa del coma. La RM proporciona imágenes superiores de los tejidos blandos y de la fosa posterior, detectando lesiones que pueden pasar inadvertidas por la TC.[41] En los traumatismos, en concreto, se ha mostrado que la RM de cráneo permite detectar lesiones axonales difusas en pacientes con discrepancias entre su estado neurológico, que por lo demás no presentaban signos.[42] En un estudio, los pacientes que permanecían en coma al menos 24 h después del traumatismo inicial, a pesar de una sedación mínima, tenían un 64% de probabilidades de que se detectara una lesión en el tronco encefálico mediante RM que no se había identificado con la TC.[43]

¿Todos los ACV con EMA producen un signo focal en la exploración neurológica?

No todos los ACV o AIT se presentan con signos focales en la exploración neurológica. Los ACV de la circulación posterior, en concreto, a menudo se presentan con signos no focales.[44] Un estudio de 1265 pacientes con AIT o ACV leves reveló que uno de cada cinco presentaba signos no focales, especialmente cuando la isquemia se localizaba en la circulación posterior.[45]

¿Un análisis toxicológico en orina normal descarta una causa toxicológica del EMA? ¿Cambia el tratamiento un resultado positivo del análisis toxicológico?

La detección de drogas ilegales en la orina en la que se utilizan analizadores químicos automatizados tiene varias limitaciones en comparación con la cromatografía de gases/espectrometría de masas, lo que aminora su capacidad para descartar de forma fiable una causa toxicológica del EMA.[46] Dicho esto, los métodos automatizados pueden ser útiles cuando el resultado es positivo. En un reciente estudio observacional prospectivo se mostró que las pruebas de detección toxicológica son útiles en los pacientes indiferenciados con disminución de la alerta, síntomas psiquiátricos o síntomas neurológicos, lo que se ajusta a la demografía en este capítulo.[47] Notablemente, este mismo estudio mostró que las pruebas de detección eran en buena medida inútiles en los pacientes que, al ser hospitalizados, ya se sabía que estaban intoxicados.

Referencias

1. Posner JB PF. *Plum and Posner's Diagnosis and Treatment of Stupor and Coma*. 5th ed. New York: Oxford University Press; 2019.

2. Cadena RS, Sarwal A. Emergency neurological life support: approach to the patient with coma. *Neurocrit Care*. 2017;27:74-81.

3. Douglas VC, Josephson SA. Altered mental status. *Continuum (Minneap Minn)*. 2011;17:967-983.

4. Robba C, Santori G, Czosnyka M, et al. Optic nerve sheath diameter measured sonographically as non-invasive estimator of intracranial pressure: a systematic review and meta-analysis. *Intensive Care Med*. 2018;44:1284-1294.

5. Tunkel AR, Hartman BJ, Kaplan SL, et al. Practice guidelines for the management of bacterial meningitis. *Clin Infect Dis*. 2004;39:1267-1284.

6. April MD, Long B, Koyfman A. Emergency medicine myths: computed tomography of the head prior to lumbar puncture in adults with suspected bacterial meningitis—due diligence or antiquated practice? *J Emerg Med*. 2017;53:313-321.

7. National Institute for Health and Care Excellence. Meningitis (bacterial) and meningococcal septicaemia in under 16s: recognition, diagnosis and management. 2010. Actualizado el 1 de febrero de 2015. Consultado el 24 de marzo de 2021. https://www.nice.org.uk/guidance/cg102/chapter/Key-priorities-for-implementation

8. Baddour E, Tewksbury A, Stauner N. Valproic acid-induced hyperammonemia: incidence, clinical significance, and treatment management. *Ment Health Clin*. 2018;8:73-77.

9. Sarwal A, Stern-Nezer S, Tran DS. Emergency neurological life support: approach to the patient with coma. *Neurocrit Care*. 2019.

10. Tunkel AR, Glaser CA, Bloch KC, et al. The management of encephalitis: clinical practice guidelines by the Infectious Diseases Society of America. *Clin Infect Dis*. 2008;47:303-327.

11. Zehtabchi S, AbdelBaki SG, Malhotra S, Grant AC. Nonconvulsive seizures in patients presenting with altered mental status: an evidence-based review. *Epilepsy Behav*. 2011;22:139-143.

12. Hobbs K, Krishnamohan P, Legault C, et al. Rapid bedside evaluation of seizures in the ICU by listening to the sound of brainwaves: a prospective observational clinical trial of ceribell's brain stethoscope function. *Neurocrit Care*. 2018;29:302-312.

13. Hanley D, Prichep LS, Badjatia N, et al. A brain electrical activity electroencephalographic-based biomarker of functional impairment in traumatic brain injury: a multi-site validation trial. *J Neurotrauma*. 2018;35:41-47.

14. Lee S, Gottlieb M, Mulhausen P, et al. Recognition, prevention, and treatment of delirium in emergency department: an evidence-based narrative review. *Am J Emerg Med*. 2020;38:349-357.

15. Lonergan E, Luxenberg J, AreosaSastre A, Wyller TB. Benzodiazepines for delirium. *Cochrane Database Syst Rev*. 2009;(4):Cd006379.

16. Han JH, Wilson A, Vasilevskis EE, et al. Diagnosing delirium in older emergency department patients: validity and reliability of the delirium triage screen and the brief confusion assessment method. *Ann Emerg Med*. 2013;62:457-465.

17. Han JH, Wilson A, Graves AJ, et al. Validation of the confusion assessment method for the intensive care unit in older emergency department patients. *Acad Emerg Med*. 2014;21:180-187.

18. Lee VH, Wijdicks EF, Manno EM, Rabinstein AA. Clinical spectrum of reversible posterior leukoencephalopathy syndrome. *Arch Neurol*. 2008;65:205-210.

19. Hack JB, Hoffman RS. Thiamine before glucose to prevent Wernicke encephalopathy: examining the conventional wisdom. *JAMA*. 1998;279:583-584.

20. Schabelman E, Kuo D. Glucosa antes que tiamina para la encefalopatía de Wernicke: una revisión de la literatura. *J Emerg Med*. 2012;42:488-494.

21. Hu ZD, Huang YL, Wang MY, Hu GJ, Han YQ. Predictive accuracy of serum total calcium for both critically high and critically low ionized calcium in critical illness. *J Clin Lab Anal*. 2018;32:e22589.

22. Ge PS, Runyon BA. Serum ammonia level for the evaluation of hepatic encephalopathy. *JAMA*. 2014;312:643-644.

23. Runyon B; American Association for the Study of Liver Diseases. Management of adult patients with ascites due to cirrhosis: update 2012. *Hepatology*. 2009;49:2087-2107.

24. Malinoski DJ, Todd SR, Slone S, Mullins RJ, Schreiber MA. Correlation of central venous and arterial blood gas measurements in mechanically ventilated trauma patients. *Arch Surg*. 2005;140:1122-1125.

25. Walkey AJ, Farber HW, O'Donnell C, Cabral H, Eagan JS, Philippides GJ. The accuracy of the central venous blood gas for acid-base monitoring. *J Intensive Care Med*. 2010;25:104-110.

26. Gokel Y, Paydas S, Koseoglu Z, Alparslan N, Seydaoglu G. Comparison of blood gas and acid-base measurements in arterial and venous blood samples in patients with uremic acidosis and diabetic ketoacidosis in the emergency room. *Am J Nephrol*. 2000;20:319-323.

27. Brandenburg MA, Dire DJ. Comparison of arterial and venous blood gas values in the initial emergency department evaluation of patients with diabetic ketoacidosis. *Ann Emerg Med*. 1998;31:459-465.

28. Malatesha G, Singh NK, Bharija A, Rehani B, Goel A. Comparison of arterial and venous pH, bicarbonate, Pco_2 and PO_2 in initial emergency department assessment. *Emerg Med J*. 2007;24:569-571.

29. Chu YC, Chen CZ, Lee CH, Chen CW, Chang HY, Hsiue TR. Prediction of arterial blood gas values from venous blood gas values in patients with acute respiratory failure receiving mechanical ventilation. *J Formos Med Assoc*. 2003;102:539-543.

30. Kelly AM, Kyle E, McAlpine R. Venous pCO(2) and pH can be used to screen for significant hypercarbia in emergency patients with acute respiratory disease. *J Emerg Med*. 2002;22:15-19.

31. McKeever TM, Hearson G, Housley G, et al. Using venous blood gas analysis in the assessment of COPD exacerbations: a prospective cohort study. *Thorax*. 2016;71:210-215.

32. Sinha S, Kataria A, Kolla BP, Thusius N, Loukianova LL. Wernicke encephalopathy-clinical pearls. *Mayo Clin Proc*. 2019;94:1065-1072.

33. Smithline HA, Donnino M, Greenblatt DJ. Pharmacokinetics of high-dose oral thiamine hydrochloride in healthy subjects. *BMC Clin Pharmacol*. 2012;12:4.

34. Hall J, Schmidt GA, Kress J. *Principles of Critical Care*. 4th ed. New York: McGraw-Hill; 2015.

35. Guerrero RB, Salazar D, Tanpaiboon P. Laboratory diagnostic approaches in metabolic disorders. *Ann Transl Med*. 2018;6:470.

36. Sacco RL, VanGool R, Mohr JP, Hauser WA. Nontraumatic coma. Glasgow coma score and coma etiology as predictors of 2-week outcome. *Arch Neurol*. 1990;47:1181-1184.

37. Grmec Š, Gašparovic V. Comparison of APACHE II, MEES and Glasgow coma scale in patients with nontraumatic coma for prediction of mortality. *Crit Care*. 2000;5:19.

38. Tsao JW, Hemphill JC, 3rd, Johnston SC, Smith WS, Bonovich DC. Initial Glasgow Coma Scale score predicts outcome following thrombolysis for posterior circulation stroke. *Arch Neurol*. 2005;62:1126-1129.

39. Schefold JC, Storm C, Krüger A, Ploner CJ, Hasper D. The Glasgow coma score is a predictor of good outcome in cardiac arrest patients treated with therapeutic hypothermia. *Resuscitation*. 2009;80:658-661.

40. Le Roux P, Menon DK, Citerio G, et al. Consensus summary statement of the International Multidisciplinary Consensus Conference on Multimodality Monitoring in Neurocritical Care: a statement for healthcare professionals from the Neurocritical Care Society and the European Society of Intensive Care Medicine. *Neurocrit Care*. 2014;21(Suppl 2):S1-S26.

41. Haupt WF, Hansen HC, Janzen RWC, Firsching R, Galldiks N. Coma and cerebral imaging. *SpringerPlus*. 2015;4:180.

42. Paterakis K, Karantanas AH, Komnos A, Volikas Z. Outcome of patients with diffuse axonal injury: the significance and prognostic value of MRI in the acute phase. *J Trauma Acute Care Surg*. 2000;49:1071-1075.

43. Firsching R, Woischneck D, Diedrich M, et al. Early magnetic resonance imaging of brainstem lesions after severe head injury. *J Neurosurg*. 1998;89:707.

44. Sparaco M, Ciolli L, Zini A. Posterior circulation ischaemic stroke-a review part I: anatomy, aetiology and clinical presentations. *Neurol Sci*. 2019;40:1995-2006.

45. Plas GJJ, Booij HA, Brouwers PJAM, et al. Nonfocal symptoms in patients with transient ischemic attack or ischemic stroke: occurrence, clinical determinants, and association with cardiac history. *Cerebrovasc Dis*. 2016;42:439-445.

46. Reisfield GM, Goldberger BA, Bertholf RL. "'False-positive' and 'false-negative' test results in clinical urine drug testing. *Bioanalysis*. 2009;1:937-952.

47. Lager PS, Attema-deJonge ME, Gorzeman MP, Kerkvliet LE, Franssen EJF. Clinical value of drugs of abuse point of care testing in an emergency department setting. *Toxicol Rep*. 2018;5:12-17.

Miopatías y afecciones de la unión neuromuscular

Rebecca Elizabeth Traub

Las alteraciones neuromusculares incluyen todas las del sistema nervioso periférico, que se extiende desde el asta anterior de la médula espinal hasta los músculos y los pequeños nervios periféricos de las extremidades. Hay cuadros clínicos agudos o de urgencia en todos los niveles del sistema nervioso periférico, que incluyen miopatías, trastornos de la unión neuromuscular, neuropatías periféricas, trastornos de los plexos braquial y lumbosacro, y enfermedades de las raíces nerviosas espinales y de las motoneuronas. Este capítulo se centra en las afecciones primarias de los músculos (miopatías) y de la unión neuromuscular.

MIOPATÍAS

Las miopatías incluyen una amplia variedad de enfermedades que afectan principalmente al músculo. La mayoría, pero no todas, causan una elevación de la creatina-cinasa (CK, *creatine kinase*) sérica; sin embargo, hay procesos de enfermedades no miopáticas que también pueden causar este aumento (**tabla 7-1**).

Existen tres grandes categorías de enfermedades musculares primarias: genéticas o hereditarias, inflamatorias y tóxico-metabólicas. Las miopatías inflamatorias o tóxico-metabólicas son más probables en un contexto de urgencias, pero incluso los pacientes con miopatías genéticas preexistentes pueden presentar un empeoramiento agudo de la debilidad que afecte la función cardíaca o respiratoria.

MIOPATÍAS INFLAMATORIAS

Las miopatías inflamatorias incluyen el grupo de enfermedades musculares de mediación inmunitaria que causan inflamación y daños en el músculo esquelético y, en casos graves, también pueden afectar el músculo cardíaco o respiratorio. Los tipos de miositis incluyen la polimiositis, la dermatomiositis, la miopatía necrosante autoinmunitaria (MNA) y la miositis por cuerpos de inclusión (MCI).

El desafío clínico

La incidencia combinada de la dermatomiositis y la polimiositis se calcula en 2 por cada 100 000 personas al año. La MNA probablemente sea menos frecuente. La dermatomiositis, la polimiositis y la MNA comparten características clínicas similares y difíciles de distinguir en el cuadro clínico inicial, con la debilidad muscular proximal como rasgo distintivo. Cualquier paciente que presente debilidad muscular proximal

TABLA 7-1	Causas de debilidad asociadas con aumento de la creatina-cinasa en suero
Miopatías	
Inflamatorias	• Dermatomiositis: *exantema acompañante* • Polimiositis: *antecedente de enfermedad del tejido conjuntivo* • Miopatía autoinmunitaria necrosante: *antecedente de exposición a estatinas o neoplasia subyacente* • Miositis por cuerpos de inclusión: *aparición y evolución indolentes*
Genéticas	• Distrofia muscular • Miopatía congénita • Miopatía metabólica: *crisis recurrentes de rabdomiólisis*
Toxicológicas	• Alcohol • Cocaína • Corticoesteroides: *CK normal* • Medicamentos con estatinas
Procesos no miopáticos que pueden aumentar la creatina-cinasa (normalmente < 1000 UI/L)	
• Procesos neurógenos que pueden aumentar la CK (normalmente < 1000 UI/L)	• Enfermedad de motoneurona (incluida la esclerosis lateral amiotrófica) • Neuropatías periféricas rápidamente progresivas, incluida la polineuropatía desmielinizante crónica
Síndrome neuroléptico maligno: *asociado con alteración del estado mental, fiebre y rigidez*	

subaguda sin síntomas sensitivos y CK elevada en las pruebas de laboratorio tiene sospecha de una miopatía inflamatoria. La presencia de un exantema típico sugiere el diagnóstico específico de dermatomiositis.

Aunque es poco usual, las miopatías inflamatorias pueden afectar el músculo cardíaco y causar una miocardiopatía o anomalías de la conducción cardíaca. Todo paciente en el que se sospeche una miopatía inflamatoria debe someterse a pruebas cardíacas para evaluar la afectación del miocardio. También es raro que la función respiratoria se vea afectada en las miopatías inflamatorias, pero en casos graves puede producirse una insuficiencia respiratoria que requiere ventilación mecánica.

La enfermedad pulmonar intersticial (EPI) aparece asociada con la polimiositis o la dermatomiositis en el 10% de los casos, a menudo con anticuerpos antisintetasa. En los pacientes con antecedentes de dermatomiositis o polimiositis y síntomas respiratorios, debe considerarse la posibilidad de una EPI.

Los pacientes con diagnóstico conocido de miopatías inflamatorias suelen tomar corticoesteroides u otros medicamentos inmunosupresores, y tienen un mayor riesgo de sufrir complicaciones infecciosas. Cualquier paciente con miopatía inflamatoria bajo tratamiento inmunosupresor que se presente en el servicio de urgencias debe analizarse respecto a las posibles complicaciones infecciosas del tratamiento.

Fisiopatología

La dermatomiositis, la polimiositis y la MNA son enfermedades autoinmunitarias que provocan la inflamación y destrucción del músculo. La dermatomiositis es una vasculopatía del músculo y la piel que suele presentarse con erupciones, debilidad muscular proximal y CK elevada. La histopatología muscular muestra inflamación perimisial y perivascular que afecta la vaina de tejido conjuntivo que agrupa las fibras musculares en haces.

La polimiositis se presenta con características clínicas similares a las de la dermatomiositis, sin el exantema asociado. Sin embargo, su histopatología muestra principalmente inflamación endomisial y necrosis de las fibras musculares que afecta al tejido conjuntivo que recubre cada fibra muscular, o miocito. La dermatomiositis, más que la polimiositis, puede presentarse como un síndrome paraneoplásico, por lo que debe explorarse a estos pacientes para descartar un cáncer subyacente. La MNA es una miopatía autoinmunitaria distinta que se presenta con síntomas similares a los de la polimiositis, pero a menudo con una debilidad más intensa y resistente al tratamiento. La histopatología de la MNA es distinta, con necrosis de las miofibrillas y poca o ninguna respuesta inflamatoria. A menudo se observa en asociación con anticuerpos anti-partículas de reconocimiento de señales o anticuerpos contra la 3-hidroxi-3-metilglutaril coenzima A reductasa (HMG CoA reductasa o HMGCR), a veces relacionados con la exposición a las estatinas.

La MCI es un subconjunto distinto de enfermedad muscular adquirida que presenta características tanto inflamatorias como neurodegenerativas. No se conoce bien su fisiopatología exacta. La evolución clínica es mucho más indolente, y a menudo dura muchos años. La histopatología típica en la biopsia muscular incluye una inflamación endomisial con vacuolas congofílicas en el borde.

Consideraciones prehospitalarias

Las consideraciones prehospitalarias en las miopatías inflamatorias se refieren principalmente a los raros casos de pacientes con afección muscular cardíaca o respiratoria por la enfermedad. En estos casos, las medidas de apoyo incluyen la ventilación mecánica y, en ocasiones, una estrecha vigilancia cardíaca.

Abordaje y exploración dirigida

Las miopatías inflamatorias comparten las características clínicas de debilidad muscular proximal, que afecta a los brazos y las piernas. La anamnesis suele revelar dificultades para levantarse de una silla o del inodoro, o para alcanzar cosas arriba de la cabeza, peinarse o cepillarse los dientes. La exploración neurológica debe incluir pruebas de confrontación de los grupos musculares proximales y distales, incluida la capacidad para levantarse desde una posición sentada y la evaluación de la marcha. Pueden presentarse dolores musculares o mialgias. Los síntomas sensitivos y los hallazgos de la exploración están ausentes, a menos que haya una razón coexistente para que el paciente presente una neuropatía (p. ej., la diabetes). En los casos más graves, puede haber debilidad facial o bulbar. Los músculos oculares no suelen verse afectados. La debilidad respiratoria se presenta en los casos graves. En los casos graves o de larga duración, hay atrofia muscular. Los reflejos tendinosos profundos suelen ser normales.

La MCI tiene características clínicas distintas, con una evolución más indolente de la debilidad, a menudo a lo largo de muchos meses o años. La distribución de la debilidad en la MCI también es diferente a la de las otras miopatías inflamatorias: la mayor debilidad y atrofia se observa en los flexores del antebrazo, el cuádriceps y el compartimento peroneo de la pierna. En los casos avanzados, se produce debilidad facial y bulbar.

En el paciente que presenta debilidad muscular proximal y exantema, debe considerarse específicamente el diagnóstico de dermatomiositis. Los datos cutáneos típicos de la dermatomiositis pueden incluir el signo de Gottron (pápulas eritematosas o descamación sobre el dorso de las manos y los dedos), una erupción en heliotropo sobre los párpados, eritema facial y erupción sobre las zonas expuestas al sol, más típicamente sobre el pecho y la parte superior de la espalda («signo del chal»).

La polimiositis debe considerarse como diagnóstico con mayor fuerza en los pacientes con antecedentes de trastornos del tejido conjuntivo. En estos individuos, el «síndrome de solapamiento» de la miositis se produce en asociación con su otro trastorno reumático previo.

La CK sérica está casi siempre elevada en las miopatías inflamatorias. Los índices inflamatorios, como la velocidad de eritrosedimentación y la proteína C reactiva, pueden estar elevados de forma variable. En cualquier paciente con debilidad proximal subaguda y CK sérica elevada, se debe tener en consideración de manera fuerte una miopatía inflamatoria. Otras pruebas utilizadas para confirmar el diagnóstico son los anticuerpos específicos de la miositis, las pruebas de electrodiagnóstico y las biopsias de piel y músculo.

Tratamiento

Las estrategias de tratamiento para la dermatomiositis, la polimiositis y la MNA son similares. La MCI es clínicamente distinta, no suele responder bien o en absoluto a la inmunoterapia, y se aborda por separado. El tratamiento inicial para la mayoría de las miopatías inflamatorias son los glucocorticoides, ya sea metilprednisolona intravenosa (i.v.) o corticoesteroides vía oral en dosis altas (generalmente prednisona) **(tabla 7-2)**. En espera de la respuesta clínica y de laboratorio a los corticoesteroides, las dosis se reducen lentamente a lo largo de muchos meses, junto con la adición de un tratamiento de ahorro de esteroides. Los medicamentos habituales de ahorro de esteroides y que se utilizan para las miopatías inflamatorias son metotrexato, micofenolato, azatioprina, inmunoglobulina intravenosa (IGIV) y rituximab.

En el contexto de las urgencias, el tratamiento adicional es de apoyo, buscando evaluar la afectación de los músculos cardíacos o respiratorios y aliviar el dolor muscular asociado. En el contexto agudo pueden utilizarse antiinflamatorios no esteroideos y analgésicos opiáceos de corta duración. Los fármacos de larga duración para tratar el dolor neuropático, como la gabapentina, la pregabalina, la duloxetina y otros, se usan para el tratamiento del dolor muscular. Los pacientes bajo tratamiento inmunosupresor deben ser cuidadosamente vigilados para evitar complicaciones infecciosas. Los pacientes tratados con IGIV tienen un mayor riesgo de presentar acontecimientos trombóticos venosos y arteriales.

TABLA 7-2	Tratamientos de las miopatías inflamatorias
Nombre del medicamento	**Dosificación habitual**
Corticoesteroides	
Metilprednisolona i.v. (tratamiento agudo)	1 g diario × 3-5 días
Prednisona	60-80 mg diarios como dosis inicial, disminución gradual con el transcurso de los meses
Inmunoglobulina intravenosa (IGIV)	1-2 g/kg cada 2-4 semanas
Metotrexato	10-25 mg v.o. o i.m. una vez por semana
Micofenolato	500-1500 mg v.o. cada 12 h
Azatioprina	100-250 mg v.o. al día
Rituximab	1 g i.v. cada 2 semanas × 2 dosis cada 6 meses

I.m.: intramuscular; i.v.: intravenoso(a); v.o.: vía oral.

La MCI tiene características patológicas compartidas con las miopatías inflamatorias, pero a menudo no responde, o lo hace mínimamente, a los tratamientos inmunosupresores utilizados para otras miopatías autoinmunitarias. Algunos pacientes con MCI mejoran de forma parcial con la inmunoterapia y, por lo tanto, pueden ser tratados con corticoesteroides, IGIV o vía oral con fármacos ahorradores de esteroides, pero finalmente la mayoría no se mantendrá con estos medicamentos y las medidas son principalmente de apoyo. En la fase avanzada de la enfermedad, la MCI suele provocar disfagia y, en ocasiones, debilidad de los músculos respiratorios. Algunos pacientes optan por la colocación de una sonda de gastrostomía percutánea y el uso de ventilación no invasiva para la asistencia respiratoria.

Consideraciones pediátricas

La dermatomiositis y la polimiositis juveniles son miopatías inflamatorias que se presentan en la población pediátrica. La MNA rara vez se observa en esta población. Las manifestaciones clínicas son similares a las de los adultos, así como las pruebas de diagnóstico, incluidas las de laboratorio de anticuerpos, la electromiografía (EMG) y la biopsia muscular. El diagnóstico diferencial hace hincapié en las miopatías genéticas. Los tratamientos para las miopatías inflamatorias durante la infancia son similares a los utilizados en los adultos, incluidos los corticoesteroides y los ahorradores de esteroides.

La miositis vírica también es más frecuente en la infancia y se asocia con mayor frecuencia con las infecciones gripales y por virus Coxsackie. Los síntomas usuales del síndrome vírico acompañados o seguidos de mialgias y cifras elevadas de la CK sérica son característicos de la miositis vírica. Este síndrome es transitorio y se resuelve en una semana sin intervención. Son pertinentes las medidas de apoyo, incluidos los líquidos intravenosos, ante la rabdomiólisis asociada, y el alivio del dolor, según la necesidad.

MIOPATÍAS GENÉTICAS

Las miopatías genéticas incluyen una amplia variedad de enfermedades musculares hereditarias, como las distrofias musculares, las miopatías congénitas y metabólicas y los trastornos de parálisis periódica. Su inicio suele ocurrir en la infancia, pero algunos fenotipos más leves se presentan en la edad adulta. Pueden mostrar una variedad de fenotipos, con debilidad proximal o distal, a menudo sin síntomas sensitivos. Dependiendo de la mutación genética, puede haber afectación de los músculos craneales. En algunos subtipos genéticos hay afección cardíaca. La mayoría de los pacientes con miopatías genéticas se presentan para la evaluación ambulatoria con una debilidad lentamente progresiva, pero puede haber cuadros clínicos de urgencia ante factores de estrés infecciosos o metabólicos, o las complicaciones cardiopulmonares de la enfermedad. En la **tabla 7-3** se incluye una lista de las miopatías genéticas relacionadas con la afección cardíaca.

De las distrofias musculares, las más frecuentes están relacionadas con mutaciones en el gen de la distrofina, con un patrón de herencia ligado a X. La distrofia muscular de Duchenne (DMD) se presenta en la primera infancia y provoca debilidad proximal, seudohipertrofia de los músculos de la pantorrilla y una importante afectación de los músculos cardíacos y respiratorios. La distrofia muscular de Becker (DMB) también es el resultado de mutaciones en el gen de la distrofina, pero que dan lugar a una proteína que todavía funciona parcialmente y, por lo tanto, a un fenotipo más leve que suele presentarse más

TABLA 7-3	Miopatías genéticas con mayor riesgo de afectación cardíaca
Miopatía	
Distrofinopatías	• Distrofia muscular de Duchenne (*DMD*) • Distrofia muscular de Becker (*BMD*)
Distrofia miotónica	• Distrofia miotónica de tipo 1 (*DMPK*) • Distrofia miotónica de tipo 2 (*CNBP*)
Distrofia muscular de Emery-Dreifuss	• *EMD, LMNA, SYNE1, SYNE2, FHL1, TMEM43, TOR1AIP1, SUN1, SUN2*
Algunas distrofias musculares de las cinturas	• *MYOT, LMNA, DNAJB6, SGCG, SGCA, SGCB, SGCD, TCAP, TRIM32, FKRP, TTN, POMT1, FKTN, POMT2, POMGnT1, DAG1*
Miopatías miofibrilares	• *DES, CRYAB, MYOT, LDB3, FLNC, BAG3, KY, PYROXD1, TTN*
Miopatías congénitas específicas	• Miopatía por nemalina • Enfermedad del núcleo central • Enfermedad de multinúcleos mínimos • Miopatías centronucleares
Miopatías mitocondriales	

tarde en la infancia o en la edad adulta. Se ha mostrado que el tratamiento con corticoesteroides ralentiza el declive de la fuerza en la DMD, por lo que estos pacientes pueden sufrir las complicaciones del tratamiento con corticoesteroides a largo plazo.

Otras distrofias musculares y miopatías hereditarias son la distrofia muscular de Emery-Dreifuss, la distrofia miotónica de tipos 1 y 2, la distrofia muscular de las cinturas, la distrofia muscular fascioescapulohumeral, las miopatías miofibrilares y las miopatías congénitas genéticamente diversas. Las miopatías hereditarias asociadas con mutaciones en *RYR1*, o enfermedad de los cuerpos centrales, se asocian con un mayor riesgo de hipertermia maligna, para la que deben tomarse precauciones en la anestesia.

Las miopatías metabólicas incluyen el grupo de enfermedades musculares asociadas con defectos genéticos en el almacenamiento de energía y el metabolismo. Los subgrupos de miopatías metabólicas incluyen trastornos del metabolismo del glucógeno, de los lípidos y mitocondriales. Los trastornos del metabolismo del glucógeno pueden dar lugar a crisis de rabdomiólisis aguda, a menudo precipitados por actividad física, enfermedad u otro tipo de estrés metabólico, y deben recibir tratamiento de apoyo.

Las estrategias de tratamiento comunes a todas las miopatías genéticas incluyen una estrecha vigilancia para detectar arritmias cardíacas o miocardiopatías asociadas, medidas de apoyo para la debilidad muscular respiratoria, un alto índice de sospecha de neumonía o aspiración en los pacientes con debilidad muscular respiratoria y evitar los medicamentos miotóxicos.

PARÁLISIS PERIÓDICA

Los síndromes de parálisis periódica son un grupo raro de trastornos neuromusculares relacionados con defectos de los canales iónicos del músculo que dan lugar a crisis de debilidad muscular, a menudo desencadenadas por el ejercicio, el ayuno o la ingesta elevada de hidratos de carbono.

La parálisis periódica hipocalémica, relacionada con mutaciones de los canales de calcio o de sodio, se presenta con crisis de debilidad asociados con cifras bajas de potasio sérico. Las crisis pueden ser precipitadas por el ejercicio, las comidas ricas en hidratos de carbono y otros factores de estrés metabólico. Las crisis de parálisis suelen durar de horas a días. La debilidad es generalizada, pero suele respetar los músculos oculares, bulbares y respiratorios. Durante las crisis de hipocalemia pueden producirse arritmias cardíacas, por lo que están indicados el electrocardiograma y la monitorización cardíaca. El diagnóstico se realiza con base en la anamnesis y los datos de laboratorio correspondientes, los antecedentes familiares y las pruebas de electrodiagnóstico y genéticas.

El tratamiento agudo de la parálisis periódica hipocalémica implica la restitución del potasio y de cualquier factor de estrés metabólico subyacente. El régimen de dosificación recomendado para la parálisis periódica hipocalémica aguda es de 60-120 mEq de cloruro de potasio por vía oral, administrados en dosis de 30 mEq cada 30 min, con determinaciones de laboratorio frecuentes para evitar la hipercalemia de rebote. Deben evitarse los líquidos intravenosos que contengan glucosa, porque pueden empeorar la hipocalemia. El tratamiento profiláctico a largo plazo puede incluir acetazolamida (250 mg c/12 h) o diclorfenamida (50 mg c/12 h), y a veces diuréticos ahorradores de potasio, como la espironolactona.

Más frecuente que la rara parálisis periódica hipocalémica genética es la debilidad generalizada que se observa en el contexto de la hipocalemia debida a otras causas médicas, como la pérdida de potasio por vía renal o gastrointestinal (GI). El hipertiroidismo también puede causar un cuadro clínico que imita la parálisis periódica hipocalémica. En estos casos, la corrección de la alteración metabólica da lugar a una rápida mejoría de la fuerza.

La parálisis periódica hipercalémica, una enfermedad relacionada con las mutaciones de los canales de sodio, se presenta con crisis de debilidad muscular asociadas con concentraciones séricas altas de potasio. Las crisis pueden precipitarse por la exposición al frío, el ayuno o después del ejercicio o la ingesta de potasio. La debilidad durante las crisis es generalizada, pero con frecuencia se respetan los músculos craneales y respiratorios. Entre las crisis, la exploración física puede mostrar una miotonía clínica. Las pruebas de laboratorio suelen indicar que las cifras de potasio sérico son normales o ligeramente elevadas. El diagnóstico se establece con base en la anamnesis y las pruebas de electrodiagnóstico y genéticas.

El tratamiento de las crisis agudas de la parálisis periódica hipercalémica leve puede incluir glucosa por vía oral o un ejercicio breve. Las crisis más graves pueden tratarse con diuréticos tiazídicos, albuterol inhalado y calcio intravenoso. Se han notificado arritmias asociadas con las crisis de hipercalemia, por lo que está indicado realizar un electrocardiograma y la monitorización cardíaca. El tratamiento profiláctico para evitar las crisis incluye estrategias alimentarias y acetazolamida o diclorfenamida por vía oral.

MIOPATÍAS TÓXICAS

Las miopatías pueden producirse como resultado de la toxicidad directa de medicamentos prescritos y el consumo de drogas ilegales o recreativas. Los glucocorticoides suelen ocasionar una miopatía proximal, sin elevación de la CK, que mejora con la reducción de la dosis o su cese. Las estatinas, prescritas para tratar la hiperlipidemia, suelen provocar mialgias, pero con poca frecuencia causan miopatías y cifras elevadas de CK sérica. Otros medicamentos habitualmente prescritos que pueden dar origen a una miopatía son la hidroxicloroquina, la cloroquina, la colchicina y algunos antivirales utilizados para el virus de la inmunodeficiencia humana (VIH).

Además de la toxicidad directa, algunos medicamentos pueden inducir una miopatía inflamatoria. En raras ocasiones, las estatinas pueden desencadenar una MNA asociada con los anticuerpos HMGCR. También hay informes de que los medicamentos inhibidores del factor de necrosis tumoral α (TNF-α, *tumor necrosis factor* α) y la penicilamina desencadenan miopatías inflamatorias. Más recientemente, los quimioterápicos inhibidores de puntos de regulación se asocian con una amplia variedad de complicaciones autoinmunitarias, incluida la miositis.

El alcohol puede provocar una miopatía crónica, con o sin neuropatía periférica, debido a su consumo prolongado, o una miopatía aguda por episodios de consumo excesivo que a veces provoca rabdomiólisis. La cocaína también puede precipitar una crisis aguda de rabdomiólisis.

En cualquier paciente con debilidad y aumento de la CK, el médico debe evaluar todos los medicamentos prescritos y considerar el alcohol y las sustancias ilegales como posibles causas.

RABDOMIÓLISIS

La *rabdomiólisis* es el síndrome de dolor muscular agudo, debilidad, elevación de la CK sérica y mioglobinuria que provoca una orina oscura o marrón. También puede haber edema muscular. La CK puede estar muy alta, por lo general, por encima de 1000 UI/L y hasta 100 000 UI/L. Cuando el grado de degradación muscular es grave, pueden producirse anomalías electrolíticas secundarias, incluida la hipercalemia potencialmente mortal. Puede haber una lesión renal aguda debido a los efectos de la mioglobina en los riñones. En raras ocasiones, la rabdomiólisis puede desencadenar una coagulación intravascular diseminada (CID) por la liberación de materiales protrombóticos desde el músculo dañado. Hay una serie de potenciales causas o factores desencadenantes de la rabdomiólisis, que se enumeran en la **tabla 7-4**.

En los pacientes que presentan mialgias agudas, debilidad y cambios de color en la orina, está indicado realizar pruebas de CK sérica y un análisis de orina para detectar mioglobinuria, para evaluar si hay rabdomiólisis. Las pruebas adicionales deben dirigirse a los desencadenantes o las causas subyacentes. Las pruebas adicionales para detectar una miopatía subyacente, como la EMG, la resonancia magnética

TABLA 7-4	Causas de la rabdomiólisis
Causa	
Traumatismo	• Compresión • Inmovilización prolongada • Síndrome compartimental • Lesión eléctrica
Esfuerzo extremo	
Hipertermia	
Miopatías metabólicas genéticas	
Infección	• Gripe • Coxsackie
Intoxicación	• Alcohol • Cocaína • Anfetaminas • Estatinas • Suplementos para adelgazar a base de plantas

muscular y la biopsia de músculo, no suelen estar indicadas a menos que haya crisis recurrentes de rabdomiólisis o se considere una miopatía inflamatoria en el diagnóstico diferencial.

El tratamiento de la rabdomiólisis en el contexto de las urgencias implica la evaluación y corrección de las alteraciones electrolíticas o cualquier alteración subyacente o desencadenante, así como la administración intensiva de líquidos intravenosos para prevenir una lesión renal aguda. Los líquidos isotónicos intravenosos deben iniciarse tan pronto como se sospeche o se detecte una lesión muscular, y mantenerse hasta que la concentración de CK sérica se estabilice claramente o mejore. La cantidad exacta y la velocidad de la reanimación con líquidos deben guiarse según la gravedad de la lesión muscular y el riesgo de complicaciones asociadas con la sobrecarga de volumen. La recomendación habitual para el tratamiento inicial es de una solución salina isotónica administrada a razón de 200-1000 mL/h. Algunos autores recomiendan el tratamiento con bicarbonato de sodio en los casos más graves de rabdomiólisis; la dosis habitual consiste en alternar cada litro de solución salina normal con 1 L de solución glucosada al 5% más 100 mmol de bicarbonato de sodio, con ajuste de la dosis para conseguir un pH urinario superior a 6.5. Es necesario regular el pH arterial y el calcio sérico durante el tratamiento con bicarbonato. Los casos muy graves o la hipercalemia potencialmente mortal pueden requerir hemodiálisis.

CONSEJOS Y RECOMENDACIONES

- Debe considerarse una miopatía en los pacientes que presentan debilidad muscular proximal simétrica sin pérdida sensitiva.
- La comprobación de la CK sérica es una buena prueba de cribado del proceso de enfermedad miopática.
- La miopatía de presentación subaguda, de rápida evolución o con exantema asociado debe hacer sospechar una miopatía autoinmunitaria o inflamatoria.
- Una miopatía más prolongada y lentamente progresiva puede indicar una causa genética subyacente.
- Los pacientes con miopatías corren el riesgo de sufrir una miocardiopatía, anomalías de la conducción cardíaca o debilidad respiratoria neuromuscular.
- Se deben considerar las miopatías tóxicas o infecciosas en los pacientes con presentaciones agudas de debilidad y dolor muscular, incluyendo una revisión cuidadosa de los fármacos prescritos.
- Los trastornos de parálisis periódica asociados con la hipo- e hipercalemia requieren un tratamiento cuidadoso y una estrecha vigilancia de las concentraciones de potasio.

EVIDENCIA

¿Hay pruebas que apoyen el tratamiento de las miopatías autoinmunitarias?

No hay grandes estudios controlados y aleatorizados sobre el uso de corticoesteroides en las miopatías inflamatorias, pero en las directrices de consenso se recomienda este tratamiento como ideal para la polimiositis y la dermatomiositis.[1] Existen pequeños estudios aleatorizados y retrospectivos donde se muestra el beneficio de la azatioprina y el metotrexato como ahorradores de esteroides.[2] En series de casos se ha informado del beneficio de la IGIV en los casos de miositis resistentes al tratamiento.[3]

¿Los líquidos intravenosos previenen la lesión renal aguda en la rabdomiólisis?

La evidencia sobre el uso de la reanimación con líquidos en la rabdomiólisis se extrapola de estudios sobre esta enfermedad asociados con traumatismos o lesiones por aplastamiento. En varios estudios de pacientes traumatizados o durante una catástrofe natural se informó una reducción del riesgo de lesión renal aguda con la administración intensiva de líquidos.[4] No hay pruebas claras que respalden el uso de bicarbonato de sodio para la rabdomiólisis, pero algunos estudios mostraron beneficios en los casos más graves.[5]

¿Existen directrices para el tratamiento de las miopatías genéticas?

A excepción de unas pocas miopatías genéticas para las que se dispone de tratamientos de restitución enzimática o de ARN interferente, la terapéutica en las enfermedades musculares hereditarias es de apoyo y sintomática. La participación de un equipo multidisciplinario, que incluya servicios de rehabilitación, tratamiento respiratorio, logopedia y otros especialistas médicos (cardiólogo, neumólogo), es importante para prolongar la esperanza de vida y mejorar la calidad de vida.[6]

Trastornos de la unión neuromuscular

Los trastornos de la unión neuromuscular incluyen enfermedades que afectan tanto al proceso postsináptico de la transmisión neuromuscular (principalmente la miastenia grave [MG]) como al presináptico (botulismo y síndrome miasténico de Lambert-Eaton [SMLE]). Todos los trastornos de la unión neuromuscular pueden presentar un inicio o un empeoramiento agudos de la debilidad, incluida la disfagia y la debilidad de los músculos respiratorios, por lo que su identificación adecuada y su tratamiento rápido son fundamentales.

MIASTENIA GRAVE

El desafío clínico

La *MG* es una enfermedad autoinmunitaria que afecta la unión neuromuscular postsináptica, impidiendo la transmisión de los potenciales de acción de las motoneuronas a las fibras musculares. Los pacientes presentan una debilidad fatigable, que a menudo afecta los músculos craneales y causa diplopía, ptosis, debilidad facial, disfagia y disartria. La debilidad de las extremidades suele estar presente, y la de los músculos respiratorios puede poner en peligro la vida.

La prevalencia de la MG es de aproximadamente 1 por cada 10 000 individuos, lo que la convierte en una enfermedad relativamente rara. La naturaleza de remisión-recurrencia de la enfermedad y los numerosos factores que pueden desencadenar una exacerbación o crisis de debilidad o respiratoria hacen que el trastorno se atienda en el ámbito de los servicios de urgencia.

Hay un desafío inicial en identificar el posible diagnóstico de MG en cualquier paciente que presente debilidad generalizada, especialmente cuando se asocia con diplopía, ptosis o síntomas bulbares. Muchos otros trastornos neurológicos pueden imitar estas manifestaciones, pero la MG debe tenerse muy en cuenta, sobre todo en presencia de estos síntomas oculares y bulbares.

En los pacientes con un diagnóstico conocido de MG, es un reto identificar a los individuos con exacerbación de la enfermedad que requieren inmunoterapia y una estrecha vigilancia respiratoria de aquellos que toman dosis altas de piridostigmina (> 120 mg cada 4 h). La piridostigmina puede causar una crisis colinérgica, que debe considerarse en el diferencial de la exacerbación de la MG. Esta entidad clínica produce debilidad muscular, pero suele asociarse con otros signos de toxicidad colinérgica, como el broncoespasmo, el aumento de la salivación, la diarrea y los cólicos abdominales. Por lo general, para estos pacientes se recomienda la participación en interconsulta del neurólogo, pero en el contexto de la urgencia, el médico debe inclinarse a la vigilancia estrecha, porque se pueden descompensar con rapidez desde una perspectiva respiratoria y requerir ventilación mecánica.

El reto adicional en los pacientes con MG conocida es evitar los medicamentos que pueden empeorar o exacerbar la debilidad debido a sus efectos farmacológicos en la unión neuromuscular. Los fármacos que a menudo se administran en el servicio de urgencias para otras afecciones clínicas incluyen magnesio intravenoso, bloqueadores β y bloqueadores de los canales de calcio, así como una serie de antibióticos que pueden precipitar el empeoramiento de la miastenia o incluso sus crisis. Cuando se atiende a un paciente con diagnóstico de MG, es fundamental revisar el efecto potencial de un medicamento antes de prescribirlo. En la **tabla 7-5** se incluye una lista de medicamentos de alto riesgo para la MG.

Fisiopatología

La MG es un trastorno autoinmunitario de la unión neuromuscular postsináptica. La transmisión neuromuscular se produce por la liberación del neurotransmisor acetilcolina desde la terminal nerviosa motora presináptica. Entre el 80 y el 90% de los pacientes con MG presentan anticuerpos contra el receptor de acetilcolina (AChR), lo que bloquea la capacidad del neurotransmisor para unirse a los receptores postsinápticos y reduce su número. La pérdida de AChR en la membrana muscular postsináptica reduce el «factor de seguridad» en la transmisión neuromuscular y da lugar a la debilidad fatigable de la enfermedad clínica. En cambio, entre el 5 y el 10% de los pacientes que carecen de anticuerpos contra los AChR tienen anticuerpos contra la cinasa específica del músculo (MuSK, *muscle-specific kinase*), un componente proteínico transmembranario de la unión neuromuscular postsináptica que afecta la agrupación de los AChR. Estos pacientes son fenotípicamente similares a aquellos con MG positiva para anticuerpos contra AChR, pero suelen tener mayor debilidad bulbar. Los tratamientos para la MG de la MuSK se superponen, pero difieren de los de los AChR debido a su fisiopatología mediada por la inmunoglobulina 4 (IgG4). El 5-10% restante de los pacientes con MG son «seronegativos», lo que significa que carecen de anticuerpos contra AChR y MuSK. En algunos de estos pacientes se están identificando nuevos anticuerpos, como aquellos contra la LRP4 y la agrina.

Las pruebas diagnósticas utilizadas para confirmar el diagnóstico de MG incluyen las de anticuerpos, como se ha señalado anteriormente, así como las de electrodiagnóstico. Los estudios de conducción nerviosa, con estimulación repetitiva, y la electromiografía de fibra única se utilizan para confirmar el diagnóstico de MG.

TABLA 7-5	Medicamentos de cuidado en los pacientes con miastenia grave
Tipo	**Fármacos**
Anestésicos	• Bloqueadores neuromusculares
Antibióticos	• Aminoglucósidos • Fluoroquinolonas • Cetólidos • Macrólidos
Toxina botulínica	

Medicamentos cardíacos	• Antiarrítmicos
	  • Quinina
	  • Procainamida
	  • Otros antiarrítmicos de los canales de sodio
	• Bloqueadores β
	• Bloqueadores de los canales de calcio

Corticoesteroides[a]	
Penicilamina	
Quimioterapia	• Quimioterapia con inhibidores de puntos de regulación inmunitarios
Magnesio[b]	
Otros medicamentos[c]	• Medio de contraste yodado[c] • Medicamentos con estatinas[c]

I.v.: intravenoso(a).
[a]Se utiliza a menudo para el tratamiento de la miastenia grave, pero puede provocar un empeoramiento cuando se inicia.
[b]Particularmente la vía intravenosa.
[c]Posible riesgo, vigilar el empeoramiento.

Entre el 10 y el 12% de los pacientes con diagnóstico de MG presentan un tumor del timo asociado (timoma) subyacente a la enfermedad. Por este motivo, todos los pacientes con diagnóstico reciente de MG deben someterse a una tomografía o resonancia de tórax para evaluar la presencia de una neoplasia tímica.

Consideraciones prehospitalarias

El tratamiento prehospitalario de los pacientes con MG se centra principalmente en la vigilancia y atención de la debilidad respiratoria asociada con la enfermedad. Los pacientes con MG pueden presentar un deterioro rápido de su estado respiratorio debido a la debilidad del diafragma y de los músculos accesorios de la respiración. La debilidad respiratoria neuromuscular suele provocar una insuficiencia respiratoria hipercápnica, por lo que la ausencia de hipoxia en la monitorización no debe tomarse como un signo tranquilizador, y debe utilizarse la capnometría continua cuando esté disponible. Debe haber un umbral bajo para administrar ventilación no invasiva y mecánica a un paciente con MG en dificultad respiratoria.

Abordaje y exploración dirigida

Los síntomas clínicos usuales de la MG incluyen debilidad fatigable, a menudo con afectación ocular asociada, que provoca una alteración de los movimientos extraoculares, con diplopía y ptosis palpebral. Se debe preguntar a los pacientes si los síntomas empeoran al final del día o después de realizar esfuerzos. La debilidad fatigable puede evaluarse en la exploración haciendo que el paciente haga abducción repetida del brazo antes de volver a probar la fuerza del deltoides. La debilidad facial y bulbar presente causa disartria y disfagia. La debilidad de los extensores del cuello es habitual y está asociada con la de los músculos respiratorios; el 15% de los pacientes con MG solo presentan manifestaciones oculares, un subtipo conocido como «MG ocular». Otro dato característico de la anamnesis es la exacerbación de los síntomas con el calor (p. ej., duchas calientes, alta humedad) y el consumo de alcohol.

En cualquier paciente que presente ptosis palpebral o diplopía, se debe considerar la MG en el diagnóstico diferencial. Entre las afecciones que imitan la enfermedad se encuentran los accidentes cerebrovasculares, las neuropatías craneales aisladas y la esclerosis múltiple. Sin embargo, el hallazgo en la exploración física de ptosis palpebral bilateral y anomalías en los movimientos extraoculares debería llevar la MG a la cima de la lista de diagnósticos, especialmente si hay debilidad facial, bulbar o generalizada acompañante.

El diagnóstico de la MG se realiza con base en la anamnesis habitual y los hallazgos de la exploración física, junto con las pruebas de anticuerpos séricos contra AChR u otros anticuerpos asociados con la MG, y las pruebas de electrodiagnóstico. Dado que la transmisión neuromuscular mejora con las temperaturas más frías, la «prueba de la bolsa de hielo» junto a la cama tiene una buena sensibilidad para la MG en los pacientes con ptosis palpebral prominente. En esta maniobra, se evalúa la ptosis palpebral basal al aplicar una bolsa de hielo en los párpados cerrados durante 2 min, y se vuelve a examinar la ptosis para ver si mejora. El edrofonio intravenoso, o la «prueba de edrofonio», que evalúa la mejoría de los síntomas oculares, históricamente se realizaba para establecer el diagnóstico, pero ya no se aplica de forma sistemática debido a los efectos secundarios cardíacos y a la menor disponibilidad del medicamento.

La evaluación y exploración de un paciente con MG conocida deben centrarse en los signos de exacerbación de la enfermedad e insuficiencia respiratoria inminente. Los pacientes con debilidad bulbar y cervical tienen un mayor riesgo de padecer debilidad muscular respiratoria y deben ser vigilados muy de cerca para detectar un empeoramiento de la función respiratoria mediante espirometrías frecuentes a pie de cama. Debe evaluarse la debilidad bulbar que cause disartria y disfagia, y los pacientes no deben comer si hay preocupación por la disfagia; a veces es necesario el uso de una sonda nasogástrica para la alimentación y la administración de medicamentos.

Deben incluirse la fisioterapia respiratoria y la vigilancia frecuente de los parámetros de espirometría a pie de cama. Una fuerza inspiratoria negativa (FIN) inferior a -30 cm de H_2O o una capacidad vital inferior a 15-20 mL/kg son preocupantes y pueden justificar la ventilación no invasiva o la intubación electiva. Una gasometría arterial puede ser útil en este momento para la toma de decisiones clínicas. Estas mediciones deben situarse siempre en el contexto de la exploración física y de otros factores (p. ej., la debilidad facial) que pueden afectar la capacidad del paciente para participar en las pruebas.

Como se describe en la siguiente sección, los tratamientos que suprimen o modulan el sistema inmunitario son la clave terapéutica en la mayoría de los pacientes con MG. Por ello, estos pacientes corren un mayor riesgo de sufrir complicaciones relacionadas con su tratamiento. Cualquier paciente con MG que reciba medicación inmunosupresora, ya sea con corticoesteroides o ahorradores de esteroides, tiene un mayor riesgo de infección, y cuando se presenta en el contexto de una urgencia, debe haber un alto índice de sospecha de una complicación infecciosa. Los pacientes que reciben IGIV corren el riesgo de presentar complicaciones tromboembólicas con este tratamiento, como trombosis venosa profunda (TVP), embolia pulmonar y episodios trombóticos arteriales, como infarto de miocardio y accidente cerebro-vascular isquémico. Los pacientes objeto de plasmaféresis suelen necesitar un catéter o puerto venoso central permanente y corren el riesgo de tener infecciones en la vía y la TVP asociada. La plasmaféresis frecuente también aumenta el riesgo de complicaciones hemorrágicas. Cuando se evalúa a un paciente en tratamiento por MG en el contexto de una urgencia, es fundamental tener en cuenta qué tratamiento de inmunorregulación ha estado recibiendo y sus posibles complicaciones.

Tratamiento

El tratamiento de la MG incluye estrategias a corto y largo plazo. El tratamiento sintomático ideal para la MG es con fármacos inhibidores de la acetilcolinesterasa, principalmente la piridostigmina. Estos medicamentos actúan impidiendo la degradación enzimática de la acetilcolina en la unión neuromuscular, lo que da al neurotransmisor más tiempo para ejercer su efecto en la membrana neuromuscular post-sináptica. La mayoría de los pacientes experimentan cierta mejoría con la piridostigmina, pero a menudo no es suficiente para constituir un tratamiento único. Los efectos secundarios de los inhibidores de la acetilcolinesterasa, sobre todo los cólicos gastrointestinales y la diarrea, limitan el aumento de la dosis y, en raras ocasiones, las dosis muy altas pueden provocar toxicidad colinérgica.

En la mayoría de los pacientes, a pesar de la mejoría parcial con la piridostigmina, se requerirá un tratamiento adicional con medicamentos inmunomoduladores para suprimir la fisiopatología autoinmunitaria subyacente. Los corticoesteroides, como se comenta más adelante, pueden utilizarse tanto de forma aguda como a largo plazo para tratar la MG, pero se ven limitados por sus efectos secundarios a largo plazo. La IGIV y la plasmaféresis son de acción rápida y se utilizan a menudo para las exacerbaciones agudas, pero tienen efectos de corta duración. Para el control de la enfermedad a largo plazo, muchos pacientes necesitan inmunosupresores ahorradores de esteroides.

Los corticoesteroides suelen ser la primera medicación prescrita para la MG cuando la mejoría con la piridostigmina es insuficiente. A menudo se utiliza la prednisona, pero en ocasiones se prescriben otros corticoesteroides orales. Las estrategias de dosificación de la prednisona varían: algunos neurólogos empiezan con dosis altas (60-80 mg diarios) y luego las reducen lentamente durante semanas o meses; otros empiezan con dosis más bajas (10-20 mg diarios) y las aumentan durante varias semanas, antes de empezar a reducirlas. A veces se administran corticoesteroides intravenosos en el marco de una exacerbación aguda de la MG de un paciente que ya está recibiéndolos por vía oral en su domicilio. Sin embargo, hay que tener cuidado al iniciar el tratamiento con corticoesteroides orales o intravenosos en un paciente con MG, porque a menudo hay un empeoramiento transitorio de la debilidad que se produce durante días o semanas después de iniciarlos por primera vez. Todo paciente con MG que se presente en el entorno de urgencias con un empeoramiento de la debilidad tras el inicio reciente de los corticoesteroides debe ser vigilado estrechamente; debe considerarse su ingreso a la unidad de observación o al hospital si hay debilidad bulbar o respiratoria, o debilidad generalizada grave en las extremidades.

El tratamiento de una exacerbación aguda de la debilidad de la MG o un cuadro clínico inicial grave de la enfermedad incluye IGIV o plasmaféresis. Se desconoce el mecanismo exacto de la IGIV, pero se cree que facilita la eliminación de los autoanticuerpos patógenos. La plasmaféresis también elimina las IgG patógenas. Estos tratamientos suelen tener el efecto más rápido para mejorar la debilidad en la MG, pero la respuesta es transitoria, y suele durar 1-4 semanas antes de que se reconstituyan las IgG. Debe añadirse o ajustarse la inmunoterapia a largo plazo durante el seguimiento del tratamiento con IGIV o plasmaféresis, o en algunos casos, se organizan esquemas terapéuticos de mantenimiento con ambas.

La inmunoterapia a largo plazo suele requerir el uso de inmunosupresores orales que ahorren esteroides, para evitar los efectos secundarios crónicos del uso de corticoesteroides. Estos tratamientos incluyen el micofenolato, la azatioprina y, con menor frecuencia, la ciclosporina, el tacrólimus o el metotrexato. El eculizumab es un tratamiento recientemente aprobado para la MG con anticuerpos AChR positivos que se dirige a la destrucción mediada por el complemento de los receptores en la membrana postsináptica; también se utiliza para el tratamiento a largo plazo de los pacientes con MG resistente al tratamiento. La MG con anticuerpos contra MuSK, que es una enfermedad mediada por IgG4, responde mejor al rituximab que a los otros tratamientos mencionados y se considera ideal para esta subclase de MG.

Los pacientes con timoma subyacente a la MG deben someterse a una timectomía y, en algunos casos, a quimioterapia o radioterapia adicionales. En los pacientes con MG autoinmunitaria pero sin timoma, hay pruebas de que la timectomía mejora los resultados del tratamiento; por lo tanto, algunos se someterán a la operación de manera electiva como parte de la terapéutica para su enfermedad.

Una de las cuestiones más críticas en el tratamiento de los pacientes con MG en el ámbito del servicio de urgencias es conocer los medicamentos que deben evitarse, porque pueden causar un empeoramiento agudo de los síntomas o incluso precipitar una crisis miasténica. Las causas más frecuentes de la exacerbación iatrogénica de la MG son el magnesio intravenoso, los bloqueadores neuromusculares para la anestesia, los bloqueadores β y bloqueadores de los canales del calcio intravenosos, así como ciertos antibióticos. La Myasthenia Gravis Foundation of America (MGFA) mantiene una lista de medicamentos que deben evitarse en la MG y está disponible en su sitio de Internet. En la tabla 7-5 se muestra una lista adaptada. Se trata de contraindicaciones relativas y, en última instancia, queda a discreción del médico tratante sopesar los riesgos y beneficios de administrar cualquiera de estos medicamentos a un paciente con MG, pero se recomienda precaución y supervisión al administrar cualquiera con un riesgo conocido de precipitar una exacerbación de la MG.

Pueden ser necesarias medidas de sostén en los pacientes con una exacerbación aguda de la debilidad bulbar y respiratoria. Los pacientes con disfagia grave pueden requerir la colocación de una sonda nasogástrica durante un período breve para recibir medicación y alimentación. Los pacientes con crisis miasténicas que provocan insuficiencia respiratoria por debilidad neuromuscular pueden requerir ventilación no invasiva o intubación y ventilación mecánica. En los casos que requieren ventilación mecánica o no invasiva, la piridostigmina suele mantenerse temporalmente para reducir las secreciones respiratorias. Los bloqueadores neuromusculares pueden utilizarse para la intubación de secuencia rápida de los pacientes con MG, pero sus efectos pueden ser prolongados y la recuperación más lenta. A veces es necesario ajustar las dosis para los pacientes con MG: los bloqueadores neuromusculares despolarizantes (succinilcolina) requieren dosis más altas y los no despolarizantes (rocuronio o vecuronio), dosis más bajas.

Consideraciones pediátricas

La aparición de la MG es bimodal, con un aumento de la incidencia en los adultos jóvenes entre la segunda y tercer década de la vida y una incidencia creciente entre la sexta y octava década. La aparición de la MG antes de los 15 años se denomina *miastenia grave juvenil*. Su tratamiento es similar al de los adultos, salvo que la timectomía se recomienda con mayor frecuencia y los riesgos de los corticoesteroides a largo plazo o de los inmunosupresores ahorradores de esteroides se deben sopesar con cuidado.

La MG congénita corresponde a un grupo de trastornos genéticos raros que afectan las proteínas implicadas en la transmisión neuromuscular. La debilidad fatigable con afectación ocular, bulbar y respiratoria es similar a la de la MG autoinmunitaria, generalmente durante la lactancia o la niñez temprana. El tratamiento es con inhibidores de la acetilcolinesterasa, mientras que la inmunoterapia no es de utilidad. Para la exacerbación aguda de la MG congénita, el tratamiento es principalmente de apoyo. Evitar los fármacos que afectan negativamente la unión neuromuscular, como se ha señalado antes, es igual de crítico.

La MG neonatal se refiere al síndrome miasténico transitorio en un recién nacido de una madre con MG autoinmunitaria debido a la transferencia transplacentaria de anticuerpos maternos. Los síntomas suelen durar solo unas semanas y el tratamiento es de apoyo.

SÍNDROME MIASTÉNICO DE LAMBERT-EATON

El SMLE es un trastorno autoinmunitario más raro, que afecta a la unión neuromuscular presináptica y que se presenta con síntomas superpuestos a los de la MG. Los pacientes desarrollan anticuerpos contra los canales de calcio dependientes de voltaje, lo que provoca un deterioro de la liberación de acetilcolina en la unión neuromuscular. La mitad de los casos de SMLE son paraneoplásicos, principalmente en asociación con el carcinoma microcítico de pulmón, por lo que la detección del cáncer es fundamental en conjunto con este diagnóstico. La otra mitad de los pacientes tiene una causa autoinmunitaria primaria de la enfermedad.

Las manifestaciones del SMLE se superponen más con las de las miopatías que con las de la MG, y suelen corresponder a una debilidad muscular proximal lentamente progresiva. Pueden presentarse síntomas oculares y bulbares, similares a los de la MG. A diferencia de la fatiga típica de la MG, los pacientes con SMLE suelen mejorar su fuerza tras breves períodos de ejercicio, aunque una actividad más prolongada conduce al agotamiento. Los síntomas autonómicos suelen acompañar a la debilidad en el SMLE, pero no predominan en el cuadro clínico. Los datos más frecuentes de la exploración física que hacen sospechar el SMLE son debilidad muscular proximal que mejora tras un breve ejercicio, debilidad ocular y bulbar leve y ausencia o reducción de los reflejos tendinosos profundos, que mejoran después de un leve ejercicio. La debilidad de los músculos respiratorios en el SMLE es rara, pero puede ocurrir.

El SMLE se diagnostica mediante una combinación de la anamnesis y los datos de la exploración física, las pruebas de laboratorio de los anticuerpos contra los canales del calcio de tipo P/Q y las pruebas de electrodiagnóstico de ejercicio breve y estimulación nerviosa repetitiva.

El tratamiento del SMLE consiste, en primer lugar, en evaluar la presencia de un carcinoma microcítico de pulmón subyacente. En los pacientes con una neoplasia asociada, el tratamiento del cáncer debe ser lo primero para que mejore la afección neuromuscular. En la mayoría de los pacientes con SMLE, el tratamiento inicial es con piridostigmina (30-120 mg cada 4-8 h), a menudo en combinación con 3,4-diaminopiridina (3,4-DAP). Algunos pacientes que no mejoran lo suficiente con la piridostigmina y la 3,4-DAP se someten a inmunoterapia similar a la utilizada para la MG, que incluye IGIV, plasmaféresis, corticoesteroides y otros medicamentos orales ahorradores de esteroides.

Al igual que en el caso de la MG, en los pacientes con SMLE debe evitarse el uso de medicamentos que afecten negativamente la función de la unión neuromuscular, ya que pueden provocar una exacerbación de la debilidad.

BOTULISMO

El *botulismo* es una afección neuromuscular que se presenta en lactantes y adultos, y que se debe a la exposición a la toxina de la bacteria *Clostridium botulinum*. Esta bacteria es un microorganismo anaerobio natural presente en frutas y vegetales, mariscos y el suelo. Cuando las esporas bacterianas se encuentran en condiciones ambientales favorables, germinan aumentando el número de bacterias que crean la toxina botulínica.

La toxina botulínica causa debilidad a través del bloqueo de la unión neuromuscular presináptica. Esta toxina es absorbida por la terminal nerviosa presináptica e interfiere con las proteínas necesarias para la liberación de acetilcolina en la unión neuromuscular, lo que provoca debilidad y, en casos graves, una parálisis potencialmente mortal.

El botulismo en los lactantes se produce cuando ingieren esporas de *C. botulinum*, que colonizan el tubo digestivo y se convierten en bacterias formadoras de toxinas. En la actualidad, esto ocurre con mayor frecuencia por la exposición a polvo o suciedad que contiene esporas. Históricamente, los casos se asociaban con la ingesta de miel cruda por los lactantes, pero parece que esta es una fuente menor de casos nuevos. En raras ocasiones, puede producirse la colonización GI por *C. botulinum* en pacientes adultos, a menudo con antecedentes de intervención quirúrgica o enfermedad GI e inmunodepresión.

El botulismo alimentario se produce con la ingesta de un alimento que ha sido contaminado por la toxina botulínica preformada. En la mayoría de los casos, esto ha ocurrido en asociación con los alimentos enlatados en casa.

El botulismo de las heridas ocurre cuando *C. botulinum* infecta una herida y luego produce la toxina. Las heridas que favorecen esta infección son las que albergan anaerobios (por punción y de localizaciones profunda y subcutánea). Se ha informado de una asociación con la inyección subcutánea de heroína.

Las manifestaciones clínicas usuales del botulismo de origen alimentario comienzan en los dos días siguientes a la ingesta de la toxina, a menudo con náuseas y vómitos, y después, síntomas neurológicos. Las neuropatías craneales suelen ser las primeras manifestaciones, en particular la pérdida de reflejos pupilares que provoca visión borrosa, y luego la alteración de los movimientos oculares, la debilidad facial y bulbar, seguida de la debilidad simétrica descendente. El estado mental es normal. Puede haber síntomas autonómicos. La afectación de los músculos respiratorios es frecuente y quizás se requiera ventilación mecánica. El botulismo por heridas se presenta de forma similar al de origen alimentario, pero sin los síntomas gastrointestinales precedentes, y puede haber un mayor retraso en el desarrollo de los síntomas.

El botulismo infantil suele presentarse con estreñimiento, debilidad generalizada, dificultad para alimentarse y llanto. Hay probabilidad de insuficiencia respiratoria que requiera ventilación mecánica. Este diagnóstico debe considerarse en cualquier lactante que presente una hipotonía aguda.

El diagnóstico de botulismo se confirma identificando la toxina en muestras de heces, sangre u otros líquidos corporales, o al analizar una fuente de alimentación sospechosa. Los médicos deben ponerse en contacto con el departamento de salud de su estado o con los Centers for Disease Control and Prevention (CDC) de Estados Unidos, para obtener orientación sobre los procedimientos locales de prueba. Las pruebas de electrodiagnóstico pueden ser útiles en los casos inciertos.

El tratamiento del botulismo comienza con una estrecha vigilancia clínica, en particular de la afección de los músculos respiratorios, y con ventilación mecánica si es necesario. Cuando se sospecha el diagnóstico de botulismo, debe administrarse la antitoxina, incluso antes de que se realicen las pruebas de confirmación. El departamento de salud del estado debe participar para facilitar las pruebas y obtener el tratamiento con la antitoxina. La dosis de antitoxina botulínica heptavalente en adultos es de una ampolla administrada por vía intravenosa. Los niños reciben un porcentaje menor de la dosis para adultos, bajo la guía de los CDC. La inmunoglobulina intravenosa contra el botulismo (IGB-IV) también se administra a los niños menores de 1 año.

Actualmente, los antibióticos no están indicados para tratar el botulismo infantil o el gastrointestinal de los adultos debido a la preocupación de que aumenten la cantidad de toxina liberada en el sistema. El botulismo de las heridas se trata además con el desbridamiento del sitio infectado. Los antibióticos suelen estar indicados en casos de botulismo de heridas, junto con la interconsulta para enfermedades infecciosas.

PARÁLISIS POR GARRAPATAS

La *parálisis por garrapatas* es una afección neuromuscular aguda causada por las neurotoxinas liberadas por la picadura de varias especies de garrapatas. El mecanismo exacto de esta parálisis no está bien establecido, pero implica la ralentización de las respuestas de conducción nerviosa y la interferencia con la transmisión en la unión neuromuscular. Los síntomas comienzan con parestesias y fatiga generalizada, y luego progresan hacia una mayor debilidad de los músculos craneales y de las extremidades. El diagnóstico depende de la localización de la garrapata adherida, por lo que es necesario una exploración exhaustiva de la piel. La mayoría de los pacientes mejoran con rapidez tras la eliminación de la garrapata.

CONSEJOS Y RECOMENDACIONES

- El diagnóstico de MG debe considerarse en cualquier paciente con diplopía, ptosis palpebral o debilidad bulbar, especialmente si conllevan un elemento de fatiga.
- Cualquier paciente con MG conocida o de sospecha que presente una exacerbación de la debilidad debe ser vigilado estrechamente para detectar la debilidad respiratoria neuromuscular. La debilidad bulbar y del cuello se asocian con el compromiso respiratorio, y estos pacientes pueden requerir ventilación no invasiva o mecánica.
- En los pacientes con MG, si es posible, deben evitarse los medicamentos que pueden empeorar la función de la unión neuromuscular. Si es necesario utilizar estos fármacos, debe vigilarse estrechamente a los pacientes para evitar el empeoramiento de los síntomas de la MG.
- Los pacientes con MG que toman medicamentos inmunosupresores, reciben IGIV o son objeto de plasmaféresis pueden presentar complicaciones infecciosas o trombóticas.
- Debe considerarse el botulismo en los pacientes que presenten neuropatías craneales seguidas de una debilidad descendente rápidamente progresiva, sin fiebre ni alteración del estado mental.
- Se debe considerar el botulismo infantil en un lactante flácido.
- Cuando se sospeche clínicamente, debe iniciarse el tratamiento del botulismo con la antitoxina lo antes posible.

EVIDENCIA

¿Hay pruebas que apoyen la superioridad de la IGIV o de la plasmaféresis en el tratamiento del paciente con MG?

No se han realizado grandes estudios controlados y aleatorizados sobre la IGIV o la plasmaféresis en el tratamiento de la MG, pero los más pequeños sin controles han mostrado beneficios, y uno que comparó a ambos mostró la misma eficacia.[7-11] En la mayoría de los centros de atención sanitaria, la IGIV es más accesible que la plasmaféresis y, por lo tanto, se utiliza con mayor frecuencia, pero algunos pacientes pueden presentar contraindicaciones cardíacas o trombóticas para su administración.

¿La timectomía mejora los resultados de los pacientes con MG sin timoma?

Se llevó a cabo un amplio estudio aleatorizado de la timectomía para tratar la MG generalizada sin timoma, con anticuerpos contra AChR positivos, que mostró una mejoría de los resultados clínicos durante un período de 3 años en el grupo con la operación.[12] La timectomía suele recomendarse en los pacientes jóvenes y en aquellos con MG resistente al tratamiento farmacológico.

¿La administración de la antitoxina mejora los resultados en los pacientes con botulismo?

Hay estudios limitados sobre el uso de la antitoxina en los pacientes con botulismo. Un metaanálisis de estudios e informes de casos mostró una reducción de la mortalidad en los pacientes tratados con la antitoxina. Se sugirió que el tratamiento en una fase temprana de la enfermedad mejora los resultados.[13,14]

Referencias

1. Drake LA, Dinehart SM, Farmer ER, et al. Guidelines of care for dermatomyositis. American Academy of Dermatology. *J Am Acad Dermatol*. 1996;34(5 Pt 1):824-829.

2. Joffe MM, Love LA, Leff RL, et al. Drug therapy of the idiopathic inflammatory myopathies: predictors of response to prednisone, azathioprine, and methotrexate and a comparison of their efficacy. *Am J Med*. 1993;94(4):379-387.

3. Marie I, Menard J-F, Hatron PY, et al. Intravenous immunoglobulins for steroid-refractory esophageal involvement related to polymyositis and dermatomyositis: a series of 73 patients. *Arthritis Care Res (Hoboken)*. 2010;62(12):1748-1755.

4. Odeh M. The role of reperfusion-induced injury in the pathogenesis of the crush syndrome. *N Engl J Med*. 1991;324(20):1417-1422.

5. Bosch X, Poch E, Grau JM. Rhabdomyolysis and acute kidney injury. *N Engl J Med*. 2009;361(1):62-72.

6. Narayanaswami P, Weiss M, Selcen D, et al. Evidence-based guideline summary: diagnosis and treatment of limb-girdle and distal dystrophies: report of the guideline development subcommittee of the American Academy of Neurology and the practice issues review panel of the American Association of Neuromuscular & Electrodiagnostic Medicine. *Neurology*. 2014;83(16):1453-1463.

7. Barth D, Nabavi Nouri M, Ng E, Nwe P, Bril V. Comparison of IVIg and PLEX in patients with myasthenia gravis. *Neurology*. 2011;76(23):2017-2023.

8. Gajdos P, Chevret S, Toyka K. Plasma exchange for myasthenia gravis. *Cochrane Database Syst Rev*. 2002;(4):CD002275.

9. Gajdos P, Chevret S, Toyka KV. Intravenous immunoglobulin for myasthenia gravis. *Cochrane Database Syst Rev*. 2012;(12):CD002277.

10. Qureshi AI, Choudhry MA, Akbar MS, et al. Plasma exchange versus intravenous immunoglobulin treatment in myasthenic crisis. *Neurology*. 1999;52(3):629-632.

11. Sanders DB, Wolfe GI, Benatar M, et al. International consensus guidance for management of myasthenia gravis: executive summary. *Neurology*. 2016;87(4):419-425.

12. Wolfe GI, Kaminski HJ, Aban IB, et al. Randomized trial of thymectomy in myasthenia gravis. *N Engl J Med*. 2016;375(6):511-522.

13. O'Horo JC, Harper EP, El Rafei A, et al. Efficacy of antitoxin therapy in treating patients with foodborne botulism: a systematic review and meta-analysis of cases, 1923-2016. *Clin Infect Dis*. 2017;66(suppl 1):S43-S56.

14. Yu PA, Lin NH, Mahon BE, et al. Safety and improved clinical outcomes in patients treated with new equine-derived heptavalent botulinum antitoxin. *Clin Infect Dis*. 2017;66(suppl 1):S57-S64.

Lecturas recomendadas

1. Barber BJ, Andrews JG, Lu Z, et al. Oral corticosteroids and onset of cardiomyopathy in Duchenne muscular dystrophy. *J Pediatr*. 2013;163(4):1080-1084.e1.

2. Chatham-Stephens K, Fleck-Derderian S, Johnson SD, Sobel J, Rao AK, Meaney-Delman D. Clinical features of foodborne and wound botulism: a systematic review of the literature, 1932-2015. *Clin Infect Dis*. 2017;66(suppl 1):S11-S16.

3. Danieli MG, Gelardi C, Guerra F, Cardinaletti P, Pedini V, Gabrielli A. Cardiac involvement in polymyositis and dermatomyositis. *Autoimmun Rev*. 2016;15(5):462-465.

4. Gilhus NE. Miastenia gravis. *N Engl J Med*. 2016;375(26):2570-2581.

5. Howard JF, Utsugisawa K, Benatar M, et al. Safety and efficacy of eculizumab in anti-acetylcholine receptor antibody-positive refractory generalised myasthenia gravis (REGAIN): a phase 3, randomised, double-blind, placebo-controlled, multicentre study. *Lancet Neurol*. 2017;16(12):976-986.

6. Ionita CM, Acsadi G. Management of juvenile myasthenia gravis. *Pediatr Neurol*. 2013;48(2):95-104.

7. Mehndiratta MM, Pandey S, Kuntzer T. Acetylcholinesterase inhibitor treatment for myasthenia gravis. *Cochrane Database Syst Rev*. 2014;(10):CD006986.

8. Nicolle MW. Myasthenia gravis and Lambert-Eaton myasthenic syndrome. *Continuum (Minneap Minn)*. 2016;22(6, Muscle and Neuromuscular Junction Disorders):1978-2005.

9. Rao AK, Lin NH, Griese SE, Chatham-Stephens K, Badell ML, Sobel J. Clinical criteria to trigger suspicion for botulism: an evidence-based tool to facilitate timely recognition of suspected cases during sporadic events and outbreaks. *Clin Infect Dis*. 2017;66(suppl 1):S38-S42.

10. Sanders DB, Guptill JT. Myasthenia gravis and Lambert-Eaton myasthenic syndrome. *Continuum (Minneap Minn)*. 2014;20(5 Peripheral Nervous System Disorders):1413-1425.

11. Sieb JP, Gillessen T. Iatrogenic and toxic myopathies. *Muscle Nerve*. 2003;27(2):142-156.

12. Silvestri NJ, Wolfe GI. Myasthenia gravis. *Semin Neurol*. 2012;32(3):215-226.

13. Venance SL, Cannon SC, Fialho D. The primary periodic paralyses: diagnosis, pathogenesis and treatment. *Brain*. 2006;129(Pt 1):8.

14. Warren JD, Blumbergs PC, Thompson PD. Rhabdomyolysis: a review. *Muscle Nerve*. 2002;25(3): 332-347.

Neuropatías

Ethan Abbott

Aunque las neuropatías representan un grupo amplio, complejo y heterogéneo de afecciones, en este capítulo se presentan varias urgencias neurológicas distintas y frecuentemente evaluadas a las que se enfrenta el profesional de cuidados intensivos: la parálisis de Bell, el síndrome de Guillain-Barré (SGB) y las neuropatías periféricas, con especial atención a la polineuropatía simétrica distal (PSD). Con la evolución de las pruebas y las interrogantes sobre la eficacia de los medicamentos y el momento de las intervenciones agudas ante varias de estas afecciones, este capítulo ayuda a guiar al médico con un abordaje centrado en la mejor evidencia disponible.

PARÁLISIS DE BELL
EL DESAFÍO CLÍNICO

La *parálisis de Bell* es una parálisis idiopática del séptimo nervio craneal (NC VII; facial) y la causa más frecuente de debilidad o parálisis unilateral del nervio facial. Se cree que su causa está mediada por un virus, pero la fisiopatología es controvertida. El tratamiento se centra en proteger el ojo de las lesiones y disminuir al mínimo las secuelas a largo plazo.

La parálisis de Bell suele presentarse de manera unilateral con un inicio agudo, y alcanza su punto máximo entre 48 y 72 h después del comienzo de los síntomas; la media de edad de presentación es de 40 años. El desafío clínico con la parálisis facial es determinar si es de origen central o periférico. Existen varias dificultades que pueden llevar a un diagnóstico erróneo o retrasado, lo que contribuye a aumentar la morbilidad. Se calcula que hasta el 30% de los pacientes tendrán una recuperación retrasada o incompleta de la función total, lo que dará lugar a una discapacidad permanente.[1] La parálisis de Bell se observa con frecuencia en los pacientes con diabetes, hipertensión, infección reciente de vías respiratorias superiores o embarazo de término tardío. En la **tabla 8-1** se incluye el diagnóstico diferencial de la parálisis unilateral del nervio facial.

FISIOPATOLOGÍA

El conocimiento de la anatomía y la distribución del nervio facial es esencial para diferenciar las causas centrales de parálisis de las periféricas. El nervio facial alcanza a los músculos de la expresión facial, incluidos los orbiculares de los párpados y labios, el frontal y el estapedio. Proporciona la sensibilidad a los dos tercios anteriores de la lengua y las fibras parasimpáticas de las glándulas lagrimales y submandibulares. Dado que las células del núcleo facial que inervan la parte superior de la cara reciben fibras de ambos hemisferios cerebrales, un paciente con capacidad para mover los músculos frontales debe hacer pensar en una causa central. Así, en un individuo con parálisis periférica del nervio facial, como la de Bell, la debilidad completa del nervio ipsilateral afecta a toda la frente. Los síntomas bilaterales son infrecuentes y deben hacer que se considere un diagnóstico alternativo, como la enfermedad de Lyme.

TABLA 8-1	Etiología y manifestaciones clínicas de la parálisis facial		
Tipo de afección	**Afección**	**Agente etiológico**	**Factores distintivos**
Autoinmunitaria	Síndrome de Guillain-Barré	Autoinmunitario/ infeccioso	Polineuropatía aguda, parálisis ascendente, debilidad de las manos y los pies que progresa hacia el tronco
	Síndrome de Melkersson-Rosenthal	Desconocido	Parálisis facial recurrente, edema de cara/labios y fisuras o pliegues en la lengua
	Esclerosis múltiple	Desconocido	Exploración neurológica anormal con síntomas intermitentes
	Sarcoidosis	Desconocido	Puede ser bilateral; anomalías de laboratorio, incluida la concentración de la enzima convertidora de la angiotensina
Congénita	Síndrome de Mobius	Posiblemente vírico	Edad (joven), de carácter bilateral, incapaz de mover la cara o los ojos a los lados
Endocrina	Diabetes mellitus	Enfermedad microvascular	Otros signos y síntomas de la diabetes, pruebas de laboratorio
Idiopática	Parálisis aguda del nervio facial	Desconocido	Parálisis de Bell clásica con exclusión de otras causas
Infecciosa	Encefalitis/ meningitis	Hongos, virus o bacterias	Cefalea, rigidez de nuca, anomalías del líquido cefalorraquídeo
	Herpes simple	Virus del herpes simple a lo largo de los axones del nervio que reside en el ganglio geniculado	Fiebre, malestar general
	Infección por el virus de la inmunodeficiencia humana (VIH)	VIH	Fiebre, malestar, recuento de CD4
	Enfermedad de Lyme	Espiroqueta *Borrelia burgdorferi*	Puede ser bilateral, exantema, artralgias
	Mononucleosis	Virus de Epstein-Barr	Malestar, difícil de distinguir
	Otitis media	Bacterias patógenas	Inicio gradual, dolor de oído, fiebre, pérdida de la audición
	Síndrome de Ramsay-Hunt	Virus del herpes zóster	Pródromo pronunciado de dolor, exantema vesicular en el conducto auditivo o la faringe
Genética	Sífilis Afecciones hereditarias	*Treponema pallidum* Herencia autosómica dominante	Otras manifestaciones neurológicas y cutáneas Antecedentes familiares de hasta el 4%, pueden presentar otros trastornos neurológicos
Neoplásica	Tumor del nervio facial, cáncer de piel, tumores parotídeos	Carcinomas múltiples de cabeza y cuello	Puede afectar solo a determinados ramos del nervio facial u otros nervios craneales y presentarse como neuropatías craneales múltiples

TABLA 8-1	Etiología y manifestaciones clínicas de la parálisis facial *(continuación)*		
Tipo de afección	**Afección**	**Agente etiológico**	**Factores distintivos**
Neurovascular	Accidente cerebrovascular	Isquemia, hemorragia	La mayoría de las veces la frente está protegida, pero las extremidades suelen afectarse
Traumática	Lesión del nervio facial	Traumatismos, incluido el parto con fórceps	El momento de la lesión coincide con el traumatismo

Tomada de Baugh RF, Basura GJ, Ishii LE, et al. Clinical practice guideline: Bell's palsy. *Otolaryngol Head Neck Surg.* 2013;149(3 suppl):S1-S27.

El nervio facial viaja a través del estrecho conducto de Falopio dentro del hueso temporal. Su curso anatómico lo predispone a la compresión por inflamación, edema o traumatismo. El mecanismo más frecuentemente aceptado es la reactivación del virus del herpes simple 1 (VHS-1) que se origina en el ganglio geniculado, lo que provoca edema e inflamación del nervio facial con el consiguiente compromiso. Esta teoría ha sido respaldada por el aislamiento del VHS-1 en el líquido endoneural del nervio facial de los pacientes con parálisis de Bell. También se ha visualizado edema en las imágenes de resonancia magnética (RM) y en aquellos pacientes tratados quirúrgicamente con un procedimiento de descompresión. A pesar de ello, la relativa asociación del VHS-1 dentro del nervio facial no proporciona la evidencia definitiva de la etiología de la parálisis de Bell, y todavía hay incertidumbre en cuanto a su fisiopatología.

CONSIDERACIONES PREHOSPITALARIAS

El desafío para los proveedores de atención prehospitalaria es determinar cuándo activar el protocolo de accidentes cerebrovasculares (ACV). Los recursos audiovisuales, como los utilizados en las iniciativas de paramédicos comunitarios, pueden ser útiles. En caso de duda, se recomienda a los sistemas de servicios médicos de urgencia transportar al paciente a un centro de atención de ACV.

ABORDAJE DEL PACIENTE CON PARÁLISIS DE BELL

El diagnóstico de la parálisis de Bell se basa en la exploración clínica y la anamnesis, y se intuye cuando no se ha determinado alguna otra explicación como causa de la debilidad facial. Por lo general, las pruebas de imagen o de laboratorio tienen poca importancia. La exploración debe incluir una evaluación cuidadosa de la capacidad para mover la frente. El movimiento intacto de la frente sugiere una causa central; sin embargo, en casos leves de parálisis de Bell puede parecer que se respeta este movimiento. Se deben explorar la bucofaringe, el conducto auditivo externo y las membranas timpánicas para determinar si hay lesiones vesiculares. La presencia de estas lesiones, que también pueden venir acompañadas de una pérdida neurosensorial de la audición, representa el síndrome de Ramsay-Hunt. El nervio cuerda del tímpano, un ramo sensorial del nervio facial que pasa por el oído medio y suministra el gusto a los dos tercios anteriores de la lengua, también se visualiza en los pacientes con el síndrome de Ramsay-Hunt. Los pacientes pueden presentar una constelación de manifestaciones que varían en intensidad. Debido a la incapacidad para cerrar el ojo afectado, puede haber un ojo seco ipsilateral y la disminución de la producción de lágrimas, debido a la afección parasimpática de la glándula lagrimal. Pueden producirse cambios en la capacidad gustativa y xerostomía, y los pacientes pueden tener dificultades para movilizar los alimentos y las secreciones y muestran sialorrea o lagrimeo excesivo al comer. También puede haber dolor facial y retroauricular, que suele aparecer antes de la debilidad facial. La hiperacusia, aunque menos frecuente, se produce por la pérdida de la función del músculo estapedio, que suele mitigar las vibraciones en el oído interno y hace que el sonido se perciba como inusualmente alto en el lado afectado.

El diagnóstico diferencial se divide en múltiples etiologías: congénitas, endocrinas, infecciosas, traumáticas, neoplásicas, genéticas, neurovasculares, idiopáticas y autoinmunitarias (*véase* la tabla 8-1).

Otras pruebas diagnósticas, aunque no se recomiendan de forma sistemática ante el cuadro clínico inicial, incluyen el uso de tomografía computarizada (TC) o RM para evaluar el nervio facial, electromiografía (EMG), electroneuronografía (ENoG) y pruebas serológicas para las causas infecciosas.

TRATAMIENTO

En la **figura 8-1** se muestra un abordaje algorítmico del tratamiento. La historia natural de la parálisis de Bell es tal que los síntomas mejoran (incluso sin ningún tratamiento médico) a las 3 o 4 semanas de su inicio, y la resolución completa se produce a los 3 meses. Los pacientes con síntomas prolongados, aunque se ven con menor frecuencia en el entorno de los cuidados críticos, deben someterse a más pruebas y a la consideración de un diagnóstico alternativo. La gravedad de la parálisis de Bell suele determinar el potencial de recuperación completa y puede evaluarse objetivamente mediante la escala de House-Brackmann, que incorpora la inspección visual y las pruebas motoras para determinar el grado de disfunción. Sin embargo, esta escala no fue concebida para su uso en la evaluación inicial de los pacientes con sospecha de parálisis de Bell, por lo que será de poca ayuda para el médico de urgencias.[2]

El pilar terapéutico en la parálisis de Bell es un ciclo corto de glucocorticoides por vía oral, a menudo como monoterapia o en combinación con antivirales. No se recomienda la prescripción de antivirales solos. El uso del tratamiento combinado es controvertido y las pruebas no son claras. Se recomienda

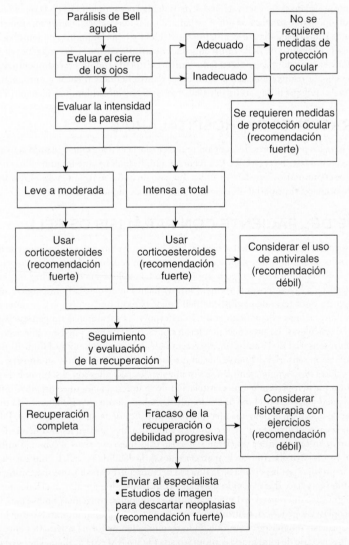

Figura 8-1. Algoritmo de la toma de decisiones clínicas para la parálisis de Bell aguda. Tomada de Almeida JR, Guyatt GH, Sud S, et al. Bell Palsy Working Group, Canadian Society of Otolaryngology—Head and Neck Surgery and Canadian Neurological Sciences Federation. Management of Bell's palsy: clinical practice guideline. *CMAJ.* 2014;186(12):917-922.

la prednisona (60 mg/día durante 7 días, sin disminución). Si también se administran antivirales, se recomiendan el valaciclovir (1000 mg c/8 h) o el aciclovir (400 mg cinco veces al día durante 7 días). El máximo beneficio mostrado en los estudios es con la administración de glucocorticoides dentro de las 72 h siguientes al inicio de los síntomas, aunque hay pruebas de que la recuperación mejora si los medicamentos se inician a las 48 h.[3] Se han encontrado tasas de recuperación y reducción de las secuelas a largo plazo con el solo uso de esteroides. La combinación de antivirales y esteroides como esquema de tratamiento para la parálisis de Bell carece de consenso en las publicaciones.

Se recomienda ofrecer un tratamiento combinado a los pacientes que se presentan en las primeras 72 h de los síntomas o en los casos de disfunción grave del nervio facial. Los proveedores de atención sanitaria también deben asesorar a los pacientes sobre la evidencia actual en relación con los antivirales para que tengan una clara comprensión de la incertidumbre de su utilidad en el tratamiento de la parálisis de Bell. Otros tratamientos propuestos, como la descompresión quirúrgica, la fisioterapia y la acupuntura, no han mostrado mejorar los resultados.[4,5]

El tratamiento de los síntomas asociados y de las posibles secuelas es una parte importante de la estrategia terapéutica. Al no poder cerrar completamente el párpado, se requiere de cuidados oculares para prevenir la abrasión y ulceración de la córnea o una queratitis. Se deben prescribir lágrimas artificiales o lubricantes oculares, así como la protección con un parche ocular para dormir, y se requerirá un seguimiento especializado urgente por parte de oftalmología y otorrinolaringología.

CONSEJOS Y RECOMENDACIONES

- Hasta el 30% de los pacientes con parálisis de Bell tendrán una recuperación retrasada o incompleta de la función facial.
- La parálisis de Bell se observa con mayor frecuencia en los pacientes con antecedentes de diabetes, hipertensión y embarazos prolongados. Se cree que los mecanismos fisiopatológicos son mediados por virus.
- La parálisis de Bell bilateral es infrecuente y debe hacer que se busquen otras causas, como la enfermedad de Lyme, el SGB o la sarcoidosis.
- Los corticoesteroides son el pilar del tratamiento y su uso combinado con antivirales puede ser de beneficio para las secuelas a largo plazo, pero carece de pruebas sólidas.

EVIDENCIA

¿Hay alguna ventaja del tratamiento combinado con esteroides y antivirales frente a los esteroides solos en la parálisis de Bell?

En las directrices basadas en la evidencia de la American Academy of Neurology (AAN) de 2012, se revisó la utilidad de los esteroides y los antivirales en el tratamiento de la parálisis de Bell.[6] Los autores analizaron las publicaciones de los 12 años anteriores y determinaron que a los pacientes con parálisis de Bell de nueva aparición se les podía ofrecer la adición de antivirales para aumentar la probabilidad de recuperación del nervio facial (nivel C), pero que no se ha establecido un beneficio. Los autores concluyeron que deben ofrecerse esteroides orales, con una alta probabilidad de mejorar la recuperación de la función del nervio facial (nivel A).

La American Academy of Otolaryngology (AAO) publicó la *Clinical Practice Guideline: Bell's Palsy* en el 2013 y recomendó ofrecer los antivirales, además de los esteroides, si se administran dentro de las 72 h que siguen al inicio de los síntomas, o para aquellos con grado B.[2] Los autores informan que esta conclusión no está respaldada por estudios de alta calidad y que no se puede descartar un «pequeño beneficio» a la luz del bajo riesgo del uso de antivirales.

La Canadian Society of Otolaryngology publicó *Management of Bell's Palsy: Clinical Practice Guide* en el 2014 y recomendó la adición de antivirales a los corticoesteroides en función de la gravedad del cuadro clínico.[7] Para la parálisis de leve a moderada, los autores desaconsejan encarecidamente la adición de antivirales, mientras que para la paresia grave a completa, recomiendan el uso del tratamiento combinado. Sin embargo, ambas recomendaciones son débiles con base en la evidencia disponible.

Una revisión de Cochrane de 2019, *Antiviral Treatment for Bell's Palsy*, se dedicó a estudiar el trata-miento combinado frente a los corticoesteroides solos o con placebo.[8] Los autores incluyeron 14 estudios controlados aleatorizados (ECA) en su metaanálisis, con un total de 2488 sujetos. El criterio de resultado medido en los estudios fue la recuperación de la función facial con base en un sistema de puntuación como el de House-Brackmann. Las conclusiones fueron que el tratamiento combinado con antivirales y corticoes-teroides puede tener «poco o ningún efecto sobre las tasas de recuperación incompleta, en comparación con estos últimos solos, y tal vez no haya una diferencia clara respecto del tratamiento combinado». Además informaron que el tratamiento combinado probablemente podría reducir las secuelas tardías de la enferme-dad, en comparación con la monoterapia con corticoesteroides.

¿La descompresión quirúrgica es de utilidad para el tratamiento de la parálisis de Bell?

La descompresión quirúrgica es un tratamiento controvertido y de dudoso beneficio para los pacientes resistente al tratamiento, con malos resultados en los estudios de conducción nerviosa o enfermedad avanzada según la evaluación mediante la escala de House-Brackmann. Debido a la historia natural de la enfermedad y a la recuperación espontánea sin tratamiento, lo más probable es que haya pocos pacientes candidatos para la operación.

Una revisión de Cochrane de 2013 se dedicó a evaluar la utilidad de la descompresión quirúrgica en la parálisis de Bell y solo se encontraron dos estudios que cumplían con los criterios de inclusión.[4] Los autores incorporaron al metaanálisis dos ECA abiertos, con un total de 69 participantes. El resultado fue la recuperación de la parálisis del nervio facial a los 12 meses. En un estudio se evaluó la operación junto con esteroides frente a la efectuada sin ellos y se mostraron tasas similares de recuperación a los 9 meses. En el segundo estudio se comparó la cirugía con la ausencia de tratamiento y no se encontraron diferen-cias en la recuperación al año. Los autores concluyeron que ambos estudios tenían poca potencia para detectar una diferencia y, por lo tanto, hay pruebas limitadas para decidir si la descompresión quirúrgica es segura o perjudicial en la parálisis de Bell.

La AAO publicó directrices clínicas para el tratamiento de la parálisis de Bell y no ofrece ninguna recomendación debido a la escasez de publicaciones y los posibles riesgos de la operación.[2]

¿Cuál es el riesgo de diagnosticar erróneamente una afección de causa central como parálisis de Bell y viceversa?

Dado que la parálisis de Bell es un diagnóstico clínico que no suele requerir pruebas invasivas o de ima-gen, puede haber preocupación de pasar por alto un diagnóstico más peligroso o que ponga en riesgo la vida, como un ACV, una hemorragia subaracnoidea u otra afección, en la evaluación inicial (**tabla 8-2**).

TABLA 8-2 Cuadro clínico de la parálisis de Bell frente al ACV agudo		
	Parálisis de Bell	**ACV agudo**
Edad, años	30-50	Generalmente > 60
Evolución de los síntomas	Progresivo; en horas o días	Repentino; en segundos
Parálisis facial unilateral	Sí	Sí
Parte superior de la cara	Siempre se ve afectada	Por lo general no se ve afectada
Parte inferior de la cara	Siempre se ve afectada	Afectada
Capacidad para cerrar el ojo del lado sintomático	Poco probable	Probable
Dolor de oído/en zona de articulación temporomandibular	Probable	Poco probable
Hiperacusia	Probable	Poco probable
Disminución de lagrimeo y salivación, o cambio del gusto	Probable	Poco probable
Pupila afectada	Poco probable	A veces
Debilidad en brazos o piernas	Poco probable	Probable
Afectación del habla o de la visión	Poco probable	Probable

Tomada de Induruwa I, Holland N, Gregory R, Khadjooi K. The impact of misdiagnosing Bell's palsy as acute stroke. *Clin Med (Lond)*. 2019;19(6):494-498.

Hay escasas publicaciones sobre este tema, pero en un estudio de 2014 se revisaron 6 años de datos de reclamaciones administrativas de California para determinar la incidencia y los factores de riesgo que podrían llevar a los médicos en el servicio de urgencias (SU) a hacer un diagnóstico incorrecto de la parálisis de Bell.[9] El parámetro de resultados medido en este análisis fue un cambio en el índice de diagnóstico de parálisis de Bell en el SU a un código de diagnóstico de alta o de hospitalización de la *Clasificación Internacional de Enfermedades*, 9.ª revisión (ICD-9) más grave, que incluyera al ACV isquémico, la hemorragia intracraneal, el tumor cerebral u otros, visto dentro de los 90 días siguientes a la consulta inicial. En el estudio se identificó a 365 pacientes que recibieron uno de los diagnósticos alternativos (0.8%) en un plazo de 90 días; y cuando los autores lo limitaron a los diagnósticos de riesgo vital, encontraron un total de 127 pacientes (0.3%). Los pacientes a los que se les asignó un diagnóstico más grave eran más propensos a tener un mayor número de afecciones concomitantes y a someterse a pruebas de imagen durante el cuadro clínico inicial. El ACV isquémico fue el diagnóstico grave más frecuentemente asignado, que representó el 27.5% de los pacientes, con otitis media o mastoiditis en el 24% y herpes zóster en el 23.2%. El estudio fue limitado porque no se revisaron los datos de los gráficos a nivel granular y no se vinculó a las consultas externas, en las que se podría haber asignado otro diagnóstico. Los autores concluyeron que hay una baja tasa de diagnósticos erróneos de parálisis de Bell, pero los médicos de urgencias deben prestar mucha atención a los adultos mayores con diabetes.

SÍNDROME DE GUILLAIN-BARRÉ
EL DESAFÍO CLÍNICO

El *SGB* es una polineuropatía desmielinizante aguda y la causa más frecuente de parálisis flácida en todo el mundo. Se trata de un trastorno autoinmunitario de presentación variable que suele ser desencadenado por una infección respiratoria o gastrointestinal aguda previa que se manifiesta con debilidad simétrica y ascendente, parálisis y pérdida o disminución de los reflejos tendinosos profundos (RTP) y afectación de los nervios craneales, aunque el cuadro clínico no siempre se ajusta a estos datos. Hay una incidencia creciente con la edad y predilección por los hombres.[10]

Aunque la gravedad de la enfermedad es muy variable, desde la debilidad leve hasta la insuficiencia respiratoria completa, el SGB debe tratarse como una verdadera urgencia porque la mortalidad por complicaciones respiratorias y disfunción autonómica oscila entre el 3 y el 7%. La debilidad de la musculatura diafragmática puede llevar a un compromiso respiratorio que puede afectar hasta al 30% de los pacientes.[11]

El desafío clínico para el médico en un paciente con sospecha de SGB es determinar qué pacientes evolucionarán hacia la insuficiencia respiratoria y requerirán ventilación mecánica (VM), y cuáles pueden ser vigilados estrechamente. Los que requieren VM corren un mayor riesgo de sufrir complicaciones, como la neumonía y la septicemia adquiridas en el hospital, que son las causas más frecuentes de muerte entre los pacientes con SGB. Además, la inestabilidad autonómica puede provocar arritmias cardíacas y presiones sanguíneas erráticas. Debido a las variantes de la enfermedad que se desvían de la forma sensitivomotora pura, el clínico puede pasar por alto el cuadro clínico inicial, que le brindaría una oportunidad temprana de proteger las vías respiratorias y proporcionar un tratamiento definitivo.

El SGB es principalmente un diagnóstico clínico, y no hay pruebas o biomarcadores fácilmente disponibles para confirmar el diagnóstico en el entorno de los cuidados agudos. Debido a la complejidad y los retos inherentes al SGB, muchos pacientes necesitarán una monitorización intensiva para garantizar el apoyo ventilatorio y hemodinámico adecuado.

FISIOPATOLOGÍA

Se cree que la patogenia del SGB se produce a través de un mecanismo de mimetismo molecular entre los epítopos de las proteínas víricas o bacterianas y los nervios periféricos, lo que da lugar a una respuesta autoinmunitaria aberrante que se dirige a los gangliósidos de las membranas plasmáticas de los nervios periféricos, concretamente a las estructuras axonales o la mielina, y produce la sintomatología asociada con los diversos subtipos conocidos de SGB.

Los pacientes informarán de una enfermedad respiratoria o gastrointestinal hasta 4 semanas antes del inicio de los síntomas. La respuesta autoinmunitaria se dirige a los nervios periféricos y sus raíces espinales asociadas, lo que da lugar a una debilidad ascendente de las extremidades, déficits sensitivos y afectación de los nervios craneales, pero varía entre los subtipos de la enfermedad. *Campylobacter jejuni* causa la infección más frecuentemente comunicada: se presenta en el 25-50% de los casos.[12] Se han identificado otras bacterias y virus, como el citomegalovirus, el virus de Epstein-Barr y el virus del sarampión,

Haemophilus influenzae, *Mycoplasma pneumoniae*, el virus de la gripe A, el virus de la hepatitis E y, más recientemente, el virus del Zika. Sin embargo, el SGB puede presentarse de forma más insidiosa, con un desencadenante subclínico y sin evidencia de una infección previa,

El SGB es una afección heterogénea con varios subtipos. La patogenia de la polirradiculopatía desmielinizante inflamatoria aguda (PDIA), que se observa con mayor frecuencia en América del Norte y Europa, representa el 90% de los casos observados en los Estados Unidos. Esta se debe a la lesión de las vainas de mielina y las células de Schwann. Esto contrasta con la forma axonal, la neuropatía axonal motora aguda (NAMA), que por lo general no causa afectación sensitiva y se presenta con mayor frecuencia en China, Japón y México, como resultado de la lesión de las membranas de los axones nerviosos. Otros subtipos que se observan con menos frecuencia son la neuropatía axonal sensitivomotora aguda (NASMA) y el síndrome de Miller-Fisher. Este último se presenta con la tríada de oftalmoplejía, ataxia y arreflexia, pero puede coincidir con otras variantes del SGB.

CONSIDERACIONES PREHOSPITALARIAS

Debido al potencial de descompensación aguda e insuficiencia respiratoria, así como a la inestabilidad autonómica, los proveedores de atención sanitaria en el entorno prehospitalario deben estar preparados para una posible intubación y apoyo hemodinámico. Si se prevén largos tiempos de traslado desde un hospital a un centro de atención terciaria, puede ser necesaria una intubación temprana y electiva. Los pacientes se fatigan con rapidez, tienen un alto riesgo de broncoaspiración y pueden no mostrar signos evidentes, como taquipnea o retracciones costales, en el cuadro clínico inicial, como con otras afecciones urgentes. Estos pacientes requerirán una estrecha monitorización, incluida la capnografía con forma de onda y un acceso intravenoso, en previsión de la posible descompensación rápida, así como una intubación urgente.

ABORDAJE DEL PACIENTE CON SÍNDROME DE GUILLAIN-BARRÉ

Cualquier paciente que se presente en el SU con una progresión aguda o rápida de una pérdida sensitiva ascendente, simétrica y bilateral de las extremidades que avanza hacia la debilidad, que suele comenzar en las extremidades inferiores, debe ser evaluado para detectar el SGB. En la **tabla 8-3** se presenta el diagnóstico diferencial. Debido a la posibilidad de una rápida progresión hacia la insuficiencia respiratoria, esta es una afección urgente que debe identificarse con rapidez. A menudo, pero no siempre, hay antecedentes de una enfermedad gastrointestinal o respiratoria precedente hasta 4 semanas antes del inicio de los síntomas.

La forma sensitivomotora del SGB, o PDIA, más frecuente en América del Norte, se presenta con dolor, parestesias y pérdida sensitiva distal que progresa a la debilidad en las extremidades inferiores, con hiporreflexia o arreflexia, posteriormente en las extremidades superiores y, finalmente, con afectación de los nervios craneales en algunos casos. La debilidad de los músculos faciales y de la bucofaringe puede afectar el esfuerzo respiratorio y el habla, y puede verse como cuadro clínico inicial. Aunque el cuadro clínico es variable y puede progresar rápidamente, la enfermedad alcanza su punto álgido a las 2 semanas del inicio de los síntomas. Además, el SGB puede afectar el sistema nervioso autónomo y provocar inestabilidad cardíaca y de la presión arterial en forma de taquicardia, bradicardia e hipotensión ortostática. Las presiones sanguíneas lábiles y la taquicardia pueden inducir al clínico a sospechar una infección oculta o una septicemia temprana. También puede haber disfunción intestinal y vesical, pero es menos frecuente.

Los clínicos deben estar atentos a las variantes del SGB y conocer los cuadros clínicos atípicos. Aunque los síntomas suelen ser bilaterales, puede haber manifestaciones asimétricas, reflejos inicialmente normales y hallazgos en los miembros superiores e inferiores simultáneamente. Al principio del curso de la enfermedad, también puede haber dolor musculoesquelético, parestesias, síntomas radiculares o ataxia, lo que confunde aún más el diagnóstico. El diagnóstico diferencial puede incluir otros estados de enfermedad, como el síndrome de Lyme, el botulismo, la mielitis transversa, el síndrome de Lambert-Eaton y la miastenia grave, pero a menudo pueden descartarse mediante la exploración clínica, las neuroimágenes y las pruebas de laboratorio.

El SGB es un diagnóstico clínico que se apoya en los hallazgos del líquido cefalorraquídeo (LCR) obtenido por punción lumbar (PL). Aunque los estudios de conducción nerviosa (ECN) y la EMG ayudan a confirmar el diagnóstico y a dilucidar posibles variantes o imitaciones, es poco probable que estas pruebas estén disponibles en los SU y, además, pueden resultar normales en la primera semana de la enfermedad. Si se realiza, el estudio de conducción nerviosa en la variante PDIA muestra una latencia motora distal prolongada y una velocidad de conducción nerviosa reducida.

TABLA 8-3	Diagnóstico diferencial de debilidad de las extremidades de rápida progresión[a]

Sistema nervioso central

Encefalitis, encefalomielitis aguda diseminada, mielitis transversa, compresión del tronco encefálico o de la médula espinal, neoplasia leptomeníngea

Motoneuronas

Poliomielitis, mielitis anterior por el virus del Nilo Occidental, esclerosis lateral amiotrófica, atrofia muscular espinal progresiva

Plexos

Amiotrofia neurálgica, diabetes mellitus

Raíces nerviosas

Síndrome de Guillain-Barré, neuropatía desmielinizante inflamatoria crónica de inicio agudo, enfermedad de Lyme, radiculitis relacionada con citomegalovirus, radiculitis relacionada con el VIH, neoplasia leptomeníngea

Nervios periféricos

Síndrome de Guillain-Barré, neuropatía desmielinizante inflamatoria crónica de inicio agudo, iatrogénica, intoxicación, miopatía-neuropatía por enfermedad crítica, vasculitis, difteria, porfiria, deficiencia de tiamina, enfermedad de Lyme, trastornos metabólicos o electrolíticos (hipocalemia, fosfatemia o magnesemia, hipoglucemia)

Unión neuromuscular

Miastenia grave, botulismo, intoxicación

Músculos

Miopatía-neuropatía por enfermedad crítica, enfermedad mitocondrial, rabdomiólisis aguda, polimiositis, dermatomiositis

[a]Con o sin insuficiencia respiratoria.
Tomada de Willison HJ, Jacobs BC, van Doorn PA. Guillain-Barré syndrome. *Lancet*. 2016;388(10045):717-727.

La PL debe realizarse no solo para confirmar el diagnóstico, sino también para evaluar otras posibles causas, como una neoplasia o una infección.[13] El análisis del LCR obtenido por PL mostrará proteínas elevadas y una pleocitosis leve, conocida como «disociación albuminocitológica», a menudo descrita como un hallazgo clásico en el SGB. Sin embargo, al principio del curso de la enfermedad, a menudo en las primeras 1 o 2 semanas, los hallazgos del LCR pueden ser normales; por lo tanto, estas pruebas no descartan el diagnóstico. Se pueden hacer otras pruebas auxiliares, como las de neuroimagen por resonancia magnética o las pruebas de anticuerpos, pero tendrán una utilidad limitada para establecer un diagnóstico rápido en el entorno de los cuidados agudos.

TRATAMIENTO

Los pacientes con sospecha de SGB deben ser evaluados cuidadosamente para determinar el potencial de descompensación respiratoria y la estratificación del riesgo para determinar el nivel óptimo de atención dentro del entorno hospitalario. Alrededor del 25% de los pacientes pueden requerir VM en la primera semana, aunque esto tal vez no sea evidente en el cuadro clínico y la evaluación iniciales. Los pacientes con debilidad facial o bulbar en la exploración y con una rápida progresión de la debilidad tienen más probabilidades de requerir una intubación.[14] La evaluación cuidadosa de los signos vitales y el estado respiratorio a pie de cama debe realizarse de forma temprana, ya que el retraso en la intubación puede dar lugar a la broncoaspiración y otras complicaciones. Debe obtenerse una gasometría arterial (GA) en los pacientes con respiraciones paradójicas. Las pruebas de función respiratoria ayudarán a dilucidar qué pacientes pueden necesitar intubación y VM, frente a los que pueden permanecer en observación estrecha en un entorno de cuidados intensivos.

Las tres modalidades principales (capacidad vital forzada [CVF], presión inspiratoria máxima [PIM], también denominada *fuerza inspiratoria negativa*, y presión espiratoria máxima [PEM]) ofrecen una medida cuantitativa del estado respiratorio del paciente a pie de cama. Una CVF inferior a 20 mL/kg predice la necesidad de intubación, un descenso de la PIM a −30 cm H_2O y una disminución de la PEM a 40 cm H_2O probablemente justifiquen la intubación. Una puntuación validada de estratificación del riesgo, la *Erasmus GBS Respiratory Insufficiency Score* (EGRIS), utiliza estos tres parámetros y permite calcular la probabilidad de VM en la primera semana siguiente al ingreso hospitalario; sin embargo, puede no ser útil en el SU cuando se evalúa la necesidad de intubación urgente. La GA con tendencia al aumento de la pCO_2 también es útil para evaluar el posible compromiso respiratorio, aunque debe interpretarse junto con el cuadro clínico general.

La plasmaféresis y la inmunoglobulina intravenosa (IVIG) son los pilares del tratamiento del SGB. La IGIV se administra a una dosis de 0.4 g/kg durante 5 días junto con la interconsulta de un experto. Aunque no hay estudios controlados aleatorizados que evalúen la IGIV en el SGB, las pruebas han mostrado una mejor recuperación en comparación con los cuidados de apoyo únicamente.[15] Puede que la plasmaféresis no esté tan disponible como la IGIV, pero hay datos que apoyan su uso. En una revisión sistemática reciente se descubrió que se reducía el tiempo hasta la deambulación, mejoraban las puntuaciones de discapacidad y disminuía el tiempo de VM en comparación con los cuidados de apoyo.[16]

CONSEJOS Y RECOMENDACIONES

- El SGB es un trastorno autoinmunitario complejo de presentación variable, desde la debilidad leve hasta la insuficiencia respiratoria completa, y el 25% de los pacientes requieren VM en la primera semana.
- La DIAP es el subtipo más frecuente en Norteamérica y representa hasta el 90% de los casos.
- Los pacientes suelen presentar el antecedente de enfermedad respiratoria o gastrointestinal, esta última de forma más frecuente por *Campylobacter jejuni*, según informes.
- El diagnóstico es clínico, pero se apoya en los hallazgos en el LCR (proteínas elevadas y una leve pleocitosis); sin embargo, los datos pueden ser normales durante la primera semana de la enfermedad.
- Todos los pacientes con sospecha de SGB deben someterse a pruebas de función pulmonar para tener una evaluación cuantitativa del estado respiratorio y determinar la necesidad de intubación y el nivel de atención dentro del hospital.
- La IGIV y la plasmaféresis son las piedras angulares del tratamiento. Los corticoesteroides no tienen utilidad alguna en el tratamiento del SGB.
- El dolor puede ser una característica tanto del SGB como de la parálisis de Bell.

EVIDENCIA

¿Tienen utilidad los corticoesteroides en el tratamiento del SGB?

Debido a la fisiopatología subyacente y a la naturaleza inflamatoria del SGB, por intuición los corticoesteroides podrían parecer una opción de tratamiento potencialmente eficaz o un complemento del estándar actual de IGIV o plasmaféresis. En un metaanálisis del 2016 se revisaron las publicaciones recientes sobre los corticoesteroides y su utilidad en la reducción de los tiempos de recuperación y la morbilidad en el SGB.[17] Los estudios incluyeron corticoesteroides tanto por vía oral como intravenosos, por lo que mostraron una heterogeneidad significativa. Para abordar el resultado principal, por ejemplo, la media de mejoría del grado de discapacidad después de la aleatorización a las 4 semanas, los autores incorporaron seis de los ocho estudios para un total de 587 participantes. La tendencia general fue que no había diferencias significativas, pero con varias advertencias: en cuatro de los estudios se utilizaron esteroides orales y en dos los intravenosos. En el grupo de esteroides orales, la mejoría fue menor en los grupos de tratamiento que en los controles. En los grupos de corticoesteroides intravenosos, hubo una tendencia no significativa hacia el beneficio en los del grupo de tratamiento, aunque en uno de los estudios no se utilizó IGIV, lo que no refleja el estándar de atención actual. Las conclusiones generales de los autores, basadas en la calidad moderada de las pruebas, fueron que los corticoesteroides no aumentan el tiempo de recuperación ni mejoran los resultados a largo plazo; los esteroides por vía oral, con base en estudios de menor calidad, pueden retrasar la recuperación, y la combinación de esteroides intravenosos e IGIV podría acelerar la recuperación.

¿Cuáles son los factores predictivos de la necesidad de VM en los pacientes con SGB?

Más allá de la exploración clínica y de las pruebas de función pulmonar, es difícil predecir qué pacientes se descompensarán y necesitarán VM. En varios estudios antiguos se examinó esta cuestión en detalle. En un estudio de Francia se analizó como resultado principal la necesidad de VM en función de las pruebas de laboratorio iniciales y las características clínicas de un ECA multicéntrico, que incluyó un total de 722 pacientes.[18] En este estudio se descubrió que un tiempo menor de 7 días desde el momento de inicio hasta el de ingreso; la incapacidad para levantar los codos por encima de la cama, para ponerse de pie o levantar la cabeza; la tos ineficaz, y la elevación de las enzimas hepáticas eran predictivos de la necesidad de VM. En los pacientes con datos de capacidad vital (CV) disponibles, tener un tiempo transcurrido desde el inicio del SGB hasta el ingreso de menos de 7 días, la incapacidad para levantar la cabeza y una CV inferior al 60% fueron factores predictivos independientes de la necesidad de VM. En el estudio no se examinó el tiempo transcurrido hasta la VM.

En una revisión sistemática australiana del 2018 se examinaron los factores predictivos clínicos y electrofisiológicos de la VM en pacientes con SGB; se incluyeron un total de 34 estudios para la revisión final.[19] Hubo una heterogeneidad significativa entre los estudios. Los autores descubrieron que, entre los 13 estudios que se sometieron a un análisis de variables múltiples, dos variables independientes resultaron ser sistemáticamente predictivas de la VM: el poco tiempo transcurrido desde el inicio de los síntomas y la debilidad bulbar. La debilidad del cuello también fue un factor predictivo de la VM en tres de los seis estudios. Curiosamente, la afectación del nervio facial y la disfunción autonómica no resultaron predictivas. Los autores también examinaron la puntuación EGRIS y descubrieron que tenía una buena capacidad de predicción para ayudar a identificar tempranamente a los pacientes que necesitarían VM. La puntuación NSB (cuello debilitado [*neck weakness*], recuento con una sola respiración [*single breath count*] y la debilidad bulbar [*bulbar weakness*]) es una puntuación ponderada y resultó tener una buena capacidad discriminatoria con una sensibilidad del 100% y una especificidad del 83.3% para predecir la VM.

NEUROPATÍAS PERIFÉRICAS
EL DESAFÍO CLÍNICO

Neuropatía periférica es una denominación amplia que engloba a un grupo heterogéneo de afecciones del sistema nervioso. Entre ellas, el subgrupo de las PSD es el más frecuente, con la diabetes como la principal causa. Tiene una alta prevalencia entre los pacientes con diabetes, infección por el VIH, abuso del alcohol, disproteinemias, enfermedad renal crónica y los que están en tratamiento con quimioterápicos (**tabla 8-4**). Incluso después de una evaluación completa, una cuarta parte de los casos se clasificará como idiopática.

Los pacientes con PSD presentan parestesias y dolor, usualmente distal y simétrico, a menudo descrito como «ardor», que comienza en las extremidades inferiores en los pies y los dedos de los pies y se desplaza en dirección proximal. El patrón y la distribución se describen clásicamente como «en guantes y calcetines». La pérdida de los RTP, la debilidad y los cambios motores son hallazgos posteriores. El cuadro clínico de la PSD puede ser variable, y pueden presentarse cuadros atípicos con síntomas más proximales y afectación motora. Las afecciones del sistema nervioso central (SNC) que suponen una amenaza para la vida pueden imitar algunos de los síntomas encontrados en la PSD, y el cuadro clínico puede complicarse aún más en los pacientes con múltiples afecciones concomitantes y polifarmacia.

Los pacientes con PSD tienen un alto riesgo de sufrir caídas, fracturas y úlceras en las extremidades inferiores. Aunque se producen de forma más insidiosa, los pacientes con diabetes tiene un mayor riesgo de presentar úlceras en las extremidades inferiores, que se producen hasta en un 10% de esta población. Las causas más frecuentes de una polineuropatía incluyen el abuso de alcohol, la insuficiencia de vitamina B_{12}, la infección con el VIH, causas tóxicas y metabólicas, los quimioterápicos, la amiloidosis y los trastornos autoinmunitarios.

FISIOPATOLOGÍA

La PSD del diabético es el modelo más estudiado. A nivel global, su fisiopatología implica el daño de las neuronas, que se produce a través de la hiperglucemia y la hiperlipidemia en el marco de las alteraciones metabólicas subyacentes, así como una regulación deficiente de la glucosa. Muchos pacientes con diabetes, a pesar de un control riguroso de la glucemia, siguen desarrollando una neuropatía, lo que sugiere que hay otros mecanismos fisiopatológicos implicados. La enfermedad afecta a los axones, tanto mielinizados como no mielinizados, dirigiéndose primero a los más largos, que inervan las extremidades inferiores.

TABLA 8-4	Causas frecuentes de la polineuropatía simétrica distal

Autoinmunitarias
Enfermedad del tejido conjuntivo
Vasculitis
Enfermedad intestinal inflamatoria
Sarcoidosis
Enfermedad celíaca

Cáncer asociado
Paraproteína asociada
Gammapatía monoclonal de significado
desconocido
Mieloma múltiple
Macroglobulinemia de Waldenström
Linfoma
Amiloidosis primaria
Paraneoplásica

Endocrinas/metabólicas
Diabetes mellitus
Prediabetes
Hipotiroidismo/hipertiroidismo
Insuficiencia renal crónica
Enfermedades del hígado

Infecciosas
Virus de la inmunodeficiencia humana
Virus de la leucemia humana de linfocitos T tipo 1
Lepra

Genéticas
Enfermedad de Charcot-Marie-Tooth
Amiloidosis familiar

Nutricionales
Insuficiencia de vitamina B_{12}
Insuficiencia de vitamina B_1
Insuficiencia o toxicidad de la vitamina B_6
Insuficiencia de vitamina E
Insuficiencia de cobre
Posterior a derivación (*bypass*) gástrica

Intoxicación
Etanol
Metales pesados
Disolventes orgánicos

Medicamentos
Quimioterapia
Ado-trastuzumab emtansina
Brentuximab vedotina
Eribulina
Etopósido
Ifosfamida
Platinos
Inhibidores del proteasoma (p. ej.,
bortezomiba)
Taxanos
Talidomida, lenalidomida, pomalidomida
Vincristina
Amiodarona
Cloroquina
Colchicina
Disulfiram
Etambutol
Hidralazina
Isoniazida
Leflunomida
Metronidazol
Nitroimidazol
Inhibidores de la transcriptasa inversa,
nucleósidos
Fenitoína

Tomada de Doughty CT, Seyedsadjadi R. Approach to peripheral neuropathy for the primary care clinician. *Am J Med.* 2018;131(9):1010-1016.

Los cambios microvasculares y la disminución de la perfusión de los nervios periféricos contribuyen a una mayor exacerbación de la enfermedad. A nivel celular, el exceso de lípidos y glucosa se dirige a los receptores de las neuronas y las células endoteliales, lo que conduce a una alteración de las vías mitocondriales con aumento del estrés oxidativo y de las lesiones neuronales. Se cree que la fisiopatología del dolor neuropático en la neuropatía diabética dolorosa se produce a través de vías mediadas tanto central como periféricamente. Entre los mecanismos periféricos se incluyen los cambios en la distribución y expresión de los canales de sodio, la alteración en la expresión de los neuropéptidos, la pérdida de regulación inhibitoria espinal, la alteración del flujo sanguíneo periférico y la atrofia, degeneración y regeneración axonales. Algunos mecanismos centrales incluyen el aumento de la sensibilización central y de la vascularidad talámica.

La fisiopatología de la polineuropatía inducida por el alcohol está asociada con su cantidad y la duración del abuso, y se produce a través de vías directas e indirectas. Esto incluye los efectos tóxicos directos del etanol y sus metabolitos sobre las neuronas, así como los efectos indirectos asociados con el estado nutricional y la absorción de nutrimentos y vitaminas. En los pacientes con alcoholismo crónico, la mala absorción y el agotamiento de las reservas de tiamina y de las vitaminas del grupo B, así como la ingesta insuficiente de micronutrimentos, son los principales causantes. El etanol y sus metabolitos tóxicos, especialmente el acetaldehído, afectan además el metabolismo a nivel de las neuronas, interfieren con las vías metabólicas y provocan su degeneración. El resultado final es la lesión de los axones y la desmielinización de las fibras motoras y sensitivas, así como las manifestaciones patológicas de la enfermedad.

CONSIDERACIONES PREHOSPITALARIAS

En el entorno prehospitalario, es probable que los proveedores se enfrenten a pacientes con manifestaciones relacionadas con la neuropatía periférica y pueden ser requeridos para controlar el dolor, ayudar con la deambulación o la marcha inestable y tratar las fracturas o las úlceras infectadas en individuos con enfermedades crónicas. El dolor neuropático es difícil de tratar, y se debe tener precaución con el uso de los medicamentos prehospitalarios disponibles, ya que muchos pacientes tienen insuficiencia renal subyacente y afecciones concomitantes, además de la posibilidad de interacciones farmacológicas. En las directrices actuales no se recomienda el uso de opiáceos para tratar el dolor neuropático de la neuropatía periférica. Esta también puede simular afecciones del sistema nervioso central y existe la posibilidad de que se pierdan oportunidades si los pacientes no son evaluados y tratados adecuadamente.

ABORDAJE DEL PACIENTE CON NEUROPATÍA PERIFÉRICA

El cuadro clínico de los pacientes con signos de PSD es variable y depende de la causa, pero los hallazgos a menudo siguen un patrón de cambios sensitivos distales en las extremidades inferiores, que suelen comenzar en los pies, son simétricos y se producen en una distribución en forma de «guante y calcetín». En la mayoría de los casos resultan afectadas tanto las fibras pequeñas como las grandes, lo que provoca cambios en la sensación de dolor y temperatura, así como en la vibración y la propiocepción.

Los síntomas se clasifican como negativos o positivos. Los síntomas *negativos* incluyen la pérdida de sensibilidad y los *positivos*, «ardor» u «hormigueo» y se producen antes de la aparición de la debilidad motora. Los síntomas progresan de distal a proximal, comenzando en los dedos de los pies y en los pies; en raras ocasiones, los miembros superiores resultan afectados al principio del proceso de la enfermedad. Conforme se producen los cambios sensitivos y llegan al nivel de las rodillas, las yemas de los dedos comienzan a verse afectadas. Aunque es una característica más tardía, los pacientes pueden presentar síntomas autonómicos concomitantes, como impotencia, hipotensión ortostática, saciedad precoz y gastroparesia. Con la progresión de la enfermedad, se produce debilidad, pérdida de RTP y cambios en la propiocepción, junto con síntomas autonómicos. Entre las señales de alerta que deben motivar un diagnóstico alternativo y que pueden requerir una evaluación más compleja están la aparición rápida de los síntomas, una distribución asimétrica, síntomas puramente motores, disfunción intestinal o vesical y dolor lumbar con signos radiculares.

El abordaje diagnóstico incluye una anamnesis detallada, una exploración neurológica y, dependiendo de la causa sospechada, pruebas de laboratorio auxiliares. Las pruebas de laboratorio deben ser juiciosas y adaptarse en función de la causa que se sospeche. En la última actualización de las Directrices de la AAN para la evaluación de la PSD, se determinó que las pruebas de mayor rendimiento son la glucemia, la vitamina B_{12} sérica y la electroforesis de inmunofijación de proteínas séricas.[20] La detección inicial también debe incluir hemograma y química sanguínea, hormona estimulante de la tiroides (TSH, *thyroid-stimulating hormone*; tirotropina) y hemoglobina glucosilada (HbA_1c), así como una prueba de tolerancia a la glucosa oral si está disponible. Las pruebas de electrodiagnóstico, como la EMG y los estudios de conducción nerviosa, pueden ayudar a confirmar el diagnóstico y ser útiles en los casos equívocos o poco claros, pero probablemente no estarán disponibles en el SU para lograr un diagnóstico oportuno.

La PSD asociada con la infección por el VIH es la neuropatía sensitiva más prevalente entre los pacientes con este diagnóstico, y afecta hasta al 57% de los casos. Los signos y síntomas, así como la distribución de los cambios sensitivos, siguen un patrón similar al de otras etiologías. Sin embargo, hay una mayor prevalencia de pacientes con infección por VIH que presentan PSD asintomática, y están en mayor riesgo si recientemente han sido tratados, o están tratados activamente, por tuberculosis.

TRATAMIENTO

En el caso de la PSD por diabetes, la regulación estricta de la glucemia es el aspecto más importante del tratamiento de la enfermedad. Los pacientes con factores de riesgo de padecer PSD incluyen aquellos con HbA_1c elevada, duración de la enfermedad, hábito tabáquico y colesterol. La reducción de la HbA_1c modifica la prevalencia de la PSD.

Varios estudios han mostrado que la regulación intensiva de la glucemia es eficaz para reducir la incidencia de PSD entre los afectados por la diabetes de tipo 1, pero menos eficaz entre la de tipo 2. Debido a la probabilidad de que se desarrollen úlceras y fracturas en las extremidades inferiores, así como al mayor riesgo de caídas, los pacientes necesitarán un seguimiento estrecho y un tratamiento a largo plazo que se extenderá más allá del ámbito de los cuidados agudos.

Sin embargo, en el caso del dolor neuropático, la regulación glucémica estricta no mejora los síntomas. Las terapias farmacológicas se centran en el tratamiento sintomático y generalmente no abordan los mecanismos fisiopatológicos subyacentes. Los pacientes pueden tener afecciones concomitantes o enfermedad renal previas, lo que limita aún más las opciones de tratamiento. Las directrices y las recomendaciones de la sociedad sobre el tratamiento del dolor neuropático se basan en pruebas débiles y en el consenso. Muchos de los medicamentos recomendados requieren una titulación cuidadosa y la consideración de las interacciones con otros fármacos.

Entre las opciones para el tratamiento del dolor neuropático de la diabetes, la pregabalina, la duloxetina y el tapentadol tienen la aprobación de la U. S. Food and Drug Administration (FDA). La duloxetina y la pregabalina son las preferidas con base en la evidencia disponible y con el apoyo de una declaración de la American Diabetes Association (ADA) de 2017 para el tratamiento de la neuropatía diabética.[21] Los autores proveen una recomendación de nivel A para el uso de pregabalina o duloxetina como fármaco inicial para el tratamiento del dolor neuropático. La pregabalina, al inicio con dosis bajas (25-75 mg/día de una a tres veces diarias), debe ajustarse cuidadosamente de forma ascendente durante varios días con un estrecho seguimiento ambulatorio hasta alcanzar el rango terapéutico (300-600 mg/día). La gabapentina, un fármaco con un mecanismo de acción similar al de la pregabalina, puede iniciarse con 100-300 mg/día de una a tres veces diarias. Este medicamento requiere un ajuste aún más cuidadoso, y es eficaz en dosis de 1800-3600 mg con una recomendación de nivel B de la ADA. La pregabalina tiene una ventaja sobre la gabapentina, ya que presenta un inicio de acción más rápido y un perfil de dosis-respuesta lineal. Tanto la pregabalina como la gabapentina se eliminan por vía renal. Se debe tener precaución en los pacientes de edad avanzada, debido a los posibles efectos secundarios, como cefalea, xerostomía, somnolencia y mareos.

La duloxetina es un inhibidor selectivo de la recaptación de norepinefrina y serotonina (ISRNS) eficaz a dosis de 60 y 120 mg/día. Su efecto secundario más frecuente son las náuseas, y también requiere una cuidadosa titulación y monitorización de los efectos adversos en la población de edad avanzada. El tapentadol de liberación prolongada es un opiáceo de acción central cuyo uso está aprobado en dosis de 100-250 mg diarios. El tramadol es un opiáceo débil de acción central, pero dado su mayor riesgo y el potencial de adicción, tanto este como el tapentadol no se recomiendan como tratamiento ideal para la PSD del paciente con diabetes.

Otras clases de medicamentos, como los inhibidores de la recaptación de monoaminas (IRM) y los antidepresivos tricíclicos (ATC), han sido respaldados por los datos de varios estudios controlados aleatorizados para el tratamiento de la PSD en personas con diabetes, pero no están aprobados por la FDA, no se consideran ideales y tienen efectos secundarios de mayor riesgo. Otras opciones no sistémicas para tratar los síntomas localizados son las cremas y parches de capsaicina y los parches de lidocaína (5%). Estos últimos se han evaluado como opción de tratamiento y pueden aplicarse hasta cuatro veces al día. La crema (0.025-0.075%) y los parches de alta concentración (8%) de capsaicina también son opciones. La AAN da a los parches de lidocaína una recomendación de nivel C para tratar la neuropatía diabética.

El tratamiento de la PSD asociada con la infección por VIH es aún más difícil para el médico, ya que los estudios clínicos sobre el dolor neuropático no han mostrado su superioridad con respecto al placebo. Los fármacos ideales que han mostrado su eficacia para tratar la neuropatía en las personas con diabetes no han tenido el mismo resultado entre los pacientes con neuropatía por VIH. Varios estudios han mostrado el potencial de la amitriptilina, la gabapentina y la pregabalina, pero no se consideran de alta calidad y hay poca evidencia que apoye su uso.

El tratamiento de la PSD en personas con alcoholismo se centra en el cese del hábito y la abstinencia, así como en la suplementación dietética y nutricional. Se pueden probar varias clases de estos medicamentos, como la amitriptilina y la gabapentina, pero no hay evidencia que los respalde.

CONSEJOS Y RECOMENDACIONES

- La PSD de la diabetes es la neuropatía periférica más frecuente, y afecta hasta el 50% de los pacientes con diabetes.
- Los pacientes con neuropatía periférica corren un alto riesgo de caídas, fracturas y úlceras en los miembros inferiores, y requieren un cuidadoso seguimiento ambulatorio para su tratamiento.
- Las directrices de la AAN señalan que las pruebas de mayor rendimiento son la de glucemia, vitamina B_{12} en suero y la electroforesis de inmunofijación de proteínas en suero.

- El abordaje del paciente con neuropatía periférica depende de su etiología, pero el estudio inicial debe incluir un hemograma y química sanguínea completos, HbA_1c y TSH.
- La regulación estricta de la glucemia es el pilar del tratamiento de la PSD de la diabetes.
- La pregabalina y la duloxetina se consideran el tratamiento de primera línea para la PSD de la diabetes (nivel A), así como la gabapentina (nivel B); los IRM y los ATC son otras opciones disponibles.
- Los estudios de medicamentos para tratar el dolor neuropático en los pacientes con infección por VIH no han aportado opciones superiores al placebo, lo que limita las opciones disponibles para esta población.

EVIDENCIA

¿Cuál es la evidencia actual para el tratamiento de la neuropatía periférica por diabetes y por VIH con pregabalina?

Una revisión de Cochrane del 2019 examinó las pruebas que apoyan el uso de la pregabalina para tratar el dolor neuropático en los adultos.[22] Los autores estudiaron el uso de pregabalina en varios estados de enfermedad específicos, incluyendo la neuropatía diabética dolorosa y la neuropatía por VIH. Dado que muchos estudios pueden utilizar una población mixta con diversos tipos de dolor neuropático, los autores solo emplearon aquellos en los que el 80% de la población compartía la misma afección.

Para la neuropatía diabética, los autores incluyeron 20 estudios con 5 943 participantes: en 15 de los 20 estudios se utilizó placebo para la evaluación, y en los demás se compararon medicamentos como los ATC, los ISRNS y de otras clases. El rango de dosis de pregabalina fue amplio (75-600 mg administrados dos a tres veces al día), pero en varios de los estudios se usó un esquema de dosificación más flexible. Los pacientes presentaban un dolor moderado de al menos 3 meses de duración.

Para la neuropatía por VIH, se utilizaron en el análisis dos estudios controlados doble ciego, con 639 participantes. La pregabalina se administró en dosis divididas de 600 mg diarios, que fueron flexibles, y luego se ajustó a una dosis fija durante 14 semanas. El parámetro de resultado principal incluyó una reducción del dolor del 50% o más.

Con una calidad de evidencia moderada, los autores encontraron que las dosis orales diarias de pregabalina de 300-600 mg proporcionaron un buen alivio del dolor a los pacientes con dolor por neuropatía diabética. Con base en una calidad moderada de la evidencia, la pregabalina fue ineficaz para tratar la neuropatía por VIH a razón de 600 mg en comparación con el placebo.

Referencias

1. Masterson L, Vallis M, Quinlivan R, Prinsley P. Assessment and management of facial nerve palsy. *BMJ*. 2015;351:h3725.

2. Baugh RF, Basura GJ, Ishii LE, et al. Clinical practice guideline: Bell's palsy. *Otolaryngol Head Neck Surg*. 2013;149(3 suppl):S1-S27.

3. Axelsson S, Berg T, Jonsson L, et al., Prednisolone in Bell's palsy related to treatment start and age. *Otol Neurotol*. 2011;32(1):141-146.

4. McAllister K, Walker D, Donnan PT, Swan I. Surgical interventions for the early management of Bell's palsy. *Cochrane Database Syst Rev*. 2013;(10):CD007468.

5. Patel DK, Levin KH. Bell palsy: clinical examination and management. *Cleve Clin J Med*. 2015;82(7):419-426.

6. Gronseth GS, Paduga R, American Academy of Neurology. Evidence-based guideline update: steroids and antivirals for Bell palsy: report of the Guideline Development Subcommittee of the American Academy of Neurology. *Neurology*. 2012;79(22):2209-2213.

7. de Almeida JR, Guyatt GH, Sud S, et al., Management of Bell palsy: clinical practice guideline. *CMAJ*. 2014;186(12):917-922.

8. Gagyor I, Madhok VB, Daly F, et al. Antiviral treatment for Bell's palsy (idiopathic facial paralysis). *Cochrane Database Syst Rev*. 2015;(11):CD001869.

9. Fahimi J, Navi BB, Kamel H. Potential misdiagnoses of Bell's palsy in the emergency department. *Ann Emerg Med*. 2014;63(4):428-434.

10. Sejvar JJ, Baughman AL, Wise M, Morgan OW. Population incidence of Guillain-Barré syndrome: a systematic review and meta-analysis. *Neuroepidemiology*. 2011;36(2):123-133.

11. Willison HJ, Jacobs BC, van Doorn PA. Guillain-Barré syndrome. *Lancet*. 2016;388(10045):717-727.

12. Esposito S, Longo MR. Guillain-Barré syndrome. *Autoimmun Rev*. 2017;16(1):96-101.

13. Bourque PR, Brooks J, Warman-Chardon J, Breiner A. Cerebrospinal fluid total protein in Guillain-Barré syndrome variants: correlations with clinical category, severity, and electrophysiology. *J Neurol*. 2020;267(3):746-751.

14. Walgaard C, Lingsma HF, Ruts L, et al. Prediction of respiratory insufficiency in Guillain-Barré syndrome. *Ann Neurol*. 2010;67(6):781-787.

15. Hughes RA, Swan AV, van Doorn PA. Intravenous immunoglobulin for Guillain-Barré syndrome. *Cochrane Database Syst Rev*. 2014;(9):CD002063.

16. Chevret S, Hughes RA, Annane D. Plasma exchange for Guillain-Barré syndrome. *Cochrane Database Syst Rev*. 2017;(2):CD001798.

17. Hughes RA, Brassington R, Gunn AA, van Doorn PA. Corticosteroids for Guillain-Barré syndrome. *Cochrane Database Syst Rev*. 2016;(10):CD001446.

18. Sharshar T, Chevret S, Bourdain F, Raphaël JC; French Cooperative Group on Plasma Exchange in Guillain-Barré Syndrome. Early predictors of mechanical ventilation in Guillain-Barré syndrome. *Crit Care Med*. 2003;31(1):278-283.

19. Green C, Baker T, Subramaniam A. Predictors of respiratory failure in patients with Guillain-Barré syndrome: a systematic review and meta-analysis. *Med J Aust*. 2018;208(4):181-188.

20. England JD, Gronseth GS, Franklin G, et al., Practice parameter: the evaluation of distal symmetric polyneuropathy: the role of laboratory and genetic testing (an evidence-based review). Report of the American Academy of Neurology, the American Association of Neuromuscular and Electrodiagnostic Medicine, and the American Academy of Physical Medicine and Rehabilitation. *Neurology*. 2009;72(2):177-184.

21. Pop-Busui R, Boulton AJ, Feldman EL, et al. Diabetic neuropathy: a position statement by the American Diabetes Association. *Diabetes Care*. 2017;40(1):136-154.

22. Derry S, Bell RF, Straube S, Wiffen PJ, Aldington D, Moore RA. Pregabalin for neuropathic pain in adults. *Cochrane Database Syst Rev*, 2019;(1):CD007076.

Cuadros clínicos agudos en enfermedades neurológicas crónicas

Jeremy Rose

EL DESAFÍO CLÍNICO

Las afecciones neurológicas suelen diagnosticarse y tratarse en el ámbito ambulatorio. Muchas de las pruebas diagnósticas básicas en la práctica neurológica son de difícil acceso o simplemente no están disponibles en el servicio de urgencias (SU). Aunque la resonancia magnética (RM) cada vez se encuentra más disponible, requiere mucho tiempo, a menudo no es apropiada ante dolencias crónicas estables y no es adecuada para un paciente inestable. El electroencefalograma (EEG), las pruebas neuromusculares y gran parte de los análisis de sangre centrados en la autoinmunidad no suelen estar disponibles a tiempo. Sin embargo, los pacientes con afecciones neurológicas con frecuencia se presentan en el SU con una exacerbación o progresión de su enfermedad; por lo tanto, el clínico de urgencias debe estar familiarizado con las estrategias para estabilizarlos. Incluso si el diagnóstico queda fuera del ámbito del médico de urgencias, descubrir y documentar los déficits neurológicos puede ayudar en el futuro para establecer la cronicidad de los síntomas y correlacionar el avance con las pruebas diagnósticas y los tratamientos.

AFECCIONES INFLAMATORIAS

Esclerosis múltiple

La **esclerosis múltiple** (EM) es la afección neurológica inflamatoria más frecuente que se atiende en el SU. La prevalencia actual de la EM en los Estados Unidos es de 149 por cada 100 000 personas y se presenta tres veces más en las mujeres. La neuritis óptica es, con mucho, el cuadro clínico inicial más habitual, y se produce en aproximadamente la mitad de los pacientes con EM. Dicho esto, la neuritis óptica puede ocurrir de forma aislada y solo la mitad de los pacientes que la padecen desarrollarán EM en los 15 años siguientes al cuadro clínico inicial.[1] Sin embargo, la pérdida dolorosa de la visión tiende a ser una motivación para buscar una evaluación urgente, por lo que la neuritis óptica a menudo lleva a los pacientes al SU en lugar de la clínica de consulta ambulatoria. La EM también puede presentarse con déficits motores aislados o alteraciones sensitivas vagas; su naturaleza remitente-recurrente dificulta su diagnóstico en una evaluación inicial.

Los pacientes con EM avanzada y sus complicaciones suelen presentarse en el SU con problemas que no son específicamente neurológicos. Dependiendo del grado de afectación y de las zonas del cerebro dañadas, las manifestaciones relacionadas con la EM pueden incluir alteraciones sensoriales, disfunción intestinal o vesical, síntomas visuales, espasticidad muscular y dolor. La disfunción urinaria y la debilidad motora paroxística tienden a presentarse en las primeras fases de la enfermedad, mientras que el deterioro cognitivo y las alteraciones sensitivas son características de la EM avanzada. Algunos pacientes con enfermedad avanzada pueden llegar a estar parcialmente insensibles, lo que los pone en riesgo de sufrir lesiones y desarrollar úlceras por presión.

Los criterios para diagnosticar la EM se basan en déficits clínicos separados en espacio y tiempo; sin embargo, las lesiones características de la sustancia blanca en la RM pueden ser altamente sugerentes de la enfermedad. Aunque se desconozca la causa de la EM, se caracteriza por lesiones inflamatorias del sistema nervioso central (SNC) que provocan la desmielinización de los nervios y la muerte celular. Esta inflamación parece ser el resultado final de una serie de acontecimientos autoinmunitarios con desencadenantes genéticos y ambientales.[2] En consecuencia, el tratamiento se dirige a reducir esta inflamación.

El tratamiento habitual para la neuritis óptica, independientemente de la presencia de EM, es con metilprednisolona intravenosa (i.v.) 1000 mg/día durante 3 días, seguida de 11 días de prednisona por vía oral.[3] En varios estudios controlados aleatorizados (ECA) se comparó la metilprednisolona intravenosa con la prednisona oral en dosis altas y se descubrió que los síntomas se resuelven con mayor rapidez con la forma intravenosa, aunque el resultado final no cambia. En un metaanálisis de 2015 se concluyó que la función de los esteroides en dosis altas en el contexto agudo es de acelerar la recuperación más que modificar el pronóstico a largo plazo.[4] En cuanto a la espasticidad muscular y el dolor, en la **tabla 9-1** se enumera un conjunto de fármacos útiles.

MIELITIS TRANSVERSA

La *mielitis transversa* es una enfermedad poco conocida que se caracteriza por una disfunción aguda de la médula espinal por debajo del nivel de una lesión. Dada su localización y cronicidad, puede simular una lesión medular compresiva. Aunque se cree que esta afección es inflamatoria, no está claro si el desencadenante es autoinmunitario, infeccioso o paraneoplásico. Lo más probable es que se trate de un síndrome heterogéneo con múltiples causas posibles.[5] El diagnóstico suele hacerse mediante RM y el tratamiento se dirige a tratar la inflamación subyacente; los corticoesteroides son el pilar del tratamiento agudo.[6]

SÍNDROMES POST-ACV

Aunque el accidente cerebrovascular (ACV) en los SU suele considerarse en el contexto del cuadro agudo, tiene un componente crónico igualmente preocupante. El tejido cerebral dañado por un ACV no se cura. Una vez infartado, el tejido deja de ser funcional; sin embargo, incluso en ausencia de revascularización, los déficits del ACV pueden mejorar o resolverse por completo. El proceso de superación de estos déficits requiere que el cerebro se adapte a la función perdida en lugar de sustituirla. La función neurológica se transfiere a otras células, y este «recableado» permite que el déficit mejore.

La importancia de esta reconexión se produce ante una segunda crisis, a menudo no neurológica. Cuando se enfrenta otro reto, como una infección o la privación del sueño, el cerebro puede descompensarse y permitir que el déficit por el ACV surja de nuevo o empeore. Denominada *recrudecimiento*, la

TABLA 9-1	Fármacos de uso frecuente para tratar la espasticidad		
Medicamento	**Clase**	**Rango de dosis habitual**	**Efectos secundarios habituales**
Baclofeno	Antagonista del GABA-B	5-10 mg c/8 h	Náuseas, confusión, cefalea, debilidad, mareos
Tizanidina	Agonista α-2 de acción central	2 mg al acostarse	Somnolencia, hipotensión, xerostomía
Diazepam	Agonista GABA	2 mg c/12 h	Somnolencia
Dantroleno	Inhibidor de la liberación de calcio en las células musculares periféricas	25 mg diarios c/8 h	Rubor, somnolencia, cefalea
Metocarbamol	Relajante musculoesquelético	500 mg c/6 h	Somnolencia

GABA: ácido gamma-aminobutírico.

recapitulación de los antiguos déficits de un ACV debe llevar al médico a mirar más allá. De hecho, es poco probable que el paciente tenga un nuevo infarto que coincida exactamente con la neuroanatomía en fase de compensación del antiguo déficit. Es más probable que otro proceso, como una infección oculta, esté haciendo que el cerebro del paciente vuelva a mostrar el antiguo patrón del ACV. El recrudecimiento debe diferenciarse de un ACV, y el tratamiento se centra en el proceso agudo en lugar del déficit neurológico.

Además del recrudecimiento, muchos pacientes tienen complicaciones por discapacidad asociadas con el ACV. La debilidad puede precipitar caídas. La disfagia puede llevar a la broncoaspiración. Los pacientes con ACV a veces presentan un dolor que se considera una variante mediada centralmente del síndrome de dolor regional complejo (SDRC; *véase* la sección correspondiente).[7]

AFECCIONES DESPUÉS DE UNA LESIÓN DE LA MÉDULA ESPINAL

Los médicos de urgencias están familiarizados con el tratamiento agudo de los traumatismos medulares. Sin embargo, muchos lo están menos con las complicaciones crónicas de estas lesiones. Los pacientes con lesiones medulares se enfrentan a numerosos problemas crónicos asociados con sus repercusiones y la parálisis. En las semanas y meses siguientes a la lesión medular, la presión arterial suele bajar y es frecuente el ortostatismo, probablemente por la atrofia muscular y la parálisis. Estas manifestaciones suelen estabilizarse a medida que los músculos no utilizados se tornan espásticos y se ajusta la circulación sistémica.

La coronariopatía es un componente habitualmente subestimado de las lesiones medulares que puede ser tres veces mayor en estos pacientes que en la población general,[8] tal vez por la escasa movilidad y la menor capacidad de ejercicio aeróbico. En consecuencia, la lesión medular debe considerarse un factor de riesgo independiente al evaluar a un paciente con dolor torácico.

La inmovilidad puede ser aún más pronunciada a medida que los pacientes con lesión medular envejecen. Más allá de los cambios habituales asociados con el envejecimiento, como la artrosis, los pacientes con lesiones medulares son mucho más propensos a presentar formación heterotópica de hueso, lo que limita todavía más el movimiento de las articulaciones. Se observa algún grado de osificación heterotópica en el 20% de los pacientes con lesiones cerebrales o medulares traumáticas.[9] Esto puede agravar las consecuencias directas de la parálisis y aumentar su discapacidad aún más.

La lesión medular por arriba del diafragma puede perjudicar la respiración al debilitar la pared torácica y los músculos accesorios, lo que probablemente contribuya al desarrollo de atelectasia y neumonía. En un estudio a largo plazo con seguimiento de los pacientes hasta 20 años después de la lesión, se descubrió que la neumonía era la tercera complicación más frecuente después de las úlceras por presión y la disreflexia autonómica.[10] La espasticidad con dolor es una complicación frecuente de las lesiones medulares. Es probable que sea la consecuencia de una neuroestimulación inhibitoria reducida. Aunque el resultado suele ser una contracción muscular dolorosa, la espasticidad también ayuda a aumentar el retorno venoso y a mantener la presión sanguínea en un paciente paralizado. En la tabla 9-1 se incluye una lista de medicamentos utilizados para tratar la espasticidad y las molestias agudas que provoca.

La mayoría de los pacientes con lesiones medulares, incluso de aquellos en los que son incompletas, tienen algún grado de deterioro de la vejiga. Las lesiones que se encuentran más abajo en la médula o en la cola de caballo tienden a producir flacidez vesical, y estos pacientes tienen problemas para orinar. Las lesiones más graves pueden provocar espasmos de la vejiga, lo que provoca molestias continuas y dificultades para la continencia. La disfunción de los esfínteres también puede dificultar el vaciado de la vejiga. Los pacientes con lesiones medulares pueden ser incapaces de percibir cuando sus vejigas están llenas y, en casos raros, esto puede producir una profunda reacción vagal e hipotensión.

Las herramientas utilizadas para tratar la disfunción vesical conllevan sus propios riesgos. Muchos pacientes con lesiones medulares usan sondas, ya sea de forma intermitente para facilitar la continencia o crónica para facilitar los cuidados. Como ocurre con cualquier introducción de un cuerpo extraño en un espacio estéril, estos dispositivos conllevan un mayor riesgo de infección. La infección de vías urinarias debe ocupar un lugar destacado en el diagnóstico diferencial de un paciente con lesión medular que presenta un estado de choque.

SÍNDROME DE DOLOR REGIONAL COMPLEJO

El SDRC es una afección que se caracteriza por un dolor crónico localizado desproporcionado respecto a un acontecimiento que lo provoque o en su ausencia. El SDRC se divide en dos categorías principales: el de tipo 1, que abarca aquellos casos sin una lesión nerviosa periférica evidente (cerca del 85%), y el de tipo 2, con un mecanismo claro de lesión periférica (p. ej., aplastamiento o intervención quirúrgica; 15%).[11]

La principal manifestación del SDRC es el dolor crónico, a menudo extremo, que se ubica con mayor frecuencia en la extremidad superior del paciente. También pueden presentarse alteraciones sensitivas en una distribución nerviosa periférica. Aproximadamente el 66% de los pacientes con SDRC presentan debilidad motora funcional relacionada con el dolor. También pueden tener síntomas autonómicos, como cambios en el color y la temperatura de la piel o la producción de sudor. La causa del SDRC se desconoce. Históricamente, las teorías se han centrado en las lesiones nerviosas y en la posibilidad de un «cortocircuito» en la conducción nerviosa, un tipo de explicación que parece menos probable, dado que muchos pacientes con SDRC no presentan lesión incitante alguna. En las investigaciones más recientes se encontraron cifras elevadas de citocinas inflamatorias en los pacientes con SDRC, lo que lleva a la hipótesis de que la liberación local de péptidos mediadores del dolor puede ser la causa subyacente.[12]

Aunque no hay un tratamiento curativo para el SDRC, la rehabilitación y la analgesia son los pilares terapéuticos. En el contexto agudo, un paciente puede presentar un dolor desproporcionado respecto a cualquier dato de la exploración física. No hay prueba diagnóstica alguna para el SDRC, por lo que el tratamiento agudo se centra en descartar las causas corregibles, como la fascitis necrosante, el síndrome compartimental y la isquemia aguda de las extremidades, que pueden presentarse con un dolor extremo con una apariencia relativamente normal de la extremidad. En un paciente con SDRC conocido, el tratamiento del dolor agudo debe centrarse en proporcionar analgesia, fomentar la función motora y garantizar un seguimiento que incluya tanto fisioterapia como alivio del dolor crónico (*véase* la sección de evidencia).

AFECCIONES NEUROMUSCULARES

Las afecciones neuromusculares se tratan con mayor detalle en el **capítulo 7, Miopatías y afecciones de la unión neuromuscular**. Los pacientes con dolencias neuromusculares crónicas pueden descompensarse y enfermar de forma aguda; estas exacerbaciones ponen en peligro la vida cuando la debilidad muscular obstaculiza la respiración.

Miastenia grave

La miastenia grave (MG) es la afección neuromuscular crónica que puede llevar a los pacientes al SU con mayor frecuencia. Lo más importante es que una crisis miasténica puede afectar la ventilación del paciente, alteración que puede ser sutil y fácil de pasar por alto si el médico no está atento a esta posibilidad. Como se trata fundamentalmente de un problema de ventilación, no de oxigenación, la pulsioximetría puede ser normal. Una prueba fácil a pie de cama consiste en pedir al paciente que inhale y luego cuente en voz alta con una sola respiración. El médico puede hacerlo también y precisar cuánto tarda el paciente en dejar de contar y respirar. Se recomiendan las pruebas que determinan el CO_2 (gasometría y capnografía). Además, la medición de la capacidad vital forzada (CVF) o la fuerza inspiratoria negativa (FIN) son fáciles de realizar. Una FIN menor de 20 mm de H_2O es índice de compromiso respiratorio.[13]

El segundo componente del tratamiento de un paciente con MG es evitar las terapias que pueden desencadenar inadvertidamente una crisis miasténica. Se ha señalado a algunos fármacos de uso común, como los macrólidos, las quinolonas e incluso la prednisona. Debido a que la mayoría de estos datos provienen de informes de casos, es difícil determinar el riesgo de la prescripción para un paciente determinado. No obstante, estos medicamentos deben evitarse en la medida de lo posible. *Véase* el **capítulo 7, Miopatías y afecciones de la unión neuromuscular**, para una descripción del tratamiento de una crisis miasténica.

ENFERMEDAD DE PARKINSON

Descrita por primera vez hace 200 años, la enfermedad de Parkinson (EP) sigue siendo una causa frecuente de morbilidad, especialmente en la población de edad avanzada. Los rasgos cardinales de la EP son el temblor, la rigidez y la bradicinesia. Muchas de las manifestaciones de la EP son causadas por la pérdida de producción de dopamina en los núcleos basales, aunque la causa subyacente de este cambio aún se desconoce. Cerca del 40% de los pacientes con EP desarrollarán demencia.[14]

Aunque rara vez es causa inmediata de la presentación de los pacientes en el SU, la EP es una afección concomitante frecuente en ellos. El deterioro del movimiento puede provocar caídas, y cuando un paciente con EP desarrolla demencia, surge una multitud de problemas de atención. La rigidez de los músculos faciales puede causar una alteración de la deglución, lo que hace que estos pacientes sean especialmente propensos a la broncoaspiración. Además, los pacientes con EP tienden a ser de edad avanzada, y aunque pueden acudir a los SU por otros motivos, el tratamiento influye en su atención. Hay que tener especial cuidado al dar de alta a un paciente con EP, para asegurarse de que su enfermedad está bien tratada y que cuenta con el apoyo adecuado.

Los inhibidores de la monoaminooxidasa (IMAO) tipo B suelen utilizarse para tratar la forma leve de la enfermedad. Los anticolinérgicos pueden ser de utilidad para tratar el temblor. El pilar del tratamiento para las formas moderadas o avanzadas de la enfermedad es la levodopa, que suele combinarse con la carbidopa para evitar su conversión en dopamina en la circulación periférica. Por desgracia, muchos pacientes desarrollan discinesia y los esquemas de tratamiento pueden variar con respecto a la dosis y el horario de la medicación. En los pacientes que tienden a pasar rápidamente de la discinesia a la rigidez, se puede colocar una sonda gástrica para permitir la administración continua de un compuesto de levodopa mediante bomba. La retirada repentina de la levodopa es poco aconsejable, ya que puede dar lugar a una variante del síndrome neuroléptico maligno conocida como *hiperpirexia parkinsoniana*.[15]

La rápida fluctuación de los síntomas de la EP representa el componente más desafiante de la atención del paciente en el SU. En pocas palabras, **no se deben pasar por alto los medicamentos (tabla 9-2)**. Los pacientes rara vez reciben su medicación domiciliaria mientras están en el SU porque, en la mayoría de los casos, esta se puede retrasar de forma segura; la levodopa es una notable excepción a esta regla. Saltarse incluso una dosis puede desestabilizar al paciente o llevarle a un período de rigidez que podría tener graves consecuencias. Los pacientes con EP tienen un horario y una dosis establecidos, especialmente para los compuestos de levodopa, y el plan de atención en el SU debe garantizar que no haya retrasos en su administración.

AFECCIONES CON AUMENTO DE LA PRESIÓN INTRACRANEAL

Hipertensión intracraneal idiopática (seudotumor cerebral)

Esta dolencia, antes llamada *hipertensión intracraneal benigna*, se define por cifras de presión cerebral elevadas en ausencia de un tumor u otras lesiones obstructivas. La hipertensión intracraneal idiopática (HII), que clásicamente afecta a mujeres con obesidad en la premenopausia, puede presentarse de forma subaguda. El síntoma de presentación más frecuente es la cefalea, a menudo con náuseas y vómitos asociados.[16] Los cambios visuales transitorios también pueden acompañar a la cefalea, lo que hace difícil distinguirla de la migraña crónica. La tomografía computarizada (TC) y la RM no son diagnósticas, pero pueden mostrar ciertos datos característicos, como la distensión del espacio subaracnoideo perióptico. El papiledema orienta al médico para hacer este diagnóstico, pero la prueba de referencia sigue siendo una punción lumbar que demuestre una presión de apertura elevada (> 200 mm H$_2$O). Aunque el cuadro clínico puede ser subagudo, se requiere una intervención inmediata, ya que si no se resuelve durante varias semanas, la HII puede provocar una pérdida de visión permanente.

La disminución de peso y la reducción del sodio son intervenciones eficaces en los pacientes con obesidad e HII. El tratamiento ideal para la HII es la acetazolamida, inicialmente 500 mg c/12 h con incrementos hasta alcanzar 4 g/día. Puede añadirse furosemida (20-40 mg/día) como complemento. Muchos pacientes siguen experimentando fuertes cefaleas a pesar del tratamiento médico. Muchos de los

TABLA 9-2	Medicamentos utilizados para el tratamiento de la enfermedad de Parkinson		
Clase	Medicamento	Rango de dosis habitual	Efectos secundarios comunes
IMAO	Selegilina	5 mg c/12h	Cefalea, mareos, náuseas
IMAO	Rasagilina	1 mg diario	Cefalea
IMAO	Safinamida	50-100 mg diarios	Discinesia
Agonista de la dopamina	Amantadina	129-233 mg diarios	Hipotensión ortostática, mareos, presíncope, alucinaciones, delirios, paranoia, estreñimiento
Anticolinérgico	Trihexifenidilo	6-10 mg c/6 h o c/8 h	Taquicardia, agitación
Anticolinérgico	Benztropina	0.5-1 mg diarios	Taquicardia, confusión
Agonista de la dopamina	Carbidopa-levodopa	12.5/50 mg c/8 h o c/12 h-200 mg/2 g diarios[a]	Hipotensión ortostática, estreñimiento, náuseas, depresión, mareos, cefalea, discinesia

[a]La frecuencia puede variar; también existen preparados de liberación prolongada.
IMAO: inhibidor de la monoaminooxidasa.

fármacos antiepilépticos utilizados para la profilaxis de la cefalea pueden ser de utilidad para tratar la HII. El topiramato inhibe la anhidrasa carbónica y provoca disminución de peso, lo que puede suponer un beneficio adicional. También se emplean el valproato y los antidepresivos tricíclicos. Los esteroides no se recomiendan para el tratamiento a largo plazo porque pueden provocar un aumento de peso; sin embargo, pueden servir como medida provisional para los pacientes que esperan una intervención quirúrgica. El tratamiento quirúrgico generalmente se realiza con una derivación ventriculoperitoneal (VP) o lumboperitoneal (LP). Aunque esto tiende a estabilizar la pérdida de visión, las cefaleas suelen persistir. En los pacientes con un diagnóstico conocido, que acuden al SU con un dolor continuo, lo mejor es tener en cuenta el esquema para alivio del dolor del paciente. El uso excesivo de analgésicos puede provocar cefaleas de rebote y debe desalentarse. El ketorolaco y el paracetamol son tratamientos útiles e ideales en el SU.

HIDROCEFALIA NORMOTENSIVA

La hidrocefalia normotensiva (HN) se produce por un exceso de líquido cefalorraquídeo (LCR) en el cerebro, ya sea por su mayor producción o menor absorción. A menudo, nunca se identifica la causa exacta de la hidrocefalia. A diferencia de la HII, las presiones de apertura en la PL son normales, mientras que las imágenes muestran ventriculomegalia. La tríada clínica clásica es demencia, inestabilidad de la marcha e incontinencia urinaria. El tratamiento definitivo consiste en la colocación de una derivación VP.

La derivación VP es un dispositivo de flujo unidireccional que desvía el exceso de LCR. La complicación más frecuente de la derivación VP es el sobredrenaje. Suele presentarse con cefaleas, que pueden ser constantes o agravarse con la posición. Otras dificultades son las complicaciones abdominales (como la ascitis o la peritonitis), la infección de la derivación, las convulsiones y la falla mecánica. Si se sospecha de una interrupción de la derivación, se puede realizar una serie de radiografías de toda su trayectoria. Una TC de la cabeza normal no descarta la posibilidad de un mal funcionamiento de la derivación. Si se sospecha una infección de la derivación, el diagnóstico puede requerir una PL para obtener una muestra del LCR. Las complicaciones de este procedimiento incluyen daños permanentes en la derivación y la introducción de una infección en el LCR. Lo mejor es coordinar la atención con el servicio de neurocirugía.

EVIDENCIA

¿El diagnóstico de neuritis óptica es indicativo de EM?

La neuritis óptica es uno de los signos de presentación más frecuentes de la EM. Sin embargo, el diagnóstico de EM no es en absoluto seguro en un paciente con neuritis óptica (**fig. 9-1**). En un estudio longitudinal a 15 años se descubrió que solo la mitad (50%) de los pacientes con neuritis óptica aislada desarrollaron EM.[17] Además, el pronóstico visual de la neuritis óptica es relativamente bueno, ya que aproximadamente el 72% de los ojos afectados recuperan una visión 20/20.[18] La base del tratamiento la constituyen los esteroides. Se comprobó que la metilprednisolona intravenosa durante 3 días (250 mg

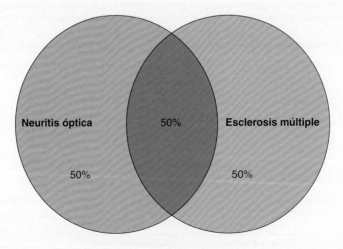

Figura 9-1. Neuritis óptica frente a esclerosis múltiple.

cuatro veces al día, seguida de prednisona por vía oral durante 11 días (1 mg/kg con una disminución gradual en 4 días), lograba una resolución más temprana de los síntomas que esta última sola. La recuperación a largo plazo fue similar en ambos grupos.[19]

¿Cuál es la prueba de cabecera más precisa para predecir el compromiso respiratorio en un paciente con MG?

Tanto la FIN como la CVF pueden determinarse fácilmente a pie de cama. Como su nombre lo indica, la FIN mide la fuerza negativa que genera un paciente. La CVF, por su parte, mide el **volumen** de aire expulsado durante una exhalación (**fig. 9-2**). Este volumen ofrece un panorama más preciso de todo el ciclo respiratorio. Los volúmenes respiratorios también son tenidos en cuenta de forma sistemática por los médicos de urgencias cuando realizan el manejo con ventilador, por lo que la CVF es un parámetro con el que están más familiarizados. Esta lógica ha sido validada en varios estudios que demuestran que la CVF es al menos tan buena, si no mejor, que la FIN.[20,21] La CVF pronosticada disminuye con la

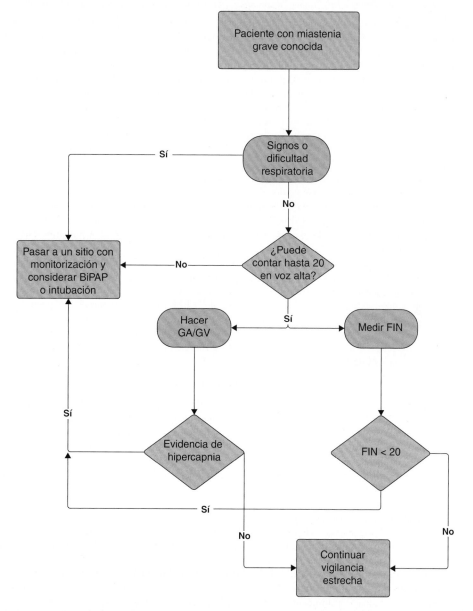

Figura 9-2. Evaluación respiratoria de un paciente con miastenia grave. BiPAP: presión positiva binivel en la vía aérea; FIN: fuerza inspiratoria negativa; GA: gasometría arterial; GV: gasometría venosa.

edad, pero un valor menor de 20 mL/kg (cerca del 25-30% de la pronosticada) es índice de una posible insuficiencia respiratoria.

¿La presión positiva binivel en la vía aérea (BiPAP, bilevel positive airway pressure) tiene utilidad en el tratamiento de los trastornos neuromusculares descompensados?

La intubación siempre es una decisión clínica basada en una combinación de factores. Muchos pacientes con MG, por ejemplo, pueden mantener sus vías respiratorias a pesar de no ventilar adecuadamente. Esto hace que las formas no invasivas de ventilación sean una alternativa a la intubación en ciertos pacientes. La ventilación no invasiva se asocia con períodos más cortos de ventilación mecánica.[22] El uso temprano de la ventilación no invasiva puede evitar la hipercapnia y la consiguiente alteración del estado mental que podría poner en peligro las vías respiratorias del paciente.

¿Cuál es el mejor abordaje para tratar el dolor agudo y la espasticidad en un paciente con EM en el SU?

La espasticidad con dolor es una característica habitual de muchas enfermedades neurológicas. Esto puede agravar la discapacidad y las molestias asociadas con la enfermedad neurológica subyacente. El tratamiento ideal para la espasticidad crónica es la ciclobenzaprina[23] (inicio con 5 mg diarios y aumentando hasta 5 mg c/8 h) o la tizanidina (inicio con 2 mg cada noche al acostarse y ajustando hasta un máximo de 36 mg/día en 3-4 dosis). El presunto mecanismo de acción de la ciclobenzaprina es de inhibición del arco reflejo a nivel de la médula espinal mediante su unión a sitios receptores del ácido γ-aminobutírico. Con una vida media de 6 h, la ciclobenzaprina oral puede tardar días para alcanzar la actividad terapéutica. Los efectos adversos, como las náuseas y el mareo, son frecuentes. La tizanidina es un agonista α-2. Sus efectos secundarios más usuales son la xerostomía y la somnolencia, por lo que suele administrarse a intervalos regulares y se va incrementando la dosis. En múltiples ECA se encontró que la tizanidina y la ciclobenzaprina son equivalentes en cuanto a eficacia cuando se usan para tratar la espasticidad. El dantroleno también se probó y resultó eficaz para aliviar la espasticidad, pero suele evitarse debido a sus efectos hepatotóxicos.[24]

En el contexto agudo, los relajantes musculares, como el diazepam o el metocarbamol, pueden ser más eficaces para tratar la espasticidad. Además, estos medicamentos están fácilmente disponibles en la mayoría de los SU y no tienen los efectos adversos asociados con el inicio de la ciclobenzaprina. Dicho esto, hay escasez de pruebas para el uso de estos fármacos y no hay ECA de alta calidad realizados en un SU.

Se ha estudiado un fármaco a base de canabinol en nebulizado bucal (Sativex®) en los pacientes de EM con espasticidad. Los ECA respecto de Sativex® mostraron reducciones de la espasticidad en el 30-70% de los pacientes cuando se utiliza por razón necesaria (dosis media diaria < 7 descargas/día). También se observó una mejoría de otros síntomas de la EM, como los trastornos del sueño. Este beneficio parece duradero sin necesidad de aumentar la dosis, y no se observaron efectos nocivos como el deterioro cognitivo.[25] En la actualidad, Sativex® tiene aprobación en Europa para el tratamiento de la espasticidad refractaria, pero aún no ha recibido la aprobación de la U.S. Food and Drug Administration (FDA) en los Estados Unidos.

¿Cuál es el mejor analgésico para las crisis agudas del síndrome de dolor regional complejo?

El síndrome de dolor regional complejo puede ser difícil de tratar y las crisis agudas son especialmente problemáticas (**fig. 9-3**). La fisiopatología del SDRC no se conoce del todo, pero parece ser un fenómeno principalmente neuropático con manifestaciones vasomotoras, sensitivas y tróficas. Los estudios de resonancia magnética funcional recientes plantearon la posibilidad de una implicación del SNC, ya que muestran una menor activación en las áreas corticales asociadas con las extremidades afectadas por el SDRC.[26] Sin embargo, esto todavía puede ser una reacción central ante una enfermedad fundamentalmente del sistema nervioso periférico.

Dado el mecanismo fisiopatológico propuesto, se ha promocionado el uso de fármacos neuropáticos, como la gabapentina. Hasta la fecha, hay tres ECA que muestran que la gabapentina (con un rango de dosis de 900-2400 mg por vía oral cada 8 h) reduce el dolor en los pacientes con SDRC. Un ECA adicional mostró que la amitriptilina (10 mg al acostarse) puede ser tan eficaz como la gabapentina en los niños.[27] La pregabalina también puede serlo, pero solo se ha mostrado que funciona en informes de casos, principalmente en un subgrupo pediátrico. La carbamazepina (600 mg/día) también mostró mayor eficacia que el placebo y que la morfina de acción prolongada (90 mg/día).[28] La oxcarbazepina también puede ser eficaz, pero la evidencia se limita al informe de un solo caso.[29] La evidencia apoya la fisioterapia para el SDRC de tipo 1, y los pacientes obtienen mejores resultados cuando cumplen un esquema de tratamiento multimodal que comprende la rehabilitación y los componentes psicosociales del dolor crónico.[30]

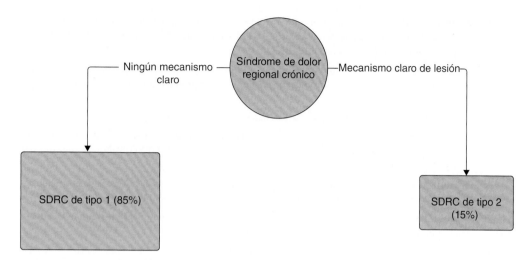

Figura 9-3. Síndrome de dolor regional complejo.

A pesar de su eficacia, los fármacos neuropáticos suelen tardar semanas en producir beneficios. En el SU, los antiinflamatorios no esteroideos, como el ibuprofeno (400-800 mg por vía oral) o el ketorolaco (30 mg por vía intramuscular o intravenoso), son buenas opciones para el tratamiento de las exacerbaciones agudas del dolor del SDRC.[31] Los analgésicos tópicos, como la crema de lidocaína, también pueden ser un complemento eficaz para las crisis agudas.

Hay pocas pruebas de que los esteroides sirvan para tratar las crisis de SDRC, y no se recomiendan para el dolor agudo. Asimismo, los opiáceos carecen de datos que sustenten su uso para el tratamiento del dolor agudo en el SDRC, y se desaconseja su utilización. Se han propuesto dosis subdisociativas de ketamina para el tratamiento del SDRC, pero no hay pruebas suficientes para apoyar su uso en la actualidad.

Referencias

1. de Seze J. Inflammatory optic neuritis: from multiple sclerosis to neuromyelitis optica. *Neuroophthalmology*. 2013;37(4):141-145.

2. Ghasemi N, Razavi S, Nikzad E. Multiple sclerosis: pathogenesis, symptoms, diagnoses and cell-based therapy. *Cell J*. 2017;19(1):1-10.

3. Wilhelm H, Schabet M. The diagnosis and treatment of optic neuritis. *Dtsch Arztebl Int*. 2015;112(37):616-626.

4. Gal RL, Vedula SS, Beck R. Corticosteroids for treating optic neuritis. *Cochrane Database Syst Rev*. 2015;8(8):CD001430.

5. West TW. Transverse myelitis—a review of the presentation, diagnosis, and initial management. *Discov Med*. 2013;16(88):167-177.

6. Sá MJ. Acute transverse myelitis: a practical reappraisal. *Autoimmun Rev*. 2009;9(2):128-131. doi:10.1016/j.autrev.2009.04.005

7. Treister AK, Hatch MN, Cramer SC, Chang EY. Demystifying poststroke pain: from etiology to treatment. *PM R*. 2017;9(1):63-75.

8. Myers J. Cardiovascular disease in spinal cord injury: an overview of prevalence, risk, evaluation, and management. *Am J Phys Med Rehabil*. 2007;86(2):142-152.

9. Sullivan MP, Torres SJ, Mehta S, Ahn J. Heterotopic ossification after central nervous system trauma: a current review. *Bone Joint Res*. 2013;2(3):51-57.

10. McKinley WO. Long-term medical complications after traumatic spinal cord injury: a regional model systems analysis. *Arch Phy Med Rehabil*. 1999;80(11):1402-1410.

11. Guthmiller KB, Varacallo M. Complex regional pain syndrome (Reflex sympathetic dystrophy, CRPS, RSD) In: StatPearls [Internet]. StatPearls Publishing; 2020. Actualizada el 19 de julio de 2020. https://www.ncbi.nlm.nih.gov/books/NBK430719/

12. Munnikes RJ, Muis C, Boersma M, Heijmans-Antonissen C, Zijlstra FJ, Huygen FJ. Intermediate stage complex regional pain syndrome type 1 is unrelated to proinflammatory cytokines. *Mediadores Inflamm*. 2005;2005(6):366-372.

13. Wendell LC, Levine JM. Myasthenic crisis. *Neurohospitalist*. 2011;1(1):16-22.

14. Svenningsson P, Westman E, Ballard C, Aarsland D. Cognitive impairment in patients with Parkinson's disease: diagnosis, biomarkers, and treatment. *Lancet Neurol*. 2012;11(8):697-707. doi:10.1016/S1474-4422(12)70152-7

15. Factor SA. Fatal parkinsonism-hyperpyrexia syndrome in a Parkinson's disease patient while actively treated with deep brain stimulation. *Mov Disord*. 2007;22(1):148-149. doi:10.1002/mds.21172

16. Wall M, Kupersmith MJ, Kieburtz KD, et al. The idiopathic intracranial hypertension treatment trial: clinical profile at baseline. *JAMA Neurol*. 2014;71(6):693-701.

17. Optic Neuritis Study Group. Multiple sclerosis risk after optic neuritis: final optic neuritis treatment trial follow-up. *Arch Neurol*. 2008;65(6):727-732. doi:10.1001/archneur.65.6.727

18. Optic Neuritis Study Group. Visual function 15 years after optic neuritis: a final follow-up report from the Optic Neuritis Treatment Trial. *Ophthalmology*. 2008;115(6):1079-1082.e5.

19. Beck RW, Cleary PA, Anderson MM Jr, et al. A randomized, controlled trial of corticosteroids in the treatment of acute optic neuritis. The Optic Neuritis Study Group. *N Engl J Med*. 1992;326(9):581-588.

20. Prigent H, Orlikowski D, Letilly N, et al. Vital capacity versus maximal inspiratory pressure in patients with Guillain-Barré syndrome and myasthenia gravis. *Neurocrit Care*. 2012;17(2):236-239.

21. Sharshar T, Chevret S, Bourdain F, Raphaël JC; French Cooperative Group on Plasma Exchange in Guillain-Barré Syndrome. Early predictors of mechanical ventilation in Guillain-Barré syndrome. *Crit Care Med*. 2003;31(1):278-283.

22. Seneviratne J, Mandrekar J, Wijdicks EF, Rabinstein AA. Noninvasive ventilation in myasthenic crisis. *Arch Neurol*. 2008;65(1):54-58. doi:10.1001/archneurol.2007.1

23. Ertzgaard P, Campo C, Calabrese A. Efficacy and safety of oral baclofen in the management of spasticity: A rationale for intrathecal baclofen. *J Rehabil Med*. 2017;49(3):193-203. doi:10.2340/16501977-2211

24. Chou R, Peterson K, Helfand M. Comparative efficacy and safety of skeletal muscle relaxants for spasticity and musculoskeletal conditions: a systematic review. *J Pain Symptom Manage*. 2004;28(2):140-175.

25. Pozzilli C. Advances in the management of multiple sclerosis spasticity: experiences from recent studies and everyday clinical practice. *Expert Rev Neurother*. 2013;13(suppl 12):49-54.

26. Palmer G. Complex regional pain syndrome. *Aust Prescr*. 2015;38(3):82-86. doi:10.18773/austprescr.2015.029

27. Brown S, Johnston B, Amaria K, et al. A randomized controlled trial of amitriptyline versus gabapentin for complex regional pain syndrome type I and neuropathic pain in children. *Scand J Pain*. 2016;13:156-163.

28. Harke H, Gretenkort P, Ladleif HU, Rahman S, Harke O. The response of neuropathic pain and pain in complex regional pain syndrome I to carbamazepine and sustained-release morphine in patients pretreated with spinal cord stimulation: a double-blinded randomized study. *Anesth Analg*. 2001;92(2):488-495.

29. Javed S, Abdi S. Use of anticonvulsants and antidepressants for treatment of complex regional pain syndrome: a literature review. *Pain Manag*. 2021;11(2):189-199.

30. Daly AE, Bialocerkowski AE. Does evidence support physiotherapy management of adult Complex Regional Pain Syndrome Type One? A systematic review. *Eur J Pain*. 2009;13(4):339-353.

31. Harden RN, Oaklander AL, Burton AW, et al. Complex regional pain syndrome: practical diagnostic and treatment guidelines, 4th edition. *Pain Med*. 2013;14(2):180-229.

CAPÍTULO 10

Mareo y vértigo

Matthew S. Siket

Jonathan A. Edlow

EL DESAFÍO CLÍNICO

El mareo plantea un enigma para los pacientes y los profesionales sanitarios. En primer lugar, es un síntoma común e inespecífico que representa más de 4.3 millones de consultas a los servicios de urgencias (SU) cada año en los Estados Unidos.[1] Aunque la gran mayoría de los pacientes con mareo presentan un proceso benigno, cerca del 15% tienen una causa subyacente peligrosa y potencialmente mortal. Diferenciar las causas peligrosas de las benignas puede ser un reto, en especial porque más de la mitad de los pacientes que acuden a urgencias dice haber tenido la sensación subjetiva de mareo en la semana anterior.[2]

El término «mareo» significa cosas diferentes para cada persona. La enseñanza clásica utilizaba el paradigma diagnóstico que separa el mareo en «aturdimiento», «vértigo» o «desequilibrio». El valor de este abordaje se ha puesto en duda y actualmente está en proceso de reevaluación: en un estudio, se presentó a los pacientes una serie de opciones para describir el «tipo» de mareo experimentado, y luego se les repitió, pero en una secuencia diferente pasados 6 min. La concordancia fue inferior al 50%.[3] En el mundo real, no todos los pacientes con disfunción vestibular informan de vértigo, y no todos aquellos con disfunción cardiovascular manifiestan aturdimiento. Confiar en la descripción de los síntomas para guiar las consideraciones diferenciales constituye una trampa para errar en el diagnóstico.

Como alternativa, los pacientes son mucho más coherentes a la hora de informar sobre el momento y los desencadenantes de sus manifestaciones. Como parte de la anamnesis y la revisión de aparatos y sistemas, los profesionales sanitarios deben dilucidar el contexto de las manifestaciones para individualizar el diagnóstico diferencial:

- ¿Las manifestaciones empezaron de forma repentina?
- ¿Los mareos han sido persistentes o episódicos?
- ¿Tuvieron algún desencadenante?
- ¿Hubo síntomas asociados, como déficits neurológicos focales, palpitaciones, disnea, dolor de oído o acúfenos?

Todas estas preguntas son razonables para comprender mejor lo que experimentó el paciente y determinar la causa subyacente.

Se recomienda el uso de las siglas ATTEST como una forma útil para abordar sistemáticamente la manifestación principal del mareo y evitar un diagnóstico erróneo.[4,5] Dichas siglas corresponden a síntomas asociados, temporalidad, desencadenantes (*triggers*), exploración, signos y pruebas (*testing*) (**fig. 10-1, tabla 10-1**). Este abordaje se centra en los componentes clave de la anamnesis y la exploración física para distinguir cuatro síndromes vestibulares diferentes:

1. Síndrome vestibular agudo espontáneo (SVA_E)
2. Síndrome vestibular agudo provocado (SVA_P)
3. Síndrome vestibular episódico espontáneo (SVE_E)
4. Síndrome vestibular episódico provocado (SVE_P)

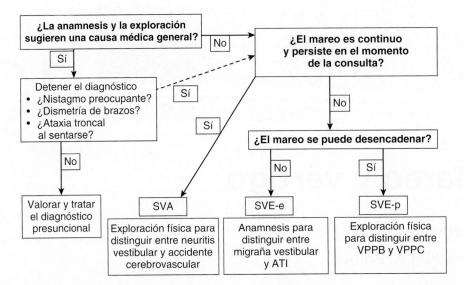

Figura 10-1. Abordaje diagnóstico del paciente con mareo agudo. AIT: ataque isquémico transitorio; SVA: síndrome vestibular agudo; SVE-e: síndrome vestibular episódico espontáneo; SVE-p: síndrome vestibular episódico provocado; VPPB: vértigo posicional paroxístico benigno; VPPC: vértigo posicional paroxístico central.

TABLA 10-1 Siglas ATTEST
Síntomas **A**sociados
Temporalidad
Desencadenantes (***T**riggers*)
Exploración
Signos
Pruebas (***T**ests*)

Cada uno de estos diversos síndromes vestibulares se analiza con mayor detalle en la sección **Abordaje y exploración dirigida**.

ANATOMÍA Y FISIOPATOLOGÍA

La sensación de mareo suele producirse tras una pérdida de tono postural, que provoca una disminución de la perfusión cerebral o una disfunción del sistema vestibular. Tener un conocimiento básico de la fisiología neurológica vestibular proporciona una base sobre la cual se puede estructurar un marco diagnóstico general.

El sistema vestibular periférico incluye los laberintos y las células ciliadas de cada oído interno (**figs. 10-2** y **10-3**). Cada laberinto está compuesto por la cóclea (que regula la audición), los conductos semicirculares (CSC) anterior, lateral y posterior (que perciben el movimiento de rotación), el utrículo y el sáculo (que perciben el movimiento lineal). Estas estructuras están conectadas entre sí y llenas de líquido endolinfático. Las células ciliadas del utrículo y el sáculo perciben el movimiento de la endolinfa y desplazan la cúpula, lo que desencadena un impulso eléctrico a través del nervio vestibular hacia el tronco encefálico que provoca la sensación de movimiento. Los tres CSC pares, así como cada utrículo y sáculo, conforman colectivamente el aparato vestibular individual, sujeto a alteraciones por diversos mecanismos (otolíticos, inflamatorios, infecciosos, traumáticos, etc.). La disfunción del aparato vestibular suele ser unilateral, como en la neuritis vestibular, la laberintitis, el vértigo posicional paroxístico benigno (VPPB), la enfermedad de Ménière y las fístulas perilinfáticas, que se presentan con más detalle en la **tabla 10-2**.

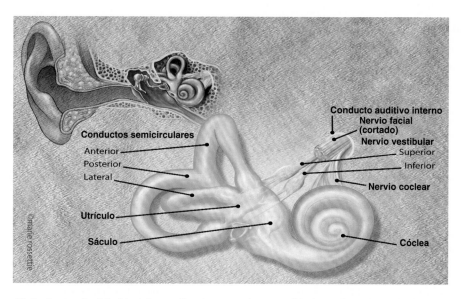

Figura 10-2. Anatomía del oído interno. El octavo nervio craneal incluye el nervio coclear y los nervios vestibulares superior e inferior, y atraviesa el conducto auditivo interno junto con el nervio facial y la arteria laberíntica. Los conductos semicirculares, el utrículo y el sáculo son inervados por los nervios vestibulares, mientras que la cóclea por el nervio coclear. Cortesía del Dr. Jonathan A. Edlow y © Marie Rossettie, CMI.

El sistema vestibular central se origina en los núcleos vestibulares del puente y la parte superior del bulbo raquídeo, que reciben impulsos aferentes a través de los nervios vestibulares (**fig. 10-4**). Estos se retransmiten al cerebelo, el sistema oculomotor, la corteza cerebral y la médula espinal, generando el equilibrio a través de una intrincada regulación de los músculos del tronco, los movimientos oculares y la percepción de la posición. Tanto los fenómenos ablativos (p. ej., accidente cerebrovascular) como los irritativos (p. ej., migraña) pueden producir síntomas de mareo y vértigo central, como se indica en la **tabla 10-3**.

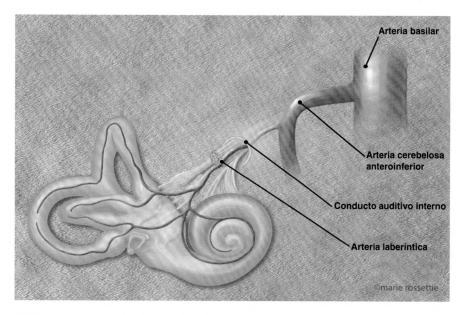

Figura 10-3. Anatomía vascular del oído interno. La arteria cerebelosa anteroinferior (ACAI) se ramifica desde la arteria basilar y desemboca en la arteria laberíntica, que irriga la cóclea y el aparato vestibular. Cortesía del Dr. Jonathan A. Edlow y © Marie Rossettie, CMI.

TABLA 10-2	Lista parcial de las afecciones vestibulares periféricas	
Afección	**Mecanismo**	**Cuadro clínico clásico**
VPPB	Conductolitiasis causada por restos otolíticos dentro de los CSC (85% posterior)	Crisis breves pero intensas de mareo y vértigo desencadenadas por el giro de la cabeza, asociadas con náuseas y vómitos. El nistagmo de torsión ascendente durante las crisis es patognomónico
Neuritis vestibular	Hipofunción vestibular unilateral, generalmente por un proceso inflamatorio que afecta las señales aferentes del nervio vestibular	Mareo y vértigo agudos y sostenidos sin desencadenante. Puede ser postinfecciosa y se asocia con un nistagmo horizontal y unidireccional con la fase rápida hacia el oído no afectado
Laberintitis	Similar a la neuritis vestibular, pero que afecta también las señales aferentes del nervio coclear	Similar a la neuritis vestibular con pérdida de audición asociada, pero menos frecuente
Enfermedad de Ménière	Sobreproducción o subreabsorción de endolinfa en la cóclea que provoca hidropesía	Mareo y vértigo episódicos espontáneos, con sensación de plenitud auditiva, así como pérdida de audición y acúfenos
Fístula perilinfática	Filtración de líquido perilinfático en el oído medio, generalmente después de un traumatismo	Mareo y vértigo subagudos con pérdida de audición o sensibilidad, así como plenitud auditiva, típicamente después de un traumatismo craneal o barotraumatismo

CSC: conducto semicircular; VPPB: vértigo posicional paroxístico benigno.
Datos de Jahn K. Vertigo and dizziness in children. *Handb Clin Neurol.* 2016;137:353-363. doi: 10.1016/B978-0-444-63437-5.00025-X

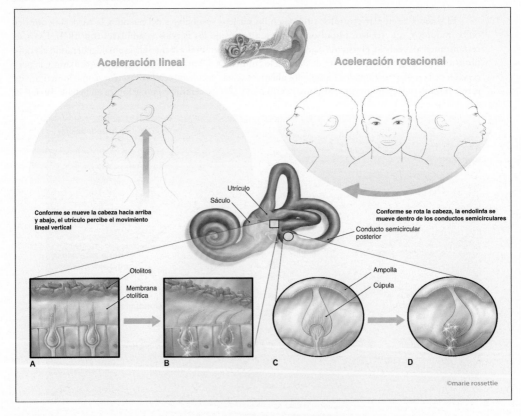

Figura 10-4. Anatomía y fisiología vestibulares. Las células ciliadas del utrículo (**A**) perciben el movimiento lineal, como la fuerza gravitatoria (**B**). Los conductos semicirculares, en concreto la cúpula de la ampolla (**C**), perciben la aceleración rotacional, como cuando se está en un carrusel (**D**). Por cortesía del Dr. Jonathan A. Edlow y © Marie Rossettie, CMI.

TABLA 10-3	Lista parcial de las afecciones vestibulares centrales	
Afección	Mecanismo	Cuadro clínico clásico
Isquemia de la circulación posterior	Hipoperfusión cerebral focal por una oclusión (por un émbolo o ateroesclerosis) o por disección a lo largo de la circulación vertebrobasilar	Vértigo espontáneo y de aparición brusca, generalmente con déficits neurológicos focales adicionales. Puede ser transitoria (ataque isquémico transitorio)
Migraña vestibular	Excitación a lo largo de la vía trigeminovascular	Episódica con o sin aura o asociadas con cefalea

El accidente cerebrovascular (ACV) de la circulación posterior afecta predominantemente el cerebelo y el tronco encefálico y, aunque es causa infrecuente de mareo, se encuentra entre los síndromes más frecuentemente diagnosticados de forma errónea.[3] La mayoría de los pacientes muestran déficits neurológicos medibles, pero, de todos los afectados, cerca del 10% refirió mareo aislado en el momento de acudir al médico. En cuanto a los ACV que afectan el cerebelo, los pacientes refirieron mareo en el 73% de los casos.[6] La oclusión de la arteria cerebelosa inferoanterior (ACIA) imita la laberintitis y provoca disfunción vestibular y pérdida de la audición, mientras que el infarto de la arteria cerebelosa inferoposterior (ACIP) simula la neuritis vestibular. Diferenciar las lesiones centrales peligrosas de las causas periféricas benignas es un desafío diagnóstico, pero de vital importancia, porque los ACV no detectados suponen un alto riesgo de morbilidad y mortalidad a largo plazo (~40%).

Debe prestarse especial atención a las exposiciones tóxicas y a los efectos agudos y crónicos de la medicación, las drogas o el alcohol. El mareo es un síntoma habitual de la toxicidad por monóxido de carbono, que también puede causar pérdida de audición, debido a los daños en la cóclea, el nervio vestibular y las vías auditivas centrales. La intoxicación por alcohol modifica la densidad de la endolinfa y causa mareos e inestabilidad de la marcha, mientras que la toxicidad vestibular es secundaria al abuso crónico de alcohol, los antiepilépticos, algunos quimioterápicos y los antibióticos aminoglucósidos.

CONSIDERACIONES PREHOSPITALARIAS

Diferenciar con seguridad las causas benignas de las peligrosas de los mareos y el vértigo puede ser difícil. Las personas que sufren mareos debilitantes y buscan atención médica no deben intentar conducir un vehículo. El personal prehospitalario debe hacer todo lo posible para determinar la probabilidad de un ACV de la circulación posterior al conocer los signos y síntomas de alerta, con seguimiento de los protocolos locales de los servicios médicos de urgencia, y utilizar recursos validados para reconocer y clasificar su gravedad y respetar los protocolos de derivación del paciente. Una prueba de glucosa por punción del dedo es fácil de realizar y, por lo general, está indicada. Si se sospecha de un ACV, determinar la última hora de bienestar conocida confirmada (UHBCC) es muy importante para saber si un paciente es candidato para los tratamientos de reperfusión. De ser posible, el electrocardiograma (ECG) es útil para detectar disritmias cardíacas, además de un conjunto completo de signos vitales. Si el paciente deambula, también es muy útil una evaluación de la estabilidad de la marcha.

ABORDAJE Y EXPLORACIÓN DIRIGIDA

Se pueden utilizar las siglas ATTEST para ayudar a guiar la anamnesis del padecimiento actual y la revisión por aparatos y sistemas. Debe resistirse el impulso de colocar al paciente en un algoritmo diagnóstico de «mareo» o «vértigo». Es preferible dedicar unos momentos a revisar los síntomas asociados para tener una mejor idea de si la causa parece ser neurovestibular o cardíaca, u otra razón médica subyacente. En la **tabla 10-4** se enumeran las manifestaciones asociadas más frecuentes.

Deben interpretarse los datos de la anamnesis del paciente junto con los signos vitales para determinar si se debe buscar una causa médica general. Debe tener en cuenta que algunos pacientes con una causa médica subyacente del mareo (como la hipotensión) también pueden sufrir un proceso neurológico central o un accidente cerebrovascular que simule ser una enfermedad general, por lo que es mejor realizar una exploración neurológica dirigida. A continuación, hay que determinar el momento en el que aparecieron las manifestaciones y los factores desencadenantes para diferenciar entre SVA_E, SVA_P, SVE_E y SVE_P, que se describen con más detalle en la **tabla 10-5**.

TABLA 10-4	Lista parcial de manifestaciones relevantes asociadas con el mareo
Infecciosas	Fiebre, escalofríos, disuria, tos, congestión sinusal
Gastrointestinales	Dolor abdominal, heces negras o sanguinolentas, diarrea profusa, uso intensivo de antiinflamatorios no esteroideos
Traumáticas	Traumatismo craneal o cervical, latigazo cervical, manipulación cervical reciente
Reproductivas	Dolor abdominal bajo, hemorragia transvaginal, prueba de embarazo positiva
Relacionadas con la medicación	Nueva medicación antihipertensiva o de otro tipo con mareo como efecto secundario, uso de fármacos potencialmente ototóxicos
Cardiovasculares	Dolor torácico, palpitaciones, falta de aire, disnea de esfuerzo, ortopnea, síncope
Aórticas	Dolor torácico/dorsal/abdominal/de flanco, pulsos discrepantes, aneurisma aórtico conocido
Neurológicas	Pérdida visual, diplopía, ataxia, debilidad unilateral, alteración del habla, pérdida de coordinación, crisis convulsivas

Síndrome vestibular agudo espontáneo

El SVA_E debe considerarse en los pacientes con mareo de inicio abrupto y persistente sin un factor desencadenante que se mantenga en el momento de la evaluación. Algunos individuos pueden tener dificultades para precisar si los síntomas disminuyeron, porque quizás sigan con náuseas o malestar general. La clave es determinar si persiste la totalidad del mareo en el momento de la evaluación médica. Si es así, se debe conjeturar que el paciente sufre un SVA_E y la exploración física subsiguiente debe estar dirigida a diferenciar entre las causas centrales y las periféricas. El nistagmo es una de las mejores formas de ayudar a discernir entre las causas centrales y las periféricas, y es la primera valoración adecuada en la exploración física. Se recomienda realizar primero la prueba del nistagmo porque es fácil para el paciente y, cuando es negativa, hace que la neuritis vestibular y la laberintitis sean diagnósticos muy poco probables (casi siempre está presente en los primeros 2-3 días) y, además, se determina mediante la prueba del impulso cefálico, que solo se validó en aquellos con el síndrome vestibular agudo (SVA) con nistagmo.

Los pacientes con SVA_E periférico por neuritis vestibular o laberintitis muestran un nistagmo horizontal y unidireccional característico. El nistagmo tiene una fase lenta (cuando los ojos se dirigen lentamente hacia el lado de la alteración patológica) y una fase rápida (cuando los ojos retroceden con rapidez). Se observa en la mirada neutra (con el paciente que mira al frente) y se acentúa cuando los ojos se dirigen hacia la fase rápida. Al mirar hacia el lado opuesto, el nistagmo unidireccional debe ser menos pronunciado o desaparecer por completo. Por otra parte, si la fase rápida del nistagmo cambia y comienza a oscilar en la otra dirección (p. ej., a la derecha cuando se mira a la derecha y a la izquierda cuando se mira a la izquierda), entonces se trata de un nistagmo bidireccional o que cambia de dirección, y es preocupante respecto a una causa central, como un ACV.

Para realizar esta prueba, basta con que el paciente abra los ojos y mire hacia adelante. El uso de las gafas de Frenzel da aumento a los ojos del paciente y supera la fijación (que puede suprimir el nistagmo) mediante la iluminación. Sin embargo, rara vez están disponibles en el servicio de urgencias y no son necesarias para detectar la presencia y el tipo de nistagmo, lo que suele ser fácil. La dirección de la fase rápida del nistagmo apunta hacia el oído no afectado en el SVA_E periférico. Aproximadamente el 50% de los ACV no causan nistagmo, por lo que si no se observa en un paciente que desde otros puntos de vista parece sufrir un SVA_E, el ACV sigue siendo un diagnóstico probable. Los pacientes con nistagmo vertical, pendular, de torsión o bidireccional presentan una causa central.

La prueba del nistagmo es uno de los tres componentes de la exploración de impulso cefálico, nistagmo y mirada oblicua (HINTS, *Head Impulse test, Nystagmus, and Test of Skew*). La exploración HINTS mostró superar a la resonancia magnética (RM) ponderada por difusión (DW, *diffusion-weighted*) temprana, que se considera como el patrón de referencia para el diagnóstico de ACV.[7] Cabe destacar que esta prueba fue desarrollada y validada por neurootólogos, y solo se emplea en los pacientes con SVA_E con nistagmo, que se presenta solo en la mitad de los individuos con ACV cerebeloso.[8] Aunque se cree que los médicos de urgencias pueden realizar e interpretar con precisión esta exploración, su adopción generalizada en los SU es escasa.[9] Además, en un metaanálisis reciente se encontró que la exploración HINTS, tal y como la realizan los médicos de urgencias, carece de una sensibilidad diagnóstica adecuada.[10] Esta

TABLA 10-5	Síndromes vestibulares basados en el tiempo y los desencadenantes con diagnóstico diferencial y características clave de exploración			
Síndrome	Descripción	Causas peligrosas	Causas benignas	Características principales de exploración
SVA$_E$	Mareo y vértigo agudos, de aparición brusca y sostenida, con náuseas, vómitos e inestabilidad	ACV de la circulación posterior	Neuritis vestibular, laberintitis	Evaluar la presencia y el tipo de nistagmo, la prueba de impulso cefálico y la desviación vertical (**HINTS**, *véase* adelante). Buscar déficits neurológicos focales y ataxia
SVA$_P$	Mareo y vértigo sostenidos o progresivos precipitados por un factor desencadenante, como un traumatismo o una exposición tóxica	Disección de la arteria vertebral, fractura del hueso temporal, toxicidad vestibular	Fístula perilinfática, barotraumatismo	Buscar signos de fractura de cráneo (ojos de mapache, signo de batalla, hemotímpano), rotura de la membrana timpánica, déficits neurológicos focales asociados
SVE$_E$	Mareo episódico que se presenta de forma espontánea y sin un desencadenante claro. Las crisis duran de minutos a horas	AIT en la circulación posterior, arritmia cardíaca, embolia pulmonar	Enfermedad de Ménière, migraña vestibular	Exploración física exhaustiva, evaluación de déficits neurológicos, arritmias cardíacas, etcétera (la exploración se normaliza cuando se resuelven las manifestaciones)
SVE$_P$	Mareo episódico con desencadenante claro, como levantarse desde una posición sentada o girar la cabeza a un lado	Choque	VPPB, hipotensión ortostática	Maniobras de provocación del VPPB (Dix-Hallpike, *véase* la tabla 10-9) y signos vitales ortostáticos

AIT: crisis isquémica transitoria; HINTS: prueba de impulso cefálico, nistagmo y desviación oblicua de la mirada; SVA$_E$: síndrome vestibular agudo espontáneo; SVA$_P$: síndrome vestibular agudo provocado; SVE$_E$: síndrome vestibular episódico espontáneo; SVE$_P$: síndrome vestibular episódico provocado; VPPB: vértigo posicional paroxístico benigno.
[a] Técnicamente, el nistagmo forma parte de la definición del síndrome vestibular agudo (SVA). Sin embargo, algunos pacientes, especialmente los que han tenido accidentes cerebrovasculares, presentan todos los demás elementos del SVA pero sin nistagmo, lo que tiene importantes implicaciones para el diagnóstico diferencial y la interpretación de la exploración física (*véase* la tabla 10-6).

prueba debe realizarse junto con una exploración neurológica más completa, que incluya una evaluación específica de la circulación posterior (nervios craneales, dismetría, disdiadococinesia y marcha).

La prueba del impulso cefálico (HIT, *head impulse test*) evalúa el reflejo vestibuloocular (RVO), que se describió por primera vez en 1988 y es hoy la mejor forma de comprobar la disfunción unilateral del nervio vestibular en los pacientes despiertos.[11] La prueba se realiza haciendo que el paciente, sentado o reclinado, apoye su cabeza en las palmas de las manos del médico, que a continuación realiza una rotación pasiva muy rápida de la cabeza de 10-20° hacia un lado (del centro hacia afuera o viceversa) con los ojos abiertos y fijados en un objetivo central (por lo general, la punta de la nariz del médico; **fig. 10-5**). Solo se ha validado en pacientes con SVA$_E$ con nistagmo. La hipofunción vestibular periférica se diagnostica cuando se observa una sacudida ocular de recuperación, que se produce cuando el paciente no puede mantener los ojos fijos en el objetivo y, en cambio, estos se «sobrepasan» y luego corrigen de vuelta. La sacudida ocular correctiva es índice de una lesión periférica (una prueba anómala sugiere neuritis vestibular) con una sensibilidad del 93% y una especificidad del 79%. Una HIT normal (sin sacudidas oculares de recuperación) en un paciente con mareo agudo sugiere una lesión central, aunque puede ser falsamente positiva ante ciertos infartos pontinos laterales. Cuando se aplica adecuadamente, una HIT normal tiene una especificidad del 93% para una causa central con un cociente de verosimilitudes (LR, *likelihood ratio*) de 12. Sin embargo, es

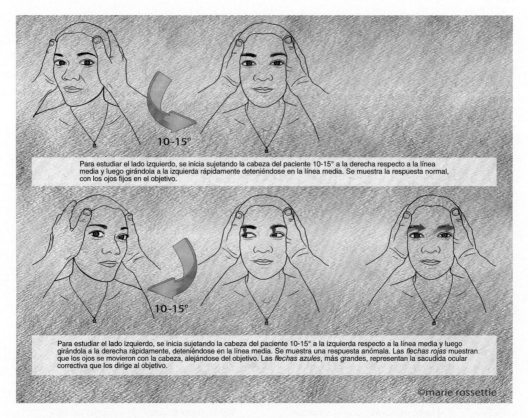

Para estudiar el lado izquierdo, se inicia sujetando la cabeza del paciente 10-15° a la derecha respecto a la línea media y luego girándola a la izquierda rápidamente deteniéndose en la línea media. Se muestra la respuesta normal, con los ojos fijos en el objetivo.

Para estudiar el lado izquierdo, se inicia sujetando la cabeza del paciente 10-15° a la izquierda respecto a la línea media y luego girándola a la derecha rápidamente, deteniéndose en la línea media. Se muestra una respuesta anómala. Las *flechas rojas* muestran que los ojos se movieron con la cabeza, alejándose del objetivo. Las *flechas azules*, más grandes, representan la sacudida ocular correctiva que los dirige al objetivo.

©marie rossettie

Figura 10-5. Prueba del impulso cefálico. Por cortesía del Dr. Jonathan A. Edlow y © Marie Rossettie, CMI.

importante recordar que esta prueba **solo** debe realizarse en pacientes con mareo agudo y persistente en los que se sospeche de un SVA_E. Su aplicación inadecuada en las personas sin mareo activo produce resultados falsos preocupantes, lo que aumenta la confusión y el uso innecesario de estudios de imagen.

La desviación oblicua de la mirada permite evaluar la refijación vertical mediante la prueba de cobertura alterna. Se realiza al hacer que el paciente mantenga los ojos abiertos y fijados en un objetivo central (como la punta de la nariz del médico). El médico alterna entre cubrir y descubrir cada ojo en busca de estrabismo vertical. Si el paciente no puede mantener los ojos fijos en el objetivo y corregir hacia arriba o abajo, se trata de un resultado anómalo de la prueba que indica una lesión del mesencéfalo (causa central). Los pacientes con SVA_E periférico no deben mostrar un resultado anormal de la prueba de desviación oblicua de la mirada. La ligera corrección horizontal de lado a lado se considera benigna y se presenta con muchas formas de ambliopía.

En resumen, la exploración HINTS debe aplicarse solo en los pacientes con sospecha de SVA_E con una exploración neurológica por lo demás normal (**tabla 10-6**). Cuando se evalúan los componentes de la prueba de HINTS, se empieza por el nistagmo y, si hay nistagmo horizontal unidireccional, se procede a evaluar el RVO realizando la HIT. Si se observan sacudidas oculares de recuperación en la prueba de HIT unilateral, se procede al último paso, de comprobación de la refijación vertical en la prueba de cobertura alterna, también conocida como *prueba de desviación oblicua de la mirada*. Si esta última prueba es normal, es muy probable que el paciente presente una vestibulopatía periférica (neuritis vestibular o laberintitis) y se considera seguro darlo de alta con un supresor vestibular, como se describe más adelante en la sección **Tratamiento**. La exploración HINTS se resume en la **tabla 10-7**.

Si algún elemento de la prueba HINTS no es compatible con una lesión periférica, se debe suponer que se trata de una lesión central, y el paciente requiere una evaluación adicional. El siguiente paso es, por lo general, realizar estudios de neuroimagen. Aunque la tomografía computarizada (TC) es la modalidad de obtención de neuroimágenes que se ordena en estos pacientes con mayor frecuencia, tiene una sensibilidad muy baja para el ACV de la circulación posterior y es una causa habitual de error diagnóstico.[12] La TC debe seguir siendo la prueba inicial de elección si se considera la posibilidad de llevar a cabo una trombólisis intravenosa (i.v.) con activador tisular del plasminógeno (t-PA, *tissue-plasminogen activator*), ya

TABLA 10-6	Exploración neurológica de la circulación posterior	
Área de estudio	Nombre de la prueba	Descripción
Vermis cerebelosa	Ataxia troncal	Sentar al paciente en posición vertical y hacer que mantenga la postura sin ayuda
	Ataxia de la marcha	Observar si la deambulación es estable y su coordinación normal
Hemisferios cerebelosos	Dismetría	Pida a los pacientes que realicen las pruebas de dedo a nariz y de talón a espinilla. Esta ataxia debe ser desproporcionada con respecto a la debilidad y suele ser en el plano horizontal
	Disdiadococinesia	Evaluar los movimientos alternantes rápidos utilizando los músculos opuestos. Algunos ejemplos son: voltear una mano dentro de la palma de la otra, imitar que se toca el piano, etc.
Tronco encefálico	Nervios craneales (NC)	El NC I no suele explorarse. Los NC II-XII pueden explorarse rápidamente. *Véase* el **capítulo 2**, **Exploración neurológica**, para más detalles
Lóbulo occipital, nervio óptico y retina	Campos visuales	Evaluar los cuatro cuadrantes de cada ojo de forma individual. Con un ojo tapado, el paciente identifica un objeto (como el número de dedos que muestra el médico)

TABLA 10-7	Prueba HINTS			
Componente	Descripción	Cómo actuar	Cómo interpretar	Consejo
Prueba de impulso cefálico (*head impulse test*)	Evalúa el RVO para identificar la hipofunción aferente vestibular unilateral	Rotación rápida y pasiva de la cabeza de 10-15° (puede ser del centro hacia afuera o viceversa) con los ojos abiertos y tratando de mantener la fijación en un objetivo central (la nariz del médico)	Una prueba positiva significa que se observa una sacudida ocular de recuperación (los ojos no pueden permanecer fijos en un objetivo central) y apunta a una lesión periférica. El oído que se examina es aquel hacia el que se gira la cabeza	El movimiento debe ser pasivo y el cuello debe estar relajado. Cuanto más rápido se mueva la cabeza, más fácil será la observación. La prueba puede ser falsamente tranquilizadora ante el ACV de la ACAI
Nistagmo	Se evalúan los movimientos oculares anómalos que se producen de forma espontánea o son provocados por la dirección de la mirada	Observar si hay nistagmo en la mirada directa hacia adelante y luego en la lateral y la vertical	Nistagmo horizontal y unidireccional que sugiere una lesión periférica, pero que puede ocurrir ante causas centrales. El nistagmo de cambio de dirección, vertical o de torsión índica una lesión central	Se puede superar con la fijación. Iluminar el ojo o mirar fijamente una hoja de papel en blanco pueden ayudar con la fijación
Desviación oblicua de la mirada (*test of skew*)	Permite evaluar la refijación vertical en la prueba de la cobertura alterna	Con los ojos del paciente enfocados en un objetivo central, se alterna el ojo cubierto y se busca la corrección ascendente/descendente	Un resultado positivo de la prueba significa que se observa una refijación vertical que señala una hipertropía/hipotropía y sugiere una lesión central en el mesencéfalo	Este hallazgo poco usual es altamente específico para una lesión del tronco encefálico

ACAI: arteria cerebelosa anteroinferior; HINTS: prueba del impulso cefálico, nistagmo y desviación oblicua de la mirada.

que la prioridad en estos pacientes es descartar las contraindicaciones del tratamiento (hemorragia intracraneal, ACV grande subagudo, etc.) de la forma más eficaz posible. Aunque faltan datos de estudios clínicos que muestren la eficacia del t-PA en los pacientes con ACV posterior que presentan mareo, es razonable considerar el tratamiento de reperfusión en aquellos con déficits claramente discapacitantes. Por lo demás, la RM-DW debe considerarse la prueba diagnóstica ideal en los pacientes con sospecha de una causa central del mareo. La tasa de falsos negativos de las imágenes de DW es superior al 10% en los pacientes con isquemia de la circulación posterior dentro de las primeras 48 h de su inicio.[13] Los profesionales sanitarios deben confiar en su juicio clínico y en la exploración física con ayuda de la prueba HINTS más que en una RM en estos pacientes durante la fase inicial de la afección, ya que se necesita cierta práctica para aprender a realizar e interpretar dicha exploración. Esto hace que el momento de realizar una RM sea menos claro en estos pacientes, aunque en general no debe retrasarse de forma intencional. Cuando se realiza e interpreta correctamente, el conjunto de pruebas HINTS supera a las imágenes de DW en la detección del ACV de la circulación posterior en las primeras 48 h que siguen a su inicio (sensibilidad del 100% frente al 88%).[14]

Síndrome vestibular agudo provocado

El SVA_P debe considerarse en el contexto de un traumatismo o una intoxicación. Debe abordarse de forma similar al SVA_E, y los médicos deben evitar desorientarse después de identificar un posible desencadenante. Los pacientes todavía deben ser objeto de una exploración neurológica cuidadosa. Los desencadenantes potenciales conocidos son los traumatismos craneoencefálicos que causen una vestibulopatía, los barotraumatismos, la exposición a sustancias químicas (como el monóxido de carbono) y medicamentos que provocan mareo (como las benzodiazepinas o los antiepilépticos), así como el uso de ototóxicos. Los pacientes traumatizados que presentan mareo agudo deben ser evaluados para detectar signos de fractura de la base del cráneo (*véase* la tabla 10-5), así como de la rotura de la membrana timpánica. Además, la disección de la arteria vertebral inicialmente puede presentarse con déficits neurológicos sutiles y mareo aislado,[15] por lo que deben obtenerse imágenes de los vasos cervicales si se sospecha por clínica.

Síndrome vestibular episódico espontáneo

El SVE_E se diferencia del SVA_E por la resolución de los síntomas entre las distintas crisis. A diferencia del SVA_E, las crisis ocurren sin provocación o un desencadenante identificable. En estos pacientes, las manifestaciones se resuelven mientras están en el SU y pueden constituir uno de los desafíos más difíciles para los médicos porque son asintomáticos en el SU y los síntomas no se pueden desencadenar. Por lo tanto, lo más importante es realizar una anamnesis cuidadosa. Entre las causas más frecuentes se encuentran la migraña vestibular, el ataque isquémico transitorio (AIT) y la enfermedad de Ménière, por lo que definir si las manifestaciones se asocian con cefalea, déficits neurológicos focales o la pérdida de la audición y sensación de plenitud en el oído puede ser especialmente útil para formular el diagnóstico diferencial. Todos los pacientes deben someterse a una exploración física, incluida la exploración neurológica dirigida, para descartar anomalías sutiles. En la migraña vestibular, si hay nistagmo, puede ser de tipo central porque aquella lo es. Dado que las disritmias cardíacas pueden causar mareo episódico, debe considerarse realizar de manera sistemática un ECG de 12 derivaciones. Los episodios de tartamudez deben hacer pensar en un AIT de alto riesgo. La mitad de los pacientes con manifestaciones aisladas transitorias del tronco encefálico no experimentan síntomas además del mareo o vértigo, y no se ajustan a las descripciones clásicas y comunes de los AIT.[14] Los médicos deben mantener un alto grado de sospecha en estos pacientes, en especial si presentan otros factores cerebrovasculares de riesgo. Los pacientes con sospecha de AIT deben someterse a un estudio de imágenes cerebrales y vasculares de la cabeza y el cuello (*véase* el **cap. 15**).

Síndrome vestibular episódico provocado

El SVE_P debe considerarse en los pacientes con crisis breves, pero en general muy sintomáticas, de mareo provocado por un desencadenante definido identificable, por lo general al levantarse desde una posición sentada (lo que sugiere ortostatismo), o con el giro de la cabeza, como puede verse en el VPPB (**fig. 10-6**). El médico debe asegurarse de distinguir las crisis desencadenadas del mareo persistente, que simplemente se exacerba con el movimiento. A menudo están indicadas las maniobras de diagnóstico a pie de cama en estos pacientes para su confirmación. Si se sospecha de hipotensión ortostática, se puede realizar una evaluación formal de los signos vitales al adoptar la bipedestación para confirmarlo. Sin embargo, se suele aceptar el empeoramiento subjetivo en posición vertical sin alteraciones de los signos vitales como prueba de ortostatismo clínico.

    Cuando se sospecha de un VPPB, se pueden realizar las pruebas de Dix-Hallpike y del balanceo en decúbito supino. Cerca del 85% de los VPPB se producen en el CSC posterior, por lo que en la prueba de Dix-Hallpike se pone la cabeza en extensión, para aislar el conducto posterior en el plano gravitacional. La

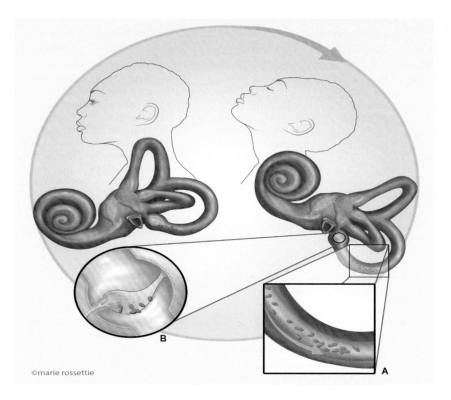

©marie rossettie

Figura 10-6. Mecanismos del vértigo posicional paroxístico benigno. Mecanismo típico (**A**); cupuloli-
tiasis (**B**). Cortesía del Dr. Jonathan A. Edlow y © Marie Rossettie, CMI.

prueba de balanceo en decúbito supino permite evaluar el conducto semicircular horizontal, que participa
en la mayor parte del 15% restante de los casos de VPPB. Por ello, se recomienda llevar a cabo primero la
prueba de Dix-Hallpike y, si no se confirma, intentar la de balanceo en decúbito supino. Ambas maniobras pueden convertirse en terapias de reposicionamiento de los otolitos con relativa facilidad, y realizarse
en el transcurso de unos minutos. En la **tabla 10-8** se describen los pasos para hacer estas pruebas.

TRATAMIENTO

El objetivo de emplear un abordaje sistemático para identificar la causa subyacente del mareo es hacer
evidentes las decisiones de tratamiento y derivación. En primer lugar, los pacientes con SVA$_E$ con sospecha de una causa central no deben ser dados de alta del SU sin considerar un ACV de la circulación
posterior. Del mismo modo, si se considera el AIT en la circulación posterior como causa del SVA$_E$, debe
realizarse un estudio etiológico adecuado, que por lo general incluye estudios de neuroimagen y de los
vasos sanguíneos de la cabeza y el cuello.[16] Los pacientes de alto riesgo, como los que presentan fibrilación
auricular de nueva aparición, tartamudez o factores de riesgo cerebrovascular significativos, deben considerarse para su ingreso al hospital. Aquellos con una causa médica subyacente del mareo deben ser abor-
dados de forma individual, y las decisiones terapéuticas deben ser específicas para la afección subyacente.

Los pacientes con SVA$_E$ por una vestibulopatía periférica unilateral suelen experimentar una
afección autolimitada que se puede tratar con seguridad de manera ambulatoria mediante un supresor
vestibular. La prescripción durante unos días de un fármaco antivertiginoso, como la meclizina, el di-
menhidrinato, la difenhidramina, la escopolamina o una benzodiazepina, es un abordaje razonable, a
menos que haya contraindicaciones o si el paciente presenta náuseas y vómitos tan intensos que le impi-
dan usar una vía de administración oral. Se debe advertir a los pacientes sobre los efectos sedantes de la
mayoría de estos medicamentos. Los corticoesteroides también se prescriben a menudo, porque ofrecen
una ventaja significativa dadas sus propiedades antiinflamatorias, sin muchos inconvenientes. Aunque
en una revisión de Cochrane no se pudieron mostrar pruebas de la eficacia de los corticoesteroides en

TABLA 10-8	Maniobras de diagnóstico del VPPB			
Nombre de la prueba	Descripción	Cómo actuar	Cómo interpretar	Consejos
Dix-Hallpike	Permite evaluar el VPPB del conducto posterior	Con el paciente sentado, se gira la cabeza 45° hacia un lado; luego se le reclina hasta una posición supina con ligera hiperextensión cefálica. Se mantiene esa posición durante 30-45 s	Un resultado positivo de la prueba producirá síntomas, normalmente tras un breve período de latencia, y se observará un nistagmo torsional ascendente patognomónico en ambos ojos. Si los síntomas y el nistagmo no se reproducen, debe probarse el otro lado	Asegúrese de que la cabeza permanezca girada 45° cuando el paciente se recueste. Si el resultado es positivo, se pasa a la maniobra de reposicionamiento correspondiente (de Epley para el conducto posterior o de giro de Lempert para el conducto horizontal) que se comenta más adelante
Giro en decúbito supino	Permite evaluar el VPPB del conducto horizontal	Similar a la anterior, pero el paciente está en posición supina sin hiperextensión cefálica		

VPPB: vértigo posicional paroxístico benigno.

comparación con la fisioterapia vestibular sola, se recomienda un esteroide oral como la prednisona, con disminución gradual de la dosis. No hay una dosis o duración universalmente aceptada, pero se recomiendan 60 mg de prednisona al día durante 4 días, 40 mg durante 4 días, 20 mg durante 4 días y luego 10 mg durante 2 días, administrando cada dosis por la mañana. La fisioterapia vestibular puede mejorar los síntomas y acelerar el retorno a la función normal, y se recomienda para los pacientes significativamente sintomáticos.[17] Algunos individuos con síntomas prolongados y resistentes al tratamiento pueden beneficiarse de su remisión a un otorrinolaringólogo (**fig. 10-7**).

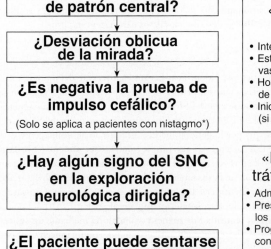

Diagnóstico de pacientes con mareo persistente de inicio agudo
Hacer cinco preguntas y responderlas en la siguiente secuencia

¿Hay un nistagmo de patrón central?

↓

¿Desviación oblicua de la mirada?

↓

¿Es negativa la prueba de impulso cefálico?
(Solo se aplica a pacientes con nistagmo*)

↓

¿Hay algún signo del SNC en la exploración neurológica dirigida?

↓

¿El paciente puede sentarse o caminar sin asistencia?

«Sí» a *cualquier* pregunta: trátese como ACV
- Interconsulta con un neurólogo
- Estudios de imágenes cerebrales y encefalovasculares: descartar disección vertebral
- Hospitalización para estudio en reposo de la causa del ACV
- Iniciar la prevención secundaria del ACV (si no se hace trombólisis)

«No» a *todas* las preguntas: trátese como neuritis vestibular
- Administrar esteroides
- Prescribir medicamentos sintomáticos, como los antihistamínicos, no más de 3 días
- Programar consulta de seguimiento en breve con neurólogo o médico de atención primaria

* En los pacientes **sin** nistagmo, la prueba de impulso cefálico puede dar resultados confusos; la exploración neurológica dirigida y la valoración de la marcha se tornan más importantes en este grupo (*véase* el texto).

Figura 10-7. Algoritmo de diagnóstico y tratamiento del síndrome vestibular agudo espontáneo (SVA_E).
ACV: accidente cerebrovascular; SNC: sistema nervioso central.

Con respecto al SVE$_E$, de inicio también es razonable considerar un supresor vestibular para el tratamiento de la enfermedad de Ménière.[18] Los pacientes deben ser remitidos con un otorrinolaringólogo, ya que este podrá ofrecer tratamientos adicionales, como la restricción de sal en los alimentos, el uso de diuréticos de asa, fármacos intratimpánicos y opciones quirúrgicas.[19] La migraña vestibular puede ser difícil de diagnosticar y tratar, pero debe hacerse de forma similar a otras afecciones migrañosas. Se recomienda un abordaje inicial que incluya un antiemético antidopaminérgico (p. ej., proclorperazina o metoclopramida 10 mg i.v.), antiinflamatorios (p. ej., ketorolaco 15-30 mg i.v.), la reposición de volumen y la consideración de un triptano o alcaloide del cornezuelo de centeno (p. ej., sumatriptán 6 mg s.c., dihidroergotamina 0.25 mg s.c. o i.v.), a menos que estén contraindicados.

Cuando se diagnostica el VPPB, el médico debe dedicar unos minutos más a intentar maniobras de reposicionamiento de los otolitos en lugar de recurrir a un supresor vestibular. Hay pruebas adecuadas que apoyan esta práctica,[20] que tiene un sentido intuitivo, porque las maniobras de reposicionamiento son curativas, mientras que los supresores vestibulares simplemente enmascaran los síntomas de la enfermedad. La maniobra de Epley y el balanceo de Lempert se realizan cuando una prueba de Dix-Hallpike o de balanceo en decúbito supino positiva reproduce los síntomas vertiginosos desencadenados. Los pasos para realizar estas maniobras se enumeran en la **tabla 10-9**. Es útil revisar una grabación de estos procedimientos (fácil de encontrar en Internet) antes de realizarlos en un paciente si no se está muy familiarizado con ellos. La maniobra de Semont es una alternativa de la de Epley para el VPPB del conducto posterior, y se pueden realizar versiones modificadas de ambas sin ayuda. Dada

TABLA 10-9 Maniobras terapéuticas de reposicionamiento de los otolitos para el VPPB		
Nombre de la prueba	Descripción	Cómo actuar
Maniobra de Epley	Sigue a la maniobra de Dix-Hallpike en el tratamiento del VPPB del conducto posterior	Tras reproducir el nistagmo de torsión ascendente y el vértigo sintomático con la cabeza girada 45° y el cuello en ligera hiperextensión del paciente en posición supina, se mantiene esta posición durante aproximadamente 40 s. El nistagmo debería empezar a fatigarse. A continuación, gire la cabeza del paciente 90° hacia el lado contrario con la nariz hacia arriba. Mantenga esta posición durante unos 40 s, luego haga que el paciente ruede sobre su lado mientras gira la cabeza otros 90° (los ojos del paciente deben mirar ahora al suelo). Esta posición debe mantenerse durante unos 40 s y luego pida al paciente que se siente erguido mirando hacia ese lado con las piernas sobre el costado de la cama (como si se preparara para salir de ella)
Maniobra de Semont	Trata el VPPB del conducto posterior y puede realizarse sin asistencia	El paciente debe sentarse en un lado de la cama con las piernas colgando. A continuación, debe girar su cabeza hacia un lado y tumbarse apoyando la parte posterior de la cabeza en la cama y mirando hacia arriba. Tras mantener esta posición durante varios segundos, el paciente debe sentarse y tumbarse hacia adelante en un solo movimiento, manteniendo la cabeza en la misma posición respecto al cuerpo, ahora con la frente apoyada en los pies de la cama (180° respecto a la posición anterior)
Maniobra de Lempert	Sigue a la prueba de giro en decúbito supino y se utiliza para tratar el VPPB del conducto horizontal	Tras reproducir los síntomas en decúbito supino con la cabeza girada hacia un lado, el paciente gira la cabeza 90° en la dirección opuesta (alejándose del lado afectado), mantiene esta posición durante unos 20 s y luego gira hacia un lado y rota la cabeza otros 90°, en la misma posición con respecto al cuerpo. Se mantiene esta posición durante otros 20 s, y luego el cuerpo y la cabeza se adelantan otros 90°. Esto se repite para un total de cuatro pasos hasta que el paciente ruede completamente sobre 30° y vuelva a la posición supina

VPPB: vértigo posicional paroxístico benigno.

la tendencia a que el VPPB reaparezca con el tiempo, debe considerarse la posibilidad de proporcionar a los pacientes instrucciones sobre cómo realizar estos ejercicios en casa, que han mostrado ser eficaces para resolver los síntomas en una semana en la mayoría de los casos.[21]

Aunque las causas benignas del mareo, como el VPPB y la vestibulopatía periférica unilateral, pueden diagnosticarse de forma fiable a pie de cama y sin necesidad de asignar exhaustivamente recursos de laboratorio o radiográficos, estas afecciones pueden seguir siendo graves y debilitantes para algunos pacientes, que deben ser objeto de una prueba de tratamiento sintomático o curativo si es factible, pues estarán demasiado sintomáticos e inseguros para ser dados de alta. Asegúrese de concluir todas las consultas de los pacientes con mareo evaluando la deambulación. Esto garantiza que se realice una evaluación de la marcha como parte de la exploración neurológica en los pacientes que pueden haber tenido síntomas demasiado intensos para hacerlo inicialmente, así como garantizar su seguridad para el alta.

CONSIDERACIONES PEDIÁTRICAS

El mareo es una manifestación menos frecuente en los niños, aunque las afecciones generalmente son las mismas. Más de la mitad de los niños en edad escolar que sufren mareo también refieren presentar cefalea.[22] La migraña vestibular, el VPPB y el ortostatismo se encuentran entre los diagnósticos más habituales. Aunque son menos frecuentes, deben considerarse sus causas centrales más graves, y los pacientes pediátricos también requieren una evaluación neurológica cuidadosa.

CONSEJOS Y RECOMENDACIONES

- Emplear las siglas ATTEST ayuda a centrarse en un abordaje de tiempos y desencadenantes más que en las cualidades de las manifestaciones. Se debe dedicar un poco más de tiempo a determinar si las manifestaciones han sido agudas y persistentes o episódicas, y si las crisis se producen de forma espontánea o provocada. Esto ayudará a obtener un diagnóstico diferencial mucho más específico y a realizar una exploración física y pruebas diagnósticas dirigidas.
- La interpretación de la prueba HINTS puede ser difícil de recordar. La sigla INFARCT es un recurso útil para evitar confusiones. Esta última sirve para recordar cuando los hallazgos en la prueba HINTS sugieren una causa central preocupante: impulso cefálico normal (IN, *impulse normal*), fase rápida alternante (FA, *fast-phase alternating*) y refijación en la prueba con cobertura alterna (RCT, *Refixation on Cover Test*).[14]
- Cuando se considere la necesidad de obtener un estudio de neuroimagen en un paciente con mareo preocupante, debe resistirse el impulso de ordenar una TC de cráneo sin contraste, a menos que se busque específicamente una hemorragia intracraneal o se considere la posibilidad de utilizar t-PA. En un estudio de pacientes dados de alta de urgencias con un diagnóstico de vértigo periférico, se descubrió que en quienes se realizó una TC tenían el doble de probabilidades de presentar un ACV en 30 días.[12] Esto sugiere que los profesionales sanitarios identificaron correctamente un grupo de mayor riesgo, pero fueron falsamente tranquilizados por la TC. La RM-DW es mucho más sensible para la detección del ACV de la circulación posterior, aunque también puede dar falsos negativos en las primeras 48 h de las manifestaciones.
- El VPPB se trata mejor con maniobras de reposicionamiento de los otolitos que con supresores vestibulares. Aunque los médicos de urgencias realizan estas maniobras relativamente poco, son terapéuticas y fáciles de aprender.[23]

EVIDENCIA

¿La administración de t-PA mejora los resultados clínicos de pacientes con ACV agudo que presentan mareo aislado?

En la actualidad, faltan datos de estudios clínicos sobre la eficacia del t-PA específicos para los pacientes con mareo. Muchos de ellos tendrán una calificación muy baja en la escala de ACV de los National Institutes of Health (NIHSS). Hay datos observacionales limitados que sugieren una menor tasa de hemorragia intracerebral sintomática tras el t-PA en pacientes con ACV de la circulación posterior en comparación con aquellos de la circulación anterior.[24] Las directrices actuales de tratamiento del ACV isquémico apoyan el uso de t-PA para los síntomas discapacitantes de un ACV isquémico agudo de menos de 4. 5 h de duración.[25] Determinar si el mareo aislado es discapacitante es una cuestión de subjetividad, a diferencia de la ataxia y la pérdida de coordinación, que se miden de manera objetiva y a menudo son bastante discapacitantes.

¿El ACV por oclusión de grandes vasos (OGV) se presenta con mareo aislado?

Dada la rápida evolución de los datos de los estudios clínicos que apoyan la eficacia de la intervención endovascular con trombectomía mecánica para los pacientes con ACV por OGV hasta 24 h desde la UHBCC,[26] debe considerarse si la oclusión de la arteria basilar puede presentarse con síntomas leves, como un mareo aislado. Aunque el ACV por OGV suele asociarse con una discapacidad más grave y déficits basales más elevados en la escala NIHSS, alrededor del 5% de los que se presentan en las 3 h siguientes al inicio tienen un valor inferior a 4.[27] La escala de ACV de los NIH se inclina hacia la circulación anterior, y es poco predictiva de la oclusión de los vasos de la circulación posterior.

¿Debe tratarse el VPPB de forma sistemática con supresores vestibulares?

Dado que las maniobras de reposicionamiento de los otolitos pueden realizarse fácilmente a pie de cama y ser curativas, deben priorizarse sobre el tratamiento supresor vestibular, por ejemplo, con benzodiazepinas o antihistamínicos. Estos fármacos, aunque pueden ayudar a disminuir la gravedad de los síntomas, no son curativos y pueden ser muy sedantes.

Referencias

1. Saber Tehrani AS, Coughlan D, Hsieh YH, et al. Rising annual costs of dizziness presentations to U.S. emergency departments. *Acad Emerg Med*. 2013;20(7):689-696. doi: 10.1111/acem.12168

2. Newman-Toker DE, Cannon LM, Stofferahn ME, Rothman RE, Hsieh YH, Zee DS. Imprecision in patient reports of dizziness symptom quality: a cross-sectional study conducted in an acute care setting. *Mayo Clin Proc*. 2007;82(11):1329-1340.

3. Kerber KA, Brown DL, Lisabeth LD, Smith MA, Morgenstern LB. Stroke among patients with dizziness, vertigo, and imbalance in the emergency department: a population-based study. *Stroke*. 2006;37(10):2484-2487.

4. Edlow JA. A new approach to the diagnosis of acute dizziness in adult patients. *Emerg Med Clin North Am*. 2016;34(4):717-742. doi: 10.1016/j.emc.2016.06.004

5. Siket M, Edlow J. Vertigo and dizziness. En: Mattu A, Swadron S, eds. *CorePendium*. CorePendium, LLC; 2020.

6. Edlow JA, Newman-Toker DE, Savitz SI. Diagnosis and initial management of cerebellar infarction. *Lancet Neurol*. 2008;7(10):951-964. doi: 10.1016/S1474-4422(08)70216-3

7. Kattah JC, Talkad AV, Wang DZ, Hsieh YH, Newman-Toker DE. HINTS to diagnose stroke in the acute vestibular syndrome: three-step bedside oculomotor examination more sensitive than early MRI diffusion-weighted imaging. *Stroke*. 2009;40(11):3504-3510. doi: 10.1161/STROKEAHA.109.551234

8. Edlow JA. Diagnosing dizziness: we are teaching the wrong paradigm! *Acad Emerg Med*. 2013;20(10):1064-1066. doi: 10.1111/acem.12234

9. Quimby AE, Kwok ESH, Lelli D, Johns P, Tse D. Usage of the HINTS exam and neuroimaging in the assessment of peripheral vertigo in the emergency department. *J Otolaryngol Head Neck Surg*. 2018;47(1):54. doi: 10.1186/s40463-018-0305-8

10. Ohle R, Montpellier RA, Marchadier V, et al. Can emergency physicians accurately rule out a central cause of vertigo using the HINTS examination? A systematic review and meta-analysis. *Acad Emerg Med*. 2020;27(9):887-896. doi: 10.1111/acem.13960

11. Halmagyi GM, Curthoys IS. A clinical sign of canal paresis. *Arch Neurol*. 1988;45(7):737-739.

12. Grewal K, Austin PC, Kapral MK, Lu H, Atzema CL. Missed strokes using computed tomography imaging in patients with vertigo: population-based cohort study. *Stroke*. 2015;46(1):108-113. doi: 10.1161/STROKEAHA.114.007087

13. Tarnutzer AA, Berkowitz AL, Robinson KA et al. Does my dizzy patient have a stroke? A systematic review od bedside diagnosis in acute vestibular syndrome. CMAJ 2011;183(9):E571-E592. https://www.ncbi.nlm.nih.gov/pmc/articles/PMC3114934/

14. Paul NL, Simoni M, Rothwell PM, Oxford Vascular Study. Transient isolated brainstem symptoms preceding posterior circulation stroke: a population-based study. *Lancet Neurol*. 2013;12(1):65-71. doi: 10.1016/S1474-4422(12)70299-5

15. Newman-Toker DE. Missed stroke in acute vertigo and dizziness: it is time for action, not debate. *Ann Neurol*. 2016;79(1):27-31. doi: 10.1002/ana.24532

16. Siket MS, Edlow JA. Transient ischemic attack: reviewing the evolution of the definition, diagnosis, risk stratification, and management for the emergency physician. *Emerg Med Clin North Am.* 2012;30(3):745-770. doi: 10.1016/j.emc.2012.05.001

17. Strupp M, Arbusow V. [Therapy of vertigo]. *Dtsch Med Wochenschr.* 1998;123(36):1041-1045.

18. Seemungal B, Kaski D, Lopez-Escamez JA. Early diagnosis and management of acute vertigo from vestibular migraine and Ménière's disease. *Neurol Clin.* 2015;33(3):619-628.ix. doi: 10.1016/j.ncl.2015.04.008

19. Strupp M, Zingler VC, Arbusow V, et al. Methylprednisolone, valacyclovir, or the combination for vestibular neuritis. *N Engl J Med.* 2004;351(4):354-361.

20. Bhattacharyya N, Baugh RF, Orvidas L, et al. Clinical practice guideline: benign paroxysmal positional vertigo. *Otolaryngol Head Neck Surg.* 2008;139(5 Suppl. 4):S47-S81. doi: 10.1016/j.otohns.2008.08.022

21. Radtke A, von Brevern M, Tiel-Wilck K, Mainz-Perchalla A, Neuhauser H, Lempert T. Self-treatment of benign paroxysmal positional vertigo: Semont maneuver vs Epley procedure. *Neurology.* 2004;63(1):150-152.

22. Jahn K. Vertigo and dizziness in children. *Handb Clin Neurol.* 2016;137:353-363. doi: 10.1016/B978-0-444-63437-5.00025-X

23. Kerber KA, Damschroder L, McLaughlin T, et al. Implementation of evidence-based practice for benign paroxysmal positional vertigo in the emergency department: a stepped-wedge randomized trial. *Ann Emerg Med.* 2020;75(4)459-470. doi: 10.1016/j.annemergmed.2019.09.017

24. Powers WJ, Rabinstein AA, Ackerson T, et al. Guidelines for the early management of patients with acute ischemic stroke: 2019 update to the 2018 guidelines for the early management of acute ischemic stroke: a guideline for healthcare professionals from the American Heart Association/American Stroke Association. *Stroke.* 2019;50(12):e344-e418. doi: 10.1161/STR.0000000000000211.

25. Powers WJ, Rabinstein AA, Ackerson T, et al. 2018 Guidelines for the early management of patients with acute ischemic stroke: a guideline for healthcare professionals from the American Heart Association/American Stroke Association. *Stroke.* 2018;49(3):e46-e110. doi: 10.1161/STR.0000000000000158

26. Mokin M, Ansari SA, McTaggart RA, et al. Indications for thrombectomy in acute ischemic stroke from emergent large vessel occlusion (ELVO): report of the SNIS Standards and Guidelines Committee. *J Neurointerv Surg.* 2019;11(3):215-220. doi: 10.1136/neurintsurg-2018-014640

27. Heldner MR, Zubler C, Mattle HP, et al. National Institutes of Health stroke scale score and vessel occlusion in 2152 patients with acute ischemic stroke. *Stroke.* 2013;44(4):1153-1157. doi: 10.1161/STROKEAHA.111.000604

Lecturas recomendadas

1. Edlow JA. The timing-and-triggers approach to the patient with acute dizziness. *Emerg Med Pract.* 2019;21(12):1-24.

2. Herr RD, Zun L, Mathews JJ. A directed approach to the dizzy patient. *Ann Emerg Med.* 1989;18(6):664-672.

3. Kim JS, Zee DS. Clinical practice. Benign paroxysmal positional vertigo. *N Engl J Med.* 2014;370(12):1138-1147. doi: 10.1056/NEJMcp1309481

4. Newman-Toker DE, Hsieh YH, Camargo CA Jr, Pelletier AJ, Butchy GT, Edlow JA. Spectrum of dizziness visits to US emergency departments: cross-sectional analysis from a nationally representative sample. *Mayo Clin Proc.* 2008;83(7):765-775. doi: 10.4065/83.7.765

5. Oostema JA, Chassee T, Baer W, Edberg A, Reeves MJ. Brief educational intervention improves Emergency Medical Services stroke recognition. *Stroke.* 2019;50(5):1193-1200. doi: 10.1161/STROKEAHA.118.023885

6. Savitz SI, Caplan LR, Edlow JA. Pitfalls in the diagnosis of cerebellar infarction. *Acad Emerg Med.* 2007;14(1):63-68.

7. Seale B, Ahanger S, Hari C. Subacute carbon monoxide poisoning presenting as vertigo and fluctuating low frequency hearing loss. *J Surg Case Rep.* 2018;2018(8):rjy205. doi: 10.1093/jscr/rjy205

8. Tinetti ME, Williams CS, Gill TM. Health, functional, and psychological outcomes among older persons with chronic dizziness. *J Am Geriatr Soc.* 2000;48(4):417-421.

Traumatismo craneoencefálico leve y conmoción cerebral

Christopher Reverte

George Kramer

Andy S. Jagoda

EL DESAFÍO CLÍNICO

El traumatismo craneoencefálico leve (TCEL), incluida la conmoción cerebral, es el tipo más frecuente de lesión cerebral y puede tener efectos médicos, conductuales y económicos a largo plazo en la vida del paciente. De todos los tipos de traumatismos, puede ser el más subinformado y subdiagnosticado porque el efecto en el paciente puede no ser inmediato o clínicamente evidente.

La *Escala de coma de Glasgow* (EcG) se desarrolló como recurso para describir el estado de consciencia después de un traumatismo craneoencefálico (TCE), así como para ayudar en su pronóstico (**fig. 11-1**). Una puntuación de 3 a 8, que indica una lesión grave, se asocia con el coma; una puntuación de 9 a 12, una lesión moderada, corresponde a la letargia; y una de 13 a 15, indicativa de una lesión «leve», se asocia con un estado de consciencia alerta. Las puntuaciones de la EcG pueden cambiar con el tiempo y, por lo tanto, una sola determinación no es pronóstica, mientras que la puntuación 4-6 h después de la lesión tiene una mayor correlación con la evolución. Las limitaciones de la EcG se consideran en el rango «leve», en donde el 10-20% de los pacientes presentan una lesión traumática en la tomografía computarizada (TC) y alrededor del 1% muestran una que requiere intervención neuroquirúrgica. Por desgracia, la puntuación de la EcG es unidimensional, y cuando se utiliza por sí sola no es un buen índice de las lesiones en los pacientes.

La *conmoción cerebral* es una subcategoría de los TCEL. Es el resultado de la aplicación de fuerzas biomecánicas directas o indirectas en el cerebro, lo que causa un cambio transitorio en su función. Las fuerzas externas que provocan la conmoción cerebral pueden provenir de un impacto directo, una desaceleración rápida, una lesión por explosión o una onda de presión. El cambio transitorio de la función cerebral puede ir desde la pérdida de consciencia (PDC) hasta la amnesia pre- o postraumática, pasando por procesos más sutiles como la sensación de aturdimiento o «confusión», la pérdida de atención o la disminución del tiempo de reacción. Los pacientes pueden experimentar una breve sacudida de impacto o una crisis de náuseas y vómitos. Por definición, si se realiza una TC de cráneo en un paciente con conmoción cerebral, el resultado será negativo para una hemorragia intracraneal aguda u otra alteración traumática.

Dado que los TCEL son heterogéneos, su cuadro clínico y evolución temporal son muy variables. Los recursos de estratificación del riesgo, como los New Orleans Head Injury Criteria (NOHI)[1] o la Canadian Head CT Rule (CHCTR),[2] se centran en la identificación de pacientes con lesiones que requieren

Mejor respuesta motora (1-6)

- 6 Acatamiento de órdenes
- 5 Localización del dolor
- 4 Retirada ante el dolor
- 3 Respuesta flexora ante el dolor
- 2 Respuesta de extensión ante el dolor
- 1 Sin respuesta al dolor

Mejor respuesta verbal (1-5)

- 5 Orientado (tiempo, lugar y persona)
- 4 Conversación confusa
- 3 Discurso inapropiado
- 2 Ruidos incomprensibles
- 1 Ninguna

Abertura de los ojos (1-4)

- 4 Espontánea
- 3 En respuesta al habla
- 2 En respuesta al dolor
- 1 Ninguna

Figura 11-1. Escala de coma de Glasgow (EcG), puntuación total de 3 a 15.

intervenciones neuroquirúrgicas y aportan un valor limitado en la evolución clínica. Sin embargo, son útiles para orientar el diagnóstico de un paciente con TCEL hacia el de una conmoción cerebral. En la actualidad, no hay un estándar ideal universalmente aceptado para confirmar el diagnóstico de conmoción cerebral, como imágenes, biomarcadores o pruebas neuropsicológicas, aunque se trata de un tema de intensa investigación. Los pacientes con una conmoción cerebral pueden presentar una amplia variedad de manifestaciones subjetivas, como cefalea, náuseas o fatiga, pero no son ni sensibles ni específicas para el diagnóstico.

EPIDEMIOLOGÍA

En los Estados Unidos, se estima que se tratan más de 2.5 millones de casos de TCE en el servicio de urgencias (SU) al año, la mayoría clasificados como leves.[3] Es difícil conocer la verdadera incidencia porque muchos pacientes con TCE no se presentan para su evaluación médica. Muchas manifestaciones no se comunican, y una gran cantidad de pacientes pueden subestimar su importancia. Los pacientes suelen buscar una evaluación médica cuando sufren PDC, pero pueden minimizar la importancia de los signos y síntomas menos notorios; de hecho, la mayoría de las personas con conmoción cerebral no tienen PDC. En general, los niños y los adultos jóvenes tienen la mayor incidencia de conmociones cerebrales.

Las lesiones civiles pueden agruparse en conmociones cerebrales relacionadas con el deporte (CCRD) y en traumatismos accidentales y no accidentales (**tabla 11-1**). Los deportes frecuentemente asociados con los TCE incluyen fútbol americano, boxeo, baloncesto, fútbol, *lacrosse* y hockey. Los Centers for Disease Control and Prevention (CDC) estiman que hasta el 15% de los alumnos de secundaria que practican deportes de contacto sufren una conmoción cerebral durante una temporada.[4] Las causas más frecuentes en los adultos jóvenes y niños incluyen caídas y accidentes de ciclismo. Los pacientes de edad avanzada con movilidad limitada corren un mayor riesgo de sufrir caídas accidentales. Los accidentes de tránsito y las agresiones suelen estar asociados con la intoxicación por alcohol y sustancias. Los TCE en el ejército suelen ser secundarios a una explosión, a menudo por un artefacto improvisado.

Las conmociones cerebrales asociadas con los deportes se señalaron recientemente como un importante problema de salud pública, en particular en el fútbol americano, lo que ha llevado a una mayor consciencia e investigación en este campo. En estudios recientes se estima que el jugador medio de fútbol americano universitario experimenta entre 800 y 1000 golpes en la cabeza en una sola temporada.[5,6] Aunque la mayoría de los pacientes con CCRD tendrán una resolución espontánea de los síntomas, existe un subgrupo que experimenta al menos un síntoma neuroconductual hasta 3 meses después de la lesión, casi siempre cefalea. Los síntomas que persisten más tiempo de lo esperado pueden formar parte de un síndrome posconmoción (SPC), que puede requerir una estrategia de tratamiento multidisciplinaria. Hay algunas pruebas que sugieren que las conmociones cerebrales repetidas pueden dar lugar a una encefalopatía traumática crónica (ETC) y daños neurocognitivos permanentes.

TABLA 11-1 Lesiones frecuentes asociadas con los traumatismos craneoencefálicos	
Tipo de paciente	**Actividad**
Civil	• Deportiva • Fútbol americano, hockey, fútbol, *lacrosse*

	• Traumatismo accidental
	  • Caídas
	  • Accidentes de bicicleta y monopatín
	  • Accidentes de tránsito

	• Traumatismos no accidentales • Agresión con traumatismo contuso
Militar	• Herida por explosión

FISIOPATOLOGÍA

Las fuerzas directas o indirectas ejercidas sobre el cerebro dan lugar a la transmisión de energía que crea fuerzas de cizallamiento en los axones, además de que provocan lesiones y edemas posteriores, con el consiguiente daño metabólico y celular neuronal o axonal. Aunque puede haber un daño estructural inicial, la creencia predominante es que una combinación de series de acontecimientos inflamatorios, interrupción de los neurotransmisores, flujo sanguíneo cerebral anómalo y desajuste metabólico causa cierto grado de alteración funcional. Es probable que haya algunos circuitos de retroalimentación que contribuyan al daño posterior y al desarrollo de los síntomas posconmoción. En las publicaciones se sugiere una forma similar, pero más leve, de una lesión axonal difusa debida al estiramiento. También se ha señalado como causa a la distorsión de los vasos sanguíneos, las anomalías en la captación de glucosa y el flujo sanguíneo, y la liberación de mediadores inflamatorios, lo que puede provocar el desgarro de las conexiones neuronales y ralentizar la transmisión de la información, y dar lugar a déficits de la atención y los tiempos de reacción, que son característicos de una conmoción cerebral.

Cada vez hay mayor interés en la participación del proceso inflamatorio asociado con la conmoción cerebral. Tras una lesión, los neutrófilos y los monocitos secretan citocinas inflamatorias como parte de una respuesta inmunitaria. Se cree que se liberan moléculas proinflamatorias como la interleucina y el factor de necrosis tumoral α (TNF-α, *tumor necrosis factor* α), que contribuyen a la recuperación tras la lesión. Una comprensión más profunda de este proceso inflamatorio podría llevar a mejorar las modalidades de diagnóstico, pronóstico y tratamiento.

CONSIDERACIONES PREHOSPITALARIAS

En los pacientes que sufren un TCE, deben considerarse otras lesiones traumáticas, incluida la de la columna cervical. Deben seguirse los principios básicos de los primeros auxilios. Los pacientes con TCE que están alertas en el campo, es decir, con una puntuación de la EcG mayor de 12, aún tienen riesgo de deterioro, como se observa clásicamente con un hematoma epidural. Los pacientes con un TCE corren un alto riesgo de vomitar y, por lo tanto, debe hacerse una adaptación proactiva a la emesis, sobre todo en los pacientes con inmovilización espinal. Los pacientes intoxicados pueden tener un estado mental alterado y se encuentran en una categoría de mayor riesgo. También se recomiendan las precauciones contra las convulsiones. Siempre que sea posible, solo el personal capacitado debe movilizar a un jugador lesionado y retirarle el equipo de protección. Durante el transporte se deben realizar reevaluaciones y monitorizaciones frecuentes de los pacientes, centrándose en la EcG. En los pacientes que sufren un TCE debe considerarse un amplio diagnóstico diferencial, y no deben pasarse por alto las causas más frecuentes de alteración del estado mental, como la hipoglucemia (**tabla 11-2**).

ABORDAJE Y EXPLORACIÓN DIRIGIDA

La anamnesis y una exploración física dirigidas orientan en cuanto a la necesidad de realizar pruebas diagnósticas adicionales. Los hallazgos pueden ser sutiles. La anamnesis se centra en los acontecimientos que rodean a la lesión, incluida la PDC y la amnesia pre- o postraumática, datos que indican que, como mínimo, hubo una conmoción cerebral, aunque su ausencia no descarta el diagnóstico. Los pacientes

TABLA 11-2 Diagnóstico diferencial del paciente alerta que sufrió un traumatismo craneoencefálico y presenta una manifestación somática

Manifestación	Descripción
Contusión cerebral	Microhemorragias múltiples del tejido cerebral
Hematoma epidural	Hemorragia extradural, puede haber pérdida de conocimiento seguida de un intervalo de lucidez, luego descompensación, con repetición de la pérdida de conocimiento
Hematoma subdural	Hemorragia entre la duramadre y la aracnoides, a menudo con desgarro de las venas de enlace en el espacio subdural
Hematoma intraparenquimatoso/ intracerebral	Hemorragia dentro del parénquima cerebral que puede provocar edema y una hernia encefálica
Hematoma intraventricular	Hemorragia en el sistema ventricular y en el LCR, usualmente asociada con malos resultados
Hemorragia subaracnoidea	Puede asociarse con una fractura de cráneo o una contusión intracerebral
Lesión axonal difusa	El cizallamiento de los axones es difuso, a menudo provoca un estado comatoso o vegetativo, puede no ser evidente en la TC y puede requerir una RM para su diagnóstico
Alteración metabólica	Considerar hipoglucemia, deshidratación, hiponatremia
Estado postictal	Puede presentar un período de amnesia, confusión
Fractura de cráneo	No se asocia necesariamente con una lesión cerebral o un EMA; se evalúa si hay filtración de LCR
Cefalea postraumática	Puede estar presente sin otros signos o síntomas de conmoción cerebral; quizás tarde hasta 7 días en desarrollarse después de la lesión
Intoxicación	Puede contribuir a la alteración del estado mental y los hallazgos neurológicos anómalos; predispone al paciente a padecer una conmoción cerebral; puede ser una mezcla de alcohol y otras sustancias
Trastorno de estrés postraumático	Algunas coincidencias con la conmoción cerebral; a menudo se asocia con imágenes y recuerdos de la lesión
Apraxia de nervio craneal	Diplopía, a menudo sutil, pero puede causar cefalea o sensación de desequilibrio
Tensión cervical	Puede causar cefalea
Cupulolitiasis	Puede provocar vértigo y llevar a un diagnóstico erróneo de conmoción cerebral
Uso excesivo de medicamentos	Cefalea, somnolencia, disminución de la concentración y lentitud de reflejos

EMA: estado mental alterado; LCR: líquido cefalorraquídeo; RM: resonancia magnética; TC: tomografía computarizada.

deben ser evaluados para detectar las manifestaciones más frecuentemente asociadas con la conmoción cerebral, como cefalea, mareo, confusión, «sensación de malestar» o de pérdida del equilibrio, con visión borrosa o doble, o náuseas y vómitos. Estos datos suelen producirse con rapidez tras la lesión, pero también pueden desarrollarse horas o días después (**tabla 11-3**). Debe valorarse el uso de anticoagulantes o antiplaquetarios, que aumentan la probabilidad de que el paciente sufra una hemorragia intracraneal.

La exploración física incluye un estudio primario y uno secundario. Debe completarse el examen del cráneo, la cara, el cuello y los hombros en busca de signos de lesiones traumáticas, como hematomas, equimosis, laceraciones, deformidades o hipersensibilidad. Se debe explorar la columna cervical para detectar hipersensibilidad ante la palpación directa en la línea media o dolor con la amplitud de movimiento de flexión y extensión o el giro hacia los lados.

Los estudios neurológicos y cognitivos constituyen el foco de la evaluación y pueden revelar anomalías de importancia crítica, aunque sutiles, como una neurapraxia o un déficit de memoria. Una de las mejores prácticas es contar con una plantilla de evaluación estandarizada, como la *Escala de evaluación de la*

TABLA 11-3	Signos y síntomas asociados con una conmoción cerebral	
Signos	**Síntomas**	**Resultados de exploración**
Convulsión por impacto	Cefalea	Amnesia
Postura de esgrima	Náuseas/vómitos	Anomalías de los nervios craneales
Pérdida de consciencia	Mareos/desequilibrio	Problemas de equilibrio
Aturdimiento	Visión borrosa/doble (NC)	Déficit de memoria
Inestabilidad motora gruesa	Irritabilidad	Déficit focal de los nervios craneales
Confundido u olvidadizo	Problemas de concentración/memoria	Hematoma del cuero cabelludo
Lentitud para responder a las preguntas	Se siente confundido, aturdido y lento	
	Amnesia	
	Irritabilidad/mal humor	
	Alteraciones del sueño	
	Pérdida de equilibrio	
	Fotofobia/fonofobia	

NC: nervio craneal.

conmoción cerebral en el deporte (SCAT5©, *Sport Concussion Assessment Tool*; **tablas 11-4 y 11-5**). Los estudios estandarizados específicos de la conmoción cerebral no han sido validados para el SU; sin embargo, los recursos deportivos o militares publicados (descritos más adelante) proveen un marco de trabajo.

La exploración de los nervios craneales (NC) se centra en los NC II, III, IV y VI (el desprendimiento de retina es la lesión más frecuente en los boxeadores, mientras que las hemorragias subdurales e intracraneales son la causa más usual de muerte); las lesiones pueden provocar trastornos visuales que contribuyen a las cefaleas y la inestabilidad postural. Las pruebas de equilibrio son un componente clave en la evaluación del paciente con un TCEL y un criterio de diagnóstico en las evaluaciones colaterales. Aunque la evaluación del equilibrio se hace formalmente en el ámbito deportivo, no hay una técnica oficial validada para su uso en los SU. Se ha constatado que la marcha en tándem y las pruebas de coordinación, como la de dedo a nariz, son una parte útil de la exploración.

Las pruebas neurocognitivas y psicológicas se utilizan para medir los cambios en la atención y el funcionamiento cognitivo de alto nivel, características distintivas de los TCEL. Una exploración del estado mental en el SU, breve pero adecuada, debe incluir la orientación, el recuerdo inmediato y diferido, la concentración, la capacidad de atención, el estado de ánimo y las habilidades del habla y el lenguaje. Las pruebas de memoria pueden incluir componentes visuales y verbales. Pueden evaluarse los tiempos de reacción y la velocidad de procesamiento, así como la capacidad de resolución de problemas. Lo ideal, aunque no siempre es práctico, es que estos resultados se comparen con las pruebas de referencia que ahora son estándar durante las evaluaciones de pretemporada en los deportes.

Recursos de evaluación

Existen numerosos recursos desarrollados para evaluar una conmoción cerebral, y deben considerarse al atender a una persona lesionada (**tabla 11-4**). Una de las limitaciones de muchos de estos recursos es la necesidad de contar con una línea de base establecida con la cual comparar el rendimiento, que no siempre se puede obtener. Algunos de los recursos incluyen un componente de exploración física, y otros, conocidos como *pruebas neuropsicológicas*, están completamente escritas o informatizadas. Estos recursos pueden servir para determinar qué pacientes con un TCE han sufrido realmente una conmoción cerebral.

Escala de evaluación de la conmoción cerebral en el deporte-5©

La SCAT5© es un recurso de cribado estandarizado y de uso frecuente, utilizado por los profesionales médicos, diseñado para atletas de 13 años o más.[7] Se invierten aproximadamente entre 10 y 15 min para completarlo, y a menudo se realiza con la ayuda de un dispositivo electrónico. En general, se establecen las puntuaciones de referencia de la pretemporada. Si hay preocupación por una posible lesión cerebral durante la práctica o el juego, se vuelve a hacer la prueba al deportista en la línea de banda o en el vestidor y se comparan los resultados. El estudio incluye la evaluación de la función cognitiva y un examen

TABLA 11-4 Sistemas de evaluación para el diagnóstico de conmociones cerebrales	
Sistema de evaluación/Evaluación	Descripción
Escala de evaluación de la conmoción cerebral en el deporte (SCAT5©)	*Véase* la tabla 11-5.
Evaluación militar de conmociones cerebrales agudas (MACE, *Military Acute Concussion Evaluation*)[26]	El ejército usa el sistema MACE, que incluye antecedentes de detección de conmoción cerebral, estudio cognitivo, exploración neurológica y detección de síntomas. A menudo se carece de pruebas basales para la comparación. En la MACE, primero se comprueba que el paciente sufrió un TCE y que refirió o atestiguó una alteración de la consciencia (incluido el aturdimiento o fosfenos), la pérdida de consciencia o la amnesia postraumática. Si es positiva, se utiliza una *Evaluación estandarizada de la conmoción cerebral* (SAC, *Standardized Assessment of Concussion*) para precisar los déficits en cuatro dominios cognitivos, a saber: orientación, memoria inmediata, concentración y recuerdo diferido. A continuación, se calcula una puntuación de 0 a 30. El sistema SAC se ejecuta idealmente dentro de las primeras 24 h del suceso y puede completarse en cuestión de minutos.
Prueba de valoración física y cognitiva inmediata para una conmoción cerebral (ImPACT, *Immediate Post-concussion Assessment and Cognitive Testing*)	ImPACT es un sistema de pruebas neurocognitivas informatizadas con una puntuación objetiva que puede compararse con los resultados de las pruebas basales del paciente obtenidas en la pretemporada. Dura alrededor de 20-25 min, y suele compararse con las pruebas basales, cuando están disponibles. No tiene un componente de exploración física y se puede completar en un dispositivo electrónico. Pone a prueba la memoria visual y verbal, la capacidad de atención, el tiempo de reacción y la resolución de problemas visuales y verbales. Se utiliza en muchas organizaciones profesionales, como la MLB, la NHL y muchos bachilleratos y universidades.
Inventario de síntomas posconmoción cerebral 2 (PCSI-2, *Post-Concussion Symptom Inventory-2*)	El PCSI-2 es una prueba de 5 min que permite evaluar los síntomas físicos, cognitivos, emocionales y de sueño o cansancio, para ayudar a gestionar el tratamiento y orientar al paciente en su regreso a las actividades.
Prueba de King-Devick (K-D, *King-Devick Test*)	Esta prueba dura 2 min y permite evaluar la velocidad de expresión oral rápida de números y captar las alteraciones del movimiento ocular, la atención y el lenguaje, que pueden correlacionarse con una función cerebral subóptima. Se trata de una medida del rendimiento visual que permite captar los movimientos de sacudida ocular, y también se utiliza habitualmente en las evaluaciones neurológicas de pacientes no traumatizados.
Evaluación de la conmoción cerebral aguda (ACE, *Acute Concussion Evaluation*)	Los CDC publicaron la ACE como una prueba gratuita para estandarizar una lista de comprobación de síntomas para evaluar elementos clave, como la cefalea y los síntomas visuales, la dificultad de concentración, la fatiga y la irritabilidad. No hay ningún componente de exploración física. La prueba también evalúa los factores de riesgo de una recuperación prolongada y ayuda a orientar un plan de tratamiento y seguimiento.

CDC: Centers for Disease Control and Prevention; MLB: Major League Basketball; NHL: National Hockey League; TCE: traumatismo craneoencefálico.

neurológico detallado que incluye el equilibrio y los síntomas (*véase* la tabla 11-5). En la actualidad, la Federación Internacional de Fútbol Asociación (FIFA), la National Football League (NFL) y algunos comités olímpicos utilizan la SCAT5© para ayudar a orientar las evaluaciones, la necesidad de llevar a cabo estudios de neuroimagen y la elegibilidad para volver a jugar.

TABLA 11-5	Algunos componentes de la SCAT5©
	Componentes
Escala de coma de Glasgow	Puntuada con un rango de 3 a 15. La puntuación puede cambiar con el tiempo.
Preguntas de Maddocks	Una serie de preguntas cortas que pueden modificarse para cada deporte y utilizarse para evaluar el recuerdo y la orientación. Si un atleta no puede responder correctamente a ninguna de las preguntas, hay un alto grado de preocupación por un posible episodio de conmoción, lo que justifica una investigación más profunda. Algunos ejemplos de preguntas son «¿quién marcó la última anotación» y «¿ganó nuestro equipo el último partido que jugamos?».
Sistema de puntuación de errores de equilibrio modificado (mBESS, *Modified Balance Error Scoring System*)	Una serie de pruebas que evalúan el equilibrio y la regulación postural, componente del sistema SCAT.
Evaluación estandarizada de la conmoción cerebral (SAC, *Standardized Assessment of Concussion*; véase la fig. 11-2)	Se utiliza como una medida complementaria de la función cognitiva. Permite evaluar la orientación, la memoria inmediata, la concentración y el recuerdo diferido. Puede ser utilizada por personas que no son médicos y permite detectar una conmoción cerebral en las primeras fases posteriores a la lesión.
Calificación de la gravedad de los síntomas de la conmoción cerebral (CSSS, *Concussion Symptom Severity Score*)	Un estudio subjetivo que el paciente completa por sí mismo. El formulario escrito es una lista de síntomas que pueden observarse con un diagnóstico de conmoción cerebral, con una escala numérica de 0 a 6 para cada uno. El estudio puede repetirse periódicamente después de la lesión inicial para vigilar la resolución y la mejoría de los síntomas.

SCAT: Sistema de evaluación de la conmoción cerebral en el deporte.

Los componentes de la SCAT5© son los siguientes:

1. Evaluación inmediata o en el campo:
   a. EcG; evaluación de la memoria con las preguntas de Maddocks (*véase* la tabla 11-5); signos observables; evaluación de la columna cervical; señales de alerta como convulsiones, PDC, cefalea intensa, etcétera.

2. Evaluación de las manifestaciones:
   a. Evaluación de síntomas como cefalea, mareo, confusión, somnolencia, etcétera (CSSS).

3. Estudio de cribado cognitivo y de la concentración (SAC; **fig. 11-2**):
   a. Estudio de cribado cognitivo: pruebas de orientación y de memoria inmediata (recordar una lista de palabras).
   b. Concentración: repetición de dígitos en orden inverso; listado de los meses en orden inverso.

4. Exploración neurológica:
   a. Exploración física neurológica.
   b. Pruebas de equilibrio con mBESS (*véase* la tabla 11-5).

5. Recuerdo tardío:
   a. Repetir la lista de palabras utilizadas al menos 5 min antes para la prueba de memoria de recuerdo inmediato.

6. Evaluación final:
   a. Revisión de los resultados y comparación con las pruebas basales.
   b. Diagnóstico de conmoción cerebral o posible necesidad de estudios de neuroimagen, y de probabilidad de volver a jugar.

EVALUACIÓN ESTANDARIZADA DE LA CONMOCIÓN —VERSIÓN SU | FORMATO A

INTRODUCCIÓN

Voy a hacerle algunas preguntas. Por favor, escuche con cuidado y responda lo mejor que pueda.

ORIENTACIÓN

¿En qué mes estamos? _____	0	1
¿Cuál es la fecha? _____	0	1
¿Qué día de la semana? _____	0	1
¿De qué año? _____	0	1
¿Qué hora es? (rango de 1 h) _____	0	

Asigne un punto por cada respuesta correcta.

PUNTUACIÓN FINAL DE LA ORIENTACIÓN ➡ [ ]

MEMORIA INMEDIATA

Voy a evaluar su memoria. Le leeré una lista de palabras y, cuando termine, repita tantas como pueda recordar en cualquier orden.

LISTA	INTENTO 1	INTENTO 2	INTENTO 3
DEDO	0 1	0 1	0 1
CENTAVO	0 1	0 1	0 1
MANTA	0 1	0 1	0 1
LIMÓN	0 1	0 1	0 1
INSECTO	0 1	0 1	0 1
TOTAL			

Intentos 2 y 3: **voy a repetir la lista otra vez. Repita tantas palabras como pueda recordar en cualquier orden, incluso si las mencionó antes.**

Concluya los 3 intentos, sin importar la respuesta de 1 y 2. Asigne un punto a cada respuesta correcta. El total es la suma de los 3 intentos. **No informe al paciente que se hará una prueba de recuerdo diferido.**

PUNTUACIÓN TOTAL DE LA MEMORIA INMEDIATA ➡ [ ]

LISTA DE REVISIÓN GRADUAL DE LOS SÍNTOMAS

Dígame si actualmente tiene, o tuvo, cualquiera de los siguientes síntomas <u>desde que sufrió la lesión</u>, y califique el síntoma como leve, moderado o intenso. Circule la respuesta para cada uno.

SÍNTOMA	INTENSIDAD			
	NULA	LEVE	MODERADA	GRAVE
Cefalea	0	1	2	3
Náuseas	0	1	2	3
Vómitos	0	1	2	3
Mareos	0	1	2	3
Desequilibrio	0	1	2	3
Visión borrosa/doble	0	1	2	3
Hipersensibilidad a la luz	0	1	2	3
Hipersensibilidad al ruido	0	1	2	3
Acúfenos	0	1	2	3
Mala concentración	0	1	2	3
Problemas de memoria	0	1	2	3
No se siente "espabilado"	0	1	2	3
Fatiga/lento	0	1	2	3
Triste/deprimido	0	1	2	3
Irritable	0	1	2	3

DETECCIÓN NEUROLÓGICA

¿AMNESIA POSTRAUMÁTICA? No recuerda sucesos tras la lesión	☐ No ☐ Sí Duración:
¿AMNESIA RETRÓGRADA? No recuerda sucesos antes de la lesión	☐ No ☐ Sí Duración:

	NORMAL	ANÓMALA
FUERZA		
Extremidad superior derecha	☐	☐
Extremidad inferior derecha	☐	☐
Extremidad superior izquierda	☐	☐
Extremidad inferior izquierda	☐	☐
SENSIBILIDAD Ejemplos: Dedo a nariz/Romberg	☐	☐
COORDINACIÓN Ejemplos: Marcha en tándem/Dedo-nariz-dedo	☐	☐

CONCENTRACIÓN

Números en retroceso: voy a leerle una serie de números; cuando termine, los repite en retroceso. Por ejemplo, si digo 7-1-9 usted dirá 9-1-7.

Si lo hace correctamente, pase a la siguiente serie. Si no, haga el intento 2. Un punto posible para cada serie. Deténgase si no responde correctamente en ambos intentos.

4-9-3	6-2-9	0 1
3-8-1-4	3-2-7-9	0 1
6-2-9-7-1	1-5-2-8-6	0 1
7-1-8-4-6-2	5-3-9-1-4-8	0 1

Meses en orden inverso: ahora dígame los meses del año en orden inverso. Inicie con el de la lista y retroceda. Entonces dirá diciembre, noviembre y así sucesivamente. Un punto por secuencia correcta.

Dic, Nov, Oct, Sep, Ago, Jul, Jun, May, Abr, Mar, Feb, Ene.   0 1

PUNTUACIÓN TOTAL DE CONCENTRACIÓN ➡ [ ]

RECUERDO DIFERIDO

¿Recuerda la lista de palabras que le leí hace unos momentos? Dígame tantas como pueda recordar en cualquier orden. Circule cada palabra que recuerde bien. La puntuación total es el número de palabras que recordó.

DEDO   CENTAVO   MANTA   LIMÓN   INSECTO

PUNTUACIÓN TOTAL DE RECUERDO DIFERIDO ➡ [ ]

RESUMEN DE PUNTUACIÓN DE LA EEC

El índice de síntomas y la detección neurológica son importantes para la evaluación, pero <u>no</u> se incorporan a la puntuación final.

ORIENTACIÓN	/ 5
MEMORIA INMEDIATA	/ 15
CONCENTRACIÓN	/ 5
RECUERDO DIFERIDO	/ 5
PUNTUACIÓN TOTAL EEC ➡	/30

© 1998 McCREA, KELLY & RANDOLPH

Figura 11-2. Evaluación estandarizada de la conmoción, formato A. De McCrea M, Kelly JP, Randolph C, et al. Standardized assessment of concussion (SAC): on-site mental status evaluation of the athlete. *J Head Trauma Rehabil.* 1998;13(2):27-35.

PRUEBAS DE DIAGNÓSTICO

Estudios de neuroimagen

La probabilidad de una lesión intracraneal visible en la TC tiene una correlación inversa con la EcG. La mayoría de los pacientes con una conmoción cerebral acuden al SU con una puntuación de 15 de la EcG. La incidencia de una TC de cráneo anómala con datos agudos en un paciente con una puntuación de 15 de la EcG es de aproximadamente el 6%, y puede aumentar a más del 20% con uno de 14. Sin embargo, la necesidad de una intervención neuroquirúrgica generalmente es inferior al 2% con todos los TCEL, y menos del 1% cuando la puntuación de la EcG es de 15. Se han desarrollado y validado varias herramientas de decisión, por ejemplo, la CHCTR y la NOHI, para evitar de forma segura la necesidad de realizar un estudio de neuroimagen en un paciente estable que ha sufrido un TCE. Aunque existen pequeñas diferencias clínicas en la sensibilidad y la especificidad de los recursos para ubicar cualquier lesión traumática, ambas funcionan notablemente bien para limitar la realización de pruebas y mantienen la especificidad para el diagnóstico de lesiones intracraneales que requieren una intervención aguda.

En el American College of Emergency Physicians (ACEP) se realizó una revisión sistemática de las publicaciones, incluyendo las normas CHCTR y NOHI, se sintetizaron los resultados y se generaron recomendaciones basadas en la evidencia acerca de cuándo obtener una TC de cráneo sin contraste en el SU en un paciente con TCE (**tabla 11-6**).[8,9] Estas directrices no dan información sobre qué pacientes están en riesgo de desarrollar secuelas neuroconductuales por un TCEL y, por lo tanto, no son útiles para el pronóstico. El diagnóstico de conmoción cerebral depende de que el paciente no presente criterios de inclusión para los estudios de neuroimagen o, si se hacen, que el resultado de la TC de cráneo sea negativo.

La resonancia magnética (RM) es más sensible para el diagnóstico de contusiones, hemorragias petequiales y lesiones de la sustancia blanca y, si se realiza, puede ofrecer un diagnóstico distinto al de conmoción cerebral si se tienen otros hallazgos agudos, como una lesión axonal. Las imágenes de la RM estándar ponderadas en T1 y T2 no están indicadas en la evaluación rutinaria de un TCE o conmoción cerebral. Se están estudiando otras modalidades de imagen, como la RM funcional, para observar la activación neuronal, y la RM ponderada por difusión, para visualizar la arquitectura del tejido y las microhemorragias.

Biomarcadores

Los biomarcadores específicos del cerebro ofrecen un método prometedor para determinar la necesidad de realizar estudios de neuroimagen. Muchos de los pacientes que buscan atención médica después de un TCEL reciben radiación innecesaria de las TC de cráneo, y los avances en las pruebas de biomarcadores séricos pueden disminuir su uso. Las proteínas que se han estudiado como biomarcadores de lesiones cerebrales incluyen las derivadas del tejido neuronal, como la hidrolasa de ubicuitina C-terminal (UCH-L1),

TABLA 11-6	Directrices del ACEP sobre qué pacientes con TCE deben someterse a una TC de cráneo sin contraste en el servicio de urgencias
Nivel	Recomendación
Recomendación de nivel A	• La TC de cráneo sin contraste está indicada en los pacientes con traumatismo craneoencefálico y pérdida de consciencia o amnesia postraumática solo si presentan uno o más de los siguientes datos: • Cefalea, vómitos, edad superior a 60 años, intoxicación por drogas o alcohol, déficit de memoria a corto plazo, evidencia física de traumatismo por encima de la clavícula, convulsión postraumática, puntaje de la EcG < 15, déficit neurológico focal o coagulopatía.
Recomendación de nivel B	• Se debe considerar la posibilidad de realizar una TC de cráneo sin contraste en pacientes con traumatismos craneales sin pérdida de consciencia o amnesia postraumática solo en presencia de uno o más de los siguientes datos: • Déficit neurológico focal, vómitos, cefalea intensa, edad superior a 65 años, signos físicos de fractura en la base del cráneo, puntuación de la EcG < 15, coagulopatía o un mecanismo de lesión peligroso. ○ El mecanismo de lesión peligroso incluye la expulsión de un vehículo de motor, el atropello de un peatón y la caída desde una altura superior a 1 m o cinco escalones.

ACEP: American College of Emergency Physicians; EcG: Escala de coma de Glasgow; SU: servicio de urgencia; TC, tomografía computarizada; TCE: traumatismo craneoencefálico.

la enolasa específica de las neuronas y las derivadas de las células gliales, como la S100B y la proteína glial fibrilar astrocítica (GFAP).[10-12]

La S100B tiene una sensibilidad del 97% para la detección de hemorragias intracraneales visualizadas por TC y una especificidad del 30-50%.[10,13] Aunque está aprobada en otras partes del mundo, no ha sido probada por la U.S. Food and Drug Administration (FDA), y por lo tanto no se encuentra con facilidad en los Estados Unidos. Sin embargo, en el ACEP se reconoció el uso de biomarcadores en su Política Clínica del 2008 al dar al uso de S100B una recomendación de nivel C.[8]

Aunque los marcadores individuales son prometedores, algunos estudios han sugerido que su combinación podría mejorar la sensibilidad y especificidad para predecir la hemorragia intracraneal evidente en la TC.[14] Una prueba combinada de UCH-L1 y GFAP constituye el primer biomarcador aprobado por la FDA para el TCE, con una sensibilidad cercana al 100% y una especificidad del 46%;[15] en este momento, no cuenta con una plataforma que permita una respuesta rápida. Es probable que en el futuro se use alguna combinación de factores clínicos y biomarcadores para predecir la necesidad de realizar pruebas avanzadas de imagen.

TRATAMIENTO

El diagnóstico de TCE/conmoción cerebral múltiple requiere la presencia de algunos signos o síntomas por anamnesis, por ejemplo, pérdida del conocimiento, amnesia, cefalea, «fosfenos» o «confusión», y una determinación de la función neurológica alterada, como deterioro de la memoria, disminución del tiempo de reacción o alteración del equilibrio. Los síntomas por sí solos (p. ej., la cefalea o las náuseas) no suelen ser suficientes para diagnosticar con seguridad una conmoción cerebral, ya que otras lesiones como la distensión cervical o las lesiones ortopédicas pueden provocarlos.

La Política Clínica del ACEP de 2008, basada en las publicaciones, apoya que aquellos pacientes con un TCE y un resultado negativo en la TC pueden ser dados de alta de forma segura sin preocuparse por el deterioro posterior debido a una lesión neuroquirúrgica.[8] Sin embargo, está la advertencia de que la mayoría de los pacientes en los estudios utilizados para generar esta recomendación tuvieron retrasos de varias horas antes de obtener los estudios de imagen y que, por lo tanto, puede haber una ventaja en retrasarlos durante varias horas en aquellos que llegan rápidamente al SU después de la lesión. Aunque los datos sobre pacientes no anticoagulados son muy limitados, en las publicaciones se sugiere una tasa de hemorragia diferida de entre el 1 y 3% en los anticoagulados. Es probable que sea mucho más baja en el paciente más joven con una lesión relacionada con el deporte, aunque no hay datos al respecto.

Determinar los planes de tratamiento apropiados para los pacientes con TCE o conmoción cerebral no siempre es sencillo, y a menudo requiere un abordaje multidisciplinario y una estrategia personalizada. Los pacientes que sufren una conmoción cerebral deben recibir un cuidadoso asesoramiento sobre los síntomas posconmocionales. Entre los factores de riesgo que pueden retrasar la recuperación se encuentran las afecciones psiquiátricas preexistentes, como la depresión o el trastorno de estrés postraumático (TEPT), el abuso de sustancias, la mala salud y el estrés vital general. Los períodos más prolongados de pérdida de conocimiento o amnesia también pueden asociarse con un retorno más lento al estado basal.

Dado que los pacientes con un TCE o conmoción cerebral suelen tener alteraciones de la atención, el equilibrio y los tiempos de reacción, corren el riesgo de sufrir una segunda lesión. En general, un deportista no debe volver a jugar el mismo día en que se diagnostica la conmoción cerebral, y en muchos comités profesionales se aconseja un período de al menos 24-48 h de reposo cognitivo y físico tras el incidente. Para ayudar a evitar segundas lesiones, los deportistas deben volver a jugar de forma gradual y evitar el contacto total hasta que los síntomas se hayan resuelto y hayan superado un protocolo de conmoción cerebral. Muchos organismos deportivos cuentan con directrices y protocolos que los deportistas deben seguir antes de volver a jugar después de que se diagnostique una conmoción cerebral (**tabla 11-7**). En la medida de lo posible, los soldados no deben volver a realizar actividades que supongan un riesgo de lesión hasta que los síntomas se hayan resuelto y el personal médico les haya dado el visto bueno. Evitar el alcohol y las drogas ilegales puede reducir los comportamientos de alto riesgo y disminuir las posibilidades de sufrir un TCE accidental. Se debe asesorar a los pacientes sobre las indicaciones para buscar atención de urgencia, especialmente si no se hicieron estudios de imagen de la cabeza.

Aunque el dolor es un componente habitual del cuadro clínico, a menudo se deja sin tratar en el SU; dado que la fisiopatología del TCEL es compleja, no está claro cuál es la mejor analgesia, y la información disponible sobre las opciones de tratamiento es limitada. En general, la mayoría de las directrices, incluidas las de los CDC, recomiendan ofrecer analgesia no opiácea, como ibuprofeno o paracetamol, a los pacientes con cefalea después de un TCEL agudo, pero también proveen asesoramiento sobre los riesgos del uso excesivo de analgésicos, incluida la cefalea de rebote.

TABLA 11-7	**Pautas para el regreso a la escuela o al deporte**[a]		
	REGRESO A LA ESCUELA		
Escenario	Propósito	Actividad	Objetivo de cada paso
1	Actividades cotidianas en casa que no causan síntomas al alumno	Actividades habituales durante el día, siempre que no aumenten los síntomas (p. ej., leer, enviar mensajes de texto, pasar tiempo frente a una pantalla). Empezar con 5-15 min cada vez y aumentar gradualmente	Retorno gradual a las actividades habituales
2	Actividades escolares	Tareas, lectura u otras actividades cognitivas fuera del aula	Aumentar la tolerancia al trabajo cognitivo
3	Volver a la escuela a tiempo parcial	Introducción gradual de las tareas escolares. Puede ser necesario comenzar con una jornada escolar parcial o aumentar los descansos a lo largo del día	Aumentar las actividades académicas
4	Volver a la escuela a tiempo completo	Progresar gradualmente	Volver a las actividades académicas completas y ponerse al día con el trabajo perdido
	VOLVER AL DEPORTE		
Escenario	Propósito	Actividad	Objetivo de cada paso
1	Actividad limitante de los síntomas	Actividades cotidianas que no provocan síntomas	Reintroducción gradual de las actividades
2	Actividad aeróbica ligera	Caminar o hacer bicicleta estática a ritmo lento o medio. Sin entrenamiento de resistencia	Aumento de la frecuencia cardíaca
3	Ejercicios específicos para el deporte	Ejercicios de carrera o de patinaje. Sin actividades de impacto en la cabeza	Añadir movimiento
4	Ejercicios de entrenamiento sin contacto	Ejercicios de entrenamiento más intensos, es decir, ejercicios de pase. Iniciar el entrenamiento de resistencia progresiva	Ejercicio, coordinación y aumento del pensamiento
5	Práctica de contacto total	Tras la autorización médica	Restablecer la confianza y evaluar las habilidades funcionales
6	Volver al deporte	Participación normal	

[a]De la CHCTR o del consenso de Berlín.

El descanso cognitivo puede consistir en tomarse un tiempo libre de la escuela o del trabajo. Los afectados pueden necesitar una breve licencia, una reducción del trabajo o plazos más largos para completar las tareas requeridas. Por lo general, se alienta a los pacientes a cumplir con horarios de sueño saludables, que pueden incluir siestas diurnas.

Aunque el reposo físico y cognitivo se ha considerado durante mucho tiempo como un componente clave de la recuperación tras una conmoción cerebral, no hay ninguna publicación que demuestre su utilidad. Una hipótesis alternativa es que la actividad física y cognitiva puede ser útil, sobre todo en los pacientes con síntomas que persisten más de un mes después del TCE. Es posible que, tras un período inicial de unos días de reposo, el ejercicio precoz ayude a acelerar los tiempos de recuperación. En un amplio estudio pediátrico se sugiere que los pacientes que reanudaron la actividad física dentro de los 7 días posteriores a la lesión aguda tuvieron un menor riesgo de presentar síntomas posconmocionales persistentes a los 28 días, en comparación con aquellos que reanudaron la actividad después.[16] Se planteó la hipótesis de que la evitación prolongada de las actividades mentales y físicas regulares puede contribuir a la persistencia de los síntomas, e incluso causar síntomas secundarios como depresión, ansiedad y desacondicionamiento fisiológico. Es necesario seguir investigando para dilucidar mejores prácticas de tratamiento de estas lesiones.

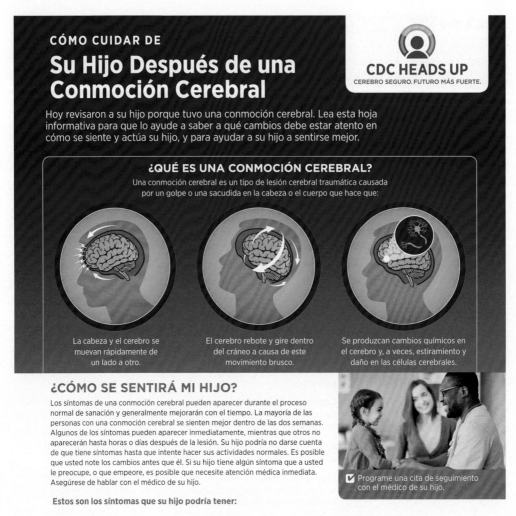

Su Hijo Después de una Conmoción Cerebral

CDC HEADS UP
CEREBRO SEGURO. FUTURO MÁS FUERTE.

Hoy revisaron a su hijo porque tuvo una conmoción cerebral. Lea esta hoja informativa para que lo ayude a saber a qué cambios debe estar atento en cómo se siente y actúa su hijo, y para ayudar a su hijo a sentirse mejor.

¿QUÉ ES UNA CONMOCIÓN CEREBRAL?

Una conmoción cerebral es un tipo de lesión cerebral traumática causada por un golpe o una sacudida en la cabeza o el cuerpo que hace que:

La cabeza y el cerebro se muevan rápidamente de un lado a otro.

El cerebro rebote y gire dentro del cráneo a causa de este movimiento brusco.

Se produzcan cambios químicos en el cerebro y, a veces, estiramiento y daño en las células cerebrales.

¿CÓMO SE SENTIRÁ MI HIJO?

Los síntomas de una conmoción cerebral pueden aparecer durante el proceso normal de sanación y generalmente mejorarán con el tiempo. La mayoría de las personas con una conmoción cerebral se sienten mejor dentro de las dos semanas. Algunos de los síntomas pueden aparecer inmediatamente, mientras que otros no aparecerán hasta horas o días después de la lesión. Su hijo podría no darse cuenta de que tiene síntomas hasta que intente hacer sus actividades normales. Es posible que usted note los cambios antes que él. Si su hijo tiene algún síntoma que a usted le preocupe, o que empeore, es posible que necesite atención médica inmediata. Asegúrese de hablar con el médico de su hijo.

✔ Programe una cita de seguimiento con el médico de su hijo.

Estos son los síntomas que su hijo podría tener:

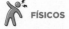 **FÍSICOS**

- Molestia por la luz o el ruido
- Mareos o problemas con el equilibrio
- Sentirse cansado, sin energía
- Dolores de cabeza
- Náuseas o vómitos (al inicio)
- Problemas con la vista

 DE PENSAMIENTO Y MEMORIA

- Problemas con la atención o la concentración
- Sentirse más lento de lo normal
- Sentirse aturdido o con la mente nublada
- Problemas con la memoria de corto y largo plazo
- Dificultad para pensar con claridad

 SOCIALES O EMOCIONALES

- Ansiedad o nerviosismo
- Irritarse o enojarse con facilidad
- Sentirse más emocional de lo normal
- Tristeza

 SUEÑO

- Dormir menos de lo habitual
- Dormir más de lo habitual
- Dificultad para dormirse

Figura 11-3. Instrucciones de alta de los Centers for Disease Control and Prevention (CDC) HEADS UP. Cortesía de los Centers for Disease Control and Prevention.

Un componente clave para el alta del SU incluye instrucciones claras, escritas y verbales, tanto para el paciente como para su familia y amigos, si están disponibles, junto con aquellas sobre cuándo hacer un seguimiento y con quién. En los CDC se desarrolló una serie de iniciativas educativas conocidas como HEADS UP, diseñadas para aumentar el conocimiento y proteger contra las lesiones repetidas (www.cdc.gov/headsup).[17] HEADS UP ofrece recursos gratuitos tanto para los profesionales sanitarios como para los pacientes y progenitores, los cuales pueden encontrarse en su sitio de Internet. Pueden imprimirse folletos con las instrucciones de alta y entregarse a los padres al salir del SU (**fig. 11-3**). Se mostró en varios estudios que una buena educación y orientación respecto al diagnóstico de la conmoción cerebral y los planes de tratamiento y recuperación disminuyen el estrés del paciente en relación con el diagnóstico y conduce a una recuperación más rápida.

COMPLICACIONES Y RESULTADOS

Los pacientes con TCEL pueden tener síntomas persistentes, sobre todo cefalea, mareo, confusión, dificultad de concentración y problemas de equilibrio. Los síntomas pueden resolverse en minutos u horas, y lo más usual es que lo hagan en días. Sin embargo, en algunos casos la recuperación total puede tardar de semanas a meses. La cefalea y el mareo son los síntomas posconmoción más frecuentes. Los pacientes deben tener seguimiento por parte de un especialista hasta que todos los síntomas se hayan resuelto, y deben ser asesorados sobre el riesgo de tener nuevas lesiones en la cabeza. Es importante contar con un abordaje multidisciplinario para el seguimiento y tratamiento de las complicaciones asociadas con la conmoción cerebral.

Síndrome posconmoción cerebral

En algunas circunstancias, los síntomas posconmoción pueden persistir más de 3 meses, en cuyo caso se considera un diagnóstico de SPC. Los síntomas pueden incluir cefalea, mareo, fatiga, irritabilidad, dificultad de concentración, insomnio, deterioro de la memoria y menor tolerancia al estrés, el alcohol y la excitación emocional. En un estudio se descubrió que la duración media de los síntomas en los pacientes con SPC era de 7 meses, con un rango de hasta 26 años.[18] Se cree que las mujeres y los adultos mayores tienen mayores probabilidades de padecer un SPC. Este se asocia a menudo con múltiples conmociones cerebrales, pero en un estudio deportivo, el 23% de los jugadores presentaron SPC después de una sola conmoción cerebral. También se cree que un estado socioeconómico más bajo se asocia con un mayor riesgo de tener SPC. Al igual que con la conmoción cerebral, se desconoce si el SPC es causado por daños estructurales o factores psicológicos. Aunque no existe un tratamiento específico, se piensa que la fisioterapia y el asesoramiento conductual ayudan a la recuperación. Por fortuna, en la mayoría de los pacientes con SPC, los síntomas se resuelven por completo. Los pacientes deben tener un seguimiento con un especialista con experiencia en TCE y pueden requerir modificar sus actividades mentales y físicas para tener más tiempo de descanso.

Síndrome del segundo impacto

El síndrome del segundo impacto (SSI) se describe en las publicaciones médicas. La gran mayoría de los casos ocurren en los niños menores de 16 años. Se cree que se produce cuando el cerebro sufre una nueva lesión antes de que se haya curado completamente de una previa. Un deportista con antecedentes de conmoción cerebral tiene más probabilidades de sufrir futuras lesiones por conmoción cerebral. Uno de cada 15 jugadores puede sufrir otras conmociones cerebrales en la misma temporada de juego.[19] Sufrir una segunda conmoción cerebral puede causar debilidad de forma permanente y, en raras ocasiones, es mortal. Se cree que se dañan las estructuras vasculares del cerebro, lo que provoca un edema cerebral masivo, aumento de la presión intracraneal (PIC) y, en última instancia, una hernia encefálica, discapacidad profunda y, en algunos casos, la muerte. Por este motivo, los deportistas que sufren una conmoción cerebral deben someterse a un protocolo de recuperación específico y evitar más lesiones en la cabeza hasta que se hayan resuelto todos los síntomas de la primera conmoción.

Encefalopatía traumática crónica

La ETC es una enfermedad grave e irreversible que afecta la salud neurológica y psicológica de los pacientes y puede provocar problemas de estado de ánimo, comportamiento y juicio, y llevar a la pérdida de memoria y la demencia progresiva. Se cree que los TCE repetitivos, incluidas las conmociones cerebrales, son el principal factor de riesgo para desarrollar ETC, aunque no está claro qué otros factores de riesgo o lesiones pueden ser predisponentes. Puede haber una predisposición genética, pero no hay pruebas definitivas que lo respalden. La ETC solo puede diagnosticarse después de la muerte, por lo que su verdadera prevalencia es difícil de determinar. Ciertos deportes que predisponen a los TCE repetitivos, como el boxeo y el fútbol americano, suponen un mayor riesgo para los atletas. En un estudio reciente de 111 exjugadores de la NFL se mostró que el 99% presentaban ETC;[20] sin embargo, el sesgo de selección y el hecho de no tener en cuenta las comorbilidades influyen en el hallazgo. Aunque se cree que el daño de la proteína tau constituye la causa predominante de la ETC, hay otros factores, como la neuroinflamación y el daño axonal. Se están investigando técnicas de imagen, como la RM funcional, y biomarcadores, como la tomografía por emisión de positrones, para diagnosticar la ETC en sujetos vivos.

A pesar de todas las posibles afecciones relacionadas con las conmociones cerebrales, como SPC, SSI, ETC y otras, como el TEPT, la mayoría de los pacientes se recuperan a los pocos días o semanas y tienen buenos resultados a largo plazo. Por otra parte, las personas que sufrieron traumatismos y conmociones cerebrales repetitivos deben centrarse en reducir el riesgo de lesiones recurrentes para disminuir la probabilidad de tener efectos y síntomas a largo plazo. Hoy en día no hay buenos factores pronósticos en cuanto a qué subconjunto de pacientes con una o más conmociones cerebrales corre el riesgo de desarrollar síntomas a largo plazo, como los que se observan en el SPC o en la ETC. Los investigadores están evaluando la posibilidad de que una predisposición genética aumente el riesgo de desarrollar este tipo de afecciones.

CONSEJOS Y RECOMENDACIONES

- La conmoción cerebral es una subcategoría del TCEL que resulta de la aplicación de fuerzas biomecánicas directas o indirectas al cerebro, que conducen a un cambio transitorio en su función sin evidencia de lesión en la TC de cráneo (si se obtiene una).
- Las conmociones cerebrales a menudo no se notifican, pero pueden tener importantes secuelas neuroconductuales que afectan la calidad de vida del paciente.
- En la actualidad, no hay un estándar ideal universalmente aceptado para confirmar el diagnóstico de conmoción cerebral, por ejemplo, imágenes, un biomarcador o una prueba neuropsicológica. Las herramientas de evaluación pueden ayudar a estandarizar los hallazgos de exploración y a confirmar un diagnóstico.
- Los síntomas más frecuentemente asociados con una conmoción cerebral son cefalea, sensación de «mareo» o «confusión», o náuseas/vómitos; sin embargo, ninguno es específico o diagnóstico.
- La pérdida del conocimiento y la amnesia son diagnósticos de la conmoción cerebral, pero la ausencia de estas características no descarta el diagnóstico.
- Si se sospecha que un deportista tiene una conmoción cerebral, debe ser retirado inmediatamente de la actividad para recibir una evaluación formal. Es fundamental evitar una lesión secundaria.
- El uso de los biomarcadores séricos S100B o GFAP + UCH-L1 puede constituir un recurso para saber qué pacientes podrían requerir un estudio de neuroimagen.
- La mayoría de los pacientes con una conmoción cerebral se recuperan con rapidez, pero algunos pueden tener secuelas a largo plazo; otros desarrollan ETC, sobre todo si sufren lesiones repetidas.
- Tras la evaluación de una conmoción cerebral, se deben gestionar la preparación y las instrucciones claras para el alta con los pacientes. También debe organizarse el acceso a un seguimiento adecuado, y el tratamiento puede requerir un abordaje multidisciplinario.

EVIDENCIA

¿Tienen los sistemas de evaluación informatizados utilidad en la evaluación de las conmociones cerebrales no relacionadas con el deporte en el SU?

Hay numerosos sistemas de evaluación para ayudar al diagnóstico de la conmoción cerebral, y son los más utilizados en la medicina deportiva y el ejército. El sistema MACE se usa sobre todo en el ejército, pero es limitado porque a menudo no se dispone de pruebas basales. Las diferentes organizaciones y escuelas deportivas usan muchos otros sistemas para ayudar a orientar el diagnóstico y el tratamiento. Algunos sistemas, como el SCAT5©, son exhaustivos e incluyen una exploración neurológica detallada, mientras que otros, conocidos como pruebas neuropsicológicas, como ImPACT, no incorporan un componente de exploración física y corresponden a módulos autoadministrados con dispositivos electrónicos o con lápiz y papel.

Aunque muchos de estos sistemas se utilizan habitualmente en las líneas de banda y en los vestidores inmediatamente después de un TCEL, su uso en el SU puede ser útil cuando se emplean junto con una anamnesis y una exploración física completas. La aplicación de la herramienta ImPACT tarda unos 25 min y consta de seis módulos informatizados que evalúan la memoria verbal, el tiempo de reacción, la velocidad visuomotora y el funcionamiento de la memoria visual, así como un índice de validez para determinar si sus malos resultados pueden reflejar un esfuerzo insuficiente durante la puntuación basal. Es la prueba neuropsicológica computarizada más utilizada por muchas organizaciones deportivas profesionales. En un estudio de atletas se informó de una sensibilidad del 91.4% y una especificidad del 69.1% para diagnosticar la conmoción cerebral.[21]

Los médicos deben considerar el uso de ImPACT para ayudar en la evaluación del paciente con TCEL, pero su uso en el SU no está claramente definido, y ninguna prueba ha mostrado ser suficiente para su uso independiente en el diagnóstico de las CCRD. No se ha estandarizado la edad y no hay conjuntos de datos normativos que ayuden a interpretar los resultados. Debido a estas limitaciones, su utilidad no está claramente definida, pero es un componente útil de la evaluación de la conmoción cerebral.

¿Son útiles las reglas de decisión para determinar qué pacientes con TCE necesitan una TC de cráneo?

Más de 2.5 millones de pacientes acuden cada año a los SU en los Estados Unidos para la evaluación de un TCE. Después de que un paciente sufre un TCEL, debe seguir figurando en el diagnóstico diferencial una lesión estructural que quizás requiera de una intervención neuroquirúrgica. Algunas características de alto riesgo, como una puntuación de la EcG persistentemente baja o en descenso, múltiples episodios de vómito o convulsiones, o el uso de anticoagulantes, son algunos factores que indicarían claramente la necesidad de una TC de cráneo urgente. En los casos menos graves, la decisión puede no ser tan obvia, y el uso excesivo de las imágenes de TC puede conducir a un aumento de los costos, la prolongación de la consulta y la exposición a la radiación del paciente.

Hay muchos sistemas disponibles para identificar a los candidatos a la TC de cráneo, pero dos de las opciones más utilizadas y validadas en los adultos son los NOHI y la CHCTR. En un estudio de validación en el que se compararon ambos métodos, se reveló que los dos tenían una sensibilidad cercana al 100% para identificar a los pacientes con lesiones cerebrales clínicamente importantes y la necesidad de una intervención neuroquirúrgica.[22] La CHCTR tiene más especificidad que los NOHI tanto para la necesidad de intervención neuroquirúrgica (76% frente a 12%) como para las lesiones cerebrales clínicamente importantes (51% frente a 13%). En las directrices del ACEP publicadas en el 2008 se enumeran las recomendaciones de nivel A y B para los pacientes que han sufrido una TCEL que requieren una TC craneal,[8,9] donde se separan en aquellos que experimentaron PDC y los que no. En la población pediátrica, PECARN informó de una sensibilidad cercana al 100% en todos los grupos de edad.[23] El uso de estos sistemas de decisión clínica puede ayudar al médico a determinar qué pacientes que sufren una TCEL requieren una TC de cráneo y puede dar lugar a una reducción de las tasas de obtención de imágenes.

¿Pueden los biomarcadores séricos descartar la necesidad de una TC en los pacientes con un TCEL?

El S100B es un biomarcador que se utiliza en la comunidad internacional para determinar qué pacientes con un TCEL requieren una TC. El S100B se encuentra predominantemente en los astrocitos y sobre todo en el líquido cefalorraquídeo (LCR; con proporción de 18:1 en comparación con el suero); después de un TCE, el LCR puede filtrarse del SNC y atravesar la barrera hematoencefálica (BHE) hacia el suero. Aunque todavía no está aprobado por la FDA en los Estados Unidos y tiene limitaciones como la falta de acceso a las pruebas en los laboratorios, el ACEP reconoció el uso de biomarcadores en su Política Clínica del 2008 al dar al uso de S100B una recomendación de nivel C.[8] Sus concentraciones inferiores a 0.1 μg/L medidas en las 4 h siguientes a la lesión tienen una sensibilidad del 96.8% para descartar una lesión neuroquirúrgica. Por desgracia, muchos pacientes suelen presentarse pasadas más de 4 h desde el momento de la lesión. Además, el S100B no es específico del SNC, y se encuentra en cifras elevadas en los politraumatismos y tras una actividad física extenuante.

En el 2018, la FDA aprobó un conjunto de biomarcadores, UCH-L1 y GFAP, con base en un estudio prospectivo multicéntrico de pacientes mayores de 18 años que se presentaron en el SU con un TCE contundente dentro de las 12 h posteriores a la lesión, con una puntuación de la EcG entre 9 y 15, y que tenían una TC de cráneo.[24] De 1959 pacientes, solo 39 tenían una puntuación de 9-13 en la EcG y el 31% presentaba lesiones. Entre todos los participantes, el 66% dio positivo a los biomarcadores. La prueba tuvo una sensibilidad del 97.6% y un valor predictivo negativo (VPN) del 99.6% para las lesiones. El valor predictivo positivo (VPP) entre los pacientes con una puntuación de EcG de 14-15 fue solo del 8.8%. El estudio muestra una sensibilidad y un VPN altos para el uso combinado de los biomarcadores UCH-L1 y GFAP.

Aunque hay muchos desafíos antes de que el uso sistemático de los biomarcadores séricos se incorpore a la práctica clínica, cada vez hay más pruebas que sustentan su uso. Las pruebas apoyan el uso de múltiples biomarcadores en combinación para mejorar la sensibilidad y la especificidad.[13] En el futuro, el empleo de las pruebas de biomarcadores probablemente ayudará a determinar la necesidad de ordenar estudios de neuroimagen; su utilidad para determinar el pronóstico no está clara.

¿Son suficientes los signos y síntomas para diagnosticar una conmoción cerebral?

Las conmociones cerebrales se presentan con varios datos clínicos diferentes. Se emplean los signos fisiológicos observados, los síntomas subjetivos y los déficits de la función neurológica o cognitiva para ayudar a determinar qué pacientes pueden haber sufrido una conmoción cerebral o un suceso similar. La aparición de los síntomas relacionados con una conmoción cerebral no siempre ocurre inmediatamente después de una lesión y puede suceder entre horas y días después. Algunos datos son habituales y a menudo se detectan con la anamnesis y exploración física sistemáticas, mientras que otros pueden ser más sutiles y difíciles de detectar, como los déficits neurocognitivos. Para complicar el diagnóstico, muchos pacientes que presentan indicios de lesión, como disminución del tiempo de reacción o de la atención, no muestran los datos esperados asociados con la conmoción cerebral, como cefalea, náuseas o confusión.

En una revisión exhaustiva de las publicaciones sobre conmociones cerebrales, financiada por el Department of Defense de los Estados Unidos y la Brain Trauma Foundation, se identificaron algunos signos prevalentes e indicadores constantes de la conmoción cerebral:[25]

- Desorientación o confusión observada y documentada inmediatamente después del suceso

- Deterioro del equilibrio en el primer día de la lesión
- Tiempo de reacción más lento a los 2 días de la lesión
- Deterioro del aprendizaje verbal y de la memoria a los 2 días de la lesión

En este análisis se descubrió que los síntomas más frecuentes en las personas con posibles conmociones cerebrales frente a los controles incluyen cefalea (93% frente a 18%), mareo (64% frente a 4%), visión borrosa (75% frente a 0%) y náuseas (61% frente a 7%). Los pacientes también suelen referir amnesia o problemas de memoria y sensación de pérdida de equilibrio, fatiga, otros síntomas visuales o cambios en el estado de ánimo y hábitos de sueño.

No se distingue qué signos, síntomas y déficits son específicos de la conmoción cerebral frente a otras lesiones o comorbilidades. La recuperación y el tiempo de resolución de los síntomas también varían mucho. Aunque un hallazgo concreto no puede descartar de forma independiente el diagnóstico de conmoción cerebral, la presencia de los signos mencionados anteriormente en los pacientes que sufren un TCEL puede ser un índice del cambio subyacente en la función cerebral que se puede utilizar para identificar que se ha producido una conmoción cerebral.

Referencias

1. Haydel MJ, Preston CA, Mills TJ, et al. Indications for computed tomography in patients with minor head injury. *N Engl J Med*. 2000;343(2):100-105. doi: 10.1056/NEJM200007133430204

2. Stiell IG, Wells GA, Vandemheen K, et al. The Canadian CT Head Rule for patients with minor head injury. *Lancet*. 2001;357(9266):1391-1396. doi: 10.1016/s0140-6736(00)04561-x

3. Taylor CA, Bell JM, Breiding MJ, Xu L. Traumatic brain injury–related emergency department visits, hospitalizations, and deaths — United States, 2007 and 2013. *MMWR Surveill Summ*. 2017;66(9):1-16. doi: 10.15585/mmwr.ss6609a1

4. Kann L, McManus T, Harris WA, et al. Youth risk behavior surveillance – United States, 2017. *MMWR Surveill Summ*. 2018;67(8):1-114. doi: 10.15585/mmwr.ss6708a1

5. Crisco JJ, Fiore R, Beckwith JG, et al. Frequency and location of head impact exposures in individual collegiate football players. *J Athl Train*. 2010;45(6):549-559. doi: 10.4085/1062-6050-45.6.549

6. Broglio SP, Eckner JT, Martini D, et al. Cumulative head impact burden in high school football. *J Neurotrauma*. 2011;28(10):2069-2078. doi: 10.1089/neu.2011.1825

7. Echemendia RJ, Meeuwisse W, McCrory P, et al. The Sport Concussion Assessment Tool 5th Edition (SCAT5): background and rationale. *Br J Sports Med*. 2017;51(11):848-850.

8. ACEP. https://www.acep.org/patient-care/clinical-policies/mild-traumatic-brain-injury2/

9. Jagoda AS, Bazarian JJ, Bruns JJ, et al. Clinical policy: neuroimaging and decision making in adult mild traumatic brain injury in the acute setting. *Ann Emerg Med*. 2008;52(6):714-748. doi: 10.1016/j.annemergmed.2008.08.021

10. Thelin EP, Nelson DW, Bellander B-M. A review of the clinical utility of serum S100B protein levels in the assessment of traumatic brain injury. *Acta Neurochir (Wien)*. 2017;159(2):209-225. doi: 10.1007/s00701-016-3046-3

11. Schulte S, Podlog LW, Hamson-Utley JJ, et al. A systematic review of the biomarker S100B: implications for sport-related concussion management. *J Athl Train*. 2014;49(6):830-850. doi: 10.4085/1062-6050-49.3.33

12. David A, Mari C, Vignaud F, et al. Evaluation of S100B blood level as a biomarker to avoid computed tomography in patients with mild head trauma under antithrombotic medication. *Diagn Interv Imaging*. 2017;98(7):551-556. doi: 10.1016/j.diii.2017.03.010

13. Undén J, Romner B. Can low serum levels of S100B predict normal CT findings after minor head injury in adults?: an evidence-based review and meta-analysis. *J Head Trauma Rehabil*. 2010;25(4):228-240. doi: 10.1097/HTR.0b013e3181e57e22

14. Diaz-Arrastia R, Wang KKW, Papa L, et al. Acute biomarkers of traumatic brain injury: relationship between plasma levels of ubiquitin C-terminal hydrolase-L1 and glial fibrillary acidic protein. *J Neurotrauma*. 2014;31(1):19-25. doi: 10.1089/neu.2013.3040

15. Lagerstedt L, Egea-Guerrero JJ, Bustamante A, et al. Combining H-FABP and GFAP increases the capacity to differentiate between CT-positive and CT-negative patients with mild traumatic brain injury. *PLoS One*. 2018;13(7). doi: 10.1371/journal.pone.0200394

16. Guthrie R. Physical activity following acute concussion and persistent postconcussive symptoms in children and adolescents. *Phys Sportsmed*. 2018;46(4):416-419. doi: 10.1080/00913847.2018.1516479

17. Centers for Disease Control and Prevention. Caring for your child's concussion: discharge instructions. 2020.   https://www.cdc.gov/traumaticbraininjury/pdf/pediatricmtbiguidelineeducational-tools/2018-CDC_mTBI_Discharge-Instructions-508.pdf

18. Tator CH, Davis HS, Dufort PA, et al. Postconcussion syndrome: demographics and predictors in 221 patients. *J Neurosurg*. 2016;125(5):1206-1216. doi: 10.3171/2015.6.JNS15664

19. Guskiewicz KM, McCrea M, Marshall SW, et al. Cumulative effects associated with recurrent concussion in collegiate football players: the NCAA Concussion Study. *JAMA*. 2003;290(19):2549-2555. doi: 10.1001/jama.290.19.2549

20. Mez J, Daneshvar DH, Kiernan PT, et al. Clinicopathological evaluation of chronic traumatic encephalopathy in players of American football. *JAMA*. 2017;318(4):360-370. doi: 10.1001/jama.2017.8334

21. Schatz P, Sandel N. Sensitivity and specificity of the online version of ImPACT in high school and collegiate athletes. *Am J Sports Med*. 2013;41(2):321-326. doi: 10.1177/0363546512466038

22. Stiell IG, Clement CM, Rowe BH, et al. Comparison of the Canadian CT Head Rule and the New Orleans Criteria in patients with minor head injury. *JAMA*. 2005;294(12):1511-1518. doi: 10.1001/jama.294.12.1511

23. Kuppermann N, Holmes JF, Dayan PS, et al. Identification of children at very low risk of clinically-important brain injuries after head trauma: a prospective cohort study [published correction appears in *Lancet*. 2014;383(9914):308]. *Lancet*. 2009;374(9696):1160-1170. doi: 10.1016/S0140-6736(09)61558-0

24. Bazarian JJ, Biberthaler P, Welch RD, et al. Serum GFAP and UCH-L1 for prediction of absence of intracranial injuries on head CT (ALERT-TBI): a multicentre observational study. *Lancet Neurol*. 2018;17(9):782-789. doi: 10.1016/s1474-4422(18)30231-x

25. Carney N, Ghajar J, Jagoda A, et al. Concussion guidelines step 1: systematic review of prevalent indicators. *Neurosurgery*. 2014;75:(Suppl 1):S3-S15. doi: 10.1227/NEU.0000000000000433

26. French L, McCrea M, Baggett M. The Military Acute Concussion Evaluation (MACE). *J Spec Oper Med*. 2008;8(1):68-77.

CAPÍTULO 12

Traumatismos craneoencefálicos graves

Scott A. Goldberg

Cappi Lay

EL DESAFÍO CLÍNICO

El tratamiento de un traumatismo craneoencefálico (TCE) grave no se centra en la reversión del daño inicial, sino en la reducción de las secuelas y la prevención de las lesiones secundarias debidas a hipoxia, hipotensión, hiperventilación, crisis epilépticas y hemorragia más intensa. Estas lesiones secundarias, que se producen después del daño inicial, pueden tener un profundo impacto en la evolución clínica y en los resultados del paciente.

Los proveedores de atención sanitaria prehospitalaria deben identificar con rapidez al paciente con lesiones cerebrales y proporcionarle una estabilización rápida y traslado a un centro adecuado para su atención definitiva. El tratamiento prehospitalario se centra en los aspectos básicos de estabilización y reanimación, así como en evitar la hipoxia, mantener la eucapnia e identificar y corregir la hipotensión.

A su llegada al servicio de urgencias (SU), el paciente debe someterse a una evaluación inicial bajo los principios de la atención de traumatología. Hay que asegurar la vía aérea, la oxigenación y la ventilación, y optimizar la presión arterial. La exploración física inicial y neurológica breve deben incluir una evaluación del estado mental y determinación de la *Escala de coma de Glasgow* (EcG), que debe repetirse con frecuencia. En el contexto de un compromiso de las vías respiratorias que requiere de intubación endotraqueal, la técnica preferida es la de intubación de secuencia rápida (ISR), que favorece el éxito del primer paso. La preoxigenación es esencial. Tras la intubación, los objetivos del manejo del ventilador son mantener la normoxia y evitar la hiperventilación y la hipocapnia. La presión arterial debe mantenerse con la administración de líquidos y la adición de vasopresores, según la necesidad. Los objetivos habituales de presión arterial media (PAM) de 65 mm Hg pueden ser insuficientes para mantener la presión de perfusión cerebral (PPC).

Los pacientes con anticoagulación deben ser objeto de su reversión rápida hasta un objetivo de cociente internacional normalizado (INR, *international normalized ratio*) menor de 1.5. Si el paciente está tomando antiagregantes plaquetarios, se puede considerar la transfusión de plaquetas, aunque los resultados de las publicaciones son ambiguos sobre su beneficio. Si el paciente se presenta en las 3 h siguientes a la lesión, debe administrarse ácido tranexámico (TXA). Una vez estabilizado, la atención se centra en el tratamiento en la unidad de cuidados intensivos (UCI) o en el quirófano, con evacuación del hematoma y descompresión craneal.

FISIOPATOLOGÍA

Anatomía y fisiología intracraneales

El cerebro está cubierto por tres capas meníngeas: la piamadre, la aracnoides y la duramadre. La cara interna del cráneo está revestida por la duramadre, perióstica, que se refleja sobre sí misma para formar los diversos compartimentos del encéfalo. En los adultos, los huesos del cráneo están fusionados, creando una cámara con un volumen fijo. Sus componentes internos son el tejido cerebral, el líquido cefalorra-quídeo (LCR) y los compartimentos sanguíneos arterial y venoso.

Todos los problemas de presión intracraneal (PIC) dependen del volumen. Debido a la naturaleza rígida del cráneo, el volumen acumulado de su contenido debe ser siempre igual a la suma de los distintos componentes. Mientras el cráneo esté intacto, para mejorar su distensibilidad se requiere reducir los volúmenes de uno o más de estos componentes. El LCR y los compartimentos sanguíneos venosos generalmente sirven como un condensador cuyos volúmenes pueden ser disminuidos con poco impacto en la función neurológica. Sin embargo, esta capacidad se reduce con las hemorragias o el edema, causando que la PIC se eleve con rapidez.

La autorregulación cerebral también desempeña un papel importante al determinar la PIC. En ausencia de lesiones, las arteriolas cerebrales se dilatan y constriñen de manera refleja en respuesta a los cambios de la presión arterial sistémica, y mantienen así un flujo sanguíneo cerebral (FSC) constante. Los aumentos del diámetro arteriolar cerebral, incluso con un flujo constante, tienen el efecto de aumentar el volumen sanguíneo intracraneal. En el cerebro lesionado, en el que la distensibilidad intracraneal está comprometida, el aumento del volumen sanguíneo por la dilatación arteriolar puede provocar oscilaciones ascendentes de la PIC.

Patrones de las lesiones

La lesión cerebral primaria se produce en el momento del daño inicial, como resultado de una fuerza directa o indirecta en la cabeza, como en una lesión por aceleración-desaceleración. Las lesiones penetrantes pueden causar lesiones directas en el cerebro y los tejidos circundantes, o lesiones indirectas secundarias a las fuerzas de conmoción asociadas. Tanto el hematoma epidural (HED) como el subdural (HSD) pueden progresar rápidamente debido a la alta presión del sistema arterial. La hemorragia subaracnoidea traumática es el patrón más frecuente de TCE grave, y se debe al cizallamiento de los pequeños vasos subaracnoideos que conduce a la acumulación de sangre en el espacio subaracnoideo, el LCR y la aracnoides. A diferencia de las lesiones hemorrágicas, la lesión axonal traumática es resultado del estiramiento o desgarro de las conexiones de los axones dentro del tejido cerebral. También pueden producirse hematomas intracraneales o contusiones del cerebro o el cerebelo.

Síndromes de herniación cerebral

Una *hernia* es la deformación mecánica del tejido cerebral ocasionada por una lesión con efecto de masa o una inflamación que destruye su arquitectura. Aunque la herniación suele producirse en un contexto de aumento de la PIC total, algunas lesiones pueden provocar síndromes de herniación, y la muerte, con una PIC relativamente baja como resultado de su ubicación en la bóveda craneal cerca de estructuras vitales. El lóbulo temporal y el cerebelo son ejemplos de sitios en los que las lesiones que causan inflamación local pueden causar un deterioro neurológico rápido y la muerte debido a la compresión directa sobre el tronco encefálico adyacente. Por el contrario, una PIC elevada causa una lesión neuronal difusa, incluso en ausencia de una herniación franca, debido a la isquemia neuronal.

CONSIDERACIONES PREHOSPITALARIAS

Los profesionales de la atención sanitaria prehospitalaria son un enlace crucial entre el lugar donde ocurre la lesión y la atención definitiva. Las intervenciones iniciales realizadas en el lugar de los hechos pueden repercutir en la morbimortalidad, y el personal prehospitalario tiene la misión de tomar decisiones clínicas que determinen dónde, cuándo y con qué rapidez se traslada a un paciente al hospital. El tratamiento local debe centrarse en la identificación pronta de un posible TCE, así como de cualquier otra lesión traumática. Al igual que en el tratamiento intrahospitalario, la prevención de lesiones secundarias mediante el mantenimiento de una presión arterial sistólica mayor de 110 mm Hg y una saturación de oxígeno mayor del 90% es primordial. Se requiere una monitorización continua por oximetría de pulso y la evaluación frecuente de la presión arterial. Es necesario desarrollar un algoritmo claro para el tratamiento prehospitalario centrado en la oxigenación adecuada, el mantenimiento de la presión arterial y la prevención de la hiperventilación, que puedan emplear los proveedores de atención local.

Vía aérea

El manejo avanzado extrahospitalario de la vía aérea es un procedimiento intrínsecamente arriesgado, y se debe hacer todo lo posible para maximizar el éxito del primer paso (colocación de la cánula). Aunque está claro que algunos pacientes requieren una intubación endotraqueal inmediata donde se encuentren, esta población no está bien definida. El manejo avanzado de la vía aérea se realiza a costa de prolongar el tiempo de transporte y puede retrasar la atención definitiva en el hospital, lo que repercute negativamente en los resultados del paciente. Por el contrario, la incapacidad del paciente para proteger sus propias vías respiratorias, la hipoxia persistente a pesar de la administración de oxígeno complementario y la retención de CO_2 son indicaciones para una intervención avanzada en las vías respiratorias.

La intubación endotraqueal asistida por parálisis fuera del hospital solo debe ser realizada por profesionales calificados que ejerzan en un sistema con un riguroso programa de garantía de calidad y formación continua. En los sistemas con tiempos de transporte cortos y en los pacientes en los que se puede mantener una saturación de oxígeno mayor del 90% con oxígeno complementario, el manejo definitivo de la vía aérea debe retrasarse hasta la llegada al SU. Toda colocación de una vía aérea avanzada debe confirmarse con una capnografía cuantitativa de dióxido de carbono al final del volumen corriente espirado (ETCO$_2$, *end tidal CO$_2$*), que mejora notablemente la detección de los dispositivos mal colocados y la hiperventilación inadvertida por parte de los proveedores de atención extrahospitalaria.

Presión arterial

Evitar la hipotensión, y tratarla cuando se produce, es un elemento crítico del tratamiento prehospitalario del paciente con TCE.[1] Al descenso en la PAM le sigue una reducción en la PPC, lo que predispone a la isquemia tisular. La presión arterial debe vigilarse con la mayor frecuencia posible y con los medios más avanzados disponibles.[2]

Aunque el concepto de *hipotensión permisiva prehospitalaria* puede ser de beneficio en algunos pacientes traumatizados, es perjudicial en el contexto de una lesión cerebral.[1] La hipotensión debe identificarse inmediatamente y tratarse de forma intensiva. Cualquier hemorragia externa en curso debe ser tratada y regulada con rapidez. Las laceraciones del cuero cabelludo pueden sangrar profusamente en un apósito voluminoso, por lo que debe usarse uno de menor tamaño con compresión manual firme y constante para evitar una pérdida excesiva. La reanimación con líquidos debe administrarse según los protocolos prehospitalarios locales, pero por lo general consiste en soluciones cristaloides. Se ha sugerido la utilidad de la solución salina hipertónica (SSH) en la reanimación extrahospitalaria de los pacientes con TCE, pero los estudios clínicos no han mostrado ningún beneficio frente a la reanimación estándar con otra solución cristaloide.[3,4]

Agitación

Los pacientes con TCE graves pueden mostrarse agitados o combativos, y transportarlos en esas condiciones es un reto, probablemente inseguro, tanto para ellos como para los proveedores de atención sanitaria. El traslado de un paciente agitado que lucha contra las sujeciones físicas puede agravar sus lesiones corporales, causar un aumento de la PIC e interferir en su estabilización y tratamiento. La prioridad del proveedor de atención prehospitalaria refleja la del tratamiento en el hospital, e incluye la identificación rápida de causas alternativas de agitación, como hipoglucemia, hipoxia o hipotensión.

Las opciones de tratamiento extrahospitalario pueden ser limitadas y se basan en los protocolos de los servicios médicos de urgencia locales. La ketamina tiene un rápido inicio de acción cuando se administra por vía intramuscular (i.m.), y puede ser una opción viable para la sedación rápida del paciente agitado, si está disponible para los proveedores de atención prehospitalaria.[5] Históricamente, la preocupación por la neurotoxicidad y el aumento transitorio de la PIC tras su administración ha limitado su uso en los TCE, aunque algunos estudios recientes han mostrado que no causa daño alguno cuando se usa para la inducción.[6] Las benzodiazepinas, incluido el midazolam, también son eficaces para la sedación rápida de un paciente agitado, pero debe ser vigilado de cerca para evitar hipoventilación, hipoxia e hipotensión. Los antipsicóticos, como droperidol, haloperidol u olanzapina, a menudo no están disponibles para los proveedores de atención prehospitalaria, pero pueden ser consideraciones adicionales si se tiene acceso a ellos.[7,8]

EXPLORACIÓN DIRIGIDA

Evaluación inicial

Es importante realizar una anamnesis y exploración física minuciosas, pero se debe dar prioridad a la estabilización urgente en todos los pacientes con sospecha de TCE, a la vez que se reducen las lesiones secundarias durante la reanimación inmediata. Se realiza una breve exploración neurológica en todos los pacientes con sospecha de TCE, si es posible, antes de la administración de sedantes o paralizantes, examinando el cuello en busca de signos de alguna fractura de la columna cervical. Si el paciente no puede cooperar con una evaluación neurológica, se le coloca un collarín cervical que se mantiene hasta que se pueda llevar a cabo una exploración neurológica definitiva.

Exploración neurológica dirigida

Estado mental y puntuación de la Escala de coma de Glasgow

La evaluación del estado mental del paciente es uno de los componentes más críticos de la exploración neurológica en un TCE. La puntuación de la EcG (**tabla 12-1**) es uno de los factores pronósticos más fuertes del resultado después de un TCE y debe determinarse en todos los pacientes con sospecha de una lesión de este tipo. Sin embargo, más importante que la puntuación inicial de la EcG es su cambio a lo largo del tiempo. Un descenso de la puntuación en la EcG es un indicador de mal pronóstico, y una disminución mayor de dos puntos debe dar lugar a una reevaluación inmediata.

Puede ser difícil obtener una puntuación total de la EcG fiable en determinadas poblaciones de pacientes, como las personas intubadas o intoxicadas, o aquellas con otras lesiones que afectan la abertura de los ojos o el componente del habla de la puntuación. En estos pacientes, la evaluación del componente motor de la puntuación de la EcG de forma aislada puede proporcionar información suficiente en lugar de la total (**tabla 12-2**).[9]

Exploración pupilar

Aunque una parte de la población general presenta anisocoria al inicio, la asimetría pupilar, específicamente un cambio en su exploración a lo largo del tiempo, indica un aumento de la PIC. Aunque la asimetría pupilar aislada no es ni sensible ni específica para las alteraciones intracraneales, un cambio en la asimetría pupilar debe llevar a pensar en un aumento de la PIC.

Exploración motora

En la exploración motora aguda del paciente se debe evaluar la simetría de la fuerza. La respuesta a la compresión es un sustituto razonable en el paciente comatoso o que no coopera. La postura de decorticación (flexión anómala) implica una lesión por encima del tronco encefálico, mientras que la de descerebración (extensión anómala) sugiere una lesión de las zonas cerebrales más profundas y augura un peor pronóstico. Una postura anómala al llegar al SU sugiere fuertemente un aumento de la PIC y debe dar lugar a un tratamiento empírico inmediato.

Monitorización invasiva

Los resultados de los TCE están inversamente relacionados con el tiempo que transcurre en el paciente con una PIC elevada. Aunque la colocación de un monitor de PIC invasivo tiene la ventaja de proporcionar

TABLA 12-1 Puntuación de la Escala de coma de Glasgow						
	1	2	3	4	5	6
Mejor respuesta motora	Ninguna	Extensión	Flexión anómala	Flexión normal	Localización	Obedece órdenes
Mejor respuesta verbal	Ninguna	Ruidos	Palabras	Confundido	Orientado	
Abertura de los ojos	Ninguna	A la presión	Al habla	Espontánea		

Datos de Teasdale G, Maas A, Lecky F, Manley G, Stocchetti N, Murray G: The Glasgow Coma Scale at 40 years: Standing the test of time. *Lancet Neurol* 13:844 -854, 2014 y Teasdale, G., & Jennett, B. (1974). Assessment of coma and impaired consciousness: a practical scale. *Lancet*, 304(7872), 81-84.

TABLA 12-2 Puntuación de la EcGM y el Simplified Motor Score (SMS)						
	Ninguna	Extensión	Flexión anómala	Flexión normal	Localización	Obedece órdenes
EcGt	1	2	3	4	5	6
SMS	0				1	2
EcGM	Lesiones graves					Lesión menor

EcGM: puntuación de la Escala de coma de Glasgow motora; EcGt: puntuación de la Escala de coma de Glasgow total.

un índice numérico para administrar el tratamiento, los médicos de urgencias por lo general toman decisiones sobre el manejo de la PIC en ausencia de su monitorización invasiva. El seguimiento cuidadoso de la exploración clínica y los hallazgos radiológicos son una alternativa viable a la monitorización de la PIC, al menos hasta que se disponga de su forma invasiva.

Pruebas de laboratorio

No se han identificado pruebas de laboratorio específicas que permitan diagnosticar de forma fiable un TCE o predigan los resultados. La evaluación por laboratorio de los pacientes con TCE debe seguir la práctica estándar para el tratamiento del paciente con un traumatismo. El INR debe evaluarse de forma sistemática y, aunque no hay directrices claras sobre su objetivo, se recomienda uno menor de 1.5.[10] Los anticoagulantes orales directos (ACOD) no se detectan de manera fiable mediante pruebas sistemáticas de coagulación, lo que hace a la anamnesis esencial para identificar a los pacientes que requieren reversión de la anticoagulación. El cerebro es una rica fuente de tromboplastina tisular, que se libera después de una lesión, y puede ocasionar una coagulopatía intravascular diseminada ante un INR elevado que no está relacionado con el uso de ACOD. En este caso, un INR elevado es un índice de mal pronóstico.

Recientemente, el interés se ha desplazado hacia la realización de estudios hemostáticos viscoelásticos en los pacientes con traumatismos, como la tromboelastografía (TEG) y la tromboelastometría rotacional (ROTEM, *rotational thromboelastometry*), para caracterizar mejor la naturaleza específica de la coagulopatía presente y orientar los posibles tratamientos al dar información tanto del inicio de la coagulación como de la resistencia del coágulo y la fibrinólisis. Por desgracia, los estudios estándar de TEG y ROTEM tienen una sensibilidad variable para detectar la presencia de los nuevos ACOD, como dabigatrán, rivaroxabán y apixabán, así como para los antiplaquetarios, como el ácido acetilsalicílico y el clopidogrel.

Radiografía

La modalidad estándar de imagen en un paciente con sospecha de TCE es la tomografía computarizada (TC) de cráneo sin contraste, que debe realizarse ante cualquier paciente con lesión en la cabeza o una EcG de 14 o inferior. Las imágenes de TC del cerebro proporcionan información sobre la probabilidad de una PIC elevada, pueden mostrar una hernia inminente y orientan sobre la necesidad de una intervención quirúrgica. La clasificación de Marshall y la puntuación de Rotterdam son escalas de calificación de TC desarrolladas para los pacientes con TCE que han mostrado predecir el resultado. Ambos sistemas de puntuación han identificado la presencia de un desplazamiento de la línea media y la compresión o borramiento de las cisternas basales como factores fuertemente predictivos de la mortalidad. Aunque la sangre hiperdensa y la asimetría evidente se suelen notar en la TC, la pérdida de espacios visibles de LCR alrededor del mesencéfalo es más sutil y es una clave importante del aumento de la PIC y la herniación temprana.

En individuos sanos, las imágenes de TC del cerebro normalmente muestran al menos un fino margen de LCR que delimita el mesencéfalo (**fig. 12-1B**), distinguiéndolo de los lóbulos temporales a ambos lados. En el caso de la hernia del gancho de la circunvolución del hipocampo, el lóbulo temporal ipsilateral se desplaza en dirección medial y oblitera el espacio correspondiente del LCR. En el contexto de un edema cerebral total que finalmente conduce a una hernia transtentorial descendente, ambos hemisferios cerebrales se desplazan hacia abajo y borran las cisternas en ambos lados. Otros hallazgos de la TC que se han asociado con un peor resultado de un TCE son el desplazamiento respecto a la línea media mayor de 5 mm y las lesiones con efecto de masa mayores de 25 cm^3. Todos los pacientes con TCE y borramiento de cisternas o desplazamiento significativo respecto a la línea media en la TC deben ser tratados como si tuvieran una PIC críticamente elevada.

La repetición de las imágenes de TC puede ser útil para vigilar la evolución del TCE, y está justificada si cambia el estado del paciente. Su utilidad en los individuos con exploración neurológica estable es menos clara, y aunque hacer una TC 4-6 h después de la lesión inicial es razonable, no suele cambiar el tratamiento.[11] La angiografía por TC puede considerarse en pacientes sin una causa clara de traumatismo craneal o en aquellos con hemorragia subaracnoidea central, aunque rara vez cambia la terapéutica.[12,13]

La ecografía puede ayudar a identificar a los pacientes con riesgo de hipertensión intracraneal mediante la evaluación del diámetro de la vaina del nervio óptico. La vaina del nervio óptico tiene continuidad con la duramadre y envuelve al nervio óptico con una fina capa intermedia de LCR que se expande en condiciones de aumento de la PIC. Se ha constatado que un diámetro de la vaina nerviosa superior a 5.0 mm se correlaciona con la presencia de hipertensión intracraneal, con una sensibilidad del 97% y una especificidad del 86%.[14] Por lo tanto, la ecografía puede ayudar al personal de urgencias a acelerar el tratamiento de reducción de la PIC en los primeros minutos tras la llegada, antes de la obtención de imágenes iniciales de la cabeza (*véase* el **cap. 16, Cefalea**).

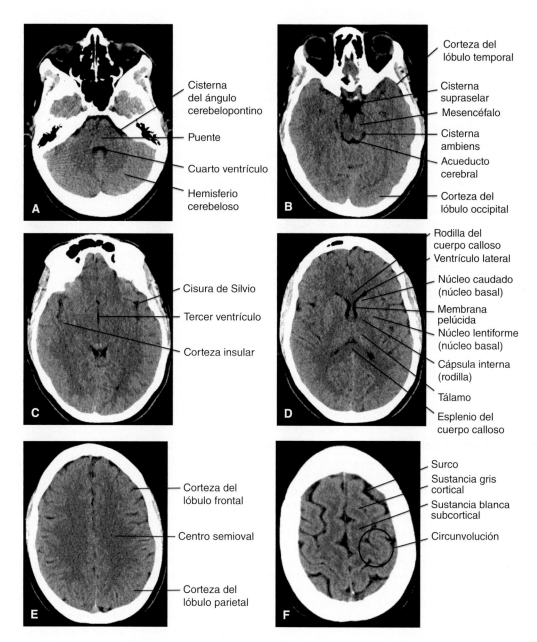

Figura 12-1. Anatomía normal por tomografía computarizada (TC). A-F. Principales estructuras del cerebro y el tronco encefálico (bulbo raquídeo, puente, mesencéfalo), el cerebelo y los hemisferios cerebrales (lóbulos frontal, temporal, parietal y occipital). De Petrovic B. Brain imaging. En: Farrell TA, ed. *Radiology 101*. 5th ed. Wolters Kluwer; 2020:268-292. Fig. 7.1.

TRATAMIENTO

Tratamiento de las vías respiratorias

En el contexto de un TCE, la lesión primaria de las vías respiratorias puede ser consecuencia de un traumatismo craneofacial concomitante, una lesión cervical, una hemorragia o el vómito. El compromiso secundario de las vías respiratorias puede deberse a la pérdida de los reflejos del tronco encefálico o ser resultado de la agitación, la hipotensión o los cambios del estado mental, que limitan la capacidad del paciente para proteger sus vías respiratorias. En el caso de que se presente o prevea un compromiso de las vías respiratorias, estas deben asegurarse con prontitud para evitar lesiones secundarias por hipoxia o hipoventilación. Se debe realizar una breve exploración neurológica antes de comenzar el manejo avanzado de la vía aérea con sedación o parálisis.

Antes de la intubación endotraqueal, el paciente debe ser preoxigenado, para evitar la hipoxia durante el intento. La reanimación con volumen es primordial para evitar la hipotensión durante la intubación, especialmente cuando se administran medicamentos que pueden atenuar el impulso simpático y su efecto compensatorio sobre la presión arterial. Si se teme que el paciente presente hipotensión durante o inmediatamente después de la intubación, deben administrarse vasopresores, ya sea por infusión o mediante inyección intravenosa rápida, antes o durante el intento de intubación.

La estimulación supraglótica durante la manipulación de las vías respiratorias causa la liberación sistémica de catecolaminas, lo que provoca un aumento transitorio de la PIC. El empleo de lidocaína para reducir esta respuesta o una dosis desfasciculante de succinilcolina no han mostrado ningún beneficio en los resultados centrados en el paciente y ya no se recomiendan. La administración de un opiáceo de acción corta, como el fentanilo a una dosis de 3 µg/kg, puede atenuar el reflejo simpático y debe considerarse, pero cualquier beneficio debe sopesarse frente a los riesgos de hipotensión.

La ISR es segura y eficaz en el contexto de las urgencias, disminuye el riesgo de broncoaspiración y aumenta la probabilidad de éxito en el primer intento. Aunque los estudios no han mostrado un beneficio claro de la ISR sobre otras técnicas en términos de resultados, sigue siendo el método preferido para el manejo de la vía aérea en el paciente con TCE. El etomidato (0.3 mg/kg) es el fármaco de elección debido a su estabilidad hemodinámica. La ketamina (1-2 mg/kg) es una alternativa, especialmente en un paciente hipotenso. Aunque históricamente el uso de la ketamina en los TCE ha sido controvertido debido a un supuesto aumento transitorio de la PIC tras su administración, en general se considera segura y eficaz para esta indicación.[15,16] El rocuronio (1.2 mg/kg) es un fármaco no despolarizante y, como tal, no provoca las fasciculaciones y el correspondiente aumento de la PIC observados con los despolarizantes. Sin embargo, su tiempo de acción puede ser de más de 1 h, lo que dificulta la repetición de las evaluaciones neurológicas. Por ello, la succinilcolina (1.5 mg/kg) es el fármaco de elección para la parálisis en los pacientes con TCE. El rocuronio sería un fármaco de segunda línea para aquellos con contraindicaciones para la succinilcolina.

Manejo del ventilador después de un traumatismo craneoencefálico

Tras la intubación, los parámetros de ventilación deben regularse con cuidado y mantener la eucapnia meticulosamente. La presión parcial de dióxido de carbono arterial ($PaCO_2$) es un potente regulador del diámetro arteriolar cerebral, que influye en la PIC y, a su vez, en el FSC (**fig. 12-2**). La reducción de la $PaCO_2$ provoca vasoconstricción refleja en todo el cerebro, mientras que la hipercapnia causa vasodilatación. Aunque la hiperventilación reduce la PIC, la correspondiente disminución de la perfusión cerebral conduce a una peor evolución del paciente. Lamentablemente, la hiperventilación involuntaria durante la ventilación manual tras la intubación es frecuente, lo que subraya la importancia de utilizar la $ETCO_2$ cuantitativa. Aunque la hipocapnia puede ser perjudicial, la hipercapnia ($PaCO_2 > 45$ mm Hg) se ha asociado con un aumento de la mortalidad hospitalaria y también debe evitarse.

Regular la hiperventilación puede disminuir de forma aguda el volumen sanguíneo intracraneal y, por lo tanto, reducir la PIC, aunque a costa de inducir isquemia cerebral. Si se sospecha una hernia cerebral aguda a partir de los hallazgos de la exploración clínica, es razonable utilizar un breve período de hiperventilación junto con la sedación y el tratamiento hiperosmolar para reducir con rapidez la PIC, como medida temporal en espera de un procedimiento neuroquirúrgico definitivo.

La prioridad máxima con respecto al manejo del ventilador es mantener un suministro adecuado de oxígeno para el tejido cerebral lesionado. Se produce vasodilatación cerebral en respuesta a la hipoxemia arterial cuando la PaO_2 desciende hasta menos de 58 mm Hg, lo que corresponde a una SpO_2 de aproximadamente el 90%. En el paciente con lesión cerebral, la saturación de oxígeno debe mantenerse por encima del 95%, aunque la disminución excesiva de la fracción inspiratoria de oxígeno (FIO_2) es un aspecto importante del manejo del ventilador que no debe pasarse por alto.

$$FSC = \frac{(PAM) - (PIC)}{(RCV)}$$

Figura 12-2. Flujo sanguíneo cerebral (FSC). PAM: presiones arteriales medias; PIC: presión intracraneal; RCV: resistencia cerebrovascular.

Regulación de la presión arterial y sus objetivos

El FSC es directamente proporcional a la presión de perfusión del compartimento intracraneal (PPC), que es igual a la PAM sistémica menos la PIC (*véase* la fig. 12-2). Los aumentos de la PIC están relacionados con el incremento de una o varias de las sustancias dentro del cráneo: LCR, tejido cerebral edematoso, lesiones en masa que incluyen sangre extravascular y volumen sanguíneo intravascular en los compartimentos arteriales o venosos. La PPC óptima es la que desencadena la máxima vasoconstricción arteriolar cerebral (al disminuir el volumen arterial intracraneal) mientras mantiene el FSC en niveles suficientes para satisfacer la demanda metabólica del cerebro. A presiones más altas, el FSC es supranormal, lo que puede provocar un aumento del edema o la expansión del hematoma. A presiones más bajas, la vasodilatación autorreguladora aumenta el volumen sanguíneo cerebral instantáneo, aunque no necesariamente el **flujo** sanguíneo, lo que incrementa el riesgo de hipertensión intracraneal.

Aunque el objetivo generalmente aceptado de la PAM de 65-70 mm Hg puede ser suficiente para mantener la perfusión de los órganos vitales en muchas alteraciones, la presencia de una lesión con efecto de masa intracraneal puede requerir un objetivo de presiones sanguíneas sistémicas significativamente más alto para asegurar la perfusión cerebral y evitar el aumento contraintuitivo de la PIC que puede ser exacerbado por la hipotensión relativa. Incluso un breve período de hipotensión con presiones arteriales sistólicas menores de 90 mm Hg se ha asociado con un aumento de la mortalidad. Lamentablemente, los objetivos precisos de la presión arterial no están bien definidos. La presión arterial sistólica debe mantenerse por encima de 100 mm Hg, y más de 110 mm Hg en los individuos mayores de 70 años.[17,18]

En el otro extremo, la hipertensión sistémica también se ha asociado con mayores tasas de mortalidad tras un TCE. La hipertensión puede ocurrir como resultado del dolor y la ansiedad, o constituir una respuesta adaptativa a la lesión neuronal y el aumento de la PIC. La hipertensión no controlada tiene el potencial de empeorar el edema cerebral, causar distensión arterial o contribuir a la expansión del hematoma. Sin embargo, en el contexto de una PIC elevada, reducir la presión arterial de forma aguda podría ser perjudicial, ya que induce una vasodilatación arteriolar cerebral refleja y empeora la isquemia cerebral.

Tratamiento hiperosmolar

El tratamiento médico inmediato de los pacientes con sospecha de elevación de la PIC incluye la colocación adecuada de la cabeza, la sedación y analgesia, la monitorización de la ventilación y evitar la hipoxia, así como la optimización de la presión arterial. Para los pacientes con signos de aumento de la PIC a pesar de estas medidas, el tratamiento hiperosmolar es un pilar terapéutico. El manitol y las diversas concentraciones disponibles de SSH han sido los productos más utilizados para el tratamiento agudo de la hipertensión intracraneal. La evidencia existente es insuficiente para apoyar el uso preferente del manitol o la SSH.[19]

El manitol se administra en forma de solución al 20% a una dosis de 0.25-1 g/kg. Se trata de un polisacárido metabólicamente inerte que se cree que reduce la PIC al ejercer un efecto deshidratante sobre el tejido cerebral y el LCR, disminuyendo así el volumen intracraneal. No obstante, también puede disminuir la viscosidad de la sangre, lo que provoca una vasoconstricción en las arterias cerebrales pequeñas. Inmediatamente después de su administración, el manitol aumenta el volumen intravascular, pero luego es excretado con rapidez por los riñones, lo que promueve una diuresis rápida. Debido al fuerte efecto diurético del fármaco, puede empeorar la hipovolemia, especialmente en los pacientes con pérdida de sangre por un traumatismo.

La SSH se presenta en concentraciones que van desde el 3% hasta el 30%. En el SU, una dosis habitual en bolo de SSH es de 150-200 mL a una concentración del 3%. Se ha especulado con la probabilidad de que el uso de soluciones ultraconcentradas (p. ej., 23.4%) confiera una ventaja frente a soluciones más diluidas, al generar con mayor rapidez un gradiente osmótico a través de la barrera hematoencefálica. Sin embargo, hasta la fecha no hay pruebas sólidas para utilizar una concentración de SSH en lugar de otra. La infusión de SSH al 3% es segura si se realiza a través de un catéter periférico de calibre 16-20 a velocidades de hasta 50 mL/h si no se dispone de un acceso venoso central,[20,21] aunque no se ha estudiado la infusión periférica de soluciones más concentradas.

Reversión de la acción de anticoagulantes y antiplaquetarios

Revertir los defectos de la coagulación después de un TCE es una intervención terapéutica importante para limitar las lesiones secundarias relacionadas con el aumento de volumen del hematoma. El uso de anticoagulantes y antiagregantes plaquetarios vía oral se ha asociado con un aumento de las tasas de hemorragia intracerebral (HIC), expansión del hematoma y mortalidad en los pacientes con TCE. La warfarina y los ACOD se asocian con un aumento de 2-5 veces en las probabilidades de muerte.[22,23] Dado el potencial de estos fármacos para contribuir al aumento de la hemorragia, los médicos deben abordar la reversión de su acción tan pronto como sea posible.

Reversión de la acción de los anticoagulantes orales

La warfarina inhibe la producción de los factores de coagulación II, VII, IX y X, dependientes de la vitamina K. La reversión de los efectos del medicamento incluye la restitución de la vitamina K y la sustitución de los factores de coagulación deficientes con la transfusión de plasma fresco congelado (PFC). En el contexto de una hemorragia potencialmente mortal, la reversión de la anticoagulación debe llevarse a cabo lo más rápidamente posible utilizando el concentrado de complejo de protrombina (CCP).[24-26] No se recomienda el factor VIIa recombinante para la reversión del efecto de la warfarina si se dispone de CCP, debido a las mayores tasas de tromboembolias venosas asociadas con su uso.[27] La dosis de CCP suele ser de 25-50 U/kg y debe venir seguida de una comprobación repetida del INR entre 30 y 60 min después de finalizar la infusión. Se puede considerar la posibilidad de repetir la dosis en los pacientes cuyo INR no se ha corregido después de la dosis inicial.

Los ACOD incluyen el inhibidor directo de la trombina, el dabigatrán y tres inhibidores del factor Xa (apixabán, edoxabán y rivaroxabán). El dabigatrán fue el primer antídoto específico de un fármaco para revertir su efecto anticoagulante. El idarucizumab es un fragmento de anticuerpo monoclonal que se une al dabigatrán con una afinidad 350 veces mayor que la trombina, su molécula diana en la cascada de la coagulación. El tiempo de trombina es extremadamente sensible al dabigatrán, y puede utilizarse como marcador fiable de la exposición al fármaco cuando está en duda, siempre que pueda obtenerse con rapidez. El idarucizumab neutraliza eficazmente el dabigatrán en las 4 h siguientes a su administración, y es el tratamiento recomendado para la HIC traumática asociada con el uso de dabigatrán. Si no se dispone de idarucizumab, debe administrarse CCP en el contexto de un TCE que ponga en peligro la vida.

Los otros tres ACOD de uso habitual, apixabán, rivaroxabán y edoxabán, ejercen su efecto anticoagulante al inhibir la catálisis por el factor X activado de la conversión de protrombina en trombina, el mediador común en las vías intrínseca y extrínseca de la coagulación. Se ha mostrado que el andexanet α, una molécula señuelo del factor Xa, reduce la actividad anti-factor Xa en un 92% en un plazo de 15-30 min,[28] aunque su efecto comienza a disminuir 4 h después de su administración en solución. La escasa biodisponibilidad del andexanet α, unida a su elevado costo,[29] ha provocado cierta resistencia a adoptar su uso. Aunque no se ha realizado una comparación directa entre el andexanet α y el CCP, la presentación de cuatro factores de esta última ofrece una alternativa eficaz para las hemorragias graves y, en opinión del autor, es una opción razonable en este contexto.

Reversión del efecto de los antiplaquetarios y transfusión de plaquetas

Las plaquetas desempeñan un papel esencial en la hemostasia tras un TCE, y los déficits en el recuento o la función de las plaquetas pueden contribuir a empeorar la lesión intracraneal. La trombocitopenia con un recuento de plaquetas menor de 150×10^6/L es un factor de riesgo independiente para la progresión de la lesión hemorrágica después de un TCE, y la transfusión de plaquetas debe iniciarse hasta alcanzar un objetivo de al menos $50-100 \times 10^6$/L.[30]

La exposición al ácido acetilsalicílico y el clopidogrel antes de la lesión se asocia con un aumento de la mortalidad en los pacientes con TCE, y los esquemas antiplaquetarios dobles confieren más riesgo que los únicos.[31] Sin embargo, a pesar de la clara relación entre la trombocitopenia o la disfunción plaquetaria y el peor resultado, el beneficio de la transfusión de plaquetas en los pacientes que toman ácido acetilsalicílico antes de la lesión no está claro, y la evidencia disponible no es suficiente para recomendar o no este tratamiento en quienes toman antiplaquetarios antes de la lesión. Una sola unidad de plaquetas que contenga de cuatro a seis concentrados de plaquetas de sangre total revertirá el efecto del ácido acetilsalicílico, pero la normalización de la reactividad plaquetaria en los pacientes que toman clopidogrel requiere dos unidades de plaquetas en la mayoría de las situaciones.

El uso de desmopresina (1-desamino-8-D-arginina vasopresina) puede ser beneficioso, al menos para la reversión parcial del efecto del ácido acetilsalicílico y el clopidogrel en los pacientes con HIC traumática. La desmopresina provoca un aumento de los factores de von Willebrand (FvW) y VIII circulantes. En pequeños grupos de pacientes con HIC espontánea que tomaban ácido acetilsalicílico, la desmopresina intravenosa (0.4 µg/kg) mejoró la función plaquetaria a los 30 min de su administración.[32-34] Aunque las pruebas de beneficio clínico del uso de la desmopresina intravenosa para revertir la acción antiplaquetaria no son sólidas, debe considerarse una dosis única en aquellos pacientes que toman ácido acetilsalicílico o cualquiera de los inhibidores de P2Y12 con evidencia de una hemorragia intracraneal por TC.

Tratamiento dirigido de la temperatura corporal

En el contexto de un paro cardíaco, la hipotermia inducida mejora la supervivencia neuronal a través de una combinación de inhibición de las células inflamatorias y la producción de citocinas, reducción del daño por los radicales libres, supresión de la actividad eléctrica epiléptica, reducción del metabolismo cerebral y disminución de la PIC. Sin embargo, el efecto del tratamiento dirigido de la temperatura corporal en los resultados después de un TCE está menos claro.[35,36] Actualmente, no se recomienda el tratamiento dirigido de la temperatura corporal o hipotermia inducida para los pacientes con TCE en el SU.[17]

Profilaxis de las crisis epilépticas

Las crisis epilépticas postraumáticas (CEPT) se clasifican como *tempranas*, cuando se producen en los 7 días siguientes a la lesión, o *tardías*, cuando se producen después. Hasta un 12% de los pacientes que experimentan un traumatismo craneoencefálico y un 50% de los que presentan su forma penetrante desarrollan CEPT tempranas. En teoría, estas últimas pueden empeorar la lesión cerebral secundaria al provocar hipoxia, hipercapnia, liberación de neurotransmisores excitatorios y aumento de la PIC. Aunque las CEPT tempranas no se han asociado con peores resultados, se recomiendan los fármacos antiepilépticos (FAE) después de un TCE grave para disminuir su incidencia.[17]

En caso de una crisis epiléptica activa, deben administrarse benzodiazepinas como fármacos ideales. El lorazepam (0.05-0.1 mg/kg i.v.) es el preferido para detener las crisis epilépticas debido a su gran eficacia y a su tiempo de acción prolongado. El diazepam (0.1-0.2 mg/kg) y el midazolam (0.05-0.1 mg/kg) son alternativas eficaces. Se recomienda el midazolam intramuscular para los pacientes con crisis epilépticas activas en los que no se ha establecido un acceso intravenoso.[37] Debido a la rápida disminución de los receptores del ácido γ-aminobutírico (GABA, *γ-aminobutiric acid*), es preferible administrar una dosis inicial adecuada de benzodiazepinas que una creciente.

Para la actividad anticonvulsiva a largo plazo y la profilaxis de las CEPT tempranas, pueden administrarse levetiracetam (40 mg/kg i.v.), fenitoína o fosfenitoína (equivalentes de fenitoína, 15-20 mg/kg) y son igualmente eficaces.[38-40] La fosfenitoína es preferible a la fenitoína, debido a su rápida administración y menor potencial de causar hipotensión. Sin embargo, el levetiracetam se utiliza cada vez más por sus características, con efectos secundarios ligeramente favorables y menor incidencia de interacciones farmacológicas.

La aparición tardía de las CEPT se asocia con una morbilidad significativa y una disminución de la calidad de vida.[41] El desarrollo de las CEPT tardías parece ser más frecuente en quienes han experimentado las crisis tempranas, pero no se ha demostrado que alguna estrategia de profilaxis farmacológica modifique este riesgo a largo plazo. No se recomienda el uso profiláctico de los fármacos antiepilépticos para prevenir las crisis tardías, a menos que el paciente haya tenido al menos una crisis epiléptica como resultado de la lesión.

Monitorización de la presión intracraneal

La doctrina Monro-Kellie subraya que la distensibilidad intracraneal está directamente relacionada con los volúmenes constitutivos combinados del tejido cerebral, el edema, la sangre y el LCR, y que la reducción de cualquiera de estos componentes da lugar a un descenso de la PIC. Debido a la relativa facilidad para extraer el LCR, el empleo de un drenaje para derivar el líquido puede ayudar a controlar la PIC y evitar la herniación descendente. La colocación de un drenaje ventricular externo (DVE) requiere la inserción de un catéter flexible en el ventrículo lateral o en el tercero. El DVE tiene un doble propósito: de servir como monitor de la PIC cuando esté cerrado y como dispositivo terapéutico para disminuirla cuando se abre. Los riesgos de la inserción del DVE incluyen la hemorragia intraparenquimatosa o intraventricular y la ventriculitis.

Aunque no hay pruebas sólidas que apoyen la colocación rutinaria de un DVE en los pacientes con TCE grave, debería considerarse como tratamiento de la PIC elevada en algunos pacientes seleccionados. En los pacientes a los que se les colocará un DVE urgente en el SU, la intervención del médico es administrar la sedación y la analgesia mientras mantiene la estabilidad hemodinámica. Dado que las infecciones por DVE ocasionan ventriculitis, que es en sí misma una complicación potencialmente mortal, es esencial garantizar un entorno estéril para la colocación del drenaje en el SU.

Esteroides

Los estudios han fracasado sistemáticamente en mostrar beneficios cuando se utilizan esteroides en los TCE graves. De hecho, la administración de esteroides da lugar a un aumento de los eventos adversos, como infecciones, hemorragias gastrointestinales y mortalidad.[42] En los pacientes con TCE grave, la metilprednisolona en dosis altas se asocia con un aumento de la mortalidad y está contraindicada.[17]

Antibióticos

En los pacientes con un traumatismo craneal penetrante o una fractura de cráneo abierta, hay preocupación de que se desarrolle una infección intracraneal o meningitis. No hay pruebas que apoyen el uso de la profilaxis con antibióticos para prevenir la meningitis u otra infección en los pacientes con fracturas de la base del cráneo. Sin embargo, la contaminación de la piel, los huesos, el pelo y los tejidos puede ser generalizada ante una cavitación causada por un proyectil, y las directrices respaldan el uso de antibióticos profilácticos intravenosos de amplio espectro para cubrir los estafilococos, los bacilos gramnegativos y los microorganismos anaerobios en los traumatismos craneoencefálicos penetrantes. Se recomienda una combinación de vancomicina, 1 g c/12 h; gentamicina 80 mg c/8 h y metronidazol, 500 mg c/6 h.[43] La infección también se vuelve una preocupación en los pacientes con una monitorización invasiva de la PIC, aunque no hay pruebas suficientes para recomendar el uso sistemático de antibióticos profilácticos. Aplicar una técnica estéril adecuada y de alta calidad resulta primordial para reducir el riesgo de infección.

Progesterona

Las investigaciones que sugieren mejores resultados cognitivos tras un TCE en las mujeres han llevado a la hipótesis de que las hormonas sexuales femeninas pueden ser neuroprotectoras. En los primeros estudios, se mostró que la progesterona era prometedora a la hora de conseguir mejores resultados neurológicos tras un TCE. Lamentablemente, las pruebas disponibles no han mostrado beneficio alguno a largo plazo con el uso de la progesterona en los resultados después de un TCE, y no se recomienda como estrategia terapéutica.[44]

Ácido tranexámico

El fármaco antifibrinolítico TXA se usó para disminuir la hemorragia en las lesiones traumáticas, con un descenso del 1.5% de la mortalidad cuando se administró en las 3 h siguientes a la lesión.[45] En el contexto de un TCE, el TXA también puede mejorar la formación del coágulo y disminuir el volumen de la hemorragia intracraneal. En un estudio aleatorizado multinacional reciente de gran tamaño se sugirió que el TXA puede disminuir la mortalidad relacionada con los TCE en los pacientes con puntuación de la EcG menor de 13 cuando se excluyen los pacientes con lesiones neurológicas devastadoras.[46] Sin embargo, no hubo diferencias significativas en la mortalidad por todas las causas o en los resultados neurológicos funcionales con la administración de TXA. La administración de una carga de 1 g de TXA durante 10 min seguida de 1 g adicional durante 8 h es una **opción razonable para los pacientes** con un TCE moderado.

Descompresión quirúrgica

La atención de los TCE graves casi siempre requiere los esfuerzos combinados de los médicos de urgencias, el equipo de traumatología y los neurocirujanos. La intervención quirúrgica temprana se considera en aquellos pacientes con lesiones temporales o temporoparietales unilaterales, en quienes tienen una puntuación inicial de EcG de al menos 6 con un volumen de contusión mayor de 20 mL o evidencia de desplazamiento de la línea media o borramiento de cisternas, o en aquellos con lesiones mayores de 50 mL, independientemente de dicho desplazamiento o de la compresión de las cisternas. La presencia de alteraciones del estado mental, anomalías pupilares, posturas motoras anormales y comorbilidades médicas, la edad y los datos de los estudios de imagen son factores que influyen en la decisión de operar.

La mortalidad después de la evacuación quirúrgica del HSD es alta, especialmente en los pacientes de edad avanzada y en aquellos que presentan un deterioro neurológico más grave. La evacuación quirúrgica del HSD agudo debe realizarse si el grosor del coágulo es mayor de 10 mm o si el desplazamiento respecto de la línea media supera los 5 mm, independientemente de la puntuación de la EcG. Los pacientes con HED tienden a evolucionar mucho mejor que sus homólogos que requieren intervención quirúrgica, que se recomienda cuando el grosor del coágulo es mayor de15 mm o si tiene más de 5 mm de desplazamiento de la línea media.

A diferencia de los HSD y los HED, que ejercen una presión externa sobre el tejido cerebral, las contusiones parenquimatosas son resultado de la disrupción de los vasos dentro del propio tejido cerebral. Aunque la mayoría de las contusiones no requieren un tratamiento quirúrgico, estas lesiones pueden asociarse con edema y efecto de masa, que causan una lesión cerebral secundaria que requiere una evacuación o descompresión quirúrgica.

CONSEJOS Y RECOMENDACIONES

- Elevar la cabecera de la cama 30° mejora el drenaje venoso y puede reducir la PIC.
- La hiperventilación puede ser útil como medio para retrasar la herniación inminente, pero debe utilizarse con precaución y durante el menor tiempo posible.
- Es primordial mantener la oxigenación y la perfusión. Los objetivos de presión arterial para los pacientes con TCE pueden ser más altos que los de aquellos con otras lesiones traumáticas.
- Una puntuación de la EcG aislada no es tan predictiva del resultado como su cambio. La puntuación de la EcG se debe revisar de forma regular y documentarse cualquier cambio.
- No hay pruebas sólidas que apoyen el uso de SSH o manitol como tratamiento hiperosmolar ideal. Deben elaborarse directrices institucionales sobre el tratamiento hiperosmolar como orientación en cuanto a su empleo.
- El borramiento de las cisternas basales puede ser un índice temprano del aumento de la PIC. Las cisternas basales deben evaluarse específicamente al momento de revisar las imágenes de TC de los pacientes con TCE.

EVIDENCIA

¿Cuáles son los conceptos clave en el tratamiento prehospitalario del paciente con sospecha de TCE?

El tratamiento prehospitalario de los pacientes con TCE se centra en limitar las lesiones secundarias, con atención específica a la oxigenación y la presión arterial. En un estudio «antes/después», de sistemas múltiples, con intención de tratar a nivel estatal en Arizona, se evaluó un protocolo para TCE centrado en: a) la prevención y el tratamiento de la hipoxia; b) intervenciones en las vías respiratorias para optimizar la oxigenación y la ventilación en los pacientes con puntuación de la EcG menor de 9, con intubación endotraqueal cuando las intervenciones básicas en las vías respiratorias resultaban inadecuadas; c) la prevención de la hiperventilación, y d) la prevención y el tratamiento de la hipotensión. Se incluyeron 21 852 pacientes de 130 sistemas de servicios médicos de urgencia durante casi 8 años. La supervivencia ajustada se duplicó entre los pacientes con TCE grave y se triplicó en los que requirieron intubación endotraqueal.[47]

Aunque la hipotensión permisiva puede ser beneficiosa en los pacientes traumatizados, en general, se ha mostrado que, incluso cuando es de corta duración, aumenta la mortalidad de los pacientes con TCE. En un estudio prospectivo estatal de 13 151 pacientes con TCE de moderado a grave, ante cualquier episodio de hipotensión por debajo de 90 mm Hg, la mortalidad fue del 28% en comparación con el 5.6% en quienes no la presentaban.[48] Tanto la magnitud de la hipotensión como su duración desempeñan un papel. En la misma cohorte de estudio, la mortalidad se correlacionó directamente con la «intensidad y duración» de la hipotensión, una medida compuesta que incluye ambas características de las crisis.[49] Aunque las directrices recomiendan mantener una presión arterial sistólica por encima de 110 mm Hg, hay pocas pruebas para indicar una cifra objetivo específica. En un estudio se mostró un aumento de casi el 19% de la mortalidad por cada descenso de 10 mm Hg en la presión arterial, entre 40 y 120 mm Hg.[1]

El tratamiento de la ventilación y la oxigenación también es un componente crítico de la atención prehospitalaria. Un área de particular controversia es la intubación endotraqueal en los pacientes con TCE tratados fuera del hospital. Por desgracia, las publicaciones científicas que tratan sobre la intubación endotraqueal prehospitalaria de los pacientes con TCE son heterogéneas y estudian a proveedores de atención sanitaria con diferentes niveles de destreza, una variedad de protocolos de tratamiento y diferentes criterios de inclusión. En un estudio controlado aleatorizado que comparó la intubación extrahospitalaria con aquella al llegar al SU en pacientes con TCE, hubo resultados neurológicos favorables a los 6 meses (51% frente al 39%) para los primeros.[50] Sin embargo, los paramédicos en este estudio tuvieron una tasa de éxito del 97% para la intubación, y su nivel de destreza tiene un impacto en los resultados. En un gran estudio retrospectivo de bases de datos se mostró que los resultados de los pacientes intubados por proveedores de atención sanitaria con menos experiencia eran peores,[51] un dato respaldado por un metaanálisis de seis estudios con un total de 4 772 pacientes que mostró el doble de probabilidades de muerte cuando la intubación era realizada por un proveedor con poca experiencia en la intubación endotraqueal.[52]

La hiperventilación inadvertida, sobre todo en el período inmediatamente posterior a la intubación, también puede provocar resultados adversos y debe evitarse. Un estudio prospectivo de 418 pacientes con TCE grave mostró una tasa de mortalidad significativamente mayor (56% frente al 30%) en los pacientes con hiperventilación inadvertida. El uso de la $ETCO_2$ puede ayudar a prevenir la hiperventilación inadvertida, y en este mismo grupo, con una pCO_2 menor de 25 al arribo al SU, se redujo del 13.4% al 5.6% cuando se utilizó dicha técnica.[53] Además, la hipoxia durante y después de la intubación extrahospitalaria se asocia con un aumento de la mortalidad,[54] aunque en un pequeño estudio sobre la intubación prehospitalaria de pacientes con TCE grave, el 84% de los sucesos de desaturación se presentaron en aquellos con una saturación de oxígeno inicial mayor del 90%.[55] La combinación de hipoxia e hipotensión es particularmente devastadora, con una tasa de mortalidad del 43.9% en un estudio y el doble de probabilidades de muerte para los pacientes con ambas, en comparación con cualquiera de ellas por separado.[48]

¿Hay pruebas que apoyen la profilaxis de las crisis convulsivas tras una lesión cerebral grave?

La incidencia de CEPT tempranas, definidas como las que ocurren dentro de los primeros 30 días siguientes a la lesión, puede ser tan alta como del 30% en los pacientes con TCE grave. Dado que las crisis epilépticas pueden causar hipoxia e hipercapnia y dar lugar a un aumento de la PIC, hay un riesgo teórico de que las crisis tempranas puedan ocasionar un empeoramiento secundario de la lesión y afectar de forma negativa los resultados del paciente tras el TCE. Sin embargo, el efecto de los FAE en la incidencia de las CEPT tempranas sigue sin aclararse. En un amplio metaanálisis de 10 estudios con 2 326 pacientes, la administración precoz de FAE dio lugar a un cociente de probabilidades (OR, *odds ratio*) de crisis tempranas de 0.42 (IC 95%: 0.23-0.73), aunque la calidad general de los datos era mala. No se encontraron diferencias en la incidencia de crisis tardías. Además, no hubo diferencias de mortalidad cuando se administraron los FAE.[39,56] Un metaanálisis más reciente de 16 estudios llegó a las mismas conclusiones.[57]

Si hay que administrar un FAE, el levetiracetam y la fenitoína son opciones aceptables. En un estudio observacional prospectivo de 813 pacientes con una puntuación de la EcG menor de 9 o con datos de TCE en la TC que recibieron levetiracetam o fenitoína, se mostraron tasas equivalentes de CEPT tempranas. Asimismo, ambos grupos tuvieron tasas similares de eventos adversos y mortalidad.[58] Aunque las crisis tempranas no se han asociado sistemáticamente con peores resultados, en las directrices se recomienda el uso de FAE para disminuir su incidencia cuando se considera que el beneficio global supera el riesgo de complicaciones asociadas.[17] Aunque no hay un beneficio claro en cuanto a los resultados, el costo y la facilidad de administración deben tenerse en cuenta a la hora de determinar el FAE por administrar.

¿Cuáles son los objetivos de presión arterial adecuados en los pacientes con una lesión cerebral?

La presión arterial desempeña un papel fundamental en los TCE, e incluso una sola crisis de hipotensión se asocia con un aumento de la mortalidad. Lamentablemente, no hay un umbral de presión arterial claro y basado en la evidencia para los pacientes con TCE. La definición habitual de hipotensión es de una presión arterial sistólica inferior a 90 mm Hg. Sin embargo, las investigaciones actuales sugieren que el umbral puede ser más alto. En un gran estudio retrospectivo de una base de datos de 15 733 pacientes con TCE de moderados a graves, se sugirió un umbral de presión arterial sistólica más apropiado de 110 mm Hg. En concreto, el modelo que mejor se ajustaba a la presión arterial, reduciendo el riesgo de muerte, era el de más de 110 mm Hg para los pacientes de 15-49 años y mayores de 70 años, y el de más de 100 mm Hg para los de 50-69 años.[18]

Sin embargo, incluso este umbral de presión arterial más conservador puede ser insuficiente. En el entorno prehospitalario, se ha demostrado que no solo la intensidad, sino también la duración de la hipotensión, aumentan la mortalidad.[49] Además, en un amplio estudio observacional prospectivo de 3 844 pacientes con TCE de moderados a graves tratados en el entorno prehospitalario, se encontró un aumento del 18.8% en la probabilidad de muerte por cada descenso de 10 mm Hg en la presión arterial sistólica debajo de 140 mm Hg.[1] Aunque en las directrices actuales se recomienda mantener una presión arterial sistólica mayor de 110 mm Hg,[17] puede ser apropiado mantener una presión arterial sistólica de al menos 140 mm Hg, aunque se necesitan más estudios con controles apropiados.

¿Hay pruebas que respalden el tratamiento hiperosmolar en los TCE graves?

En los pacientes con sospecha de elevación de la PIC refractaria a sedación, analgesia y drenaje del LCR, se usan soluciones hiperosmolares en un esfuerzo por reducir la PIC. Sin embargo, en el contexto de urgencias, el fundamento del uso de los líquidos hiperosmolares y, en específico, cuál usar, es limitado.

Pocos estudios han comparado directamente las SSH con el manitol. En un metaanálisis de 12 estudios aleatorizados, que incluyeron a 464 pacientes, no se encontraron diferencias en la mortalidad o el resultado neurológico, aunque hubo una tendencia a favor de la SSH.[59] Además, la PPC fue mayor con la SSH, y la PIC menor, a los 90-120 min. Por desgracia, el limitado número de pacientes incluidos en estos estudios impide cualquier recomendación por los autores en cuanto al beneficio de la SSH sobre el manitol. En otro metaanálisis de 11 estudios tampoco se encontró beneficio alguno del uso de un fármaco sobre otro.[60] Por último, en una revisión Cochrane de seis estudios que incluyeron 287 sujetos no se encontraron diferencias en los resultados neurológicos o la mortalidad con ningún fármaco,[19] aunque la hipotensión de rebote se presentó con mayor frecuencia en los sujetos que recibieron manitol. En general, los autores encontraron pruebas de muy baja calidad y no pudieron formular conclusiones o recomendaciones firmes. En la Brain Trauma Foundation se señala que, aunque el tratamiento hiperosmolar puede reducir la PIC, no hay pruebas suficientes sobre sus efectos en los resultados clínicos para apoyar una recomendación específica para los pacientes con TCE grave.[17]

¿Cuál es la utilidad de la administración de plaquetas ante la hemorragia intracraneal traumática en los pacientes con tratamiento antiplaquetario?

Aunque está claro que el uso de antiagregantes plaquetarios antes de la lesión aumenta la mortalidad en los pacientes con TCE grave, en especial entre los adultos mayores,[31] el impacto de la transfusión de plaquetas después de la lesión no está claro. Aunque en un gran estudio controlado aleatorizado se mostró una mayor probabilidad de muerte en los pacientes con HIC espontánea que recibieron una transfusión de plaquetas,[61] no se han realizado estudios similares con controles apropiados de los pacientes con HIC traumática.

En una revisión sistemática de 11 estudios observacionales de pacientes con TCE grave y uso de fármacos antiplaquetarios antes de la lesión, no se encontró diferencia alguna de la mortalidad en quienes recibieron una transfusión de plaquetas.[62] En otras dos revisiones sistemáticas se tuvieron resultados similares, aunque los estudios eran de baja calidad y los autores no pudieron hacer ninguna recomendación definitiva.[63,64] Con base en una revisión de cinco estudios observacionales en los que participaron 635 pacientes, en la guía de práctica clínica de la American Association of Blood Banks (AABB) no se pudo concluir a favor o en contra del uso de la transfusión de plaquetas.[65] En un pequeño estudio reciente se sugiere que la transfusión de plaquetas puede ser beneficiosa en los pacientes con disfunción plaquetaria medible en la TEG,[66] aunque es insuficiente para hacer una recomendación clara.

Referencias

1. Spaite DW, Hu C, Bobrow BJ, et al. Mortality and prehospital blood pressure in patients with major traumatic brain injury: implications for the hypotension threshold. *JAMA Surg*. 2017;152(4):360-368.

2. Badjatia N, Carney N, Crocco TJ, et al. Guidelines for prehospital management of traumatic brain injury 2nd edition. *Prehosp Emerg Care*. 2008;12(Suppl 1):S1-S52.

3. Bulger EM, May S, Brasel KJ, et al. Out-of-hospital hypertonic resuscitation following severe traumatic brain injury: a randomized controlled trial. *JAMA*. 2010;304(13):1455-1464.

4. Cooper DJ, Myles PS, McDermott FT, et al. Prehospital hypertonic saline resuscitation of patients with hypotension and severe traumatic brain injury: a randomized controlled trial. *JAMA*. 2004;291(11):1350-1357.

5. Cole JB, Klein LR, Nystrom PC, et al. A prospective study of ketamine as primary therapy for prehospital profound agitation. *Am J Emerg Med*. 2018;36(5):789-796.

6. Green SM, Cote CJ. Ketamine and neurotoxicity: clinical perspectives and implications for emergency medicine. *Ann Emerg Med*. 2009;54(2):181-190.

7. Isbister GK, Calver LA, Page CB, Stokes B, Bryant JL, Downes MA. Randomized controlled trial of intramuscular droperidol versus midazolam for violence and acute behavioral disturbance: the DORM study. *Ann Emerg Med*. 2010;56(4):392-401.E1.

8. Isenberg DL, Jacobs D. Prehospital Agitation and Sedation Trial (PhAST): a randomized control trial of intramuscular haloperidol versus intramuscular midazolam for the sedation of the agitated or violent patient in the prehospital environment. *Prehosp Disaster Med*. 2015;30(5):491-495.

9. Chou R, Totten AM, Carney N, et al. Predictive utility of the total Glasgow Coma Scale versus the motor component of the Glasgow Coma Scale for identification of patients with serious traumatic injuries. *Ann Emerg Med*. 2017;70(2):143-157.E6.

10. Wiegele M, Schöchl H, Haushofer A, et al. Diagnostic and therapeutic approach in adult patients with traumatic brain injury receiving oral anticoagulant therapy: an Austrian interdisciplinary consensus statement. *Cuidados intensivos*. 2019;23(1):62.

11. Connon FF, Namdarian B, Ee JL, Drummond KJ, Miller JA. Do routinely repeated computed to-mography scans in traumatic brain injury influence management? Un estudio observacional pro-spectivo en un centro de trauma de nivel 1. *Ann Surg*. 2011;254(6):1028-1031.

12. Naraghi L, Larentzakis A, Chang Y, et al. Is CT angiography of the head useful in the management of traumatic brain injury? *J Am Coll Surg*. 2015;220(6):1027-1031.

13. Balinger KJ, Elmously A, Hoey BA, Stehly CD, Stawicki SP, Portner ME. Selective computed tomographic angiography in traumatic subarachnoid hemorrhage: a pilot study. *J Surg Res*. 2015;199(1):183-189.

14. Koziarz A, Sne N, Kegel F, et al. Bedside optic nerve ultrasonography for diagnosing increased intracranial pressure: a systematic review and meta-analysis. *Ann Intern Med*. 2019;171(12): 896-905.

15. Cohen L, Athaide V, Wickham ME, Doyle-Waters MM, Rose NG, Hohl CM. The effect of ket-amine on intracranial and cerebral perfusion pressure and health outcomes: a systematic review. *Ann Emerg Med*. 2015;65(1):43-51.E2.

16. Zeiler FA, Teitelbaum J, West M, Gillman LM. The ketamine effect on ICP in traumatic brain in-jury. *Atención de Neurocrit*. 2014;21(1):163-173.

17. Carney N, Totten AM, O'Reilly C, et al. Guidelines for the management of severe traumatic brain injury, fourth edition. *Neurosurgery*. 2017;80(1):6-15.

18. Berry C, Ley EJ, Bukur M, et al. Redefining hypotension in traumatic brain injury. *Injury*. 2012;43(11):1833-1837.

19. Chen H, Song Z, Dennis JA. Hypertonic saline versus other intracranial pressure-lowering agents for people with acute traumatic brain injury. *Cochrane Database Syst Rev*. 2020;(1):CD010904.

20. Perez CA, Figueroa SA. Complication rates of 3% hypertonic saline infusion through peripheral intravenous access. *J Neurosci Nurs*. 2017;49(3):191-195.

21. Jones GM, Bode L, Riha H, Erdman MJ. Safety of continuous peripheral infusion of 3% sodium chloride solution in neurocritical care patients. *Am J Crit Care*. 2016;26(1):37-42.

22. Collins CE, Witkowski ER, Flahive JM, Anderson FA Jr, Santry HP. Effect of preinjury warfarin use on outcomes after head trauma in Medicare beneficiaries. *Am J Surg*. 2014;208(4):544-549.E1.

23. Scotti P, Séguin C, Lo BWY, de Guise E, Troquet JM, Marcoux J. Antithrombotic agents and traumatic brain injury in the elderly population: hemorrhage patterns and outcomes. *J Neurosurg*. 2019;133(2):486-495.

24. Sarode R, Milling TJ Jr, Refaai MA, et al. Efficacy and safety of a 4-factor prothrombin complex concentrate in patients on vitamin K antagonists presenting with major bleeding: a randomized, plasma-controlled, phase IIIb study. *Circulation*. 2013;128(11):1234-1243.

25. Zeeshan M, Hamidi M, Feinstein AJ, et al. Four-factor prothrombin complex concentrate is as-sociated with improved survival in trauma-related hemorrhage: a nationwide propensity-matched analysis. *J Trauma Acute Care Surg*. 2019;87(2):274-281.

26. Joseph B, Pandit V, Khalil M, et al. Use of prothrombin complex concentrate as an adjunct to fresh frozen plasma shortens time to craniotomy in traumatic brain injury patients. *Neurosurgery*. 2015;76(5):601-607; discussion 607.

27. Barton CA, Hom M, Johnson NB, Case J, Ran R, Schreiber M. Protocolized warfarin reversal with 4-factor prothrombin complex concentrate versus 3-factor prothrombin complex concentrate with recombinant factor VIIa. *Am J Surg*. 2018;215(5):775-779.

28. Connolly SJ, Crowther M, Eikelboom JW, et al. Full study report of andexanet alfa for bleeding associated with factor Xa inhibitors. *N Engl J Med*. 2019;380(14):1326-1335.

29. Frontera JA, Bhatt P, Lalchan R, et al. Cost comparison of andexanet versus prothrombin com-plex concentrates for direct factor Xa inhibitor reversal after hemorrhage. *J Thromb Thrombolysis*. 2020;49(1):121-131.

30. Picetti E, Rossi S, Abu-Zidan FM, et al. WSES consensus conference guidelines: monitoring and management of severe adult traumatic brain injury patients with polytrauma in the first 24 hours. *World J Emerg Surg*. 2019;14:53.

31. Ohm C, Mina A, Howells G, Bair H, Bendick P. Effects of antiplatelet agents on outcomes for elderly patients with traumatic intracranial hemorrhage. *J Trauma*. 2005;58(3):518-522.

32. Kapapa T, Röhrer S, Struve S, et al. Desmopressin acetate in intracranial haemorrhage. *Neurol Res Int*. 2014;2014:298767.

33. Naidech AM, Maas MB, Levasseur-Franklin KE, et al. Desmopressin improves platelet activity in acute intracerebral hemorrhage. *Stroke*. 2014; 45(8):2451-2453.

34. Barletta JF, Abdul-Rahman D, Hall ST, et al. The role of desmopressin on hematoma expansion in patients with mild traumatic brain injury prescribed pre-injury antiplatelet medications. *Atención de Neurocrit*. 2020;33(2):405-413.

35. Crompton EM, Lubomirova I, Cotlarciuc I, Han TS, Sharma SD, Sharma P. Meta-analysis of therapeutic hypothermia for traumatic brain injury in adult and pediatric patients. *Crit Care Med*. 2017;45(4):575-583.

36. Chen H, Wu F, Yang P, Shao J, Chen Q, Zheng R. A meta-analysis of the effects of therapeutic hypothermia in adult patients with traumatic brain injury. *Crit Care*. 2019;23(1):396.

37. Silbergleit R, Durkalski V, Lowenstein D, et al. Intramuscular versus intravenous therapy for prehospital status epilepticus. *N Engl J Med*. 2012;366(7):591-600.

38. Khan NR, VanLandingham MA, Fierst TM, et al. Should levetiracetam or phenytoin be used for posttraumatic seizure prophylaxis? A systematic review of the literature and meta-analysis. *Neurosurgery*. 2016;79(6):775-782.

39. Thompson K, Pohlmann-Eden B, Campbell LA, Abel H. Pharmacological treatments for preventing epilepsy following traumatic head injury. *Cochrane Database Syst Rev*. 2015;(8):CD009900.

40. Yang Y, Zheng F, Xu X, Wang X. Levetiracetam versus phenytoin for seizure prophylaxis following traumatic brain injury: a systematic review and meta-analysis. *CNS Drugs*. 2016;30(8):677-688.

41. Semple BD, Zamani A, Rayner G, Shultz SR, Jones NC. Affective, neurocognitive and psychosocial disorders associated with traumatic brain injury and post-traumatic epilepsy. *Neurobiol Dis*. 2019;123:27-41.

42. Edwards P, Arango M, Balica L, et al. Final results of MRC CRASH, a randomised placebo-controlled trial of intravenous corticosteroid in adults with head injury-outcomes at 6 months. *Lancet*. 2005;365(9475):1957-1959.

43. Harmon LA, Haase DJ, Kufera JA, et al. Infection after penetrating brain injury—an Eastern Association for the Surgery of Trauma multicenter study oral presentation at the 32nd annual meeting of the Eastern Association for the Surgery of Trauma, January 15-19, 2019, in Austin, Texas. *J Trauma Acute Care Surg*. 2019;87(1):61-67.

44. Ma J, Huang S, Qin S, You C, Zeng Y. Progesterone for acute traumatic brain injury. *Cochrane Database Syst Rev*. 2016;(12):CD008409.

45. Colaboradores del ensayo CRASH-2, Shakur H, Roberts I, et al. Effects of tranexamic acid on death, vascular occlusive events, and blood transfusion in trauma patients with significant haemorrhage (CRASH-2): a randomised, placebo-controlled trial. *Lancet*. 2010;376(9734):23-32.

46. CRASH-3 Trial Collaborators. Effects of tranexamic acid on death, disability, vascular occlusive events and other morbidities in patients with acute traumatic brain injury (CRASH-3): a randomised, placebo-controlled trial. *Lancet*. 2019;394(10210):1713-1723.

47. Spaite DW, Bobrow BJ, Keim SM, et al. Association of statewide implementation of the prehospital traumatic brain injury treatment guidelines with patient survival following traumatic brain injury: the Excellence in Prehospital Injury Care (EPIC) study. *JAMA Surg*. 2019;154(7):e191152.

48. Spaite DW, Hu C, Bobrow BJ, et al. The effect of combined out-of-hospital hypotension and hypoxia on mortality in major traumatic brain injury. *Ann Emerg Med*. 2017;69(1):62-72.

49. Spaite, DW, Hu C, Bobrow BJ, et al. Association of out-of-hospital hypotension depth and duration with traumatic brain injury mortality. *Ann Emerg Med*. 2017;70(4):522-530.E1.

50. Bernard SA, Nguyen V, Cameron P, et al. Prehospital rapid sequence intubation improves functional outcome for patients with severe traumatic brain injury: a randomized controlled trial. *Ann Surg*. 2010;252(6):959-965.

51. Haltmeier T, Benjamin E, Siboni S, Dilektasli E, Inaba K, Demetriades D. Prehospital intubation for isolated severe blunt traumatic brain injury: worse outcomes and higher mortality. *Eur J Trauma Emerg Surg*. 2017;43(6):731-739.

52. Bossers SM, Schwarte LA, Loer SA, Twisk JW, Boer C, Schober P. Experience in prehospital endotracheal intubation significantly influences mortality of patients with severe traumatic brain injury: a systematic review and meta-analysis. *PLoS One*. 2015;10(10):e0141034.

53. Davis DP, Dunford JV, Ochs M, Park K, Hoyt DB. The use of quantitative end-tidal capnometry to avoid inadvertent severe hyperventilation in patients with head injury after paramedic rapid sequence intubation. *J Trauma*. 2004;56(4):808-814.

54. Davis DP, Dunford JV, Poste JC, et al. The impact of hypoxia and hyperventilation on outcome after paramedic rapid sequence intubation of severely head-injured patients. *J Trauma*. 2004;57(1):1-8; discussion 8-10.

55. Dunford JV, Davis DP, Ochs M, Doney M, Hoyt DB. Incidence of transient hypoxia and pulse rate reactivity during paramedic rapid sequence intubation. *Ann Emerg Med*. 2003;42(6):721-728.

56. Wat R, Mammi M, Paredes J, et al. The effectiveness of antiepileptic medications as prophylaxis of early seizure in patients with traumatic brain injury compared with placebo or no treatment: a systematic review and meta-analysis. *World Neurosurg*. 2019;122:433-440.

57. Wilson CD, Burks JD, Rodgers RB, Evans RM, Bakare AA, Safavi-Abbasi S. Early and late posttraumatic epilepsy in the setting of traumatic brain injury: a meta-analysis and review of antiepileptic management. *World Neurosurg*. 2018;110:e901-e906.

58. Inaba K, Menaker J, Branco BC, et al. A prospective multicenter comparison of levetiracetam versus phenytoin for early posttraumatic seizure prophylaxis. *J Trauma Acute Care Surg*. 2013;74(3):766-771; discusión 771-773.

59. Schwimmbeck F, Voellger B, Chappell D, Eberhart L. Hypertonic saline versus mannitol for traumatic brain injury: a systematic review and meta-analysis with trial sequential analysis. *J Neurosurg Anesthesiol*. 2019;33(1):10-20.

60. Berger-Pelleiter E, Émond M, Lauzier F, Shields JF, Turgeon AF. Hypertonic saline in severe traumatic brain injury: a systematic review and meta-analysis of randomized controlled trials. *CJEM*. 2016;18(2):112-120.

61. Baharoglu MI, Cordonnier C, Al-Shahi Salman R, et al. Platelet transfusion versus standard care after acute stroke due to spontaneous cerebral haemorrhage associated with antiplatelet therapy (PATCH): a randomised, open-label, phase 3 trial. *Lancet*. 2016;387(10038):2605-2613.

62. Kumar A, Mhaskar R, Grossman BJ, et al. Platelet transfusion: a systematic review of the clinical evidence. *Transfusion*. 2015;55(5):1116-1127; quiz 1115.

63. Leong LB, David TK. Is platelet transfusion effective in patients taking antiplatelet agents who suffer an intracranial hemorrhage? *J Emerg Med*. 2015;49(4):561-572.

64. Thorn S, Güting H, Mathes T, Schäfer N, Maegele M. The effect of platelet transfusion in patients with traumatic brain injury and concomitant antiplatelet use: a systematic review and meta-analysis. *Transfusion*. 2019;59(11):3536-3544.

65. Kaufman RM, Djulbegovic B, Gernsheimer T, et al. Platelet transfusion: a clinical practice guideline from the AABB. *Ann Intern Med*. 2015;162(3):205-213.

66. Furay E, Daley M, Teixeira PG, et al. Goal-directed platelet transfusions correct platelet dysfunction and may improve survival in patients with severe traumatic brain injury. *J Trauma Acute Care Surg*. 2018; 85(5):881-887.

Traumatismos de la columna cervical y urgencias de la médula espinal

E. Megan Callan

Charles M. Andrews

EL DESAFÍO CLÍNICO

La gran mayoría de las lesiones medulares se producen por un traumatismo, aunque hay que tener en cuenta otras causas (**tabla 13-1**). La media de edad al momento de la lesión es de 37 años y tiene una distribución bimodal, con un primer punto máximo entre los 16 y los 30 años y otro en mayores de 60 años.[1] La proporción entre hombres y mujeres es de aproximadamente 4:1. En orden descendente de prevalencia, las principales causas de traumatismos medulares agudos son los accidentes de tránsito (~40%), seguidos de las caídas (~20%), la violencia y las lesiones deportivas. El nivel de la lesión medular se ubica con mayor frecuencia en la columna cervical (~60%), en la torácica (~32%) y la lumbosacra (~9%). La lesión de la columna vertebral en el contexto de un traumatismo puede producirse de forma aislada o como politraumatismo con otras lesiones que pueden poner en peligro la vida. La inmovilización de la columna vertebral es siempre una consideración importante en estos pacientes.

La compresión de la médula espinal por una anomalía estructural es una urgencia neuroquirúrgica. Hay que reconocer los signos de lesión y obtener estudios de imagen con urgencia para dirigir el tratamiento. Alrededor del 20% de los pacientes con una lesión importante en la columna vertebral tienen una segunda lesión no contigua; por lo tanto, se recomienda ordenar estudios de imagen de la columna vertebral completa, como la tomografía computarizada (TC) o la resonancia magnética (RM).

FISIOPATOLOGÍA

Los traumatismos en la columna vertebral pueden implicar daños en los huesos, los ligamentos, las estructuras vasculares o la médula espinal. El complejo discoligamentoso incluye los ligamentos longitudinal anterior y posterior, el ligamento amarillo, la cápsula facetaria y los ligamentos interespinoso y supraespinoso. El componente más fuerte de las estructuras anteriores es el ligamento longitudinal anterior; el de las posteriores, la cápsula facetaria. Las arterias vertebrales recorren los agujeros transversos de C2-C6 y luego convergen para formar la arteria basilar.

Lesiones primarias y secundarias

La lesión primaria de la médula espinal engloba el daño traumático inicial que se produce con la consiguiente disrupción de los axones neuronales. La lesión secundaria sigue a la primaria y puede provocar daño tisular progresivo semanas después del daño inicial. Las lesiones secundarias pueden ocurrir por inflamación, radicales libres y estrés oxidativo, hipotensión, hipoxia, isquemia, edema o una mayor alteración mecánica de la columna vertebral. En los traumatismos contusos, la extensión de las lesiones

TABLA 13-1	Diagnóstico diferencial de la mielopatía aguda
Causa fisiopatológica	**Causa específica**
Vascular	Isquemia medular Vasculitis Malformación arteriovenosa espinal
Mielitis transversa inflamatoria o infecciosa	Inflamatorias: LES, sarcoidosis, síndrome de Sjögren Infecciosas: VIH, HTLV-1, VHS, rabia, virus del Nilo Occidental, VEB, CMV, enterovirus, tuberculosis (enfermedad de Pott), enfermedad de Lyme, sífilis, especies de *Mycoplasma*, leptospirosis, brucelosis, esquistosomosis, filariosis Desmielinizantes: esclerosis múltiple, neuromielitis óptica, encefalomielitis diseminada aguda
Estructural (compresión del cordón)	Compresión epidural: metástasis, linfoma, protrusión discal, absceso, hematoma, espondilólisis, subluxación atlantoaxial Compresión intradural extramedular: meningioma, neurofibroma Expansión intramedular: glioma, ependimoma
Paraneoplásica	Se ha informado sobre todo cáncer de pulmón, de mama y neoplasias linfoproliferativas Varios anticuerpos: CRMP-5, VGCC, anfifisina, AchR ganglionar, VGKC, ANNA-1,2, acuaporina 4
Tóxica o metabólica	Arsénico Heroína Insuficiencia aguda de vitamina B_{12} Radiación
Traumatismos	Accidentes de tránsito Cataratas Violencia Lesiones deportivas

AchR: receptor de acetilcolina; ANNA: anticuerpos nucleares antineuronales; CMV: citomegalovirus: CRMP-5, proteína mediadora de la respuesta de colapso 5; HTLV-1: virus linfotrópico de linfocitos T humano de tipo 1; LES: lupus eritematoso sistémico; VEB: virus de Epstein-Barr; VGCC: canal de calcio regulado por voltaje; VGKC: canal de potasio regulado por voltaje; VIH: virus de la inmunodeficiencia humana; VHS: virus del herpes simple.
Adaptado de Maloney PR, Jacob JT, Wijdick, EFM. Chapter 7: Acute spinal cord compression, spinal cord trauma, and peripheral nerve injury. En: Flemming K, Jones L, eds. *Mayo Clinic Neurology Board Review 2015.* Oxford University Press; 2015.

primarias y secundarias de la médula puede estar directamente relacionada con la energía del impacto que se produce al inicio. En algunos pacientes puede desarrollarse una cavidad siringomiélica (llena de líquido) que provoca mayores déficits neurológicos. Las cavidades quísticas debidas a la degeneración neuronal que se produce *ex vacuo*, la cicatrización neuroglial por la microglía y los astrocitos activados pueden dificultar mucho la regeneración de los axones dañados. Incluso si las neuritas son capaces de volver a proliferar, la sustancia blanca de mielina que las rodea a menudo presenta daño sustancial y los intentos de remielinización de los oligodendrocitos resultan afectados.

El *choque espinal* se refiere a una pérdida transitoria de todas las funciones neurológicas (vías motoras, sensitivas y autonómicas) por debajo del nivel de la lesión medular inicial. Los pacientes suelen presentar parálisis flácida y arreflexia, incluida la pérdida del reflejo bulbocavernoso, desde el nivel de la lesión hacia abajo. En ciertos pacientes, los reflejos de la médula espinal, incluso por encima del nivel de la lesión, pueden estar disminuidos, lo que se conoce como *fenómeno de Schiff-Sherrington*. El choque espinal suele disiparse a las 72 h de la lesión, aunque puede persistir en algunos pacientes hasta por 1 o 2 semanas.

Mecanismo de la lesión

La lesión contusa es el mecanismo más frecuente de los traumatismos de la columna vertebral. Los accidentes de tránsito y las caídas representan la mayor parte de los traumatismos contusos. En el caso de los impactos a baja velocidad, es posible que solo se produzca una distensión muscular posterior del cuello (latigazo cervical). Los pacientes con una enfermedad de la columna vertebral previa (p. ej., espondilosis degenerativa) o inestabilidad de la columna vertebral (p. ej., por artritis reumatoide o el síndrome de Down) pueden desarrollar lesiones más importantes incluso a bajas velocidades. Los accidentes a mayor velocidad conllevan un mayor riesgo de lesión medular. Las partes móviles de la columna vertebral (p. ej., su porción cervical) y las zonas de transición (p. ej., cervicotorácica y toracolumbar) son las que presentan un mayor riesgo de lesión. Diferentes fuerzas mecánicas (flexión, extensión, separación, compresión) tienden a asociarse con las lesiones específicas (**fig. 13-1**).

Las lesiones traumáticas penetrantes de la columna vertebral son mucho menos frecuentes que las contundentes, y también pueden dividirse en las de bajo impacto (p. ej., puñalada) y alto impacto (p. ej., heridas de bala). Una menor penetración del impacto puede conducir a una lesión incompleta o completa de la médula. Las lesiones vertebrales penetrantes de alto impacto suelen ser completas. Una lesión inestable de la columna vertebral en los pacientes con heridas de bala con una médula espinal intacta es muy rara y, en estas situaciones, la inmovilización suele ofrecer pocos beneficios. Las heridas de bala provocan daños tanto por la disrupción balística de la médula como por las fuerzas de la explosión.

La *Clasificación de lesiones subaxiales de la columna cervical* (SLIC, *Subaxial Cervical Spine Injury Classification*) es un sistema de puntuación de la gravedad de las lesiones (**tabla 13-2**).[2] Las puntuaciones de 1 a 3 suelen ser no quirúrgicas, mientras que las mayores o iguales a 5 requieren un tratamiento quirúrgico. Una puntuación de 4 es indeterminada.

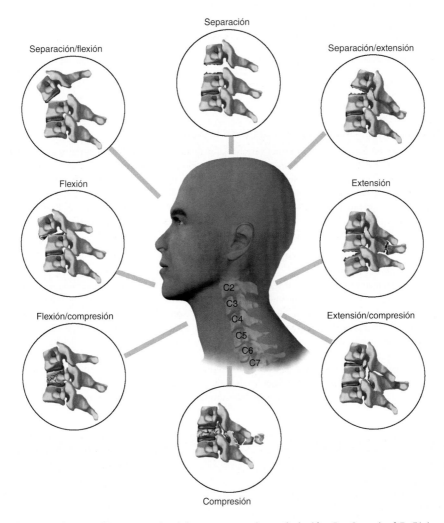

Figura 13-1. Luxaciones y fracturas subaxiales por mecanismo de lesión. De Greenleaf R, Richman JD, Altman DT. General principles of verbony, ligamentous, and penetrating injuries. En: Brinker MR, ed. *Review of OrthoTrauma*. 2.ª ed. Philadelphia, PA: Lippincott Williams & Wilkins; 2013:406-417. Fig. 26.6.

TABLA 13-2 Puntuación de gravedad de la SLIC	
Características de las lesiones	**Puntos**
Morfología de la lesión	
Ninguna anomalía	0
Compresión	1
Estallido	2
Separación[a]	3
Traslación/rotación[b]	4
Integridad del complejo discoligamentoso	
Intacto	0
Indeterminado[c]	1
Interrumpido[d]	2
Estado neurológico	
Intacto	0
Lesión de la raíz nerviosa	1
Completa	2
Incompleta	3
Compresión medular persistente con déficit neurológico	+1

[a]Por ejemplo, posición facetaria, hiperextensión, fractura del elemento posterior.
[b]Por ejemplo, luxación facetaria, lagrimeo inestable, compresión en flexión en fase avanzada, fractura pedicular bilateral, masa lateral flotante.
[c]Por ejemplo, ensanchamiento interespinoso aislado, cambios en la señal T2 de la resonancia magnética (RM) solo en los ligamentos.
[d]Por ejemplo, ensanchamiento del espacio discal, posición o luxación de la faceta, aumento de la señal en la imagen ponderada en T2 de la RM a través de todo el disco.

Subclasificaciones anatómicas y de lesión

Al pensar en las lesiones de la columna vertebral, puede haber una predilección por regiones anatómicas específicas. Por lo tanto, dividir la columna en estas secciones puede ayudar a la clasificación de las lesiones. La columna cervical puede subclasificarse en la unión occipitocervical (O-C) y subaxial (**tabla 13-3**). La médula espinal cervical es la más susceptible de presentar lesiones debido a su movilidad, lo que representa casi la mitad de todos los casos. En el estudio del National Emergency X-Radiography Utilization Group (NEXUS) se evaluó a 818 pacientes con lesiones de la columna cervical y, según sus datos, los niveles más frecuentemente fracturados son C2 (24%), C6 (20%) y C7 (19%).[3]

Lesiones de la unión occipitocervical

Las fracturas del cóndilo occipital suelen producirse por una lesión del tipo de carga axial (**figs. 13-2 y 13-3**). Ocurren tres tipos de fracturas del cóndilo occipital: tipo 1, por aplastamiento entre el cráneo y la masa lateral de C1; tipo 2 o Anderson-Montesano, de extensión de una fractura de cráneo al cóndilo; y tipo 3, de avulsión del ligamento alar que provoca tracción sobre un fragmento de hueso del cóndilo. Estas lesiones por carga axial rara vez son inestables, excepto el tipo 3. Las fracturas del cóndilo occipital de tipo 3 suelen producirse en el contexto de una lesión grave por separación y deben hacer sospechar una luxación atlantooccipital.

La luxación atlantooccipital se produce con lesiones de separación graves (flexión importante), y con frecuencia se debe a colisiones de vehículos de motor a gran velocidad o accidentes de automóvil contra peatón. Esta lesión fragmenta los principales estabilizadores de la unión craneocervical: la membrana

TABLA 13-3 Subclasificaciones anatómicas de la columna vertebral	
Región	**Niveles**
Unión occipitocervical	Occipucio-C2
Columna cervical subaxial	C3-T1
Columna torácica	T2-T10
Unión toracolumbar	T11-L2
Columna lumbar inferior	L3-S1
Sacro	S2-S5

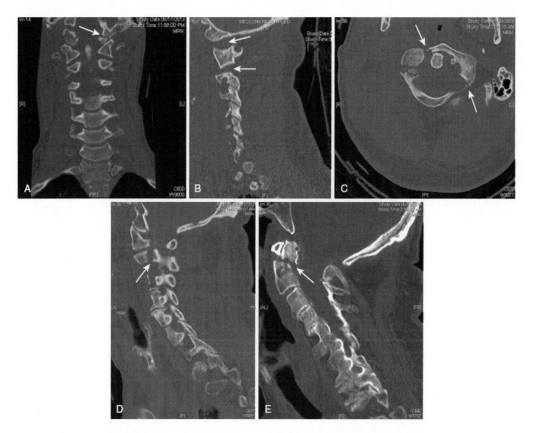

Figura 13-2. C1 y C2: fracturas y luxaciones. A. Vista coronal por TC de la fractura del cóndilo occipital. **B.** Vista sagital por TC de una luxación atlantooccipital. **C.** Vista axial por TC de la fractura de Jefferson. **D.** Vista sagital por TC de la fractura del ahorcado. **E.** Vista sagital por TC de una fractura odontoidea de tipo 2. De Schuster JM, Syre P. Chapter 30 Spine trauma and spinal cord injury. En: Kumar M, Kofke WA, Levine J, Schuster JM. *Neurocritical Care Management of the Neurosurgical Patient.* Elsevier; 2018, Fig. 30.1.

tectoria, los ligamentos alares (el apical y el transverso), la articulación O-C1 y, a menudo, los ligamentos capsulares C1-C2. La disociación atlantooccipital es muy inestable, y a menudo mortal al instante. Dada la magnitud de la fuerza necesaria para que se produzca esta luxación, suele haber otras lesiones asociadas, por ejemplo: hemorragia subaracnoidea (HSA), hematoma epidural en el agujero magno y lesión de una arteria vertebral. La luxación atlantooccipital requiere de una estabilización quirúrgica con fusión O-C.

Las fracturas de C1 incluyen la de Jefferson (o por estallido de C1) y las del arco posterior de C1. Las fracturas de Jefferson se producen por una lesión de tipo carga axial, y generalmente hay dos lesiones opuestas en el anillo. En alrededor del 33% de los casos, el paciente puede tener también una fractura asociada de C2. A menudo, hay una baja incidencia de lesiones neurológicas, porque el anillo de C1 es muy amplio alrededor del conducto espinal. Si el ligamento transverso está roto (lo que puede manifestarse como un desplazamiento lateral de las masas laterales en las imágenes), se trata de una lesión inestable y está indicada su estabilización quirúrgica. Las fracturas del arco posterior de C1 se producen por lesiones en extensión y suelen ser estables. Sin embargo, en casi el 50% de los casos puede haber una fractura asociada de C2, lo que causa inestabilidad.

C2 es una de las vértebras que más se fracturan. Hay cuatro tipos de fractura identificados: del cuerpo de C2, de la masa lateral, del ahorcado y de la apófisis dorsal (u odontoides). Tanto las fracturas del cuerpo de C2 como las de su masa lateral suelen ser benignas y pueden tratarse simplemente con una férula externa. La fractura del ahorcado implica pérdidas de continuidad bilaterales del pedículo de C2 o del istmo o espondilólisis. Esta es la lesión que se describe de la manera más frecuente en los

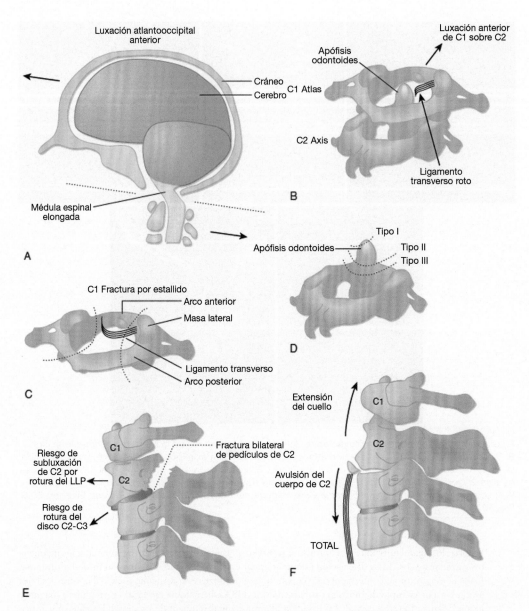

Figura 13-3. Síndromes de lesión medular (A-F). A. Corte transverso de la médula espinal intacta (vía sensitiva de la columna dorsal [vías propioceptivas]: azul oscuro, tracto corticoespinal: *rojo*, vía espino-talámica: *azul claro*). **B.** Síndrome del cordón anterior. **C.** Síndrome de Brown-Séquard. **D.** Síndrome del cordón posterior. **E.** Síndrome del cordón central. **F.** Corte transverso completo (de Lin M, Mahadevan S. Spine Trauma and Spinal Cord Injury. En: Adams JG, Barton ED, Collings JL, DeBlieux P, Gisondi MA, Nadel ES, eds. *Emergency Medicine: Clinical Essentials*. 2ª ed. Philadelphia, PA: Elsevier; 2012. 645-660. Fig. 75.3).

ahorcamientos judiciales, lo que lleva a una lesión por separación y extensión. Sin embargo, este tipo de fractura puede verse a menudo con la carga axial combinada con lesiones de tipo flexión. Con la subluxación de C2, existe el riesgo de rotura del ligamento longitudinal posterior, y también de rotura del disco C2-C3. La necesidad de estabilización quirúrgica puede depender de la cantidad de angulación y desplazamiento, pero la mayoría de estas fracturas son inestables. Hay tres tipos diferentes de fractura de la apófisis odontoides. El tipo 1 es poco frecuente y consiste en la avulsión de la porción superior de la apófisis odontoides con un ligamento transverso intacto. A menudo se asocia con una lesión de tipo separación. Como el ligamento está intacto, la lesión es estable. El tipo 2 es el más frecuente, y es de la base de la apófisis odontoides. Alrededor del 10% de los pacientes afectados presentan rotura del ligamento transverso, lo que hace que la lesión sea inestable. La lesión de ligamentos se visualiza mejor por resonancia magnética. Los pacientes más jóvenes, con menos desplazamiento, pueden tratarse con una férula o un halo; sin embargo, los de edad avanzada no toleran tan bien la primera opción. A menudo, la estabilización quirúrgica consiste en la fusión posterior de C1-C2, pero un pequeño porcentaje de pacientes requiere estabilización anterior con un tornillo en la apófisis odontoides. Una de tipo 3 de la apófisis odontoides implica la extensión bilateral hacia las articulaciones C1-C2. Cuanto mayor sea la superficie de los huesos fracturados, más probable será que la lesión se resuelva con una férula. Las fracturas de tipo 3 son más estables.

Fracturas subaxiales de la columna cervical (C3-T1)

Las fracturas que se producen con lesiones leves de tipo carga axial pura por lo general se deben a la compresión. Cuando la carga axial es más importante, pueden producirse fracturas por estallido o retropulsión ósea y puede haber una herniación discal traumática con compresión de la médula espinal (**fig. 13-4**). Si la carga axial ocurre en combinación con una fuerza de flexión o de rotación, puede haber disrupción del complejo ligamentoso posterior (que incluye las cápsulas interespinosas, interlaminares, articulares y discales) y fracturas facetarias, lo que puede provocar una subluxación de la columna vertebral con probable lesión de la médula espinal. La clásica «lesión de buceo» consiste en una carga axial con hiperflexión del cuello, lo que provoca una luxación bilateral de la articulación facetaria y una lesión de la médula espinal.

La estabilidad de estas fracturas en la columna vertebral subaxial depende del grado de desplazamiento y angulación, y de si hay una lesión asociada del complejo discoligamentoso. Las siguientes fracturas por lo general se consideran estables: de masa articular, de estallido, en cuña, de apófisis espinosa, facetaria unilateral y de apófisis transversa.

CONSIDERACIONES PREHOSPITALARIAS

El paciente con una lesión en la columna vertebral puede sufrir daño en varios niveles. Entre el 25% y el 50% de los pacientes con una lesión medular también tienen una lesión craneal, mientras que la lesión medular se presenta en el 10-30% de los politraumatizados.[4] El objetivo del tratamiento prehospitalario es reducir las lesiones secundarias. Tras asegurar la oxigenación y la perfusión, una evaluación secundaria incluye indagar en cuanto a dolor en el cuello o la espalda, sensibilidad a la palpación, debilidad o alteración de la sensibilidad, signos de incontinencia y otros signos de lesión. Dado el mecanismo de las lesiones, los proveedores de atención sanitaria prehospitalaria suelen encargarse de alejar a los pacientes de las situaciones perjudiciales antes de su evaluación y transporte. Se debe tener cuidado de restringir el movimiento de la columna vertebral del paciente tanto como sea posible durante el movimiento y el transporte. Se recomienda colocar un collarín rígido con la cabeza estabilizada en una posición orientada hacia delante. Se puede utilizar un rollo de madera para mantener al paciente en una posición neutra de la columna vertebral para colocarlo sobre una camilla rígida con correas. Estas técnicas de inmovilización tienen sus propios efectos secundarios, como la incomodidad, las úlceras por presión, la restricción de la ventilación y la dificultad para mantener la protección de las vías respiratorias; *véase* la sección **Evidencia**. En resumen, solo hay evidencias que sustenten el uso de la restricción de movimiento de la columna vertebral con una camilla rígida o un dispositivo similar en un subconjunto de pacientes, a saber: con traumatismo contundente y alteración del estado de consciencia, dolor o hipersensibilidad de la columna vertebral, discapacidad neurológica (debilidad o entumecimiento), deformidad anatómica de la columna vertebral, un mecanismo de alta energía con intoxicación, incapacidad para comunicarse u otra lesión que distraiga.

Los pacientes con lesiones de la columna cervical alta pueden presentar debilidad diafragmática o de los músculos accesorios de la respiración, que conduce a la insuficiencia respiratoria y la muerte. Si la ventilación con ambú es ineficaz, está indicada una intervención avanzada en la vía aérea. Las fracturas faciales o las lesiones torácicas concomitantes (como el neumotórax o la broncoaspiración) pueden confundir el cuadro clínico. El personal de los servicios médicos de urgencia capacitado puede utilizar una vía aérea avanzada con inmovilización de la columna cervical. Puede haber hipotensión por un choque hipovolémico o hemorrágico o por una disfunción autonómica (choque neurógeno). La reanimación intravenosa con soluciones cristaloides o coloides y al menos dos vías intravenosas de gran calibre pueden ayudar a mantener la presión arterial hasta la llegada al hospital. La presión arterial media (PAM) deseada es de 90 mm Hg, y deben evitarse las crisis de hipotensión con una presión arterial sistólica inferior a 90 mm Hg, ya que agravan las lesiones neurológicas.

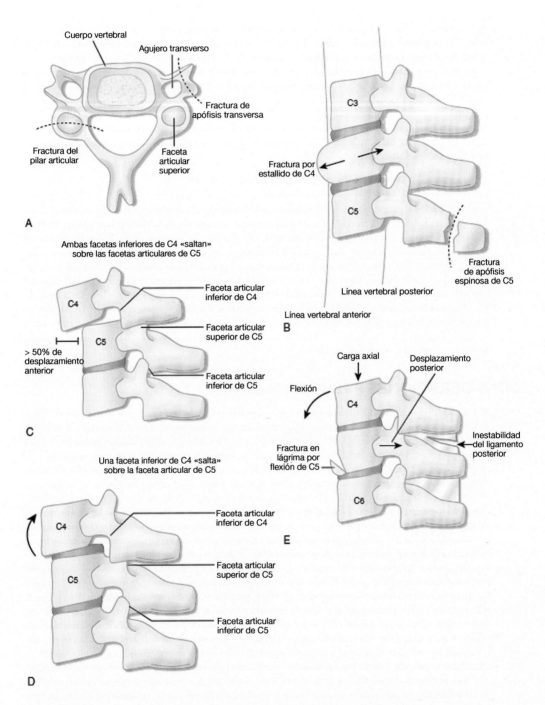

Figura 13-4. Fracturas y subluxaciones de C3-T1. A. Vista axial superior de una fractura de pilar articular y de apófisis transversa. **B.** Vista sagital de una fractura por estallido de C4 y una de paleador de arcilla (apófisis espinosa) de C5. **C.** Vista sagital de la luxación bilateral de la faceta C4. **D.** Vista sagital de la luxación unilateral de la faceta C4. **E.** Vista sagital de una fractura en lágrima de C5.

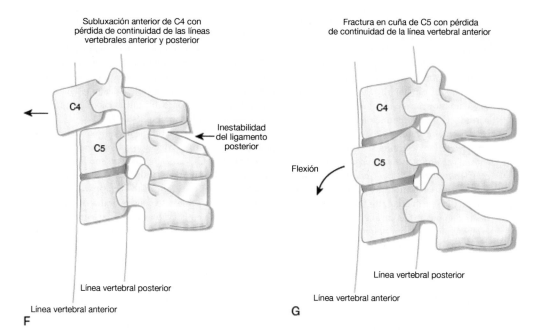

Subluxación anterior de C4 con
pérdida de continuidad de las líneas
vertebrales anterior y posterior

Fractura en cuña de C5 con pérdida
de continuidad de la línea vertebral anterior

C4

C5

Inestabilidad
del ligamento
posterior

C4

C5

Flexión

Línea vertebral posterior

Línea vertebral posterior

Línea vertebral anterior

Línea vertebral anterior

F

G

Figura 13-4. (*Continúa*) **F.** Vista sagital de la subluxación anterior de C4. **G.** Vista sagital de una fractura en cuña de C5 (de Lin M, Mahadevan S. Spine Trauma and Spinal Cord Injury. En: Adams JG, Barton ED, Collings JL, DeBlieux P, Gisondi MA, Nadel ES, eds. *Emergency Medicine: Clinical Essentials.* 2ª ed. Philadelphia, PA: Elsevier; 2012. 645-660. Fig. 75.8).

ABORDAJE Y EXPLORACIÓN DIRIGIDA

En los protocolos de traumatología se subraya la importancia de implementar un abordaje sistemático de los traumatismos de la columna vertebral: el «ABC», la discapacidad neurológica y las posibles exposiciones. Inicialmente, los pacientes deben ser objeto de las precauciones totales de la columna vertebral, mediante inmovilización cervical con un collarín rígido y el uso de un rollo de madera en una camilla rígida para proteger las porciones torácica y lumbar. Las principales causas de muerte en los pacientes con lesiones medulares agudas son la aspiración, la insuficiencia respiratoria y el choque. La respiración difícil o paradójica por debilidad de la musculatura diafragmática y de la pared torácica, con o sin inestabilidad autonómica, puede indicar una lesión de la columna cervical.

Los choques espinal y neurógeno son dos procesos distintos que a veces de forma incorrecta son considerados iguales. El *choque espinal* se refiere a una pérdida o depresión temporal de toda la función neurológica y de los reflejos mediados por la médula espinal por debajo del nivel de la lesión. Esto se observa especialmente como una reducción del tono motor, o flacidez, y pérdida de sensibilidad, pero puede incluir también la pérdida de los reflejos autonómicos normales de la médula espinal. Por lo tanto, los pacientes con choque espinal pueden sufrir un choque neurógeno concomitante que puede persistir 1-6 semanas después de la lesión.

Es necesario evaluar los niveles motor y sensitivo. Las extremidades débiles suelen estar flácidas al principio y se vuelven progresivamente más espásticas en días o semanas. Inicialmente, los reflejos tendinosos profundos suelen estar reducidos o ausentes inmediatamente después de una lesión de la médula espinal, y se tornan más enérgicos en cuestión de días a semanas. Hay que comprobar si el paciente presenta retención o incontinencia urinaria, así como incontinencia intestinal y reducción del tono rectal. Al deslizar al paciente sobre el rollo de madera o aflojar el collarín para explorar la columna cervical, la percepción de un «escalón» repentino de una apófisis espinosa por palpación puede indicar la localización de la lesión.

Clasificación de las lesiones medulares

Las lesiones medulares se describen como *completas* o *incompletas*. Por definición, un paciente con una lesión incompleta presenta una función motora o sensitiva residual más de tres segmentos por debajo del nivel de la lesión. Esto puede incluir la «preservación del sacro», lo que significa que se conservan la sensibilidad alrededor del ano y el perineo, el tono voluntario del esfínter rectal y, posiblemente, la flexión voluntaria de los dedos del pie. Posteriormente se describen los síndromes medulares incompletos: el del cordón central, el del cordón anterior, el del cordón posterior y el de Brown-Séquard (o de hemisección medular) (**fig. 13-5**).

Con una lesión completa, no hay preservación alguna de la función motora o sensitiva más de tres segmentos por debajo del nivel de la lesión. Solo se puede diagnosticar una lesión completa en ausencia de un choque espinal inicial. Algunos pacientes parecen tener una lesión completa de la médula espinal, solo para mostrar mejoría hacia una incompleta en 24-48 h. Es poco probable que el choque espinal, o la pérdida temporal de funciones por debajo del nivel afectado, continúen después de 72 h.

La mejor manera de documentar el grado de lesión neurológica del paciente y de comunicárselo a otros profesionales sanitarios es mediante una exploración exhaustiva utilizando las *Normas internacionales para la clasificación neurológica de las lesiones espinales* (ISNCSCI, *International Standards for Neurological Classification of Spinal Cord Injury*) de la American Spinal Injury Association (ASIA) (**fig. 13-6A**), que incluyen pruebas motoras y sensitivas de doble modalidad, así como un tacto rectal para determinar el tono y la sensibilidad (**fig. 13-6B**) con el fin de definir los grados motores y sensitivos. La ASIA también desarrolló una escala de alteración que se utiliza habitualmente en la evaluación de pacientes con lesión espinal, que los clasifica en diferentes clases, de la A a la E (*véase* la fig. 13-6B), con base en la función y el tipo de lesión, ya sea completa o incompleta.

Síndrome del cordón central

El síndrome del cordón central se presenta con mayor frecuencia en la columna cervical debido a su movilidad. La mayoría de las veces es consecuencia de una lesión por hiperextensión, y los pacientes con estenosis subyacente tienen un mayor riesgo. Por lo tanto, este patrón de lesión es bastante habitual en las personas de edad avanzada con enfermedades degenerativas subyacentes y una mayor incidencia de caídas. El síndrome del cordón central puede producirse sin ninguna fractura ósea, y el aumento de volumen de una siringomielia del conducto central también puede provocar síntomas. En primer lugar se ven afectadas las fibras espinotalámicas del dolor de las extremidades superiores, lo que provoca una pérdida bilateral de la sensación de dolor y temperatura en una distribución «en forma de capa». Los tractos motores corticoespinales pueden verse afectados, lo que provoca debilidad. La disposición de las fibras corticoespinales pone los tractos de las extremidades superiores en localización más medial, lo que conduce a una mayor debilidad en los brazos que en las piernas. Los pacientes con síndrome del cordón central pueden mostrar una mayor susceptibilidad a sufrir lesiones medulares inducidas por la hipotensión, y el aumento de la presión arterial puede ayudar a mejorar los síntomas. En los pacientes que requieren estabilización quirúrgica y presentan un síndrome de cordón medular central concomitante, ha habido controversia acerca del momento de la intervención quirúrgica; sin embargo, la mayoría de los estudios muestran que estas operaciones pueden llevarse a cabo de forma temprana, segura y sin más lesiones.

Síndrome del cordón anterior

El síndrome del cordón anterior suele producirse por un infarto de la arteria espinal anterior debido a una lesión o a la oclusión del vaso. En los pacientes traumatizados, los fragmentos óseos o los discos con retroexpulsión también pueden impedir el flujo por compresión directa. Además puede haber una lesión directa en la parte anterior de la médula espinal. Las células motoras del asta anterior son las más afectadas, lo que lleva a la pérdida de la función motora por debajo del nivel de la lesión. Los tractos espinotalámicos también están deteriorados y hay pérdida de la sensación de dolor y temperatura. Las columnas dorsales están intactas y, por lo tanto, los sentidos del tacto ligero, la vibración y la posición de las articulaciones se mantienen.

Síndrome del cordón posterior

El síndrome del cordón posterior no suele ser una lesión frecuente en los pacientes traumatizados, a menos que se comprima la cara posterior de la médula por elementos óseos. La compresión posterior de la médula espinal ocurre con mayor probabilidad por un hematoma, un absceso o un tumor. El infarto de una de las arterias espinales posteriores puede provocar daño unilateral en el cordón dorsal. La degeneración combinada subaguda debida a la carencia de vitamina B_{12} o de cobre, la sífilis (tabes dorsal) y el virus de la inmunodeficiencia humana (VIH; mielopatía vacuolar) afectan los cordones dorsales, y este daño provoca una pérdida de la sensibilidad (tacto ligero, sentido vibratorio y propiocepción), por lo que los pacientes pueden presentar ataxia sensorial.

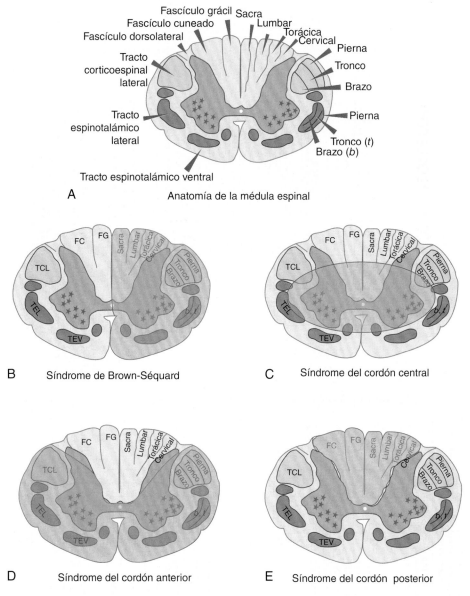

Figura 13-5. Ilustraciones de cortes transversos de la médula espinal cervical. A. La anatomía transversal de la médula espinal cervical normal muestra los tractos ascendentes y descendentes y su organización topográfica. **B.** Síndrome de Brown-Séquard, con hemisección de la médula. **C.** Síndrome medular central, con lesiones en la parte central de la médula espinal que afectan más a los brazos que a las piernas. **D.** Síndrome de la médula anterior, con preservación solo de las columnas posteriores de la médula espinal. **E.** Síndrome del cordón posterior, que afecta solo a las columnas posteriores. FC: fascículo cuneado; FG: fascículo grácil; TCL: tracto corticoespinal lateral; TEL: tracto espinotalámico lateral; TEV: tracto espinotalámico ventral (de Malik AT, Yu E, Yu WD, Khan SN. Spinal Trauma. En: Liberman JR, ed. *AAOS Comprehensive Orthopaedic Review*. 3rd ed. Philadelphia, PA: Wolters Kluwer; 2019: 141-159. Publicado originalmente en: Tay BKB, Eismont F: Cervical spine fractures and dislocations. En: Fardon DF, Garfin SR, Abitbol II, Boden SD, Herkowitz HN, Mayer TG, eds. *Orthopaedic Knowledge Update: Spine.* 2nd ed. Rosemont, IL: American Academy of Orthopaedic Surgeons; 2002: 247-262).

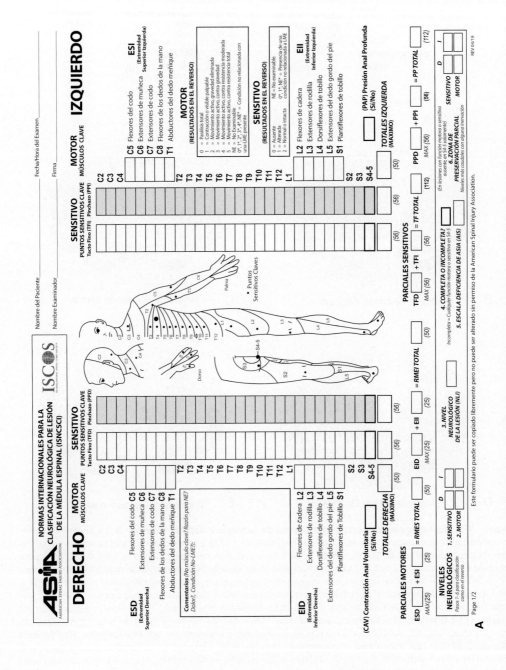

Figura 13-6. Normas internacionales para la clasificación neurológica de las lesiones medulares (ISNCSCI). A. Hoja de trabajo de las ISNCSCI.

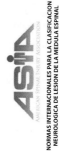

Figura 13-6. (*Continúa*) B. Puntuación de la función muscular, sensitiva y de sus afecciones (American Spinal Injury Association: International Standards for Neurological Classification of Spinal Cord Injury, revised 2019; Richmond, VA).

Síndrome de Brown-Séquard

El síndrome de Brown-Séquard se debe, en la mayoría de los casos, a un traumatismo penetrante de la columna vertebral, como una puñalada o una herida de bala. Aunque está bien descrito, rara vez se observa en la práctica clínica. La luxación unilateral de la fractura facetaria también puede provocar una lesión similar. Las causas no traumáticas pueden incluir la compresión por una neoplasia o un absceso. Este síndrome consiste en el corte transverso de solo una mitad de la médula espinal, lo que conlleva el daño de las fibras ascendentes y descendentes de un lado. Por lo tanto, los pacientes tienen una pérdida ipsilateral de la función motora, el tacto ligero, la vibración y la propiocepción, así como una pérdida contralateral de la sensación de dolor y temperatura por debajo del nivel de la lesión.

Liberación y estudios de imagen de la columna cervical

Los profesionales sanitarios capacitados pueden estudiar la columna cervical de forma segura sin necesidad de realizar estudios de imagen, con el paciente despierto, alerta, cooperativo, no intoxicado y sin déficit neurológico evidente o lesiones que lo distraigan (**fig. 13-7**).[3-5] Además, el paciente no debe tener hipersensibilidad en los puntos óseos y debe ser capaz de completar una prueba de amplitud de movimiento (AM)

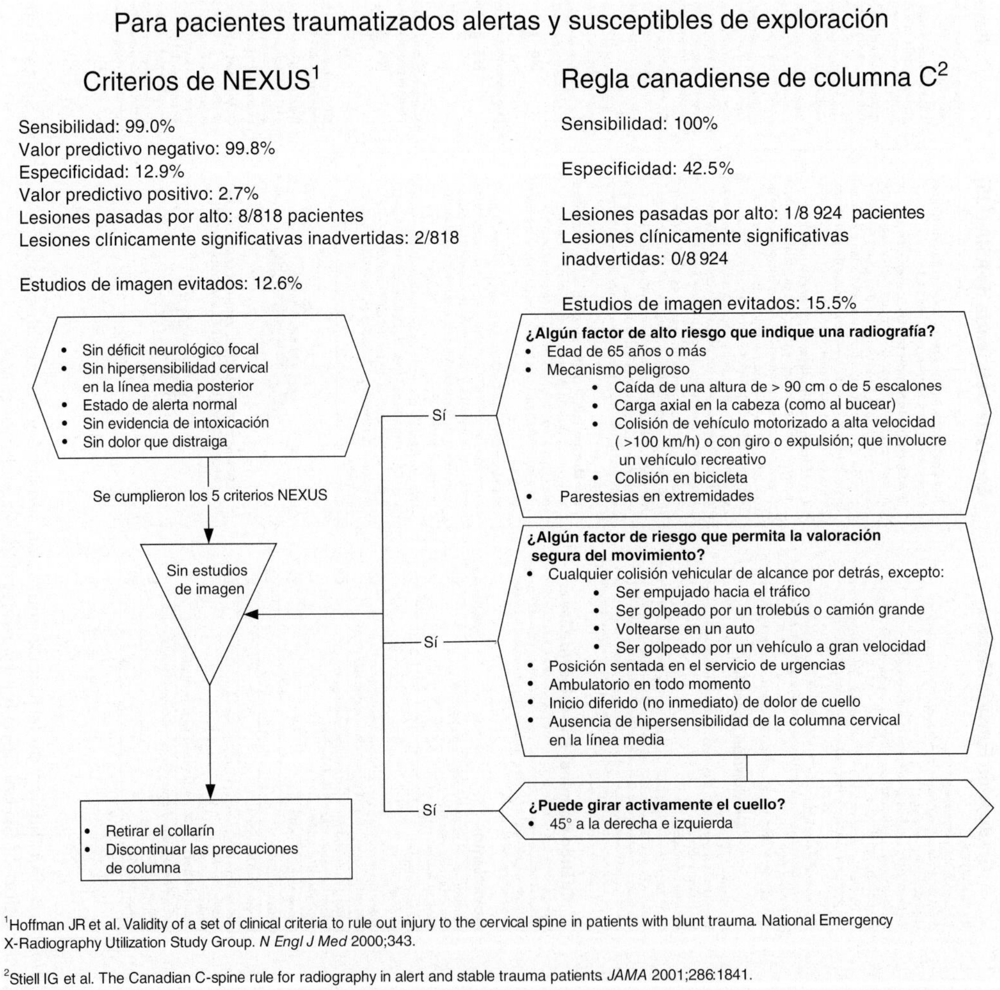

Para pacientes traumatizados alertas y susceptibles de exploración

Criterios de NEXUS[1]

Sensibilidad: 99.0%
Valor predictivo negativo: 99.8%
Especificidad: 12.9%
Valor predictivo positivo: 2.7%
Lesiones pasadas por alto: 8/818 pacientes
Lesiones clínicamente significativas inadvertidas: 2/818

Estudios de imagen evitados: 12.6%

- Sin déficit neurológico focal
- Sin hipersensibilidad cervical en la línea media posterior
- Estado de alerta normal
- Sin evidencia de intoxicación
- Sin dolor que distraiga

Se cumplieron los 5 criterios NEXUS

Sin estudios de imagen

- Retirar el collarín
- Discontinuar las precauciones de columna

Regla canadiense de columna C[2]

Sensibilidad: 100%

Especificidad: 42.5%

Lesiones pasadas por alto: 1/8 924 pacientes
Lesiones clínicamente significativas inadvertidas: 0/8 924

Estudios de imagen evitados: 15.5%

¿Algún factor de alto riesgo que indique una radiografía?
- Edad de 65 años o más
- Mecanismo peligroso
  - Caída de una altura de > 90 cm o de 5 escalones
  - Carga axial en la cabeza (como al bucear)
  - Colisión de vehículo motorizado a alta velocidad (>100 km/h) o con giro o expulsión; que involucre un vehículo recreativo
  - Colisión en bicicleta
- Parestesias en extremidades

Sí

¿Algún factor de riesgo que permita la valoración segura del movimiento?
- Cualquier colisión vehicular de alcance por detrás, excepto:
  - Ser empujado hacia el tráfico
  - Ser golpeado por un trolebús o camión grande
  - Voltearse en un auto
  - Ser golpeado por un vehículo a gran velocidad
- Posición sentada en el servicio de urgencias
- Ambulatorio en todo momento
- Inicio diferido (no inmediato) de dolor de cuello
- Ausencia de hipersensibilidad de la columna cervical en la línea media

Sí

¿Puede girar activamente el cuello?
- 45° a la derecha e izquierda

Sí

[1]Hoffman JR et al. Validity of a set of clinical criteria to rule out injury to the cervical spine in patients with blunt trauma. National Emergency X-Radiography Utilization Study Group. *N Engl J Med* 2000;343.

[2]Stiell IG et al. The Canadian C-spine rule for radiography in alert and stable trauma patients. *JAMA* 2001;286:1841.

Figura 13-7. Comparación de los criterios de NEXUS y la Regla canadiense de la columna vertebral para evitar la obtención de estudios de imagen en pacientes traumatizados alertas y susceptibles de exploración. NEXUS: National Emergency X-ray Utilization Study. (De Adeniran AO, Pearson AM, Mirza SK. Principles of Spine Trauma Care. En: Court-Brown C, Heckman JD, McKee M, McQueen MM, Ricci W, Tornetta P, eds. *Rockwood and Green's Fractures in Adults*. 8th ed. Philadelphia, PA: Wolters Kluwer; 2015:1645-1676. Fig. 43.5).

funcional sin dolor. Si el paciente es incapaz de estas cosas, entonces se recomienda ordenar un estudio de imagen. En los pacientes jóvenes y alertas, sin enfermedad subyacente de la columna vertebral y con una baja sospecha de lesión de esta o de la médula espinal, puede ser suficiente una serie de radiografías cervicales de tres vistas (anteroposterior [AP], lateral y con la boca abierta), cuyo uso ha disminuido dado lo inadecuado de las radiografías y la disponibilidad de la TC (**fig. 13-8**).

En cualquiera de los pacientes de edad avanzada con posibles cambios degenerativos y preocupación de una lesión medular (con un déficit neurológico) o en aquellos con encefalopatía, se recomienda una TC de alta resolución con cortes finos (1.5-3 mm). Si hay una lesión neurológica que no se puede explicar con la TC, se ordena una RM para buscar lesiones de tejidos blandos o ligamentos, edema de la médula espinal, hemorragia y desmielinización. En los pacientes con una contraindicación para la RM, se puede considerar una mielografía por TC; sin embargo, se recomienda precaución al realizar la punción lumbar para introducir el medio de contraste, ya que los cambios en la presión de la columna vertebral pueden exacerbar la lesión neurológica.

En el paciente comatoso resulta más difícil observar la columna vertebral. Si el paciente no puede atenderse clínicamente, lo más seguro es estabilizarlo con un collarín, sobre todo si presenta otras lesiones traumáticas que deban ser atendidas primero, o si es probable que se despierte y sea posible evaluarlo en un futuro próximo. No se recomienda utilizar las radiografías en flexión y extensión para visualizar la columna vertebral en un paciente que no puede ser explorado clínicamente y despejado. La RM de la columna cervical es una opción; sin embargo, puede sobreestimar el grado de lesión de los tejidos blandos. Puede haber cambios de señal inespecíficos en los músculos paraespinales sin que haya una alteración significativa de las estructuras discoligamentosas. Las imágenes por RM también pueden ser útiles en los pacientes con cambios degenerativos observados en la TC.

Dado el curso que siguen las arterias vertebrales a través de la columna cervical, cualquier paciente con una lesión debe ser explorado para detectar el daño de una de estas arterias. También pueden lesionarse los vasos carotídeos, dependiendo del mecanismo y la fuerza de la lesión. La detección suele realizarse con una angiografía por TC del cuello y, en muchos casos, es tan buena como una angiografía por sustracción digital, además de ser menos invasiva.[6] Los *Denver Screening Criteria for Vascular Injury* pueden utilizarse como guía para ayudar a determinar quién necesita una angiografía (**tabla 13-4**). En los pacientes en los que se detecta una lesión de la arteria carótida o vertebral, el tratamiento suele

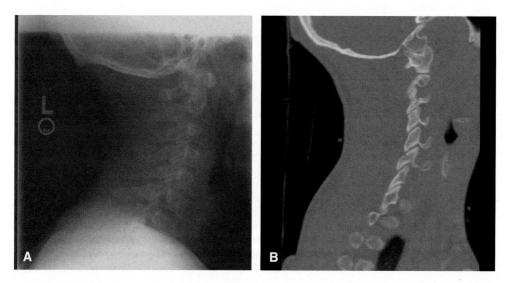

Figura 13-8. Radiografía simple no diagnóstica en un paciente sintomático que presentó una fractura de C6 visualizada en la tomografía computarizada (TC). A. Radiografía lateral de la columna cervical aparentemente normal. **B.** La TC revela una fractura no desplazada en C6 (cortesía del Dr. William Krantz, West Virginia University, Department of Radiology y de Tadros A. Cervical spine imaging in trauma. En: Tews M, eds. Clerkship Directors in Emergency Medicine (CDEM). Consultado el 5 de marzo de 2021. https://www.saem.org/cdem/education/online-education/m3-curriculum/group-traumatic-and-orthopedic-injuries/cervical-spine-imaging-in-trauma).

TABLA 13-4 Criterios de detección de Denver para las lesiones vasculares contusas
Factores de riesgo de lesión vascular
Infarto en la TC de la cabeza
Hematoma cervical
Epistaxis masiva
Anisocoria o síndrome de Horner
LCT grave con puntuación de la EcG < 8
Soplo o frémito cervical
Déficit neurológico focal
Fracturas faciales graves (de LaForte II o III, de mandíbula)
Fractura de la columna cervical
Fractura de la base del cráneo o de los cóndilos occipitales
Lesión vascular torácica
Rotura cardíaca contusa
Fractura de la costilla superior
Lesión por ahorcamiento

EcG: Escala de coma de Glasgow; LCT: lesión cerebral traumática; TC: tomografía computarizada.

consistir en medicación antiplaquetaria o anticoagulación, si no hay contraindicaciones. La intervención endovascular puede estar justificada en los pacientes que presentan seudoaneurismas o fístulas, y en algunos con una disección. En casos raros, puede ser necesario realizar una embolización para ocluir el vaso.

TRATAMIENTO

Ortesis para la columna cervical

Existen varios tipos de collarines y dispositivos de sujeción (**fig. 13-9**). Los collarines de esponja blanda no inmovilizan o estabilizan la columna cervical en un grado significativo. La función de estos collarines es sobre todo recordar al paciente que reduzca sus propios movimientos del cuello. Los collarines cervicales rígidos son mejores para estabilizar la columna vertebral, pero pueden ser inadecuados para las lesiones de las porciones cervicales superior y media o para impedir la rotación. Los collarines rígidos incluyen los de Miami J©, de Aspen y de Filadelfia. Tanto el collarín de Miami J© como el de Aspen tienen almohadillas extraíbles, mientras que las del tipo Filadelfia no.

Las ortesis cervicotorácicas (**fig. 13-10**) incluyen la férula de dos postes, la Minerva, la de inmovilización occipitomandibular y esternal y la de Yale, que consisten en un collarín que incorpora alguna forma de chaleco para inmovilizar la columna cervical. Las ortesis cervicotorácicas hacen un mejor trabajo al limitar la flexión-extensión y la rotación en comparación con los collarines cervicales rígidos solos.[7,8] No son tan buenas en la prevención de la flexión lateral en comparación con un chaleco de halo.

El tractor cervical con chaleco de halo puede ayudar a inmovilizar las partes superior o inferior de la columna cervical, pero no es tan bueno para las lesiones medias. En general, el chaleco de halo reduce la flexión, la extensión y la flexión y rotación laterales más que otros dispositivos estabilizadores externos no quirúrgicos. Consiste en un halo con tornillos para su fijación en el cráneo que se acopla con un chaleco mediante cuatro varillas. Las versiones más recientes tienen medio halo con una abertura posterior.

Tracción cervical

En algunos pacientes, la tracción cervical puede utilizarse al inicio, previo a la estabilización quirúrgica, para la reducción cerrada en los casos de desplazamiento de la fractura. La tracción puede descomprimir con rapidez los elementos neuronales, pero solo debe realizarla un médico experimentado. Además, requiere de un paciente despierto y cooperativo para vigilar de cerca la exploración neurológica. Las pinzas de Gardner-Wells (**fig. 13-11**) generalmente se utilizan con pesas progresivas que se suspenden de

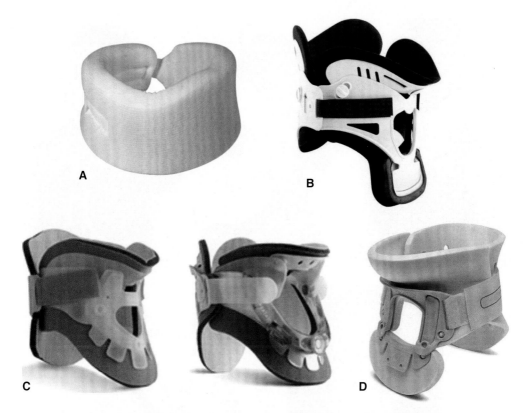

Figura 13-9. Diferentes tipos de collarines. A. Collarín de espuma suave. **B.** Collarín cervical de Miami J©. **C.** Collarín cervical de Aspen. **D.** Collarín cervical de Filadelfia.

la cabeza. Con cada incremento de peso se realiza una nueva exploración neurológica y radiológica para visualizar el desplazamiento. Este proceso continúa hasta que se obtenga la reducción, se alcance el 66% del peso corporal del paciente, haya un cambio neurológico o se observe una separación excesiva en la radiografía. Tras la reducción inicial, la alineación de la columna cervical a menudo puede mantenerse con menos peso del que requirió para reducir la luxación. Una desventaja de la tracción cervical es que el paciente debe permanecer en posición supina, lo que puede dificultar la protección de las vías respiratorias. Las camas que pueden pasar a la posición de Trendelenburg inversa pueden ayudar hasta cierto punto. La tracción está contraindicada si el paciente presenta una luxación atlantooccipital, una hernia discal traumática u otras lesiones rostrales adicionales.

Descompresión y estabilización tempranas

Se recomienda que la descompresión de los elementos neurales y la estabilización de una columna vertebral mecánicamente inestable se realicen de manera oportuna. La definición de *inestabilidad de la columna vertebral* puede ser tema de controversia pero, en general, se considera como la pérdida de la integridad estructural que supone un riesgo de deterioro neurológico, deformidad progresiva o dolor persistente bajo cargas fisiológicas y AM normal. Como se ha señalado anteriormente, algunas fracturas son más estables que otras y pueden tratarse con una estabilización externa con ortesis, mientras que otras lesiones con una importante alteración ósea y ligamentosa requieren de la estabilización quirúrgica interna. En los pacientes con un déficit neurológico, la descompresión y estabilización tempranas de la columna vertebral pueden mejorar los resultados, especialmente si hay una lesión incompleta. Cuanto antes ingrese un paciente para su estabilización quirúrgica, más rápido podrá ser movilizado y tendrá menos riesgo de tromboembolia venosa (TEV) y complicaciones pulmonares. En los pacientes con un déficit neurológico hay datos que sugieren que, cuanto antes se realice la descompresión quirúrgica, mejor será el resultado, ya que la compresión continua puede contribuir a una lesión secundaria.[9-11] Dependiendo del estudio, la descompresión «temprana» podría significar dentro de las 8-12 h que siguen a la lesión o dentro de las primeras 24 h. Aunque lo ideal es una estabilización quirúrgica temprana, en

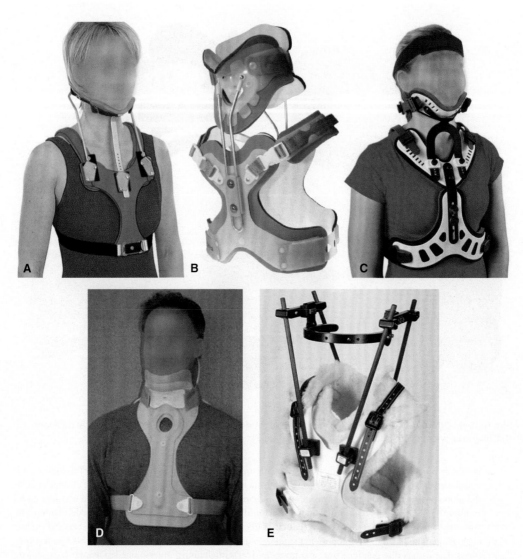

Figura 13-10. **Diferentes ortesis cervicotorácicas (CTO). A.** Inmovilizador esternomandibular. **B.** Corsé de sujeción CTO. **C.** Ortesis CTO de Minerva. **D.** Abrazadera de Yale. **E.** Chaleco de halo con tracción cervical.

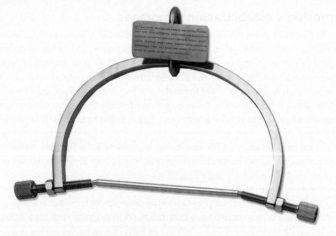

Figura 13-11. Pinzas de tracción de Gardner Wells.

el paciente politraumatizado, antes de considerar la operación de la columna vertebral, es importante asegurarse de que haya una reanimación adecuada y que no estén presentes otras lesiones potencialmente mortales prioritarias.

Alteraciones autonómicas y choque neurógeno

En todo paciente que presente una lesión medular aguda, debe prestarse atención inmediata a la regulación de la presión arterial. La hipotensión y la bradicardia se producen con bastante frecuencia ante las lesiones de la médula espinal cervical o torácica alta (nivel T6 o superior), debido al daño de las fibras de la cadena simpática. La hipoperfusión de la médula espinal lesionada que conduce a un daño mayor puede ser resultado de la hipotensión.

El *choque neurógeno* es un estado distributivo causado por la pérdida del tono simpático que conduce a una hipotensión profunda, bradicardia y vasodilatación periférica. Se estima que se presenta en hasta un 20% de los pacientes con lesiones cervicales,[1] quienes pueden necesitar vasopresores después de la reanimación con volumen para mantener una PAM normal que permita una perfusión tisular adecuada. En estos pacientes hay que tener en cuenta el choque hemorrágico, el neumotórax a tensión y el taponamiento cardíaco. La bradicardia y la hipotensión en los pacientes con choque neurógeno pueden verse exacerbadas por cualquier fenómeno que aumente el tono vagal (succionar, defecar), así como los giros y la hipoxia.

Recomendaciones sobre la presión arterial en fase aguda

Las directrices actuales sugieren que el aumento de la presión arterial puede ser útil en la fase aguda después de la lesión. El objetivo sugerido de PAM es de 85-90 mm Hg, y el de la presión arterial sistólica por arriba de 90 mm Hg. La duración del aumento de la presión arterial es de hasta 1 semana. El incremento de la PAM puede realizarse tanto con líquidos como con vasopresores, con la precaución de no sobrecargar de volumen al paciente. En el Consortium for Spinal Cord Medicine (CSCM) se sugiere que se utilice un vasopresor con propiedades inotrópicas, cronotrópicas y vasoconstrictoras (*véase* la sección **Evidencia**).[11,12]

Evidentemente, los riesgos y beneficios del aumento de la presión arterial deben evaluarse para cada paciente en particular, ya que el uso prolongado de vasopresores y el mantenerlos en cama conectados a postes de administración de soluciones intravenosas también tienen sus efectos secundarios negativos. En opinión de los autores, es aceptable reevaluar la capacidad del paciente para tolerar objetivos de PAM más bajos tras la descompresión y estabilización y mostrar la estabilidad clínica de su exploración neurológica.

Hipotensión ortostática subaguda-crónica, otras afecciones y disreflexia autonómica

La hipotensión ortostática sintomática puede continuar incluso después de la fase aguda de la lesión, lo que impide la movilización y la rehabilitación del paciente. Pueden utilizarse fajas abdominales y medias de compresión hasta el muslo para ayudar a la dilatación y al retorno venosos al corazón. Se pueden iniciar fármacos para ayudar a tratar la hipotensión, que incluyen la midodrina o la efedrina.

Además de los cambios autonómicos cardiovasculares, como la hipotensión y las bradiarritmias, los pacientes pueden presentar otros problemas autonómicos. La regulación de la temperatura se vuelve más problemática en los pacientes con lesiones medulares. La hipotermia es un problema habitual debido a la incapacidad de los vasos sanguíneos para la vasoconstricción y a la pérdida de la respuesta de escalofrío. La disipación del calor cuando los pacientes tienen temperaturas corporales elevadas se ve afectada por la incapacidad del cuerpo para redistribuir la sangre a las superficies, así como por la alteración de la sudoración. La disfunción de la vejiga y el intestino es frecuente. Puede haber incontinencia y retención, con incapacidad para orinar o defecar.

Puede aparecer una disreflexia autonómica, que consiste en hipertensión aguda, bradicardia, rubor, diaforesis, visión borrosa y cefalea. Cabe destacar que, en los adultos, las elevaciones de la presión arterial sistólica mayores de 20 mm Hg por encima de la basal pueden sugerir una disreflexia autonómica. La causa más frecuente de esta alteración es la distensión de vísceras como la vejiga o el intestino con la retención. Esto provoca entonces la salida masiva de estímulos del sistema nervioso simpático. En las directrices del CSCM se recomiendan algunas cosas fáciles de comprobar. En primer lugar, si la presión arterial es alta, sentar al paciente en posición vertical; cuando esté acostado en posición supina, aflojar cualquier ropa ajustada u otros dispositivos constrictivos, explorarlo para detectar causas urinarias (comprobar la permeabilidad de la sonda a permanencia, si la hay; exploración de la vejiga y su sondaje de entrada y salida, etc.) y evaluar en busca de un bolo fecal. Si ninguno de estos problemas es el causante, el paciente puede necesitar una evaluación más profunda y un tratamiento temporal con un antihipertensivo de rápido inicio y corta duración de acción mientras se exploran otras etiologías.

Problemas pulmonares y de las vías respiratorias

Tanto la función pulmonar como la mecánica de las vías respiratorias deben ser evaluadas y tratadas en todo paciente con lesión medular cervical. Las lesiones por encima de C5 perjudican la función diafragmática. Incluso con una lesión de C5 o inferior, los músculos accesorios de la ventilación pueden verse afectados, dando lugar a una respiración paradójica, volúmenes de ventilación pulmonar reducidos, atelectasia e insuficiencia respiratoria. Los pacientes tienen una capacidad reducida para toser y despejar las vías respiratorias, lo que provoca episodios de broncoaspiración. La disfagia y la disfunción bulbar pueden complicar las cosas, causando aún más dificultades para el desalojo de las secreciones.

Se considera que los pacientes con lesiones de la columna cervical tienen una vía aérea difícil porque su alineación debe permanecer estable durante la intubación. Hay una disminución de la AM del cuello para alinear al paciente en la posición de «olfateo» necesaria para la laringoscopia directa. En los pacientes con traumatismos craneales o faciales, las fracturas o las hemorragias en la nasofaringe aumentan la complejidad, lo que hace que el profesional sea potencialmente incapaz de ventilar con bolsa y mascarilla o de visualizar las estructuras de la vía aérea.

La intubación con fibra óptica o por videolaringoscopia es la técnica recomendada para intubar al paciente con una lesión en la columna vertebral, porque se realizan con el cuello en posición neutra. Las maniobras de impulso mandibular suelen ser seguras, pero no se recomienda inclinar la cabeza del paciente ni realizar una elevación del mentón. La estabilización manual del cuello alineado por parte de un segundo profesional sanitario, con la parte anterior del collarín fuera, puede realizarse para ayudar a una intubación más urgente; sin embargo, se sabe que esta técnica afecta la calidad de la visión durante la laringoscopia, y debe haber un equipo disponible para el rescate de la vía aérea. En los pacientes traumatizados con lesiones en la cara y hemorragias que obstruyen la vía aérea, puede ser preferible una vía aérea quirúrgica.

Pueden considerarse volúmenes de ventilación pulmonar más altos en los pacientes con insuficiencia respiratoria debida a una lesión medular cervical y dificultad para destetar del ventilador. En el CSCM se recomienda un volumen corriente de alrededor de 15-20 mL/kg de peso corporal ideal, porque los valores más altos pueden promover el reclutamiento y prevenir la atelectasia y son mejor tolerados por los pacientes con una fisiología pulmonar sana.[13,14] Los riesgos y beneficios de utilizar volúmenes de ventilación pulmonar más altos que conduzcan a un posible volutrauma y barotrauma deben tenerse en cuenta en los pacientes con politraumatismo y riesgo del síndrome de dificultad respiratoria aguda. Como alternativa de los volúmenes más elevados, una presión positiva teleespiratoria (PEEP, *positive end-expiratory pressure*) puede ayudar a la comodidad y sincronía del paciente. Hasta la mitad de los pacientes con lesión medular cervical pueden necesitar una traqueostomía por insuficiencia respiratoria crónica. Los casos con lesión medular completa tienen mayores tasas de traqueostomía que los de lesiones incompletas.

Prevención de la tromboembolia venosa

Los pacientes con lesión medular corren un alto riesgo de padecer una TEV, en especial aquellos con déficits neurológicos motores. Los dispositivos de compresión mecánica neumática deben colocarse en una fase temprana después de la lesión. Se recomienda la heparina de bajo peso molecular o la no fraccionada para la profilaxis farmacológica y debe iniciarse en un plazo de 72 h. En algunos casos, puede ser necesario suspender temporalmente la profilaxis farmacológica antes de la estabilización quirúrgica y la descompresión; sin embargo, debe reanudarse lo antes posible, por lo general en las 24 h posteriores a la operación.

Esteroides

Hay controversia sobre el uso de corticoesteroides para mejorar los resultados en los pacientes con lesiones medulares. En la actualidad, no hay pruebas claras que demuestren que los esteroides mejoren los resultados, especialmente si se administran más de 8 h después de la lesión; *véase* la sección **Evidencia**.

CONSIDERACIONES PEDIÁTRICAS

Las lesiones medulares son bastante infrecuentes en la población pediátrica. La relación entre las lesiones craneales y las medulares en los pacientes pediátricos es de aproximadamente 30:1, y de todas las medulares solo un 5% se presenta en los niños. Al igual que en los adultos, la columna cervical es la región que más se lesiona en los pacientes pediátricos. En los niños de 9 años o menores, aproximadamente el 66% de las lesiones se producen en la unión OC, pero con el avance de la edad puede haber una afectación subaxial de la columna cervical. Los niños tienen la cabeza de tamaño más grande en relación con su cuerpo, en comparación con los adultos, lo que cambia el punto de apoyo. Los cuerpos vertebrales no están completamente osificados, lo que hace que la columna vertebral sea más flexible. Los ligamentos están firmemente unidos a las superficies óseas articulares. En la población pediátrica, las lesiones ligamentosas de la columna vertebral son más frecuentes que las fracturas óseas, lo que se debe a que los ligamentos tienen más laxitud y los músculos paraespinales están poco desarrollados. También es posible que se produzcan daños neuronales incluso sin lesiones musculoesqueléticas significativas en los niños pequeños, debido a la inmadurez y flexibilidad de sus estructuras ligamentosas óseas. En comparación con los adultos con lesiones neurológicas, los niños tienen un mejor pronóstico de recuperación.

La lesión medular sin anomalías radiográficas se describió originalmente en la década de 1980 en niños que presentaban déficits neurológicos continuos o transitorios tras una lesión, pero sin signos agudos de lesión en las imágenes. Con la creciente disponibilidad de la RM, se ha visto que muchos de estos pacientes con presunta «lesión de la médula espinal» tienen en realidad lesiones demostrables de la médula y de los componentes de los tejidos blandos de la columna vertebral,[15] que en los niños es más móvil y maleable, por lo que los pacientes pueden presentar déficits neurológicos y no mostrar lesiones óseas evidentes en las radiografías simples o la TC. Hay un pequeño porcentaje de pacientes que todavía no presentan lesiones definidas visualizables en la RM, o cambios de señal en la médula espinal y suelen tener una excelente recuperación neurológica. Esta lesión también puede presentarse en adultos y en pacientes pediátricos, pero es menos frecuente.

CONSEJOS Y RECOMENDACIONES

- La lesión primaria se refiere a la compresión, contusión, estiramiento o laceración iniciales de la médula espinal. La lesión secundaria se produce a nivel celular tras la lesión inicial.
- La escala de deterioro de la ASIA ayuda a documentar el estado neurológico inicial de un paciente tras una lesión medular.
- La sujeción de la columna cervical y su inmovilización en una camilla rígida con correas suelen aplicarse antes de la hospitalización, para ayudar a proteger la columna vertebral contra lesiones mecánicas adicionales y prevenir una mayor disfunción neurológica.
- Las reglas de decisión ayudan a determinar quién necesita las radiografías.
- La descompresión quirúrgica temprana y la estabilización de una columna vertebral mecánicamente inestable pueden conducir a mejores resultados.
- Los problemas de las vías respiratorias y pulmonares son frecuentes en los pacientes con lesión medular cervical y pueden causar broncoaspiración, respiración paradójica e insuficiencia respiratoria.
- Los pacientes con lesiones o traumatismos de la columna cervical se consideran de intubación difícil por la necesidad de inmovilización y estabilización alineada del cuello y la incapacidad para realizar maniobras de inclinación de la cabeza y elevación del mentón. El uso de fibro- o videolaringoscopios flexibles puede facilitar la colocación de las vías aéreas endotraqueales.
- La disfunción autonómica puede producirse con frecuencia en las lesiones de la médula espinal cervical y suele consistir en hipotensión, bradicardia, retención urinaria, estreñimiento por tránsito intestinal lento y cambios en la regulación de la temperatura.
- En el paciente con traumatismo agudo es necesario descartar el choque hemorrágico o hipovolémico, antes de considerar el choque neurógeno. Tras la reanimación con volumen, se puede considerar el uso de vasopresores para el tratamiento del choque neurógeno.
- El *choque neurógeno* es un tipo de choque distributivo resultante de una lesión de la columna cervical o torácica alta, y se debe a la pérdida del tono vascular simpático y la bradicardia. El *choque medular* es una depresión aguda inicial o una pérdida de toda la función neurológica por debajo del nivel de una lesión medular, que mejora con el tiempo. El choque neurógeno puede ocurrir de forma aguda durante el choque espinal.
- En las lesiones de la médula espinal se puede considerar el aumento de la presión arterial para ayudar a mejorar la perfusión de la médula espinal con líquidos y vasopresores y una presión objetivo mayor de 85-90 mm Hg.
- En los pacientes con fracturas de la columna cervical, se recomienda la detección de lesiones arteriales con una angiografía por TC con base en los criterios de detección de Denver.
- En este momento, no hay pruebas sólidas que apoyen el uso de corticoesteroides o hipotermia para la neuroprotección en los pacientes con lesión medular aguda.

EVIDENCIA

¿Cuál es la mejor manera de inmovilizar la columna vertebral?

Históricamente, la inmovilización completa de la columna vertebral se utilizaba para el transporte de urgencia de pacientes con traumatismos por golpes con el uso de una camilla larga, un collarín y un dispositivo de sujeción de la cabeza. El raciocinio era que la inmovilización completa reduciría el riesgo de deterioro neurológico debido a las fuerzas que pueden exacerbar la lesión inicial. Se han realizado estudios para evaluar el beneficio de la inmovilización con camillas largas y los posibles riesgos.[16,17] El uso de camillas rígidas puede provocar un aumento del dolor y la incomodidad (no están acolchadas y no se alinean con la curvatura natural de la columna vertebral, lo que es claramente más pronunciado en los pacientes con deformidades basales de la columna, cifóticas o lordóticas) y puede causar úlceras por presión (los pacientes están en la camilla mucho más tiempo del previsto), retrasos en la reanimación (han surgido retrasos de la intubación por el miedo al movimiento de la columna) y aumentos de la presión intracraneal (por la posición plana de la cabecera de la cama y los collarines que pueden colocarse demasiado apretados). Con base en la biomecánica de la columna vertebral, algunos autores han observado que la cantidad de fuerza necesaria para crear una lesión ósea y ligamentosa en la columna vertebral es bastante significativa y, por lo tanto, para que se produzcan más lesiones, las fuerzas tendrían que dirigirse al lugar lesionado superando la AM normal.[16]

En el 2013, la National Association of EMS Physicians hizo una declaración en la que pedía que se redujera el uso de las camillas largas para la columna vertebral, señalando que todavía pueden tener uso en un subconjunto de pacientes, a saber: los de traumatismo contundente con alteración de la consciencia, dolor o sensibilidad de la columna vertebral, discapacidad neurológica (debilidad o entumecimiento), deformidad anatómica de la columna vertebral, mecanismo de alta energía con intoxicación, incapacidad para comunicarse u otra lesión que distraiga.[17] Hay un cambio hacia la «restricción del movimiento de la columna» en lugar de la «inmovilización de la columna».[18] Los pacientes con traumatismos contundentes pueden ser transportados con un collarín duro en una camilla profunda o acolchada, una férula de vacío, un catre de ambulancia o una camilla larga, pero la inmovilización debe retirarse lo antes posible tras la llegada al hospital.[17,18] La restricción del movimiento de la columna vertebral no tiene ninguna utilidad en los pacientes con traumatismos penetrantes.[18]

¿Se puede revisar la columna cervical con seguridad utilizando criterios clínicos?

Tanto los criterios de NEXUS[3] como la *Regla canadiense de la columna cervical* (CCR, *Canadian C-spine Rule*)[5] pueden ser útiles para identificar a los pacientes traumatizados que requieren un estudio de diagnóstico por imágenes. Antes de la elaboración de estas directrices, se realizaba una cantidad aparentemente excesiva de estudios de imagen de la columna vertebral, en parte debido a la elevada morbilidad de no detectar una lesión y a los riesgos medicolegales. El estudio de validación de los criterios NEXUS utilizó imágenes de rayos X de tres vistas del cuello, a menos que también se realizara una TC o RM. Durante el desarrollo de la CCR, los pacientes se sometieron a radiografías simples o a una TC del cuello, según el criterio del médico. Ambas directrices tienen una alta sensibilidad para detectar lesiones, del 99% y del 100%, respectivamente; los criterios de NEXUS tienen un valor predictivo negativo del 99.8%, mientras que la CCR tiene uno del 100%.[3,5]

¿Cuál es el mejor vasopresor para tratar el choque neurógeno?

Una primera opción habitual es la norepinefrina; sin embargo, también se pueden considerar la dopamina o la epinefrina, y añadir vasopresina en los casos resistentes al tratamiento. La fenilefrina puede ser útil, pero tiene el riesgo de empeorar la bradicardia porque es un agonista α puro. En los pacientes con bradicardia intensa, pueden utilizarse vasopresores inotrópicos, pero otros tratamientos por considerar son atropina, glucopirrolato, aminofilina o teofilina, y en los casos resistentes, un marcapasos cardíaco.[11,12]

¿Los esteroides mejoran los resultados en los pacientes con lesión medular aguda?

Antes se pensaba que los corticoesteroides ofrecían cierto grado de neuroprotección a través de la modulación del proceso inmunitario/inflamatorio, la inhibición de la producción de citocinas y la reducción de la peroxidación lipídica y el desarrollo de radicales libres.[19] En los estudios National Acute Spinal Injury Study I (NASCIS I), NASCIS II y NASCIS III, se analizó el uso de la metilprednisolona como fármaco neuroprotector tras una lesión. Los análisis primarios de estos estudios no mostraron diferencias significativas en la recuperación motora o sensorial entre los grupos. Los análisis posteriores del NASCIS II, de comparación del placebo con la metilprednisolona, revelaron una mejoría de la función neurológica solo en aquellos pacientes que la recibieron en las 8 h siguientes a la lesión. Los que recibieron esteroides después de 8 h tuvieron peores resultados neurológicos que los que recibieron placebo. El estudio NASCIS III no contaba con un grupo placebo, sino que comparó la duración del tratamiento con esteroides durante 24 o 48 h. La diferencia entre grupos no fue estadísticamente significativa; sin embargo, en los análisis posteriores, se mostró una mejoría en los pacientes que recibieron la metilprednisolona durante un período de 48 h cuando era iniciada entre 3 y 8 h después de la lesión. Dicho esto, una mayor duración del tratamiento supuso un mayor riesgo de infección. Estos estudios han sido criticados por los sesgos y el uso de análisis posteriores tras los resultados primarios negativos iniciales. En una revisión Cochrane realizada por el mismo investigador que completó los estudios NASCIS, se sugirió que, en la práctica clínica, la metilprednisolona, cuando se administra dentro de las 8 h siguientes a la lesión, puede conducir a una mejoría de los resultados, así como una mejoría adicional si la duración del tratamiento se amplía a 48 h.[20]

En las directrices del CSCM se señala que no hay pruebas definitivas para recomendar el uso de ningún fármaco neuroprotector, incluidos los esteroides, en este momento. La eficacia es cuestionable y hay la posibilidad de efectos secundarios graves. Otros autores sugirieron que es necesario repetir los estudios controlados y aleatorizados que analicen el tratamiento de los pacientes específicamente dentro de las 8 h siguientes a la lesión para ver si, de hecho, hay mejorías fiables en la función neurológica.[21]

¿La hipotermia terapéutica mejora los resultados en los pacientes con lesiones medulares agudas?

No hay suficientes datos de alta calidad en este momento para apoyar el uso de la hipotermia terapéutica para tratar las lesiones de la médula espinal. Se publicaron algunos estudios pequeños e informes de casos sobre el empleo de la hipotermia para tratar las lesiones medulares de alto grado que sugieren un beneficio potencial, pero se necesita más investigación.[22] La hipotermia inducida tiene sus propios riesgos y complicaciones, como infecciones, coagulopatías y trastornos electrolíticos. Hay pruebas de que la fiebre en los pacientes con lesión medular puede ser perjudicial, y se puede considerar la utilización de dispositivos, como catéteres intravasculares o almohadillas de refrigeración, para mantener a los pacientes normotérmicos y prevenir la lesión celular por hipertermia si fallan otras medidas para tratar las temperaturas elevadas.[23]

Referencias

1. Ahuja CS, Wilson JR, Nori S, et al. Traumatic spinal cord injury. *Nat Rev Dis Primers*. 2017;3(17018):1-21.

2. Vaccaro AR, Hulbert RJ, Patel AA, et al. The subaxial cervical spine injury classification system: a novel approach to recognize the importance of morphology, neurology, and integrity of the disco-ligamentous complex. *Spine*. 2007;32(21):2365-2374.

3. Hoffman JR, Mower WR, Wolfson AB, Todd KH, Zucker MI. Validity of a set of clinical criteria to rule out injury to the cervical spine in patients with blunt trauma. *N Engl J Med*. 2000;343(2):94-99.

4. Bernhard M, Gries A, Kremer P, Böttiger BW. Spinal cord injury – prehospital management. *Resuscitation*. 2005;66:127-139.

5. Stiell IG, Wells GA, Vandemheen KL, et al. The Canadian C-spine rule for radiography in alert and stable trauma patients. *JAMA*. 2001;286(15):1841-1848.

6. Brommeland T, Helseth E, Aarhus M, et al. Best practice guidelines for blunt cerebrovascular injury (BCVI). *Scand J Trauma Resusc Emerg Med*. 2018;26:90.

7. Holla M, Huisman JMR, Verdonschot N, Goosen J, Hosman AJF, Hannink G. The ability of external immobilizers to restrict movement of the cervical spine: a systematic review. *Eur Spine J*. 2016;25:2023-2036.

8. Ivanic PC. Do cervical collars and cervicothoracic orthoses effectively stabilize the injured cervical spine? *Spine*. 2013;38(13):E767-E774.

9. Furlan JC, Noonan V, Cadotte DW, Fehlings MG. Timing of decompressive surgery of spinal cord after traumatic spinal cord injury: an evidence based examination of preclinical and clinical studies. *J Neurotrauma*. 2011;28:1371-1399.

10. Wilson JR, Tetreault LA, Kwon BK, et al. Timing of decompression in patients with acute spinal cord injury: a systematic review. *Global Spine J*. 2017;7(3S):95S-115S.

11. Witiw CD, Fehlings MG. Acute spinal cord injury. *J Spinal Disord Tech*. 2015;28(6):202-210.

12. Consortium for Spinal Cord Medicine. Clinical practice guidelines: early acute management in adults with spinal cord injury. *J Spinal Cord Med*. 2008;31(4):403-479.

13. Consortium for Spinal Cord Medicine. Clinical practice guidelines: respiratory management following spinal cord injury. *J Spinal Cord Med*. 2005;28(3):259-293.

14. Vázquez RG, Sedes PR, Fariña MM, Marqués AM, Ferreiro Velasco ME. Manejo respiratorio en el paciente con lesión medular. *Biomed Res Int*. 2013;2013:168757.

15. Pang D. Spinal cord injury without radiographic abnormality in children, 2 decades later. *Neurosurgery*. 2004;55(6):1325-1343.

16. Hauswald M. A re-conceptualization of acute spinal care. *Emerg Med J*. 2013;30:720-723.

17. Feld FX. Removal of the long spine board from clinical practice: a historical perspective. *J Athl Train*. 2018;53(8):752-755.

18. Fischer PE, Perina DG, Delbridge TR, Fallat ME, et al. Spinal motion restriction in the trauma patient – a joint position statement. *Prehosp Emer Care*. 2018;22(6):659-661.

19. Kwon BK, Tetzlaff W, Grauer JN, Beiner J, Vaccaro AR. Pathophysiology and pharmacologic treatment of acute spinal cord injury. *Spine J*. 2004;4:451-464.

20. Bracken MB. Cochrane library review: steroids for acute spinal cord injury. *Cochrane Database Syst Rev*. 2012;1:CD001046.

21. Nesathurai S. Steroids and spinal cord injury: revisiting the NASCIS II and NASCIS III trials. *J Trauma*. 1998;45(6):1088-1093.

22. Dietrich WD, Cappuccino A, Cappuccino H. Systemic hypothermia for the treatment of acute cervical spine injury in sports. *Curr Sports Med Rep*. 2011;10(1):50-54.

23. Guadalupe Castillo-Abrego. Update on therapeutic temperature management: hypothermia in spinal cord injury. *Crit Care*. 2012;16(Suppl 2):15-17.

Columnas torácica y lumbar

Lauren M. Post

Angela Hua

EL DESAFÍO CLÍNICO

En el servicio de urgencias (SU), el dolor lumbar es uno de los motivos de consulta musculoesqueléticos más frecuentes y afecta aproximadamente al 80% de los adultos en algún momento de sus vidas.[1] Además, el dolor lumbar fue causa de alrededor del 4% de las consultas al SU entre el 2000 y el 2016.[2] Las «afecciones de la columna vertebral», que incluyen el dolor de cuello y espalda, constituyen la tercera parte más importante del gasto sanitario nacional total en los Estados Unidos, por detrás de la diabetes mellitus y las enfermedades cardíacas.[3] La mayoría de los pacientes que acuden a los servicios de urgencias manifiestan dolor en el cuello o en la parte inferior de la espalda, más que a nivel torácico. La dorsalgia torácica se documenta con menor frecuencia, ya que menos del 20% de las personas refieren síntomas a lo largo de su vida.[4] Muchos tendrán causas benignas que se resolverán con un tratamiento conservador, pero debe identificarse con rapidez el pequeño porcentaje que exige una intervención inmediata. Además, los pacientes con afecciones no urgentes requieren un plan estratégico bien pensado para tratarlas y maximizar su función.

Un diagnóstico diferencial amplio y una evaluación sistemática sin prejuicios son fundamentales para el tratamiento de la lumbalgia (**tabla 14-1**). Además de la alteración patológica primaria de la columna vertebral, se deben tener en cuenta los procesos que pueden referir el dolor a la espalda. No abordar estos diagnósticos alternativos ante el dolor localizado es un descuido habitual en muchas revisiones de casos.[5] Debido a la menor frecuencia de la dorsalgia torácica, las urgencias vasculares y otras causas de dolor referido deben seguir siendo prioritarias en el diagnóstico diferencial de los pacientes con esta dolencia.

FISIOPATOLOGÍA

La tensión musculoesquelética, la degeneración artrítica, la estenosis espinal y las fracturas estables pueden ser dolorosas y contribuir a la morbilidad general, pero no suelen asociarse con déficits neurológicos agudos. Muchas de las causas más graves de dorsalgia pueden clasificarse como «compresivas», ya que la alteración en cuestión llena el espacio limitado dentro del conducto espinal. En la **figura 14-1** se muestra la ubicación relativa de los espacios potenciales en la columna vertebral y sus alrededores.

La médula espinal se estrecha hasta el cono medular, cerca del nivel de L1; la cola de caballo es el haz de raíces nerviosas que inerva las extremidades inferiores, el perineo y la vejiga. Las lesiones compresivas, por ejemplo, las hernias discales, los tumores, los hematomas y los abscesos, pueden llenar estos espacios y ejercer presión sobre la médula y las raíces nerviosas. Esta presión puede reducir el flujo sanguíneo, inducir isquemia del tejido neural y causar una disfunción transitoria y aguda, así como un infarto permanente si no se descomprime de manera oportuna. Algunas de las alteraciones patológicas más benignas también pueden desarrollar un componente compresivo y evolucionar hasta requerir una intervención quirúrgica.

TABLA 14-1 Diagnóstico diferencial de los pacientes adultos que presentan dorsalgia	
Primaria benigna	**Primaria grave**
Fractura estable *Esguinces* *Degeneración* *Estenosis espinal* *Hernia discal posterolateral*	*Fractura inestable* *Cáncer* • Metástasis epidurales • Metástasis durales • Tumor intramedular *Infección* • Osteomielitis • Absceso epidural • Discitis infecciosa *Hematoma* • Epidural • Subaracnoideo *Hernia discal central*
Secundaria[a]	
Vascular • Aneurisma • Disección • Tromboembolia *Gastrointestinal* • Cáncer • Pancreatitis • Afección de la vesícula biliar • Úlcera péptica *Isquemia cardíaca* *Pulmonar* • Cáncer • Infección *Retroperitoneal* • Cáncer • Cólico renal • Infección • Hemorragia • Absceso localizado	

[a]Puede seguir considerándose grave.

La radiculopatía, el dolor y la debilidad asociados con el pinzamiento de la raíz nerviosa son el resultado de uno de los mecanismos de compresión de la lesión. La enfermedad del disco intervertebral suele ser benigna y autolimitada, y en aproximadamente el 80-90% de los casos se obtiene un alivio sintomático con el tratamiento médico. La enfermedad discal lumbar es resultado de cambios en su alineación e integridad, lo que provoca un movimiento óseo anómalo y dolor. La compresión de la microvasculatura que irriga la médula espinal y las raíces nerviosas produce isquemia en estas estructuras. La inflamación y la degradación resultantes provocan un aumento de los mediadores inflamatorios, es decir, las citocinas, el factor de necrosis tumoral □ (TNF-□, *tumor necrosis factor* □) y los macrófagos. Este proceso ocasiona la pérdida de altura de los discos y de los agujeros, la incapacidad para amortiguar la columna vertebral y el dolor neuropático. El aumento de la tensión mecánica también causa una distorsión ósea en las facetas y la formación de osteofitos. Una combinación de estos factores conduce al cuadro clínico de radiculopatía lumbar, dolor y debilidad, como resultado del pinzamiento de la raíz nerviosa. Hay compresión epidural a nivel de la médula espinal, el cono medular o la cola de caballo. Esta compresión se produce con mayor frecuencia por una hernia discal, seguida de un tumor y una infección, con un pequeño porcentaje a causa de una hemorragia.[6,7] El síndrome del cono medular se produce cuando hay una fuerza de compresión de T12 a L2, y el de la cola de caballo por la compresión de las raíces nerviosas de L3 a L5. Ambos síndromes pueden presentarse como dorsalgia, con déficits neurológicos que incluyen retención urinaria y debilidad en las extremidades inferiores.

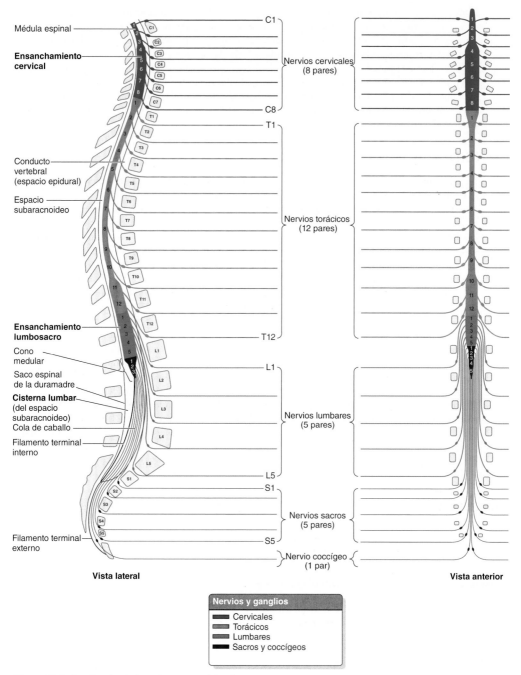

Figura 14-1. Anatomía de la columna vertebral.

CONSIDERACIONES PREHOSPITALARIAS

Cuando se activa el sistema de urgencias médicas, el proveedor de atención sanitaria prehospitalaria se convierte en el primer punto de selección (triaje), y el mecanismo de la lesión determina los recursos iniciales y el destino de la derivación. Las lesiones traumáticas requieren un estudio primario rápido, con una evaluación de la presencia de lesiones adicionales y la estabilización mecánica de posibles fracturas.

Estos pacientes pueden requerir inmovilización y precauciones de rodamiento para prevenir cualquier otra complicación. Los pacientes con lesiones craneales concomitantes, o que cumplan los criterios de activación de traumatología, deben trasladarse a un centro con la cobertura de especialidad adecuada. Dado que la etiología de la dorsalgia atraumática es variada, puede ser necesaria una anamnesis secundaria más exhaustiva para determinar la estabilidad. Los signos vitales anómalos o los déficits motores pueden proporcionar información importante antes de la llegada al servicio de urgencias, y también guiar la evaluación posterior. También es fundamental que el proveedor de atención sanitaria prehospitalaria intente obtener una anamnesis adicional sobre antecedentes médicos, uso de medicamentos y consumo de alcohol u otras sustancias.

CONSIDERACIONES PEDIÁTRICAS

La población pediátrica añade otro nivel de complejidad a la evaluación de la dorsalgia. En la **tabla 14-2** se enumeran algunas de las causas más frecuentes de dorsalgia en este grupo. Las causas musculoesqueléticas de la dorsalgia torácica suelen ser más habituales en la población adolescente que en otros grupos de edad pediátrica.[4] Las lesiones por uso excesivo son habituales, y el rápido crecimiento durante la adolescencia puede causar dolor, así como un posible empeoramiento de la escoliosis. Curiosamente, se ha sugerido que el uso de mochilas escolares y su peso contribuyen a la preponderancia de la dorsalgia musculoesquelética en los niños mayores y adolescentes.[4] Los pacientes más jóvenes no suelen tener los cambios degenerativos presentes en los adultos, lo que hace que la hernia discal aguda sea un proceso menos probable. La columna vertebral pediátrica es más flexible que la del adulto, lo que da lugar a lesiones medulares sin anomalías radiográficas en caso de traumatismo.

Al igual que en los adultos, hay que tener en cuenta una posible infección o cáncer en un paciente que presenta dorsalgia aguda. Las neoplasias pediátricas primarias, como los linfomas y las leucemias, suelen causar dorsalgia. A diferencia de muchos tumores malignos en los adultos, los cánceres que afectan a los niños parecen tener menos probabilidades de formar metástasis en la columna vertebral. La discitis y la espondilodiscitis infecciosas son raras pero potencialmente devastadoras para el disco intervertebral y los cuerpos vertebrales adyacentes. La mayoría de los casos se deben a la propagación hematógena de *Staphylococcus aureus*. Sin embargo, en las zonas endémicas, *Mycobacterium tuberculosis* también es una causa frecuente. El cuadro clínico de estas infecciones suele ser inespecífico, con fiebre baja asociada con dolor y rigidez lumbares. Los déficits neurológicos no suelen presentarse hasta fases posteriores, cuando se produce la compresión de los nervios o la infección penetra en el conducto espinal. La mayoría de los casos son leves y se tratan con reposo y analgesia, pero si no se

TABLA 14-2	Causas de dorsalgia en los niños y adolescentes
Mecánicas	• Fractura • Uso excesivo • Hernia discal • Escoliosis
Tumores	• Osteoma osteoide • Quiste óseo • Tumor de Ewing • Sarcoma osteogénico • Neuroblastoma • Tumor de Wilms • Linfoma • Leucemia
Infección/inflamación	• Discitis/espondilodiscitis • Osteomielitis • Enfermedades vasculares del colágeno • Espondilitis anquilosante
Dolor referido	• Deslizamiento de la epífisis capital del fémur • Anomalías de la cadera/rodilla • Anomalías de la marcha que provocan tensión • Causas adicionales de dolor secundario, como se indica en la tabla 14-1

tratan, estas infecciones pueden provocar deformidades permanentes, inestabilidad de la columna vertebral o extensión hacia el conducto espinal.

Las afecciones que remiten el dolor a la espalda son similares a las de los adultos. Además, los niños con enfermedades genéticas que afectan el tejido conjuntivo, como los síndromes de Marfan y Ehlers-Danlos, también presentan dorsalgia por la inestabilidad de la columna vertebral o la tensión mecánica.

ABORDAJE Y EXPLORACIÓN DIRIGIDA

La anamnesis de los pacientes con dorsalgia debe incluir un interrogatorio sistemático (por aparatos y sistemas), los problemas médicos previos, la evolución temporal, los factores modificadores, los síntomas asociados y las crisis anteriores. Preguntar específicamente por los cambios neurológicos y revisar la medicación y los expedientes anteriores ayudará a acortar el diagnóstico diferencial. En la **figura 14-2** se ofrece un marco para evaluar al paciente que presenta dorsalgia aguda. El uso de «señales de alerta» para sugerir una alteración subyacente grave ante una dorsalgia es un recurso útil (**tabla 14-3**). Estos factores ayudan a identificar a los pacientes con riesgo de padecer causas más graves de dorsalgia, como neoplasias, infecciones y hemorragias.

Se requiere una exploración física completa que incluya, entre otros, los sistemas neurológico y musculoesquelético. La observación general de los pacientes que manifiestan dorsalgia puede contribuir al diagnóstico diferencial y a su posterior evaluación. La observación durante la ejecución de movimientos habituales, como caminar, sentarse y estar de pie, puede proporcionar información sobre el grado de incomodidad y la limitación de la función. Muchos pacientes con lumbalgia mecánica encontrarán más cómodas ciertas posiciones o posturas. También puede ser útil observar si se presenta resistencia defensiva o se evitan determinados movimientos, ya que esto puede sugerir una causa referida o intraabdominal del dolor. Además, la búsqueda de cambios generales en el aspecto físico, como el desgaste muscular o las señales de abuso de sustancias, puede ayudar a estratificar a estos pacientes.

Los signos vitales son un componente crítico de la evaluación de la dorsalgia y pueden proporcionar pistas importantes sobre la causa del dolor que, de otro modo, podrían pasarse por alto. La temperatura elevada o la historia reciente de fiebre sugiere en gran medida un proceso infeccioso. En combinación con la dorsalgia, la fiebre puede ser la única otra evidencia de infección, especialmente dentro de las estructuras más profundas. Aunque es infrecuente, algunos pacientes pueden referir fiebre reciente, pero presentarse afebriles. La medición de la presión arterial ayuda a detectar las catástrofes intraabdominales que pueden presentarse con dorsalgia. La hipertensión es un factor de riesgo tanto para la disección aórtica como para el aneurisma de la aorta abdominal, y la regulación de la presión arterial puede precipitar o empeorar un proceso en desarrollo. En las fases iniciales de estas afecciones, el paciente presenta una presión arterial elevada, pero a medida que se extiende la disección o se rompe el aneurisma, es probable que se encuentre hipotensión. Aunque estas afecciones suelen estar asociadas con cambios en la presión arterial, una lectura normal no descarta la necesidad de un alto nivel de sospecha.

El dolor abdominal suele ser difícil de describir para los pacientes y, cuando se acompaña de dorsalgia o esta es más prominente, puede convertirse en el centro del cuadro clínico. Además, algunos procesos intratorácicos e intraabdominales, como los infartos de miocardio y las disecciones aórticas, pueden no presentarse con sus síntomas clásicos, sino remitiendo el dolor a la espalda. El hallazgo de hipersensibilidad del cuadrante abdominal superior derecho puede sugerir una afección de la vesícula biliar, úlcera péptica, pancreatitis u obstrucción intestinal. Una masa abdominal pulsátil requerirá de un estudio para detectar un aneurisma abdominal. La hipersensibilidad en el cuadrante abdominal inferior puede sugerir apendicitis o diverticulitis, con dolor referido a la espalda. Además, la hipersensibilidad suprapúbica o la presencia de una vejiga palpable podrían sugerir retención urinaria, lo que aumenta la preocupación por la compresión de la médula espinal o el síndrome de la cola de caballo. Los pacientes con retención urinaria deben ser explorados para comprobar el tono rectal y el entumecimiento perineal.

La exploración de la espalda debe incluir la inspección de la piel, la palpación de las zonas óseas, la palpación de la musculatura paraespinal y la evaluación de la amplitud de movimientos del paciente. La exploración de la piel debe buscar cambios o eritemas que sugieran herpes zóster u otros procesos infecciosos, así como equimosis que indiquen un traumatismo. La hipersensibilidad de los puntos óseos, la desalineación o los escalones permiten localizar lesiones traumáticas o infecciones. También debe explorarse la columna vertebral para detectar una curvatura anómala, ya que la escoliosis y los cambios degenerativos posteriores producen dolor. Esto es especialmente relevante en la población pediátrica, donde la dorsalgia puede ser el primer indicio de escoliosis. La palpación de la musculatura paraespinal puede revelar un espasmo muscular.

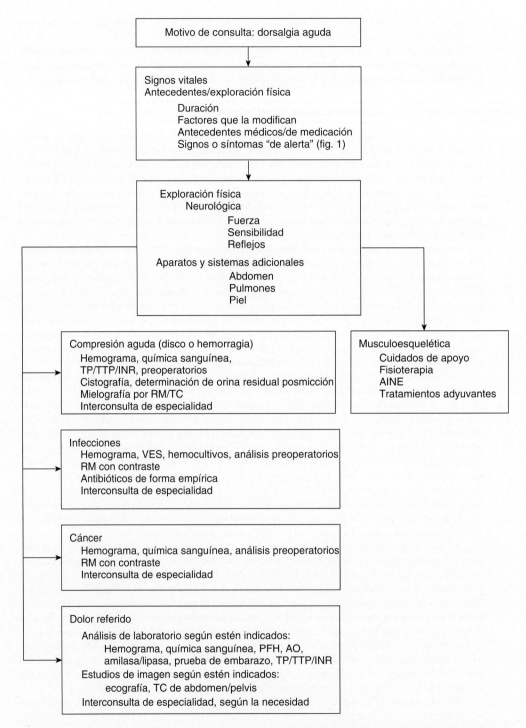

Figura 14-2. Algoritmo clínico para la evaluación de la dorsalgia aguda. AINE: antiinflamatorios no esteroideos; AO: análisis de orina; PFH: pruebas de función hepática; RM: resonancia magnética; TC: tomografía computarizada; TP/TTP/INR: tiempo de protrombina/tiempo de tromboplastina parcial/cociente internacional normalizado; VES: velocidad de eritrosedimentación.

TABLA 14-3	**Señales de alerta en los antecedentes y los hallazgos de la exploración física**
Hallazgo	De mayor preocupación
Edad < 20 años	Infección, cáncer
Edad > 50 años	Cáncer, enfermedad vascular
Dolor intenso y repentino, en especial torácico	Catástrofe vascular, infección
Pérdida de peso inexplicable	Infección, cáncer
Sudores nocturnos o fiebre inexplicables	Infección, cáncer
Estado de inmunosupresión (VIH, esteroides, inmunosupresores)	Infección
Antecedentes médicos (cáncer, abuso de drogas i.v., infección, AAA)	Metástasis, infección/absceso, hemorragia retroperitoneal
Retención urinaria, incontinencia, anestesia en silla de montar	Cola de caballo
Déficit motor	Compresión de la médula espinal o de la raíz nerviosa
Dolor en reposo o por la noche	Infección, cáncer
Osteoporosis, traumatismos, uso de esteroides	Fractura
Uso de anticoagulantes/antiplaquetarios (en especial con una inyección espinal reciente)	Hemorragia, hematoma

AAA: aneurisma aórtico abdominal; i.v.: intravenoso(a); VIH: virus de la inmunodeficiencia humana.

La exploración neurológica debe incluir siempre una evaluación de la sensibilidad, la fuerza y los reflejos en las extremidades inferiores, que permite al médico documentar los déficits neurológicos, localizar la lesión y proporcionar una base para otras evaluaciones. Las técnicas de exploración, incluida la elevación de la pierna recta, pueden sugerir un aumento de la tensión de la duramadre como causa de una radiculopatía. La exploración musculoesquelética debe incluir una evaluación de las articulaciones de las extremidades inferiores. La alteración patológica primaria o la de la mecánica de las articulaciones de la cadera, la rodilla o el tobillo pueden causar dorsalgia secundaria. El dolor de la radiculopatía lumbar suele describirse como agudo o urente, y sigue la zona de inervación sensitiva. La disfunción nerviosa puede presentarse como debilidad motora, pérdida sensitiva o una combinación de ambas. La comparación de los datos de la exploración con los niveles de inervación conocidos conducirá al médico a una posible localización de la lesión (**tabla 14-4**).

Los resultados de la exploración física pueden variar en función del grado de compresión en uno o varios niveles de la médula espinal. Debido al solapamiento de la anatomía, el cuadro clínico de los síndromes de la cola de caballo y el cono medular puede ser similar. Ambos síndromes se deben a la compresión de la médula espinal y de los nervios que emergen de los niveles L1-L5. Los síntomas de

TABLA 14-4	**Localización de la lesión**	
Nivel del disco	Localización del dolor	Déficit motor
T12-L1	Región inguinal, cara interna del muslo	Por lo general, ninguno
L1-L2	Caras anterior y medial del muslo	Leve debilidad del cuádriceps Reflejo rotuliano ligeramente disminuido
L2-L3	Porción anterolateral del muslo	Debilidad del cuádriceps Disminución del reflejo rotuliano
L3-L4	Porción posterolateral del muslo Cara anterior de la tibia	Debilidad del cuádriceps Disminución del reflejo rotuliano
L4-L5	Dorso del pie	Debilidad extensora del tobillo y del dedo gordo
L5-S1	Cara lateral del pie	Reflejo aquíleo disminuido

la compresión del cono medular pueden incluir signos de motoneurona superior, con aumento del tono y de los reflejos en las extremidades inferiores. La compresión de la cola de caballo produce signos de motoneurona inferior en los miembros inferiores y puede causar vejiga neurógena, pérdida del tono rectal y anestesia en silla de montar. El dato más frecuente es el de retención urinaria, con o sin incontinencia por rebosamiento.[8,9] Otras manifestaciones clínicas pueden incluir dorsalgia, pérdida de sensibilidad, incontinencia o ciática bilateral.[6,8,9] En la **tabla 14-5** se incluyen las diferencias entre estos dos síndromes. Si se sospecha un síndrome de compresión, debe evaluarse la retención urinaria por exploración de la vejiga, cálculo del volumen residual posmiccional o la inserción de una sonda de Foley. Para confirmar el diagnóstico está indicada una mielografía por tomografía computarizada (TC) o resonancia magnética (RM) de urgencia. Debido a la incidencia de metástasis y de las lesiones pasadas por alto, se prefiere la obtención de imágenes de toda la columna vertebral, si es posible, especialmente en la población pediátrica.[10]

ESTUDIOS DE LABORATORIO Y DIAGNÓSTICOS

En caso de lumbalgia, las pruebas de laboratorio no suelen ser útiles en la mayoría de los pacientes. Debe considerarse una prueba de embarazo en orina en las pacientes apropiadas, tanto para facilitar cualquier imagen como para evaluar una causa intraabdominal del dolor. El análisis de orina puede ser útil para apoyar una decisión clínica entre cólico renal o pielonefritis como fuente de dolor referido. Si se sospecha infección o cáncer, pueden estar indicados un hemograma completo, la velocidad de eritrosedimentación (VES) y hemocultivos. En los pacientes con anticoagulación y en los que pueda ser necesaria una intervención, se deben realizar pruebas de coagulación y una tipificación de grupo sanguíneo. *Véase* la sección **Evidencia** para una descripción más detallada de la utilidad de las pruebas de laboratorio.

La ecografía en el servicio de urgencias puede ser útil para evaluar las causas intraabdominales de la dorsalgia, como afección de la vesícula biliar, embarazo ectópico y aneurisma de la aorta abdominal. Además, puede utilizarse para evaluar la retención urinaria y los volúmenes residuales posmiccionales en los pacientes con retención urinaria por el síndrome de cola de caballo.

En ausencia de «señales de alerta» (*véase* la tabla 14-3) o de datos neurológicos anómalos, rara vez es necesario realizar estudios de imagen ante la dorsalgia atraumática. El aumento en la frecuencia de los estudios de imagen en los pacientes con lumbalgia contribuye a los costos generales del tratamiento de la dorsalgia. A la hora de evaluar la carga económica del diagnóstico por imágenes, hay que tener en cuenta los costos de las pruebas de seguimiento, las consultas médicas y las posibles intervenciones, además de la dosis de radiación a la que se somete a los pacientes durante toda su vida. El aumento del uso de imágenes de la columna vertebral ha llevado a una mayor tasa de intervenciones quirúrgicas de la columna vertebral, con una cuestionable disminución de la morbilidad.[11] Además, muchas modalidades de diagnóstico por imagen muestran hallazgos incidentales que provocan una investigación más profunda, tanto en el ámbito de urgencias como en el ambulatorio.

TABLA 14-5	Cómo distinguir el cono medular del síndrome de la cola de caballo	
	Cono medular	**Cola de caballo**
Anatomía	Extremo terminal de la médula espinal	Nervios y raíces nerviosas que se extienden desde el cono
Nivel vertebral	T12-L2	L1-L5
Nivel del nervio espinal	Plexo sacro	Plexo lumbar Plexo sacro
Cuadro clínico	Dolor repentino y bilateral	Dolor gradual y unilateral
Radiculopatía	Rara	Frecuente
Dolor de espalda baja	Frecuente	Raro
Discapacidad motora/ sensitiva Reflejos	Debilidad bilateral y simétrica Pérdida del reflejo aquíleo Puede haber signos de MNS: espasticidad, hiperreflexia	Debilidad unilateral y asimétrica Pérdida de los reflejos rotuliano y calcáneo
Disfunción de esfínteres Disfunción sexual	Incontinencia precoz Impotencia (con frecuencia)	Incontinencia tardía Impotencia (rara)

MNS: motoneurona superior.

Las radiografías simples permiten detectar afecciones estructurales subyacentes, como fracturas, subluxaciones y lesiones líticas. El diagnóstico por imágenes en los pacientes con dorsalgia tras un movimiento corporal sin traumatismo precipitante rara vez es útil para la evaluación inicial en el SU. La incidencia de lesiones no sospechadas clínicamente y susceptibles de intervención encontradas en las radiografías es de alrededor de 1:2 500 pacientes.[12] Un traumatismo documentado con hipersensibilidad ósea es la indicación más adecuada para solicitar radiografías. Sin embargo, muchos médicos considerarán la posibilidad de pedir radiografías simples en los pacientes en los que el dolor de espalda haya estado presente de forma constante durante más de un mes, o en presencia de otras «señales de alerta» que sugieran cáncer o infección. Otras modalidades, como la TC o la RM, pueden definir mejor la lesión causante, pero las radiografías simples pueden ayudar a orientar las imágenes posteriores.

La TC proporciona una mayor resolución para la evaluación de las estructuras óseas y un detalle moderado para la evaluación de la hernia discal. Esta modalidad no es sensible a los síndromes de compresión, la inestabilidad ligamentosa o las lesiones dentro del conducto espinal. La adición de medio de contraste, especialmente para la mielografía, facilita la identificación de estas lesiones. La sensibilidad de la TC sigue siendo inferior a la de la RM, pero a pesar de esta limitación, constituye una opción para aquellos pacientes que no pueden someterse a esta última.

La RM se ha convertido en el estudio de elección en la evaluación de la hernia discal y la radiculopatía; sin embargo, el diagnóstico por imágenes urgente puede reservarse para los pacientes en los que los resultados indiquen una intervención inmediata. También es la modalidad preferida para la evaluación del absceso epidural; por lo tanto, la RM urgente está indicada en situaciones de déficits neurológicos progresivos con la sospecha de cáncer, infección, inflamación o hernia discal aguda. El uso de medio de contraste está indicado cuando haya sospecha de infección, tumor o anomalía vascular. En la **figura 14-3** se muestran las diferencias entre una radiografía, una TC, una mielografía por TC y una RM.

TRATAMIENTO

Hemorragia subaracnoidea/epidural espinal

Las hemorragias en los espacios subaracnoideo, subdural y epidural suelen estar asociadas con una causa subyacente, y se ha determinado que menos del 1% son idiopáticas.[13] Las causas más frecuentes son los traumatismos directos, las anomalías vasculares, los tumores espinales, la hipertensión y la anticoagulación o trombólisis. Clínicamente, los pacientes se presentan con dolor agudo y síntomas compatibles con la compresión de los segmentos afectados de la médula espinal. La sangre subaracnoidea intracraneal puede migrar a los espacios subaracnoideos inferiores y producir dolor en estas zonas. Una revisión minuciosa de la anamnesis, los medicamentos y los síntomas que son «señales de alerta» puede

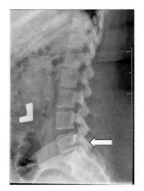 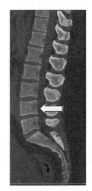 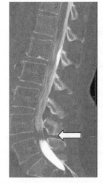 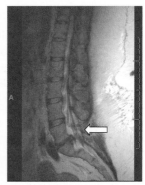

A. Radiografía simple   B. TC sin contraste   C. Mielografía por TC   D. RM T2

Figura 14-3. Ejemplos de imágenes de rayos X (**A**), tomografía computarizada (TC) (**B**), mielografía por TC (**C**) y resonancia magnética (RM) (**D**) de una lesión por compresión en la columna lumbar. Cortesía de Alexander Post, MD FAANS, Department of Neurosurgery, Augusta University Medical Center.

ser la única información que puede acercar al médico a este diagnóstico, ya que el cuadro clínico es muy similar al de otras causas de síndromes compresivos.

Cuando se sospecha de una hemorragia espinal, la angiografía por resonancia magnética (ARM) es la modalidad preferida, porque permite definir mejor anatomía implicada. Los estudios de laboratorio deben incluir un hemograma, tiempo de protrombina/tiempo de protrombina parcial/cociente normalizado internacional (TP/TTP/INR) y pruebas de banco de sangre para determinar si es necesario revertir la coagulopatía. También se recomienda la consulta urgente de especialidad porque puede ser necesaria una angiografía por catéter para delimitar mejor la lesión, el tratamiento endovascular o la planificación preoperatoria.

Radiculopatía lumbar

La historia natural de la enfermedad discal lumbar es que casi el 90% de los pacientes mejoran en 6 semanas y se recuperan en 3 meses, con o sin tratamiento.[14] Aproximadamente el 20% de los pacientes informan una recidiva en un plazo de 6 meses.[15] El tratamiento inicial de la discopatía lumbar suele ser no quirúrgico y debe incluir analgésicos no opiáceos, ejercicio y fisioterapia.[14]

Las publicaciones muestran que un retorno veloz a la actividad ordinaria conduce a resultados más rápidos y mejores que el reposo en cama.[16] Si el paciente se alivia con el reposo en cama, una duración corta (2 días) se asocia con una recuperación más rápida que cuando se prolonga.[16] No se recomienda empezar el ejercicio de forma repentina.[16] Farmacológicamente, la opinión de los expertos y las directrices recomiendan los analgésicos no opiáceos.[16-18] Sin embargo, en la práctica, los médicos de urgencias suelen prescribir opiáceos; en una gran muestra nacional se mostró una tasa de aproximadamente el 61%.[16] Los antiinflamatorios no esteroideos (AINE) y el paracetamol deben considerarse como los medicamentos ideales para tratar la dorsalgia.[16-18] A menudo se han añadido relajantes musculares al esquema terapéutico, aunque la evidencia es algo contradictoria. En un estudio controlado aleatorizado se compararon los resultados funcionales y el alivio del dolor en los pacientes que recibieron un tratamiento de 10 días de a) naproxeno y placebo, b) naproxeno y ciclobenzaprina y c) naproxeno y oxicodona/paracetamol.[19] No se encontró mejoría alguna en los resultados con la adición de relajantes musculares u opiáceos a la terapéutica de corto plazo de la dorsalgia durante el seguimiento de una semana.[19] En una revisión de Cochrane de 30 estudios controlados aleatorizados se encontraron pruebas de que los relajantes musculares son más eficaces que el placebo para los pacientes con lumbalgia aguda.[20] La evidencia sobre el uso de esteroides orales es mixta y en gran medida negativa, pero hay algunos estudios que muestran un posible beneficio en los pacientes con un componente de radiculopatía en su dorsalgia.[16,18]

Uno de los aspectos más importantes del tratamiento de los pacientes con dorsalgia aguda es el asesoramiento adecuado y las instrucciones cuidadosas sobre las precauciones del retorno a la actividad (es decir, las señales de alerta). A menudo se utiliza la fisioterapia junto con la medicación para el tratamiento de la dorsalgia. La fisioterapia dirigida al fortalecimiento de los grupos musculares centrales (de pared abdominal anterior y lumbar) tiene efectos positivos.[14] Los pacientes que presentan datos neurológicos agudos (alteraciones sensitivas, debilidad e incontinencia) tienen una mayor tasa de recuperación funcional si se les descomprime en un plazo de 24-48 h a partir del inicio de las manifestaciones.[21,22]

Síndrome de la cola de caballo/cono medular

Los síndromes de compresión agudos son una urgencia quirúrgica que requiere de consulta e intervención oportunas. Cada vez hay más pruebas de que el deterioro fisiológico en los síndromes compresivos se produce en serie y no de forma escalonada. Por ello, todavía hay gran incertidumbre en las publicaciones sobre el momento de la intervención quirúrgica. La recomendación general en las publicaciones ha sido de un lapso de 48 h a partir del momento de ingreso hospitalario para la descompresión quirúrgica. En una revisión anterior, tanto en animales como en seres humanos, se señala que el nivel de disfunción neurológica en el momento de la intervención quirúrgica (síndrome de cola de caballo incompleto frente a aquel con retención) es el determinante más importante del pronóstico general. Se señala que es probable que, cuanto antes se realice la intervención, más beneficiosos serán los efectos sobre el nervio comprimido, pero no menciona el momento óptimo de la cirugía.[23] En dos revisiones más recientes de 4 066 y 20 924 pacientes se apoya la recomendación de la descompresión en las 48 h siguientes al ingreso hospitalario. En ambas revisiones se indica que la descompresión después de 48 h se relaciona con un aumento de la mortalidad de los pacientes hospitalizados, las complicaciones totales, la prolongación de la estancia, el aumento del costo de la hospitalización y las altas no favorables.[13,24]

TABLA 14-6 Antibióticos para el absceso epidural	
Tratamiento empírico	Tratamientos alternativos
Vancomicina i.v. c/8-12 h *Objetivo de concentración sérica mínima: 15-20 µg/mL* Ceftriaxona 2 mg i.v. c/12 h	Alergia a la vancomicina
	Linezolid 600 mg i.v. c/12 h Daptomicina 6-10 mg/kg una vez al día Trimetoprima-sulfametoxazol (5 mg/kg c/8-12 h)
	Alergia a los betalactámicos/carbapenémicos
	Moxifloxacino 400 mg diarios

I.v.: intravenoso.

Absceso epidural

Los abscesos epidurales espinales son infecciones raras pero potencialmente devastadoras, y los datos sugieren que su incidencia ha aumentado en las últimas décadas.[25,26] Este proceso es más frecuente en la población de adultos mayores con factores de riesgo comunes, como la diabetes, el alcoholismo, el cáncer, los estados de inmunodeficiencia y la instrumentación previa. El abuso de drogas intravenosas también es un factor que contribuye en las poblaciones más jóvenes.

Los abscesos se desarrollan en el espacio epidural, entre la duramadre y la pared del conducto espinal, lo que provoca la compresión de la médula o la trombosis vascular. La lesión resultante puede provocar paraplejía, tetraplejía y la muerte. El microorganismo más frecuentemente identificado por cultivo es *Staphylococcus aureus,* por lo general como resultado de una bacteriemia. También se ha documentado la extensión directa a partir de una infección adyacente o de la instrumentación.[26,27]

El cuadro clínico inicial puede ser inespecífico, incluye fiebre y malestar, y aproximadamente la mitad de los casos se diagnostican de forma errónea al inicio.[28] La tríada clásica de fiebre, dorsalgia y déficit neurológico está presente solo en un pequeño porcentaje de pacientes.[23,25-28] Las pruebas de laboratorio pueden mostrar leucocitosis y elevación de la VES. El estudio de imagen preferido es la RM con gadolinio, de nuevo, con tomas de toda la columna, si es posible. La TC con contraste o la mielografía por TC también pueden ser alternativas aceptables a la RM.

El objetivo del tratamiento es reducir y eliminar la masa infecciosa, descomprimir la médula espinal y erradicar el microorganismo causante. El tratamiento suele ser una combinación de descompresión quirúrgica y antibióticos por vía intravenosa. Sin embargo, se ha debatido la conveniencia de la aspiración guiada frente a la descompresión abierta de los abscesos más pequeños.[23] Los antibióticos recomendados incluyen vancomicina con cefotaxima, ceftriaxona, cefepima, ceftazidima o meropenem, dependiendo de la situación clínica.[27] En las **tablas 14-6** y **14-7** se muestran los esquemas antibióticos sugeridos.

TABLA 14-7 Antibióticos para microorganismos identificados en el absceso epidural		
Microorganismo	Tratamiento recomendado	Tratamientos alternativos
Streptococcus pneumoniae	Vancomicina i.v. c/8-12h en solución 15-20 µg/mL Ceftriaxona 2 g i.v. c/12h	Moxifloxacino 400 mg diarios
Pseudomonas aeruginosa	Cefepima 2 g c/8h **o** Ceftazidima 2 g c/8h	Aztreonam 2 g c/6-8 h Meropenem 2 g c/8 h Ciprofloxacino 400 mg c/8-12 h

Staphylococcus aureus
  Sensible a la meticilina
  Resistente a la meticilina
	Nafcilina 2 g c/4h
	Oxacilina 2 g c/4h
	Vancomicina
	15-20 mg/kg c/8-12h
		Meropenem 2 g c/8 h
		Linezolid 600 mg c/12 h
		Daptomicina 6-10 mg/kg diarios
		Trimetoprima-sulfametoxazol
		(5 mg/kg de trimetoprima c/8-12h)

(continúa)

TABLA 14-7	Antibióticos para microorganismos identificados en el absceso epidural (*continuación*)	
Microorganismo	**Tratamiento recomendado**	**Tratamientos alternativos**
Escherichia coli y otras *Enterobacteriaceae*	Ceftriaxona 2 g c/12 h	Aztreonam 2 g c/6-8 h Meropenem 2 g c/8 h Moxifloxacino 400 mg diarios Ampicilina 2 g c/4 h Trimetoprima-sulfametoxazol (5 mg/kg c/8-12 h)
Neisseria meningitidis	Ceftriaxona 2 g c/12 h	Aztreonam 2 g c/6-8 h Moxifloxacino 400 mg diarios Cloranfenicol 1-1.5 g c/6 h
Listeria monocytogenes	Ampicilina 2 g c/4 h	Trimetoprima-sulfametoxazol (5 mg/kg c/8-12 h)

I.v.: intravenoso.

CONSEJOS Y RECOMENDACIONES

- **Revisar los antecedentes en el expediente del paciente y la medicación.** Aunque es importante tener en cuenta las «señales de alerta» comunicadas por los pacientes, su sensibilidad y especificidad para la identificación de alteraciones patológicas graves son bajas. Las señales de alerta del expediente médico del paciente son ligeramente más precisas, pero hay poca concordancia entre las comunicadas y las obtenidas del expediente.[29]
- **Tener en cuenta el dolor referido cuando se evalúe la causa de la dorsalgia.** El dolor por las enfermedades intratorácicas e intraabdominales puede causar dorsalgia y estos procesos deben considerarse tempranamente en la evaluación para evitar un soslayo catastrófico. Como se ha mencionado, se sabe que la falta de inclusión de alteraciones patológicas fuera de la columna vertebral y la musculatura espinal es uno de los datos clave en muchas revisiones de casos legales.[5]
- **Se deben elegir las imágenes adecuadas.** Dado que la dorsalgia es habitual y con frecuencia se convierte en un problema médico de por vida, el uso de estudios de imagen basados en la radiación debe limitarse para reducir la dosis total de exposición de por vida. Las radiografías simples pueden mostrar fracturas, desalineación ósea y lesiones líticas macroscópicas, pero aportan poca información sobre los ligamentos, los discos y los espacios potenciales de la columna vertebral. La TC y la RM proporcionan más información sobre esos aspectos, y pueden reformatearse para la planificación quirúrgica.
- **Se debe ser específico al documentar la exploración física.** A menudo, la decisión de intervenir de forma urgente puede depender de la progresión de un déficit neurológico. Es necesario ser lo más específico posible al documentar la sensibilidad y la fuerza, así como cualquier cambio percibido. Una exploración aislada proporciona menos información a los médicos subsiguientes que las series en las que se señala cualquier cambio.

RESUMEN

En conclusión, la dorsalgia es una manifestación muy frecuente y el paso crítico del tratamiento en el SU es el reconocimiento rápido de las causas poco habituales que se beneficiarán de una intervención inmediata. Aunque muchos de estos problemas se presentan con características similares, una cuidadosa revisión de los antecedentes, los medicamentos y las señales de alerta puede guiar los estudios adicionales. El dolor referido puede provocar una consulta al SU por «dolor de espalda», y es necesario tener en cuenta las causas más graves. El dolor agudo con datos neurológicos demostrables es sugerente de una causa más grave, que a menudo entra en la categoría de compresión. Los estudios de imagen y de laboratorio deben guiarse por las causas graves más probables del dolor de espalda, así como por las posibilidades de intervención quirúrgica. La interconsulta con especialistas en cirugía de la columna vertebral, radiología, oncología y enfermedades infecciosas debe iniciarse lo antes posible para ayudar a prevenir una lesión neurológica mayor.

EVIDENCIA

¿Son las «señales de alerta» índices sensibles de causas urgentes subyacentes del dolor de espalda?

Gran parte de la bibliografía relacionada con el diagnóstico y el tratamiento del dolor lumbar se basa en contextos de atención primaria o de clínicas especializadas. La prevalencia de las manifestaciones que requieren una intervención urgente fue del 2.5-5.1% en los estudios prospectivos y del 0.7-7.4% en los retrospectivos. Estas alteraciones incluían fracturas vertebrales inestables, neoplasias, infecciones, compresión medular y anomalías vasculares.[5] Sin embargo, se ha constatado que la prevalencia de las alteraciones patológicas graves que se presentan en el SU es mayor que en la población de atención prima-ria.[6] Muchos de los algoritmos que abordan la dorsalgia se desarrollaron a partir de estas publicaciones y apoyan el uso de las señales de alerta habituales, pero ha habido poca evaluación prospectiva, sobre todo dentro de la medicina de urgencias.[7,12,30-34] Por lo tanto, la dificultad radica en desarrollar un plan eficiente, rentable y eficaz para la evaluación de la dorsalgia en el SU.[34] Las señales de alerta pueden ayudar a guiar el trabajo, pero no se debe descartar una alteración grave con base en esta información.

Por desgracia, la intensidad del dolor y la presencia de anomalías neurológicas no son definitivas para estratificar el riesgo de un paciente con dolor de espalda en el SU. Muchas de las causas benignas se presentan con dolor debilitante y datos neurológicos ocasionales, mientras que algunas de las causas gra-ves pueden ser más indolentes. Como se ha mencionado, las «señales de alerta» habitualmente descritas proporcionan cierta orientación en la evaluación del dolor de espalda, pero no han sido validadas de manera prospectiva. Se ha visto que los informes de los pacientes al respecto son menos predictivos que los encontrados en el expediente clínico.[12]

¿Son necesarias la VES y la proteína C reactiva (CRP, C-reactive protein) en la evaluación del dolor de espalda?

En los casos de sospecha de infección o cáncer como causa del dolor de espalda, las pruebas de laborato-rio, que incluyen hemograma, VES, CRP y análisis de orina, pueden ser de cierta utilidad. El análisis de orina puede ser útil para diagnosticar la pielonefritis. Para las infecciones espinales, la sensibilidad de los estudios de laboratorio es la siguiente: aumento del recuento de leucocitos, 35-61%; aumento de la VES, 76-95%; y aumento de la CRP, 82-98%.[8,10] El aumento de la VES también tiene una sensibilidad del 78% y una especificidad del 67% para la evaluación diagnóstica de un cáncer oculto.[8,10] Como muestran estas cifras, un recuento elevado de leucocitos no es una evaluación sensible de las infecciones espinales. Del mismo modo, el porcentaje de neutrófilos y la presencia de formas inmaduras (bandas) no son adecua-damente sensibles.[8]

Los marcadores inflamatorios, como la VES y la CRP, pueden ser muy sensibles, pero no específicos. Cabe destacar que el momento de su realización difiere entre estos dos marcadores. Las cifras de CRP au-mentan al inicio de la inflamación y vuelven a la normalidad más rápidamente que las de la VES.[8] En un estudio monocéntrico de pacientes con sospecha de absceso epidural espinal, se compararon los resultados clínicos antes y después de la aplicación de una directriz diagnóstica utilizando la VES (punto de corte de 20 mm) y la CRP. En el estudio se descubrió una disminución de los retrasos en el diagnóstico del 84% al 10%, y el porcentaje de pacientes con anomalías motoras en el momento del diagnóstico se redujo del 82% al 19%. Sin embargo, hay que tener en cuenta que cuanto más bajo sea el umbral de definición de una VES positiva o elevada, mayor será la sensibilidad pero más baja la especificidad. El uso de una cifra de corte de la VES mayor de 20 mm tiene una sensibilidad cercana al 100% para el absceso epidural, pero con una especificidad pobre.[8] Dada la escasa especificidad de la VES y la CRP, estas pruebas de laboratorio no se recomiendan de forma sistemática en los pacientes con lumbalgia sin sospecha de infección o cáncer.

¿Los relajantes musculares son de beneficio en el tratamiento del dolor de espalda?

Si se sospecha que la causa del dolor de espalda es musculoesquelética, un objetivo importante del trata-miento es proporcionar la analgesia adecuada. Se considera que los fármacos ideales son los analgésicos no opiáceos, incluidos el paracetamol y los AINE.[9,14] Los relajantes musculares se añaden con frecuencia a los pacientes con dolor de espalda en el SU. En una revisión de Cochrane de 51 estudios con 6057 pa-cientes, se encontró que los AINE son eficaces para el alivio sintomático a corto plazo en los pacientes con dolor de espalda agudo.[19] No hubo diferencias notables en la eficacia de los distintos AINE.[19] En otra revisión de Cochrane de 30 estudios controlados aleatorizados se encontraron pruebas de que los relajantes musculares son más eficaces que el placebo para los pacientes con lumbalgia aguda.[26] Con la excepción de un estudio donde se mostró superioridad del carisoprodol sobre el diazepam, ningún relajante muscular resultó superior a otro en esta revisión, incluyendo las benzodiazepinas (diazepam y tetrazepam), los antiespasmódicos no benzodiazepínicos (ciclobenzaprina, carisoprodol, clorzoxazona, meprobamato, metocarbamol, metaxalona, orfenadrina, tizanidina y flupirtina) y los antiespasmódicos (baclofeno y dantroleno sódico).[20] En la revisión se sugiere que los relajantes musculares podrían ser de beneficio para los pacientes con lumbalgia aguda al reducir la duración de sus molestias y acelerar la recuperación, pero a costa de efectos adversos potencialmente mayores. En particular, los resultados indican que los relajantes musculares se asocian con sucesos más frecuentes del sistema nervioso central, a saber, somnolencia y mareo, por lo que deben utilizarse con precaución.[20]

¿Los AINE son tan eficaces como los opiáceos para el tratamiento del dolor de espalda?

Los analgésicos opiáceos pueden considerarse una tercera alternativa, y se reservan mejor para quienes experimentan dorsalgia aguda intensa que no se alivia adecuadamente con los fármacos no opiáceos.[9] Los datos de los estudios sobre la superioridad de los opiáceos en comparación con los AINE o el paracetamol no son concluyentes. No se ha demostrado que los opiáceos sean más eficaces para el tratamiento inicial del dolor lumbar agudo, ni que aumenten la probabilidad de volver al trabajo.[17] Cuando se prescriban opiáceos, hay que asegurarse de advertir a los pacientes de sus efectos secundarios, como estreñimiento, confusión y sedación. No hay indicación para iniciar un medicamento de acción prolongada para tratar el dolor crónico (p. ej., metadona, parches de fentanilo) en el SU.

¿Los esteroides promueven la recuperación de los pacientes con dolor de espalda agudo y crónico?

Los glucocorticoides orales no confieren un beneficio claro en los pacientes con dolor lumbar, con o sin ciática.[9] Muchos profesionales siguen prescribiendo glucocorticoides a los pacientes con radiculopatía, pero cualquier beneficio es leve y probablemente transitorio.[8,9,14] Las inyecciones epidurales de glucocorticoides parecen ser más eficaces para los pacientes con radiculopatía causada por una hernia discal, pero no confieren un beneficio más allá de 4-6 semanas y no retrasan la intervención quirúrgica en quienes son candidatos.[9] Por lo general, este procedimiento forma parte del tratamiento ambulatorio del dolor. Otros métodos alternativos son la acupuntura y la masoterapia. Las pruebas son en general escasas. En pocas revisiones sistemáticas se encontraron resultados no concluyentes para el tratamiento del dolor de espalda agudo, pero posiblemente con un beneficio en el dolor crónico.[35-37] En definitiva, uno de los aspectos más importantes del tratamiento del dolor de espalda musculoesquelético agudo es el asesoramiento adecuado.

¿Las modalidades complementarias de tratamiento del dolor son útiles para tratar el dolor de espalda?

Hay pocos estudios de alta calidad dedicados al uso de la acupuntura para el tratamiento del dolor de espalda inespecífico. En varios artículos se revisaron las pruebas del empleo de la acupuntura, pero se señaló que los estudios clínicos eran limitados en cuanto al número de pacientes y la técnica, lo que dificulta las recomendaciones específicas. Sobre esa base, la acupuntura puede proporcionar una reducción clínicamente significativa de la intensidad de los síntomas autorreferidos y el grado de discapacidad, en comparación con la falta de tratamiento. Los resultados son contradictorios cuando se comparan con los esquemas de medicación, como se ha comentado anteriormente, ya que hay una diferencia estadística, pero ningún beneficio clínico evidente.[25,38,39] Con la relativa baja incidencia de efectos secundarios, la acupuntura puede proporcionar una alternativa para el alivio del dolor cuando hay contraindicaciones para los medicamentos sistémicos.

Referencias

1. Maher C, Underwood M, Buchbinder R. Non-specific low back pain. *Lancet*. 2017;389:736-747.

2. Edwards J, Hayden J, Asbridge M, Gregoire B, Magee K. Prevalence of low back pain in emergency settings: a systematic review and meta-analysis. *BMC Musculoskelet Disord*. 2017;18:143.

3. Dieleman JL, Baral R, Birger M, et al. US spending on personal health care and public health, 1996–2013. *JAMA*. 2016;316:2627-2646.

4. Briggs AM, Smith AJ, Straker LM, et al. Thoracic spine pain in the general population: prevalence, incidence and associated factors in children, adolescents and adults: a systematic review. *BMC Musculoskelet Disord*. 2009;2910:77.

5. Pope JV, Edlow JA. Avoiding misdiagnosis in patients with neurological emergencies. *Emerg Med Int*. 2012;2012:949275.

6. Fraser S, Roberts L, Murphy E. Cauda equina syndrome: a literature review of its definition and clinical presentation. *Arch Phys Med Rehabil*. 2009;90:1964-1968.

7. Korse NS, Pijpers JA, van Zwet E, Elzevier HW, Vleggeert-Lankamp CLA. Cauda Equina Syndrome: presentation, outcome, and predictors with focus on micturition, defecation, and sexual dysfunction. *Eur Spine J*. 2017;26(3):894-904.

8. Singleton J, Edlow JA. Acute nontraumatic back pain. *Emerg Med Clin North Am*. 2016;34(4):743-757.

9. Corwell BN. The emergency department evaluation, management, and treatment of back pain. *Emerg Med Clin North Am*. 2010;28(4):811-839.

10. Deyo RA, Weinstein JN. Low back pain. *N Engl J Med*. 2001;344:363-370.

11. Balasubramanian K, Kalsi P, Greenough CG, Kuskoor SeetharamMP. Reliability of clinical assessment in diagnosing cauda equina syndrome. *Br J Neurosurg*. 2010;24:383-386.

12. Verhagen AP, Downie A, Popal N, Maher C, Koes BW. Red flags presented in current low back pain guidelines: a review. *Eur Spine J*. 2016;25:2788-2802.

13. Hogan WB, Kuris EO, Durand WM, et al. Timing of surgical decompression for cauda equina syndrome. *World Neurosurg*. 2019;132:e732-e738.

14. Deyo RA. Cascade effects of medical technology. *Annu Rev Public Health*. 2002;23:23-44.

15. Kim YH, Cho KT, Chung CK, Kim HJ. Idiopathic spontaneous spinal subarachnoid hemorrhage. *Spinal Cord*. 2004;42:545-547.

16. Vakili M, Crum-Cianflone NF. Spinal epidural abscess: a series of 101 cases. *Am J Med*. 2017;130: 1458-1463.

17. Darouiche RO. Spinal epidural abscess. *N Engl J Med*. 2006;355:2012-2020.

18. Patel AR, Alton TB, Bransford RJ, Lee MJ, Bellabarba CB, Chapman JR. Spinal epidural abscesses: risk factors, medical versus surgical management, a retrospective review of 128 cases. *Spine J*. 2014;14:326-330.

19. Van Tulder MW, Scholten RJPM, Koes BW, Deyo RA. Nonsteroidal anti-inflammatory drugs for low back pain: a systematic review within the framework of the cochrane collaboration back review group. *Spine*. 2000;25(19):2501-2513.

20. Reihsaus E, Waldbaur H, Seeling W. Spinal epidural abscess: a meta-analysis of 915 patients. *Neurosurg Rev*. 2000;23:175-204; discussion 205.

21. Madigan L, Vaccaro AR, Spector LR, Milam RA. Management of symptomatic lumbar degenerative disk disease. *J Am Acad Orthop Surg*. 2009;17:102-111.

22. Cassidy JD, Cote P, Carroll LJ, Kristman V. Incidence and course of low back pain episodes in the general population. *Spine (Phila Pa 1976)*. 2005;30:2817-2823.

23. Chau AM, Xu LL, Pelzer NR, Gragnaniello C. Timing of surgical intervention in cauda equina syndrome: a systematic critical review. *World Neurosurg*. 2014;81(3-4):640-650.

24. Thakur JD, Storey C, Kalakoti P, et al. Early intervention in cauda equina syndrome associated with better outcomes: a myth or reality? Insights from the nationwide inpatient sample database (2005–2011). *Spine J*. 2017;17(10):1435-1448.

25. Friedman BW, Dym AA, DAvitt M, et al. Naproxen with cyclobenzaprine, oxycodone/acetaminophen, or placebo for treating acute low back pain: a randomized clinical trial. *JAMA*. 2015;314:1572-1580.

26. Van Tulder MW, Touray T, Furlan AD, Solway S, Bouter L. Muscle relaxants for nonspecific low back pain: a systematic review within the framework of the Cochrane collaboration. *Spine*. 2003;28(17):1978-1992.

27. Ahn UM, Ahn NU, Buchowski JM, Garrett ES, Sieber AN, Kostuik JP. Cauda equina syndrome secondary to lumbar disc herniation: a meta-analysis of surgical outcomes. *Spine (Phila Pa 1976)*. 2000;25:1515-1522.

28. Albert R, Lange M, Brawanski A, Schebesch KM. Urgent discectomy: clinical features and neurological outcome. *Surg Neurol Int*. 2016;7:17.

29. Ropper AE, Ropper AH. Acute spinal cord compression. *N Engl J Med*. 2017;376:1358-1369.

30. Domen PM, Hofman PA, van Santbrink H, Weber WE. Predictive value of clinical characteristics in patients with suspected cauda equina syndrome. *Eur J Neurol*. 2009;16:416-419.

31. Davis DP, Wold RM, Patel RJ, et al. The clinical presentation and impact of diagnostic delays on emergency department patients with spinal epidural abscess. *J Emerg Med*. 2004;26:285-291.

32. Arko Lt, Quach E, Nguyen V, Chang D, Sukul V, Kim BS. Medical and surgical management of spinal epidural abscess: a systematic review. *Neurosurg Focus*. 2014;37:E4.

33. Tsiang JT, Kinzy TG, Thompson N, et al. Sensitivity and specificity of patient-entered red flags for lower back pain. *Spine J*. 2019;19:293-300.

34. Galliker G, Scherer DE, Trippolini MA, Rasmussen-Barr E, LoMartire R, Wertli MM. Low back pain in the emergency department: prevalence of serious spinal pathologies and diagnostic accuracy of red flags. *Am J Med*. 2020;133:60-72.e14.

35. van Tulder MW, Cherkin DC, Bermn B. The effectiveness of acupuncture in the management of acute and chronic low back pain: a systematic review within the framework of the Cochrane Collaboration Back Review Group. *Spine*. 1999;24(11):1113-1123.

36. Furlan AD, van Tulder MW, Cherkin D, et al. Acupuncture and dry-needling for low back pain. *Cochrane Database Syst Rev* 2005;(1): CD001351.

37. Cherkin DC, Sherman KJ, Deyo RA, et al. A review of the evidence for the effectiveness, safety, and cost of acupuncture, massage therapy, and spinal manipulation for back pain. *Ann Intern Med*. 2003;138(11):898-906.

38. Lee JH, Choi TY, Lee MS, et al. Acupuncture for acute low back pain: a systematic review. *Clin J Pain*. 2013;29(2):172-185.

39. Lam M, Glavin R, Curry P. Effectiveness of acupuncture for nonspecific chronic low back pain: a systematic review and meta-analysis. *Spine*. 2013;38(24):2124-2138.

Accidente cerebrovascular

Christopher A. Lewandowski

Edward P. Sloan

EL DESAFÍO CLÍNICO

El accidente cerebrovascular (ACV; también conocido como *ictus*, *apoplejía* o *ataque cerebral*) se caracteriza por ser un déficit neurológico atribuido a una lesión focal aguda del sistema nervioso central (SNC) de causa vascular.[1,2] La definición incluye el infarto cerebral o ACV isquémico, la hemorragia intracraneal (HIC) y la hemorragia subaracnoidea (HSA). El ACV isquémico es causado por la oclusión vascular con interrupción del flujo sanguíneo cerebral (FSC) que conduce al infarto. Los *ataques isquémicos transitorios* (AIT) se definen como un episodio breve de disfunción neurológica causado por isquemia cerebral o retiniana focal, con síntomas clínicos que suelen durar menos de 1 h y sin evidencia de infarto agudo.[1,3] La HIC espontánea atraumática es causada por una hemorragia en las cortezas cerebral y cerebelosa, así como en el SNC o en el sistema ventricular. En este capítulo se describen el ACV isquémico, el AIT y la HIC. Las HSA y la trombosis venosa cerebral (TVC) se tratan en el **capítulo 16, Cefalea**.

El desafío clínico para los médicos de urgencias es diagnosticar el ACV, el AIT o la hemorragia con precisión y rapidez, distinguiéndolos de otras afecciones que los imitan (falsos positivos), así como diagnosticar el ACV enmascarado que se denomina *camaleón* (falso negativo), que inicialmente sugiere otro diagnóstico. Los pacientes con HIC pueden tener síntomas neurológicos focales similares a los del ACV isquémico, pero con frecuencia presentan un estado mental alterado, y quizás tengan una vía aérea inestable, hipertensión extrema, crisis convulsivas de nueva aparición o presión intracraneal (PIC) elevada. Todos los pacientes con ACV requieren un diagnóstico urgente, estabilización y tratamiento adecuados. Todo esto tiene que ocurrir en un período breve para salvar el cerebro moribundo del infarto, limitar el daño de una HIC o evitar su expansión. Dado que muchos de los tratamientos actuales son muy sensibles al tiempo, incluido el acceso a la radiología intervencionista o a una operación neuroquirúrgica, su éxito requiere de sistemas de atención sanitaria racionalizados para promover resultados óptimos para estos pacientes.

EPIDEMIOLOGÍA

En los Estados Unidos se presentan casi 800 000 ACV al año, uno cada 40 segundos; el 87% son isquémicos, el 10% por HIC y el 3% por HSA. Alrededor de 600 000 son ACV de primera vez y 200 000, recurrentes. La prevalencia de los ACV en los Estados Unidos es del 2.7%, pero varía del 1.32% al 4.7%, según el estado.[4] A pesar de que la incidencia ha disminuido un 32% por década entre 1987 y 2017, se prevé que la prevalencia en los adultos aumente al 4% en el 2030 a medida que la población envejezca (**fig. 15-1**).[4,5]

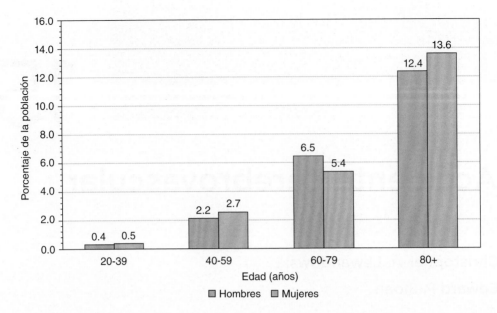

Figura 15-1. Prevalencia de los ACV por edad y sexo (NHANES, 2015-2018). Tomada de Virani SS, Alonso A, Aparicio HJ, et al. Heart disease and stroke statistics—2021 update: a report from the American Heart Association. *Circulation.* 2021;143(8):e254-e743. Datos del artículo no publicado National Heart, Lung, and Blood Institute tabulation using NHANES, 2015 to 2018.

En el 2018, ocurrieron casi 150 000 muertes por ACV, una tasa de cerca de 37.1/100 000 habitantes, lo que lo convierte en la quinta causa de muerte en los Estados Unidos. La tasa de mortalidad por todas las causas tras un ACV es del 10.5% a los 30 días, el 21.2% al año y el 40% a los 5 años. La mortalidad por HIC es especialmente alta, del 44% a los 30 días. Se cree que el 66% de las muertes por ACV ocurren fuera del ámbito hospitalario. La tasa de mortalidad varía significativamente en función del sexo, la raza o etnia y la región del país (**fig. 15-2**), en especial en el sureste de los Estados Unidos, llamado el *«cinturón del ACV»* (**fig. 15-3**).

Lo más importante es que los ACV constituyen la principal causa de discapacidad de los adultos en los Estados Unidos. Hay más de 7 millones de supervivientes de un ACV, muchos de los cuales necesitan apoyo y cuidados durante muchos años y presentan discapacidades crónicas. Los costos directos e indirectos del ACV son de alrededor de USD$ 50 000 millones anuales, y se prevé que aumente hasta casi USD$ 95 000 millones en el 2030.[4] Los años de vida ajustados por calidad que se pierden son de alrededor de 5 años en el primer ACV isquémico y 6.2 por una HIC.[6] Por ello, los estudios sobre el ACV se centran más en la disminución de la discapacidad que en la prevención de la muerte.

En el mundo, el ACV es la segunda causa de muerte y una de las principales causas de discapacidad, con una prevalencia de más de 100 millones. Su incidencia mundial es de 11.6 millones por ACV isquémico y 5.3 millones por HIC al año.[7,8] El riesgo global de ACV durante la vida es del 24.9% para los mayores de 25 años.

Ataques isquémicos transitorios

Los AIT tienen una incidencia de 5 millones al año. Cerca del 2.3% de los estadounidenses han sufrido un AIT. Al igual que con los ACV isquémicos, la incidencia aumenta con la edad, el sexo masculino y en personas de etnia mexicana o afroamericana. Las características del AIT que se asocian con un posterior ACV discapacitante son edad mayor de 60 años, diabetes, síntomas focales (paresias, afasia) y duración de los síntomas mayor de 10 min. Hasta el 30-40% de los pacientes con estas características mostrarán una lesión en la resonancia magnética (RM) que aumenta su riesgo de sufrir un ACV discapacitante.

La reciente mejoría en la atención de los pacientes con AIT ha dado lugar a un riesgo global de padecer un ACV discapacitante posterior del 1.2% a los 2 días y del 7.4% a los 90 días. Actualmente, el riesgo de ACV al año es del 5%, y a 5 años, del 9.5%.

Los AIT también son un índice de enfermedad cardiovascular e implican un riesgo del 6.2% al año y del 12% a los 5 años de sufrir un ACV, un síndrome coronario agudo o la muerte. El riesgo a 10 años de un ACV, un infarto de miocardio o la muerte es del 43%.[9] Por estos motivos, los pacientes con AIT deben tener un seguimiento rápido o ingresar al hospital para garantizar su evaluación y tratamiento oportunos.[4]

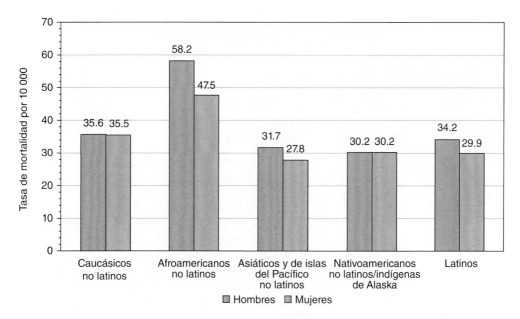

Figura 15-2. Tasas de mortalidad por raza y sexo. Se sabe que las tasas de mortalidad de las poblaciones de indígenas americanos o nativos de Alaska y de asiáticos o isleños del Pacífico están subestimadas. El ACV incluye los códigos I60-I69 de la *Clasificación Internacional de Enfermedades, 10.ª revisión* (enfermedad cerebrovascular). La mortalidad de las personas asiáticas no latinas incluye a las de las islas del Pacífico. Tomada de Virani SS, Alonso A, Aparicio HJ, et al. Heart disease and stroke statistics—2021 update: a report from the American Heart Association. *Circulation.* 2021;143(8):e254-e743. Datos del artículo no publicado National Heart, Lung, and Blood Institute tabulation using Centers for Disease Control Prevention Wide-Ranging Online Data for Epidemiological Research.

Factores de riesgo del ACV

Los factores de riesgo del ACV incluyen tanto los modificables como los que no lo son. El 87% de los ACV se deben a factores de riesgo modificables, y se cree que el 47% son conductuales, como el hábito tabáquico, el sedentarismo y la alimentación. Los estadounidenses indígenas, afroamericanos y de origen mexicano tienen un mayor riesgo de presentar un ACV en comparación con las personas caucásicas. Las mujeres muestran un mayor riesgo de tener un ACV y sus variantes mortales, no solo porque viven más tiempo, sino también debido a factores como las complicaciones asociadas con el embarazo, los anticonceptivos orales y el tratamiento hormonal.[4] Los principales factores modificables de riesgo son la hipertensión, la fibrilación auricular (FA), el hábito tabáquico, la diabetes mellitus, la obesidad, el sedentarismo y la hiperlipidemia. Los riesgos no modificables incluyen la edad, el sexo, la raza o etnia, los antecedentes de ACV o AIT y la genética, así como la contaminación atmosférica.[10,11] El tratamiento de los principales factores modificables de riesgo no solo disminuye el riesgo de ACV, sino también el cardiovascular, el de mortalidad por cualquier causa y el de cáncer.[12]

FISIOPATOLOGÍA DEL ACV ISQUÉMICO

El cerebro recibe el 20% del gasto cardíaco, pero solo representa el 2% del peso corporal total. Tiene reservas energéticas mínimas y depende en gran medida del suministro continuo de oxígeno y glucosa.[13] Cuando el FSC se interrumpe en una porción del cerebro, se produce un ACV isquémico y provoca una lesión con una disfunción neurológica focal característica de la distribución vascular implicada. En el caso de los AIT, el flujo sanguíneo regresa de manera espontánea y los síntomas se resuelven.[14]

El flujo sanguíneo puede interrumpirse por múltiples mecanismos diferentes. La clasificación más frecuente de los mecanismos del ACV utiliza los criterios «TOAST» (*Trial of Org 10172 in Acute Stroke Registry*), e incluye oclusiones de pequeños vasos, ateroesclerosis de grandes arterias, cardioembolias, ACV criptogénicos y otras afecciones patológicas.[15] El grado de lesión cerebral de un ACV depende de la gravedad de la isquemia (grado de restricción del flujo sanguíneo) y su duración. A medida que

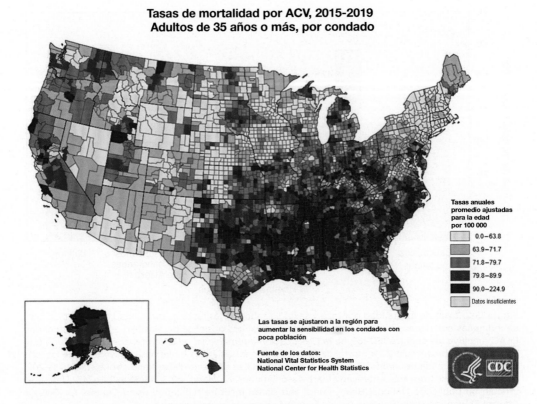

Tasas de mortalidad por ACV, 2015-2019
Adultos de 35 años o más, por condado

Tasas anuales
promedio ajustadas
para la edad
por 100 000

	0.0–63.8
	63.9–71.7
	71.8–79.7
	79.8–89.9
	90.0–224.9
	Datos insuficientes

Las tasas se ajustaron a la región para
aumentar la sensibilidad en los condados con
poca población

Fuente de los datos:
National Vital Statistics System
National Center for Health Statistics

Figura 15-3. Cinturón de los accidentes cerebrovasculares. Los índices se suavizan espacialmente para mejorar la estabilidad de los datos correspondientes en los condados con poca población. *International Classification of Diseases, 10th Revision* codes for stroke: I60 through I69. Del National Center for Health Statistics, National Vital Statistics System. Tasas de mortalidad por accidente cerebrovascular. Consultado el 6 de abril del 2020. https://www.cdc.gov/dhdsp/maps/pdfs/stroke_all.pdf

desciende el FSC, el tejido cerebral se vuelve silencioso desde el punto de vista eléctrico y luego presenta un fallo de la membrana. El tiempo necesario para producir un daño irreversible está relacionado con la gravedad de la isquemia en minutos u horas (**fig. 15-4**).[16,17] Las zonas con la isquemia más intensa, el llamado *núcleo*, sufren daños irreversibles y mueren con relativa rapidez. Las zonas circundantes con isquemia menos grave, de *penumbra*, están vivas, son eléctricamente silenciosas, se detectan en la exploración y pueden recuperarse si se establece la reperfusión rápidamente (**fig. 15-5**).[18] Alrededor de la penumbra hay una zona de isquemia benigna que finalmente sobrevive. Sin una reperfusión, el núcleo acaba por extenderse hasta incluir a la penumbra, lo que da lugar a un mayor volumen final de infarto.

La lesión secundaria ante la isquemia es causada por una respuesta «excitotóxica» aguda desencadenada por un fallo de la membrana presináptica con liberación de los aminoácidos excitatorios: aspartato y glutamato (**fig. 15-6**). Estos aminoácidos excitatorios abren los canales de calcio a través de los receptores de *N*-metil-ᴅ-aspartato (NMDA) y provocan la entrada de calcio y sodio, la activación de enzimas proteolíticas, un mayor fallo de la membrana y de la barrera hematoencefálica, y la repetición del ciclo. Los fármacos neuroprotectores tienen como objetivo interrumpir este ciclo.

Por cada minuto con ACV de un gran vaso sanguíneo, el paciente promedio pierde 1.9 millones de neuronas, 14 000 millones de sinapsis y 12 km de fibras axónicas,[19] lo que lleva al axioma «Tiempo es cerebro». El tiempo transcurrido desde la última actividad normal conocida es un índice sustituto poco fiable de la progresión subyacente de estos procesos fisiopatológicos. La variabilidad de la lesión isquémica de un paciente a otro se explica por la cantidad de flujo sanguíneo colateral y otros factores individuales. Algunos pacientes evolucionan con rapidez, mientras que otros avanzan hacia el infarto a un ritmo menor.[20] Con el desarrollo de las imágenes de perfusión por tomografía computarizada (PTC) y por resonancia magnética (RM), es posible conocer el tamaño del núcleo y de la penumbra de cada paciente, en especial si presenta oclusión de vasos sanguíneos grandes (OVSG).[21]

Umbrales para la preservación de la función y la estructura

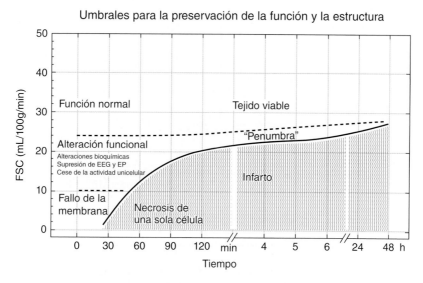

Figura 15-4. Umbrales de isquemia cerebral focal en monos despiertos. Tomada de Jones TH, Morawetz RB, Crowell RM, et al. Thresholds of focal cerebral ischemia in awake monkeys. *J Neurosurg.* 1981;54(6):773-782.

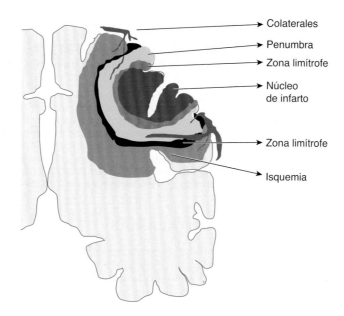

Figura 15-5. Penumbra isquémica. Esquema del núcleo del infarto, la penumbra, la isquemia benigna y las zonas colindantes asociadas. Se producen cambios dinámicos en el tamaño con el transcurso del tiempo, dependiendo del estado de las colaterales leptomeníngeas y de factores hemodinámicos, fisiológicos o metabólicos. El núcleo del infarto es un tejido inviable. La penumbra es la zona isquémica pero disfuncional, y sigue siendo viable si se restablece el flujo sanguíneo. La zona de isquemia benigna es un tejido infraperfundido pero funcional, que sigue siendo viable. El nivel umbral para la disfunción neuronal es un flujo sanguíneo cerebral de aproximadamente 20 mL/100 g por minuto, y la zona de isquemia benigna está por encima. Tomada de Liu CSJ, Dobre MC. Brain MR perfusion imaging: cerebral ischemia. En: Saremi F, ed. *Perfusion Imaging in Clinical* Practice. Wolters Kluwer; 2016:217-223. Fig. 12.1.

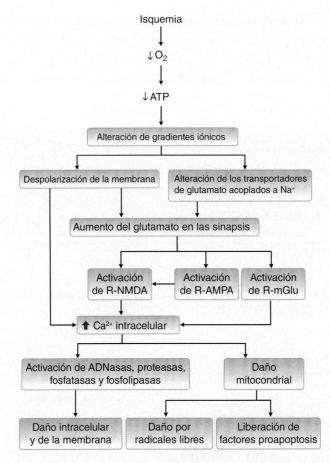

Figura 15-6. Excitotoxicidad. Papel de los receptores de glutamato en la excitotoxicidad. Aunque se produce una multiplicidad de procesos celulares perjudiciales como consecuencia de la disminución de las concentraciones de ATP que resulta del deterioro del metabolismo oxidativo o del daño superoxidativo de los neutrófilos activados que invaden una región isquémica, aquí solo se representan los procesos mediados por el glutamato. ATP: trifosfato de adenosina; R-AMPA: receptor de AMPA; R-mGlu: receptor de mGlu; R-NMDA: receptor de *N*-metil-D-aspartato. Tomada de Forman SA, Chou J, Strichartz GR, Lo EH. Pharmacology of GABAergic and glutamatergic neurotransmission. En: Golan DE, Tashjian AH, Armstrong EJ, Armstrong AW, eds. *Principles of Pharmacology*. 3rd ed. Wolters Kluwer; 2012:164-185. Fig. 12.10.

CONSIDERACIONES PREHOSPITALARIAS

Se alienta a la población a activar los servicios médicos de urgencia (SMU) si existe preocupación respecto a un posible ACV, ya que es la forma más rápida de llegar al servicio de urgencias (SU).[22] Se aconseja el uso de un sistema de detección de ACV tanto para los teleoperadores como para el personal de los SMU. Las pruebas de detección de ACV se basan en una anamnesis o exploración breve en la que se comprueba la presencia de las manifestaciones habituales de los ACV, como déficits sensitivomotores y afasias. La *Los Angeles Prehospital Stroke Screen* (LAPSS) y la *Cincinnati Prehospital Stroke Screen* (CPSS) están razonablemente validadas.[23] En una revisión de Cochrane se recomendó la CPSS.[24]

Con la llegada del tratamiento intraarterial (TIA) para el ACV, se pide al personal de los SMU que determine una puntuación prehospitalaria de la gravedad del ACV para detectar una OVSG y redirigir a los pacientes a un centro con capacidad para realizar la trombectomía (**fig. 15-7**).[25] Estas escalas se centran en los déficits motores y las manifestaciones corticales, como la afasia o la hemiinatención. La mayoría de las escalas para OVSG tienen una buena precisión, alta sensibilidad y baja especificidad. La *Rapid Arterial Occlusion Evaluation* (RACE) y la *Los Angeles Motor Scale* (LAMS) son las más precisas, y la *Prehospital Acute Stroke Severity* (PASS) fue la más fácilmente reconstruida a partir de un grupo de datos

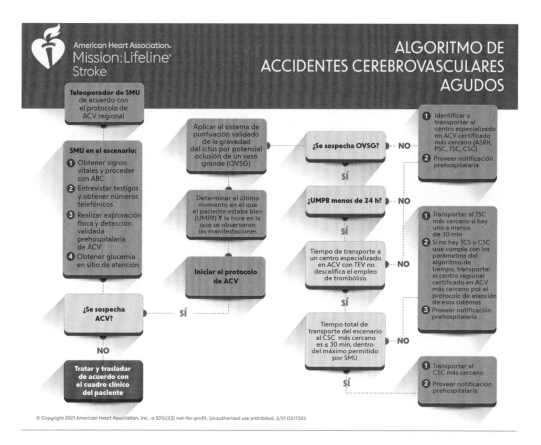

Figura 15-7. Algoritmo de accidentes cerebrovasculares agudos. Tomada de Recommendations for regional stroke destination plans in rural, suburban, and urban communities from the prehospital stroke system of care consensus conference: a consensus statement from the American Academy of Neurology, American Heart Association/American Stroke Association, American Society of Neuroradiology, National Association of EMS Physicians, National Association of State EMS Officials, Society of NeuroInterventional Surgery, and Society of Vascular and Interventional Neurology: Endorsed by the Neurocritical Care Society. *Stroke.* 2021;52(5):e133-e152. ASRH: Hospital preparado para ACV agudos; CSC: Centro integral para ACV; PSC: Centro primario para ACV; TEV: terapia endovascular; TSC: Centro para ACV capaz hacer trombectomías.

estándar (**tabla 15-1**).[26] Las alteraciones del estado mental asociadas con la HIC son más frecuentes que las del ACV isquémico, y deben evaluarse mediante la puntuación de la Escala de coma de Glasgow (EcG).

Antes de evaluar al paciente en busca de signos y síntomas de ACV, el personal de los SU debe valorar las vías respiratorias, la respiración y la circulación (ABC, *airway, breathing, circulation*), tratar cualquier problema que ponga en peligro la vida y proporcionar cuidados de apoyo según sus protocolos locales. Los cuidados de apoyo incluyen la evaluación de las vías respiratorias, la prevención de la broncoaspiración y garantizar que la saturación de oxígeno sea superior al 94%. Se debe medir la presión arterial (PA) y tratarla con soluciones isotónicas si el paciente está hipotenso. En la HIC ocurren elevaciones extremas de la presión arterial sistólica (PAS) y se asocian de forma independiente con su volumen, pero no se sabe si la regulación prehospitalaria de la PA atenúa la expansión de la HIC. No existen directrices específicas para el tratamiento prehospitalario de la hipertensión. También se debe conectar al paciente a un monitor y explorar en busca de traumatismos, sobre todo de la columna vertebral si hay antecedentes de caídas o síncopes asociados. La obtención de la glucemia en el punto de atención es obligatoria, porque la hipoglucemia es un signo de ACV fácil de tratar. Las crisis convulsivas deben tratarse con benzodiazepinas, según el protocolo del SMU, de forma similar a cualquier otra crisis de este tipo.

La identificación rápida del ACV por parte del SMU y el transporte a un centro con capacidad para realizar trombólisis no solo mejora la atención de los pacientes con la forma isquémica, sino que también acorta el tiempo para las intervenciones de urgencia.[27] Si un paciente está claramente fuera del lapso de 4.5 h o presenta un ACV grave, el transporte a un centro donde se pueda realizar una trombectomía

TABLA 15-1	Evaluación prehospitalaria del ACV			
Pruebas de detección	Aspectos estudiados	Sensibilidad para el ACV	Especificidad para el ACV	Comentarios
CPSS	Ptosis facial Desviación del brazo Discurso anómalo	80%	88%	1 de 3 hallazgos nuevos: 72% de probabilidad de ACV isquémico Los 3 datos: probabilidad de ACV isquémico > 85%
LAPSS	Sonrisa Agarre Fuerza del brazo	91%	97%	VPP 86%, VPN 98%, precisión global 96%
Escalas de gravedad	Aspectos estudiados	Sensibilidad para OVSG	Especificidad para OVSG	
LAMS	Ptosis facial Desviación del brazo Fuerza de agarre	81%	85%	Para LAMS ≥ 4 85% de precisión para OVG LR (+) 7.36 LR (−) 0.21
RACE	Parálisis facial Debilidad de brazos Debilidad de piernas Cabeza, desviación de la mirada Hemiinatención/ afasia	85% Puntuación ≥ 5	68%	VPP 0.70 VPN 0.79 LR (+) 4.17 LR (−) 0.48
PASS	EDC Desviación de la mirada Debilidad del brazo	Puntuación ≥ 2 66%	83%	Precisión: 76% VPP 0.67 VPN 0.81

CPSS: *Cincinnati Prehospital Stroke Screen*; EDC: estado de consciencia; LAPSS: *Los Angeles Prehospital Stroke Screen*; LR: cociente de verosimilitud (*likelihood ratio*); OVG: oclusión de vaso grande; PASS: *Prehospital Acute Stroke Severity scale*; VPN: valor predictivo negativo; VPP: valor predictivo positivo.[1]
Validación prospectiva en LA, datos de *The Stroke Interventionalist 2001* y Hastrup S, Damgaard D, Johnsen SP, Andersen G. Prehospital acute stroke severity scale to predict large artery occlusion: design and comparison with other scales. *Stroke*. 2016;47(7):1772-1776.

intraarterial es razonable si el retraso no es superior a 15 o 20 min.[28] Se recomienda notificar previamente al SMU de la llegada del paciente, acompañado de un familiar, si es posible, lo que permite a los médicos y el equipo de ACV hacer los preparativos necesarios.

ACCIDENTE CEREBROVASCULAR ISQUÉMICO

ABORDAJE

Cuando se presenta un paciente con una manifestación de ACV, deben ocurrir múltiples procesos de manera simultánea para reducir el tiempo transcurrido desde su ingreso hasta el tratamiento. Se aconseja recurrir a un abordaje de equipo en el contexto de un sistema de atención establecido que incluya un equipo de atención de ACV. El orden exacto de la evaluación puede variar entre las instituciones. Estos sistemas también deben prepararse para una tratamiento rápido de los eventos adversos.

Diagnóstico del ACV isquémico

El diagnóstico de ACV isquémico depende de los antecedentes, los datos de exploración física y las imágenes apropiadas. De forma típica, el ACV presenta un inicio repentino de las manifestaciones, con datos neurológicos focales atribuidos a su distribución vascular. La exploración neurológica estándar se revisa en el **capítulo 2, Exploración neurológica**. Existen cinco síndromes con los que el médico de urgencias debe estar bien familiarizado (**tabla 15-2**).[29]

La *National Institute of Health Stroke Scale* (NIHSS) es una escala que determina de forma reproducible la gravedad del ACV y que se desarrolló y validó con fines de investigación,[30] aunque también se

TABLA 15-2	Síndromes frecuentes de ACV		
Arteria	**Síntomas**	**Comentarios**	
ACM izquierda (hemisferio dominante izquierdo, persona diestra)	Afasia Preferencia de la mirada izquierda (I) Déficit de campo visual derecho (D) Hemiparesia D Pérdida hemisensitiva D	El hemisferio cerebral dominante es el del lado que regula la función del lenguaje, por lo general, el izquierdo	División superior M2-I División inferior M2-I
ACM derecha	Hemiinatención I Preferencia de la mirada D Déficit de campo visual I Hemiparesia I Pérdida hemisférica I		División superior M2-D División inferior M2-D
Síndromes lacunares	Motor puro (cápsula interna) Sensitivo puro (tálamo) Mano torpe/disartria (puente o rodilla de la cápsula interna) Hemiparesia atáxica (puente) Demencia multiinfarto	Causada por la oclusión de pequeñas arterias penetrantes en los núcleos basales, el tálamo y el tronco encefálico	
Tronco encefálico; arterias vertebrales y basilares	Hallazgos de los nervios craneales, como mareos, diplopía, disartria, disfagia, ataxia con datos cruzados. Los déficits de los nervios craneales son ipsilaterales, los motores y sensitivos son contralaterales	Los ACV de la circulación posterior van de asintomáticos a comatosos por la oclusión de la arteria basilar que conlleva una mortalidad del 95%	
Síndromes cerebelosos; arterias vertebrales y basilares	Ataxia troncal/de la marcha, ataxia de las extremidades y desviación oblicua		

ACM: arteria cerebral media.
[a] Indica hallazgos corticales.

considera de utilidad para la atención clínica. No representa una exploración neurológica completa. Esta escala evalúa 11 dominios con un sistema de puntuación estandarizado. Se correlaciona con las dimensiones del ACV, el riesgo de hemorragia posterior y la probabilidad de una OVSG, y permite el seguimiento del paciente a lo largo del tiempo (**tabla 15-3**). En general, una puntuación de 0-5 se considera leve; 6-15, moderado; 16-20, grave; y más de 20, muy grave. Esta escala da puntuaciones más altas a los ACV del hemisferio dominante y es menos sensible para los ACV de la circulación posterior.

A menudo, los resultados del ACV se miden con la *Escala de Rankin modificada* (mRS, *modified Rankin Score*), que refleja el estado funcional del paciente (**tabla 15-4**). La mRS también se utiliza para estimar el estado funcional de referencia del paciente antes del ACV. En la mayoría de los estudios de trombectomía, solo se incluyeron pacientes con una mRS inicial de 0-2. Ambas escalas requieren una breve formación y certificación para garantizar su fiabilidad y reproducibilidad.

La TC sin contraste o la RM constituyen el primer paso en la obtención de imágenes del paciente con ACV.[22] La TC sin contraste se utiliza con mayor frecuencia porque es fácil de obtener y es muy fiable para mostrar una HIC aguda. Un hallazgo negativo en la TC sin contraste en el paciente con síntomas de un ACV isquémico es diagnóstico. La capacidad de la TC sin contraste para detectar un ACV isquémico es limitada en las primeras horas, con una sensibilidad del 50% y una especificidad del 80%. La imagen ponderada por difusión (DWI, *diffusion-weighted imaging*) en la RM es muy sensible para el ACV isquémico, y puede detectar el edema citotóxico del tejido infartado en los 20 min siguientes a la aparición de los primeros síntomas. La TC sin contraste puede venir seguida de una angiografía por TC (ATC) de la cabeza y el cuello para diagnosticar una OVSG, mientras que la PTC ayuda a determinar el tamaño de la penumbra. La ATC tiene una sensibilidad de casi el 100% y una especificidad del 80-100% para la OVSG. La PTC cuenta ahora con la ayuda de un programa informático de posprocesamiento que permite identificar el tejido destinado al infarto (núcleo) con una sensibilidad del

TABLA 15-3	Escala de accidentes cerebrovasculares del NIH (abreviada)
1a. Estado de consciencia (EdC)	0 = Alerta; muy sensible 1 = No está alerta, pero despierta con una pequeña estimulación 2 = No está alerta; está confundido, requiere estimulación repetida o un estímulo doloroso 3 = Responde solo con movimientos reflejos o no responde, flácido, arrefléxico
1b. Preguntas del EdC: ¿Qué mes es? ¿Cuál es su edad?	0 = Responde correctamente a las dos preguntas 1 = Responde correctamente a una pregunta 2 = No responde correctamente a ninguna pregunta
1c. Órdenes del EdC: Abrir y cerrar los ojos Tomar y soltar la mano	0 = Realiza ambas tareas correctamente 1 = Realiza una tarea correctamente 2 = No realiza ninguna de las dos tareas correctamente
2. La mejor mirada: solo movimientos oculares horizontales	0 = Normal 1 = Parálisis parcial de la mirada, pero sin desviación forzada ni paresia total 2 = Desviación forzado o paresia total de la mirada
3. Campos visuales: campos visuales (cuadrantes superior e inferior)	0 = No hay pérdida visual 1 = Hemianopsia parcial 2 = Hemianopsia completa 3 = Hemianopsia bilateral (ceguera, incluida la cortical)
4. Parálisis facial	0 = Movimiento simétrico normal 1 = Parálisis menor (pliegue nasolabial aplanado, asimetría al sonreír) 2 = Parálisis parcial 3 = Parálisis completa de uno o ambos lados

5 y 6. Motores de brazo y pierna:
  5a. Brazo izquierdo
  5b. Brazo derecho
  6a. Pierna izquierda
  6b. Pierna derecha
	Brazo: mantener 10 s; pierna: mantener 5 s
	0 = No hay desviación
	1 = Desvía, el miembro desciende antes de los 5 s o 10 s completos; no golpea la cama
	2 = Se acuesta antes de los 10 s, pero hace algún esfuerzo contra la gravedad
	3 = Sin esfuerzo contra la gravedad, el miembro cae
	4 = Sin movimiento

7. Ataxia de extremidades: las pruebas dedo a dedo y talón a espinilla se puntúan solo si están presentes	0 = Ausente 1 = Presente en una extremidad 2 = Presente en dos extremidades
8. Sensitivo: pinchazos y toques ligeros en múltiples zonas del cuerpo	0 = Normal; sin pérdida sensitiva 1 = Pérdida sensitiva de leve a moderada 2 = Pérdida sensitiva de grave a total; no es consciente de que le tocan cara, brazo o pierna
9. El mejor lenguaje: utilizar una imagen o una tarjeta de identificación	0 = Sin afasia, normal 1 = Afasia leve a moderada 2 = Afasia grave; el oyente lleva la carga de la comunicación 3 = Mudo, afasia global; sin habla ni comprensión auditiva funcionales
10. Disartria	0 = Normal 1 = Leve a moderada; el paciente arrastra algunas palabras, pero se le puede entender 2 = Grave; el discurso del paciente es ininteligible o es mudo/anárquico x = Intubado o con otra barrera física

TABLA 15-3	Escala de accidentes cerebrovasculares del NIH (abreviada) *(continuación)*
11. Vencimiento, desatención, hemiinatención: visual, sensorial o espacial; el personal puntúa solo si está presente	0 = Sin anomalías 1 = Vencimiento ante la estimulación bilateral simultánea en una de las modalidades sensoriales 2 = Hemiinatención profunda o hemiinatención a más de una modalidad

NIH: National Institutes of Health.

TABLA 15-4	Escala de Rankin modificada
0	Ningún síntoma
1	No hay discapacidad significativa a pesar de los síntomas; puede realizar todas las tareas y actividades habituales
2	Discapacidad leve: incapaz de realizar todas las actividades anteriores, pero puede ocuparse de sus propios asuntos sin ayuda
3	Discapacidad moderada: necesita algo de ayuda, pero puede caminar sin auxilio
4	Discapacidad moderada: no puede caminar ni atender sus necesidades corporales sin ayuda
5	Discapacidad grave: postrado en la cama, con incontinencia y requiere atención y cuidados constantes de enfermería
6	Muerto

100% y una especificidad del 91%, así como a identificar el volumen del tejido isquémico.[31] La diferencia entre ambos es el volumen de desfase, que se considera la *penumbra*.

Ataque isquémico transitorio

La evaluación inicial de un AIT es idéntica a la de un ACV. El 75% de los AIT se resuelven en una hora. Cuando el paciente vuelve a la normalidad, la hora del último estado normal conocido también se reajusta a efectos del tratamiento agudo. El diagnóstico diferencial de los déficits neurológicos focales repentinos es bastante amplio (**tabla 15-5**). Es importante realizar un estudio completo de la causa del AIT lo antes posible, preferiblemente en un plazo de 24-48 h. Por lo general, se utiliza la puntuación de ABCD2[32] para la estratificación del riesgo tras un AIT para dar prioridad a los pacientes que necesitan una evaluación urgente (**tabla 15-6**). Esta puntuación puede estar sesgada hacia los AIT clásicos y claros, y alejada de aquellos con síntomas más atípicos o aislados, es decir, los AIT no consensuados. En un estudio de 16 años, el riesgo de ACV a los 90 días después de un AIT fue del 11.6% cuando este era clásico, y del 10.6% cuando era no consensuado, con un riesgo a los 10 años de cualquier ACV importante del 27.1% y del 31%, respectivamente. El grupo sin consenso tenía mayores probabilidades de presentar estenosis de la circulación posterior (cociente de probabilidad [OR, *odds ratio*] de 2.21, IC 95%: 1.59-3.1) y era menos probable que tuvieran seguimiento con un médico.[33]

Tratamiento del ACV isquémico

El abordaje en los SU consiste en estabilizar primero al paciente y tratar cualquier amenaza vital inmediata. Es necesario asegurar la vía aérea y la ventilación si el paciente está inconsciente o sufre un deterioro bulbar importante. La saturación de oxígeno debe mantenerse por arriba del 94%, pero no se ha demostrado que las cifras más altas sean de beneficio; no debe utilizarse O_2 al 100% o una mascarilla con reservorio, a menos que esté específicamente indicado. La PA baja es mucho más perjudicial que la alta, y necesita atención y tratamiento inmediatos. Las PA elevadas son habituales en la fase aguda y suelen disminuir durante la evaluación inicial y con las soluciones intravenosas. También está indicada una evaluación de la columna vertebral y de los signos de traumatismo mayor. A continuación, se debe realizar una exploración dirigida para determinar la gravedad del ACV. La NIHSS puede realizarse en 5-7 min. De manera simultánea, los otros miembros del equipo deben colocar vías intravenosas y obtener muestras de sangre. Los análisis de sangre deben incluir glucemia (en el punto de atención), troponina, hemograma, plaquetas, índice internacional normalizado (INR, *international normalized ratio*), tiempo de protrombina (TP), tiempo de tromboplastina parcial (TTP) y electrólitos. El electrocardiograma (ECG) y la radiografía de tórax deben aplazarse hasta que se complete el diagnóstico por imágenes para evitar retrasos en el tratamiento. La anamnesis inicial debe estar enfocada y concentrarse en el último

TABLA 15-5	Diagnóstico diferencial del déficit focal transitorio de aparición repentina

Accidente cerebrovascular isquémico

Hemorragia intracraneal

Ataque isquémico transitorio

Hipoglucemia

Crisis con parálisis postictal (parálisis de Todd)

Crisis parcial

Migraña con aura

Absceso con convulsiones

Tumor con hemorragia o convulsión

Afección tóxico-metabólica o infecciosa con lesión cerebral antigua

Hematoma subdural (agudo)

Esclerosis múltiple

Cerebritis

TABLA 15-6	Puntuación ABCD2	
Característica	**Variable**	**Puntuación**
Edad (*age*)	≥ 60 años	1 punto
Presión sanguínea (*blood pressure*)	≥ 140/90 mm Hg	1
Manifestaciones clínicas (*clinical features*)	Debilidad unilateral Deterioro del discurso, sin paresias	2 1
Duración	≥ 60 min 10-59 min	2 1
Diabetes	Presente	1

Nivel de riesgo (puntos)	Porcentaje de pacientes (%)	Riesgo de ACV a los 2 días (%)	Riesgo de ACV a los 7 días (%)
Alto (6-7)	21	8.1	11.7
Moderado (4-5)	45	4.1	5.9
Bajo (0-3)	34	1.0	1.2

momento conocido como normal, en comparación con aquel en el que se descubrieron los síntomas, y en los criterios de exclusión para la trombólisis. En todos los pacientes con ACV se debe iniciar con una TC sin contraste. Los pacientes con ACV isquémico y una puntuación NIHSS de 6 o más deben ser objeto de una ATC de cabeza y cuello. Si transcurrieron más de 6 h desde el inicio de los síntomas, se debe añadir una PTC. La RM-DWI y una angiografía por resonancia magnética (ARM) también pueden ser útiles para la obtención de imágenes iniciales, siempre que no se retrase el tratamiento.

Hay múltiples tratamientos probados para el ACV isquémico, que incluyen la trombólisis en las 4.5 h siguientes al inicio de los síntomas, la TIA (o trombectomía mecánica), el ácido acetilsalicílico en las 24-48 h siguientes y las unidades hospitalarias para ACV (UHACV).

Trombólisis para el ACV isquémico

Los estudios del National Institute for Neurological Disorders and Stroke (NINDS) sobre el activador tisular del plasminógeno recombinante (rt-PA, *recombinant tissue plasminogen activator*) en los ACV fueron consecutivos, aleatorizados, con controles y placebo. En ellos se estableció la eficacia y seguridad del t-PA para el tratamiento del ACV isquémico en el lapso de 0-3 h, y llevaron a su aprobación por la Food and Drug Administration (FDA) en junio de 1996. Los criterios de inclusión fueron edad de 18 años o más, ACV con un déficit neurológico medible y TC sin contraste que descarte cualquier hemorragia.

TABLA 15-7	Criterios de inclusión y exclusión para el uso del t-PA intravenoso para el ACV isquémico

Criterios de inclusión

Diagnóstico clínico de ACV con déficit medible

Inicio de los síntomas ≤ 4.5 h

Edad de 18 años o más

Criterios de exclusión absolutos

Evidencia de HIC o tumor intraaxial en la TC de cabeza previa al tratamiento

Presentación clínica que sugiera HSA

Cualquier antecedente de hemorragia intracraneal

Hipertensión no regulada en el momento del tratamiento
   Presión arterial >185/110 mm Hg en dos lecturas con 5 min de diferencia

Hemorragia interna activa o disección aórtica conocida

Cualquier intervención quirúrgica intracraneal o de la columna vertebral, o traumatismo craneoencefálico grave en los últimos 3 meses

Diátesis hemorrágica aguda:
a. INR > 1.7 con uso actual de warfarina (cumarina)
b. Pacientes que tomaron inhibidores directos de la trombina e inhibidores directos del factor Xa bucales en las últimas 48 h
c. Elevación del TTP con la administración de heparina no fraccionada o anti-Xa
d. Heparina de bajo peso molecular en 24 h (dosis terapéutica)
e. Recuento de plaquetas < 100 000/mm^3

La TC muestra extensas regiones de clara hipodensidad que sugieren una isquemia aguda irreversible

En los pacientes con ACV isquémico y síntomas compatibles con endocarditis infecciosa (no tratada), no se recomienda el tratamiento con t-PA intravenosa

Precauciones y advertencias

Síntomas menores no discapacitantes, es decir, solo sensitivos

Mejoría rápida de los síntomas del ACV
   El tratamiento no debe retrasarse en espera de mejoría adicional

Accidente cerebrovascular isquémico en un plazo de 3 meses

Concentración de glucosa en sangre < 50 mg/dL o > 400 mg/dL:

Embarazo y período posparto temprano (< 14 días después del parto)

Convulsión al inicio de los síntomas

Infarto de miocardio con elevación del ST reciente en los últimos 3 meses (no actual) o pericarditis aguda

Cirugía mayor o traumatismo grave (excluyendo el craneal) en los últimos 14 días

Punción arterial, sitio no comprimible 7 días

Punción lumbar en los últimos 7 días

Antecedentes de hemorragia gastrointestinal o digestiva franca en los últimos 21 días

Neoplasia intracraneal extraaxial conocida y no tratada

Aneurisma intracraneal conocido, no tratado y no asegurado (especialmente si es > 10 mm)

Malformación vascular intracraneal conocida y no tratada

La TC muestra extensas regiones de clara hipodensidad que sugieren una isquemia aguda irreversible

(continúa)

TABLA 15-7	Criterios de inclusión y exclusión para el uso del t-PA intravenoso para el ACV isquémico (*continuación*)

3-4.5 h desde el inicio de los síntomas - Exclusiones adicionales

Puntuación de la escala de ACV de los National Health Institutes (NIHSS) > 25

Edad > 80 años: exclusión relativa

Uso de warfarina independientemente del INR: exclusión relativa

Pacientes diabéticos con ACV previo: exclusión relativa

HIC: hemorragia intracerebral; HSA: hemorragia subaracnoidea; INR: cociente internacional normalizado; i.v.: intravenoso; TC: tomografía computarizada; TTP: tiempo de tromboplastina parcial.

Los criterios de exclusión estaban diseñados para la seguridad del paciente y se han vuelto menos restrictivos con el transcurso del tiempo (**tabla 15-7**). La dosis (0.9 mg/kg, máxima de 90 mg, el 10% administrado en bolo y el resto en 1 h) se estableció en un estudio previo de dosis crecientes con un enfoque también de seguridad. El estudio del NINDS mostró que los pacientes que reciben t-PA tienen una mayor probabilidad de volver a la normalidad (o casi) a los 90 días, con un OR ajustado de 2.0 (IC 95%: 1.3-3.1) para el beneficio, que fue absoluto en el 11-13% y un aumento relativo de un resultado favorable del 30-50%. Hubo más HIC sintomáticas (sxHIC) en el grupo de rt-PA (6.4% frente a 0.6%), pero sin aumento de la mortalidad (17% frente a 21%). La tasa de sxHIC para los pacientes con una NIHSS de referencia superior a 20 es del 17%, grupo que también tuvo la mayor tasa de mortalidad y de discapacidad grave (**tabla 15-8**).

El t-PA intravenoso también se recomienda en el intervalo de 3-4.5 h según el estudio *Third European Cooperative Acute Stroke Study* (ECASS III), los análisis agrupados de múltiples estudios y una base de datos prospectiva. Actualmente, el t-PA no está aprobado por la FDA en este intervalo, pero es una recomendación IB de la American Heart Association/American Stroke Association (AHA/ASA).[22] El ECASS III excluyó a los mayores de 80 años, quienes tenían una combinación de ACV previo y diabetes, una NIHSS superior a 25 o con cambios isquémicos tempranos en más del 33% del territorio de la arteria cerebral media (ACM) para limitar el riesgo de sxHIC. Estos criterios de exclusión podrían no estar justificados en función de análisis más recientes. El OR para la mejoría (mRS de 0.1 a 90 días) fue de 1.34 (IC 95%: 1.00-1.65) y de 1.47 (IC 95%: 1.10-1.97) en la población por protocolo. La tasa de sxHIC fue del 2.4% frente al 0.2% según los criterios de HIC de ECASS III, que no eran tan estrictos, pero sí más relevantes que los de NINDS.

También deben tratarse los casos especiales, como los ACV leves pero discapacitantes, que se estabilizan después de una rápida mejoría temprana y los asociados con la drepanocitemia. Los pacientes que se despiertan con manifestaciones de ACV o que tienen un inicio incierto se pueden tratar en el lapso de 0-4.5 h después de la RM. La RM-DWI mostrará el ACV; sin embargo, las imágenes de RM FLAIR no muestran un ACV durante las primeras 4.5-5 h. Si hay una DWI positiva y un FLAIR negativo (contradictorio), el ACV todavía es temprano y puede tratarse con t-PA intravenoso. También se prefiere un tratamiento rápido en lugar de retrasarlo para realizar estudios adicionales en los pacientes con manifestaciones de ACV que podrían simular un ACV isquémico, ya que este grupo tiene un riesgo muy bajo de sxHIC.

La recomendación actual para el tiempo entre ingreso e infusión del t-PA es de 45 min. Se puede proceder al tratamiento antes de disponer de los resultados de laboratorio, a menos que haya una alta sospecha de coagulopatía o trombocitopenia. La infusión puede detenerse si se obtienen resultados anómalos.

TABLA 15-8	Tasa de sxHIC según la puntuación inicial de la NIHSS[a]
Puntuación de la NIHSS	**Tasa de sxHIC**
0-5	2%
6-10	3%
11-15	5%
16-20	4%
> 20	17%

La sxHIC se definió como cualquier sangrado presente en la TC dentro de las 36 h posteriores al tratamiento asociado con un aumento de 4 en la puntuación de la NIHSS.
NIHSS: National Institute of Health Stroke Scale; sxICH: hemorragia intracraneal sintomática.
[a] Período de 0-3 h.

La vida media del t-PA intravenoso es de 7 min. El ECG y la radiografía de tórax tampoco deben retrasar el tratamiento y pueden completarse después de la TC sin contraste. La importancia de reducir el tiempo de inicio del tratamiento en el lapso de 0-4.5 h se mostró en un análisis realizado por Lansberg en el que evaluó el número necesario para tratar (NNT) para observar el beneficio y el daño con base en los cambios a través de la mRS (**fig. 15-8**).[34] Estos datos son muy útiles en las conversaciones con pacientes y familiares sobre el tratamiento trombolítico.

Los cuidados posteriores a la trombólisis deben comenzar tan pronto como se haya completado el bolo de t-PA, lo que incluye el cumplimiento del protocolo de monitorización de los signos vitales y las evaluaciones neurológicas, el mantenimiento de la PA por debajo de 180/105 y la preparación para hacer frente a cualquier complicación, como el angioedema o la HIC.

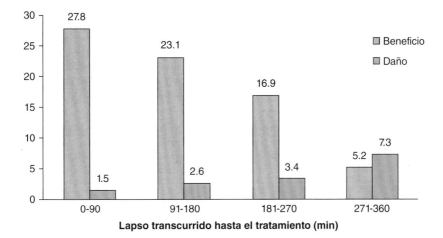

Figura 15-8. Número necesario para tratar (NNT) para observar el beneficio o daño según el tiempo. Número de pacientes beneficiados y perjudicados por cada 100 pacientes tratados en cada lapso temporal. Tomada de Lansberg MG, Schrooten M, Bluhmki E, Thijs VN, Saver JL. Treatment time-specific number needed to treat estimates for tissue plasminogen activator therapy in acute stroke based on shifts over the entire range of the modified Rankin Scale. *Stroke*. 2009;40(6):2079-2084.

Tratamiento intraarterial para el accidente cerebrovascular

La capacidad del t-PA i.v. para recanalizar las arterias es proporcional a la carga de coágulos, las dimensiones de la arteria y del ACV (**fig. 15-9**).[35,36] En el estudio NINDS, solo el 10% de los pacientes con una puntuación de ACV inicial mayor de 20 volvió a la normalidad y tenía casi un 70% de probabilidades de

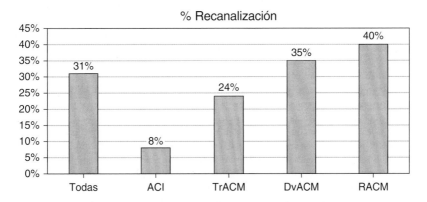

Figura 15-9. Recanalización por tamaño de la arteria. ACI: arteria carótida interna; TrACM: tronco de la arteria cerebral media; DvACM: división de la ACM; RACM: rama de la ACM. Datos de Del Zoppo, GJ. *Ann Neurol* 1992 Jul;32(1):78-86.

discapacidad grave o de morir a los 3 meses solo con el tratamiento i.v. Un 10 o más en la NIHSS se asocia con un 80% de probabilidades de padecer una OVSG. Los pacientes con OVSG son candidatos para TIA.

Los avances técnicos han dado lugar a retractores de endoprótesis y catéteres de aspiración, que son ahora los pilares del TIA. El beneficio del TIA en el lapso de 6 h se mostró en cinco estudios en el 2015.[37] Entre el 68 y 100% de los pacientes también se trataron con t-PA i.v. En estos estudios se usaron TC sin contraste, ATC y ASPECTS para seleccionar a los pacientes para el TIA, además de los criterios para el t-PA i.v. ASPECTS evalúa 10 áreas específicas de la TC sin contraste y asigna un punto por cada área normal o cero puntos por cada una con cambios isquémicos tempranos o hipodensidad, que indica tejido infartado; se usó una puntuación de 6 o más. El NNT fue de 2.6 para devolver a un paciente su independencia funcional (mRS = 0-2) a los 90 días. En el lapso de 0-6 h, no se requirió una PTC.

El lapso para el TIA se amplió a 24 h con base en los estudios DEFUSE 3[38] y DAWN,[39] que usaron PTC o RM para elegir pacientes. Se utilizó un programa informático de inteligencia artificial para posprocesar los estudios de PTC al instante. Los criterios más útiles para la PTC incluyen un infarto central de menos de 70 mL, con una relación de isquemia a infarto de 1.8 o más, y un volumen de penumbra (desajuste) de más de 15 mL. El NNT fue de alrededor de 2 para el retorno a la función independiente, sin diferencia en la mortalidad. Se recomienda que todos los pacientes con puntuación de la NIHSS de 6 o más se sometan a una ATC (o ARM) y que a los que se presenten pasadas 6 h se les haga también una PTC. Cualquier paciente que también sea candidato para recibir t-PA i.v. debe hacerlo, incluso si va a ser objeto de TIA.

Ácido acetilsalicílico

Dos grandes estudios mostraron el beneficio del ácido acetilsalicílico (325 mg) como tratamiento del ACV isquémico en las primeras 24-48 h. Si un paciente recibe t-PA por vía i.v., el ácido acetilsalicílico suele continuarse durante las primeras 24 h. Este fármaco no debe administrarse en los 90 min posteriores a la administración de t-PA por vía i.v. porque aumenta la posibilidad de una HIC sintomática. El ácido acetilsalicílico oral no debe administrarse hasta que se complete una prueba de deglución para evitar la broncoaspiración.

Cuidados de apoyo para todos los pacientes con accidente cerebrovascular

La mayoría de los pacientes con ACV isquémico (70-85%) no son aptos para un tratamiento agudo. Solo el 10-12% de estos pacientes tienen una OVSG, y solo un 20% recibe t-PA i.v. Por lo tanto, todos los pacientes deben recibir atención de apoyo congruente con el tratamiento que se ofrece en la UHACV. Se ha mostrado que las UHACV proporcionan una atención protocolizada que disminuye la discapacidad y la mortalidad y mejora la calidad de vida. Prestan mucha atención a los cuidados de apoyo para reducir las complicaciones, que deben iniciarse en el SU. Estos «signos vitales del ACV» incluyen la atención a la oxigenación, la circulación, la PA, la glucemia, la temperatura y las crisis epilépticas.

La saturación de oxígeno debe mantenerse por encima del 94%. No hay pruebas que apoyen el uso de oxígeno al 100% o hiperbárico. La vía aérea debe estar permeable, por lo que está indicada la intubación si el paciente está inconsciente o es incapaz de manejar sus secreciones. Todos los pacientes, incluidos los que padecen AIT, deben evitar el uso de la vía oral para evitar la aspiración hasta que se realice una prueba de deglución. Si el paciente no supera esta prueba, está indicado su estudio formal.

Hay que asegurar la circulación para mantener una perfusión cerebral óptima. Esto incluye la optimización del estado cardiovascular. Muchos pacientes con ACV presentan una deficiencia de volumen a pesar de ser hipertensos. La disfunción sistólica y la supresión miocárdica pueden presentarse en el 13-28% de los pacientes con ACV, las arritmias en el 5-30% y el infarto agudo de miocardio en el 2%. Todos los pacientes deben conectarse un monitor cardíaco, y se deben realizar pruebas de infarto agudo de miocardio con ECG y determinaciones de troponina. Si hay un infarto agudo de miocardio con elevación del ST (IAMCEST) asociado con un ACV isquémico, y el paciente es apto para recibir t-PA i.v., debe administrarse a la dosis correspondiente al ACV isquémico.

La *autorregulación cerebral* es la capacidad del cerebro para mantener un FSC constante ante una amplia gama de presiones arteriales medias (PAM). En la zona de isquemia se pierde esta capacidad y el FSC depende de la PAM. Los pacientes con hipertensión crónica tienen un cambio a PAM más altas para mantener el FSC. En las personas que no reciben t-PA i.v., se debe permitir que la PA sea alta. Los pacientes con hipertensión crónica no deben ser llevados a la «presión normal», porque esto ampliaría el área de isquemia e infarto. Las recomendaciones son no tratar la PA hasta que esté por encima de 220/120. Fomentar el uso de fármacos de acción corta y titulables. La PA en el candidato a t-PA i.v. debe ser menor de 185/110 antes del tratamiento. Si la PA está por encima de este nivel en dos lecturas separadas por 5 min, se pueden usar fármacos titulables, como labetalol, nicardipino o nitroglicerina, para llevar la PA a un rango adecuado.

En general, la hipotensión es mucho más perjudicial que la hipertensión. Hay que buscar la causa y tratar la hipotensión de forma intensiva. El uso de solución salina al 0.9% para asegurar una precarga adecuada es un comienzo razonable.

La hipoglucemia puede causar hemiplejía y simular un ACV; por lo tanto, la glucemia debe determinarse en el punto de atención inicial, y corregirse las cifras de 60 mg/dL o menores. Debe desaconsejarse el uso sistemático de solución glucosada al 50% (D50) para los «cambios de estado mental» hasta que se determine la glucemia.

Las elevaciones de la glucosa en el momento de un ACV isquémico presagian un peor resultado que la normoglucemia para un ACV del mismo tamaño, posiblemente por una lesión relacionada con el lactato. La insulina es un neuroprotector, pero la reducción intensiva de la glucemia (con insulina i.v. con regulación estricta) no mejora el resultado. Se recomienda mantener una glucemia de 140-180 mg/dL con una escala móvil de insulina regular. La hiperglucemia grave debe tratarse de forma más intensiva.

La temperatura es muy importante, porque la fiebre empeora el resultado, especialmente en las primeras 24 h después de un ACV isquémico. La temperatura del cerebro suele ser superior a la central por aproximadamente 1°C. Las temperaturas superiores a 38°C deben tratarse de forma intensiva con ibuprofeno o paracetamol, y debe investigarse y abordarse el origen de la fiebre. En este momento, no hay pruebas de que la hipotermia en el ACV isquémico mejore el resultado, y no se recomienda.

En aproximadamente el 5% de los pacientes con ACV se producen crisis convulsivas y suelen ser de naturaleza tónico-clónica generalizadas. Entre las posibles causas se encuentran los ACV graves con afectación cortical, los tejidos inestables con riesgo de infarto, las despolarizaciones de propagación de la respuesta excitotóxica o los antecedentes de un trastorno epiléptico. Los pacientes deben ser protegidos de las lesiones durante el ACV, y tratados de la forma habitual, empezando con una benzodiazepina. No es necesario el tratamiento profiláctico de las convulsiones.

Tratamiento del ataque isquémico transitorio

El tratamiento del paciente con AIT es idéntico al del ACV isquémico en lo que se refiere a los cuidados de apoyo, incluyendo una prueba de deglución. El tratamiento se basa en la causa del AIT. La urgencia de la evaluación en busca de la causa se basa en la estratificación del riesgo de un posterior ACV discapacitante mediante la puntuación ABCD2. La evaluación debe completarse en un período de 24-48 h para los pacientes con alto riesgo de un ACV discapacitante en los 2 días posteriores al ACV. Con frecuencia, estos pacientes se ingresan al hospital. La evaluación comienza con la obtención de imágenes cerebrales, generalmente una TC sin contraste, aunque es preferible una RM-DWI, que debe realizarse lo antes posible. Otros estudios incluyen imágenes vasculares de la cabeza y el cuello con una ATC o una ARM; la ecografía Doppler y Doppler transcraneal son aceptables, además de la ecocardiografía (preferiblemente transesofágica), un ECG y la monitorización cardíaca, los análisis de sangre sistemáticos, así como un análisis de sangre respecto a la hipercoagulabilidad, si está indicado. La frecuencia del descubrimiento de FA o su forma paroxística está relacionada con la duración de la monitorización cardíaca.[9]

Los diversos tratamientos para un AIT incluyen el antiplaquetario doble, generalmente con clopidogrel y ácido acetilsalicílico,[40] la endarterectomía o endoprótesis carotídea, la anticoagulación oral, el posible cierre del agujero oval permeable (AOP) y la modificación de los factores de riesgo. El beneficio de estos tratamientos comienza en las primeras 12-48 h, y en el caso de la endarterectomía o endoprótesis carotídea, en las primeras 1-2 semanas después del AIT. Los sistemas institucionales que facilitan la evaluación y el tratamiento rápidos del paciente con AIT dan lugar a resultados óptimos.

HEMORRAGIA INTRACRANEAL

EPIDEMIOLOGÍA

La HIC representa hasta el 20% de todos los ACV, con una mayor prevalencia en Japón y Corea (18-24%) en comparación con los Estados Unidos, Gran Bretaña y Australia (8-15%).[41] La prevalencia de la HIC es doble en los países con menor renta en comparación con los de mayor renta (22 frente a 10 por 100 000 personas-año). Los asiáticos tienen una tasa de HIC doble respecto a otros grupos étnicos (51.8 por 100 000 personas-año frente a 19.6-24.2 en caucásicos, de raza negra y latinos), y los afroamericanos tienen una tasa de HIC casi del doble que la de los caucásicos (48.9 frente a 26.6 por 100 000). La incidencia de la HIC aumenta con la edad, con tasas de hasta 176 por cada 100 000 personas-año en el rango de edad de 75-94 años. La tasa de HIC de los hombres es ligeramente superior a la de las mujeres.

Los factores de riesgo conductuales modificables para la HIC incluyen hábito tabáquico, consumo excesivo de alcohol y abuso de drogas simpaticomiméticas. Los factores de riesgo médicos modificables incluyen hipertensión, anticoagulación y uso de antiagregantes plaquetarios, así como cifras bajas de colesterol de lipoproteínas de baja densidad y triglicéridos. Los factores de riesgo no modificables, además de edad, raza y sexo, incluyen enfermedad renal crónica, microhemorragias cerebrales y, posiblemente, multiparidad.

En los países de ingresos altos, la tasa de HIC ajustada por edad se ha mantenido estable: 10 por cada 100 000 entre 1980 y 2008, aunque ha aumentado en los países de ingresos bajos. Aunque la HIC debida a una hipertensión mal controlada ha disminuido, su incidencia ha permanecido estable, posiblemente por la presencia de la angiopatía amiloide en una población creciente de pacientes de edad avanzada.

Después de una HIC, hasta el 40% de los pacientes pueden alcanzar la independencia funcional a largo plazo. La tasa de letalidad de la HIC es del 40% al mes y del 54% al año. Menos del 33% de los pacientes con HIC sobreviven hasta por 5 años. Los factores pronósticos que predicen un peor resultado después de una HIC incluyen edad de 80 años o más, bajo peso corporal, enfermedad renal crónica, hiperglucemia al ingreso, lesiones avanzadas de la sustancia blanca y puntuaciones más bajas de la EcG. Los factores de mal pronóstico específicos de la hemorragia incluyen un volumen de HIC mayor o igual a 30 mL, extensión intraventricular y origen lobular profundo e infratentorial (cerebeloso). Hasta el 7% de los pacientes experimentan una HIC recurrente en el plazo de un año.

Después de una HIC, solo el 40% de los pacientes pueden alcanzar la independencia funcional a largo plazo. El pronóstico de la HIC asociada con la anticoagulación es peor que el de la HIC espontánea sin anticoagulación, y hasta el 75% de los pacientes con esta afección pierde su independencia o muere.

FISIOPATOLOGÍA

La HIC primaria espontánea está relacionada principalmente con la hipertensión y la angiopatía amiloide, y representa el 85% de los pacientes con HIC. El otro 15% de las HIC es secundario a trastornos como diátesis hemorrágica, malformaciones vasculares, tumores, conversión hemorrágica de un ACV isquémicos o abuso de drogas.

Entre las HIC primarias, el 60% están relacionadas con la hipertensión, que provoca cambios degenerativos con mayor frecuencia en las arteriolas penetrantes del puente, los núcleos basales, el tálamo y el cerebelo. El otro 40% corresponde al depósito de amiloide y la angiopatía asociada con la edad avanzada, que causa la degeneración de los vasos en las zonas más profundas de los lóbulos del cerebro.

La principal lesión relacionada con la HIC se debe a los efectos de compresión de la extravasación inicial de sangre sobre las neuronas locales y los tejidos de sostén. Las lesiones secundarias tras la HIC se producen por la expansión o la recurrencia de la hemorragia, la inflamación por la degradación de la sangre y los radicales libres mediados por el hierro, la alteración de la barrera hematoencefálica, la interrupción de los mecanismos hemostáticos, el edema o el aumento patológico de la PIC.

El 25% de los pacientes con HIC presentan un aumento significativo del hematoma en la hora siguiente a la hemorragia inicial, y el otro 12% su expansión en las 20 h siguientes.[42] En un metaanálisis se definieron cuatro factores predictivos independientes del aumento de dimensiones de la HIC: tiempo transcurrido desde el inicio de los síntomas hasta la primera obtención de imágenes, volumen inicial de la HIC, uso de antiagregantes plaquetarios y uso de anticoagulantes.[43] La mortalidad tanto a las 24 h como a los 3 meses aumenta cuando el volumen de la HIC se incrementa en las 6 h siguientes al ACV.[44]

En aproximadamente el 66% de los pacientes con HIC primaria se produce la extensión intraventricular, lo que puede dar lugar a hidrocefalia, que exacerba el aumento de la PIC y requiere una intervención mecánica para restablecer el flujo y el drenaje del líquido cefalorraquídeo (LCR).

ABORDAJE Y EXPLORACIÓN DIRIGIDA

Los pacientes con HIC pueden presentar signos de ACV, alteración del estado mental, hipertensión, cefalea, síncope y náuseas y vómitos. En el abordaje inicial se deben evaluar primero el ABC y los signos vitales, y tratar las anomalías significativas de manera urgente. Es necesario obtener la glucemia en el punto de atención y tratar la hipoglucemia.

En la exploración física general se debe evaluar cualquier signo de dificultad respiratoria o broncoaspiración, inestabilidad cardiovascular o arritmias, anomalías vasculares, pulsos periféricos y traumatismos.

En la exploración neurológica se debe evaluar el estado mental del paciente, incluyendo un estudio del coma, así como cualquier déficit neurológico. La puntuación de la EcG de referencia establece el nivel inicial de funcionamiento del paciente y es útil para su seguimiento y pronóstico. La NIHSS también puede usarse en los casos de ACV por HIC en los que los pacientes son capaces de cooperar.

Sistemas de evaluación

Se pueden utilizar dos sistemas de evaluación de los resultados probables en los pacientes con HIC: las puntuaciones *IHC score* y *Functional Outcome in Patients with Primary Intracerebral Hemorrhage Score* (FUNC, Resultado funcional en pacientes con hemorragia intracraneal primaria) (**tabla 15-9**). La

TABLA 15-9 Puntuaciones de predicción de resultados y fórmula de volumen de la HIC

Puntuación de la HIC: tasa de mortalidad				Puntuación de la FUNC: tasa de independencia funcional a 90 días			
EcG	3-4 +2	5-12 +1	13-15 0	EcG	≥ 9 +2	≤ 8 0	
Edad ≥ 80 años	No 0	Sí 1		Edad	< 70 0	70-79 +1	> 80
Volumen de HIC[a] ≥ 30 mL	No 0	Sí 1		[a]Volumen de la HIC	< 30 mL +4	30-60 mL +2	> 60 mL 0
HiV	No 0	Sí 1		Ubicación de la HIC	Lobular +2	Profunda +1	Infratentorial 0
Localización infratentorial	No 0	Sí 1		Deterioro cognitivo pre-HIC	No +1	Sí 0	
Puntuación de la HIC	0	1	2	3	4	5	6
Mortalidad (%)	0	13	26	72	94	100	100
Puntuación de la FUNC	0-4	5-7	8	9-10	11		
% funcionalmente independiente 90 días (%)	0	1-20	21-60	61-80	81-100		
[a]ABC/2	Estimación del volumen de la HIC: multiplicar A (longitud máxima) × B (anchura máxima) × C (número de cortes de TC × grosor del corte), dividir entre 2 para las HIC redondas o elipsoides; o entre 3 para las HIC muy irregulares						

EcG: escala de coma de Glasgow; FUNC: resultado funcional en pacientes con hemorragia intracerebral primaria; HIC: hemorragia intracraneal; HiV: hemorragia intraventricular.

puntuación de la HIC utiliza la EcG, la edad, el volumen de la HIC, el origen infratentorial y la hemorragia intraventricular (HiV) para estimar la mortalidad.[45] En la puntuación FUNC se utilizan los mismos cuatro primeros criterios y el deterioro cognitivo previo a la HIC para predecir la independencia funcional a los 90 días.[46] Estas puntuaciones se diseñaron para estandarizar la comunicación y ayudar al pronóstico, a pesar de algunas variaciones entre las poblaciones de pacientes. Un metaanálisis de los sistemas de evaluación del pronóstico de la HIC mostró que la puntuación de la HIC tiene un buen rendimiento general, y que una modificación reciente, la *ICH-grading scale* (ICH-GS), tiene una mayor utilidad.[47] En general, los pacientes de mayor edad con HIC, los que sufren una hemorragia mayor o cerebelosa, extensión intraventricular y deterioro cognitivo basal tienen un peor resultado funcional y más probabilidades de morir. Independientemente de la puntuación utilizada para describir a los pacientes con HIC, se recomienda que las decisiones relativas a la suspensión de los tratamientos no se tomen únicamente con base en estas puntuaciones, porque ninguna puede discriminar entre los que mejorarán y los que no con un tratamiento intensivo.

NEUROIMÁGENES

Se puede tomar con rapidez una TC cerebral sin contraste para evaluar si hay hemorragia, edema, desplazamiento de la línea media y efecto de masa, o precisar el tamaño de la hemorragia y si tiene relación con un traumatismo (subdural, epidural) o presencia de sangre subaracnoidea y de lesiones del SNC, como los tumores. La ATC puede ser útil para identificar la patología subyacente. No es necesario hacer una RM cerebral urgente de forma preferente, ya que la hemorragia puede detectarse de manera fiable con una TC sin contraste. El volumen de la HIC puede calcularse fácilmente mediante la fórmula ABC/2 (*véase* la tabla 15-9).[48,49] Hay dos datos específicos de la TC que permiten predecir la expansión o el resurgimiento de la HIC. El *signo de la isla de la TC* es una acumulación de sangre que se ve en la TC sin contraste y que es distinta de la hemorragia principal. El *signo de la mancha de TC* en la ATC o como una hiperdensidad distintiva en la TC sin contraste corresponde a la extravasación continua de contraste o la de sangre en el hematoma.

TRATAMIENTO

Las directrices clínicas integrales más recientes que abordan la terapéutica de los pacientes con HIC espontánea fueron publicadas en el 2015 por la AHA/ASA, y por colaboradores canadienses en el 2020.[50,51] Estas directrices abordan directamente las numerosas cuestiones terapéuticas que son fundamentales para el éxito de la reanimación del paciente en el SU, antes de su traslado o derivación a una cama de cuidados intensivos.

Manejo de la vía aérea y ventilación

La necesidad de ventilación, oxigenación y regulación adecuadas de las vías respiratorias mediante el uso de complementos de dichas vías, la inducción en secuencia rápida e intubación endotraqueal son similares en los pacientes con HIC que en cualquier otra con enfermedad o lesión crítica. La preoxigenación, la prevención de la broncoaspiración y evitar una reacción excesiva a la estimulación de las vías respiratorias son esenciales para prevenir las complicaciones, incluido el aumento de volumen del hematoma. Está indicado el uso de paralizantes no despolarizantes. El uso de lidocaína intravenosa para evitar los picos de PIC durante la intubación no está indicado en la actualidad, ya que el tratamiento del dolor, la sedación y el uso de paralizantes disminuyen los reflejos de la tos y las arcadas en el marco de la intubación en secuencia rápida (ISR). La oxigenación hasta una PO_2 mayor de 90 mm Hg es esencial para maximizar el resultado, ya que los pacientes hipóxicos con lesiones cerebrales tienen un resultado menos favorable. Ya no se recomienda el tratamiento de la PIC elevada con la hiperventilación para disminuir la PCO_2 y provocar vasoconstricción, salvo de rescate en situaciones extremas.

Tratamiento de la presión arterial

El objetivo del tratamiento de la PA en el paciente con HIC es garantizar una perfusión adecuada del SNC y al mismo tiempo reducir al mínimo la probabilidad de expansión del hematoma y el aumento de la PIC. La PIC elevada se produce cuando la presión normal (7-15 mm Hg) se eleva por encima de 20-25 mm Hg. La presión de perfusión cerebral (PPC) normal, que corresponde a la presión arterial media menos la PIC (PAM – PIC), está en el rango de 50-70 mm Hg. La isquemia cerebral se produce cuando la PPC cae por debajo del rango de 30-40 mm Hg. Es esencial proporcionar una PPC adecuada al mantener una PAM apropiada con una PAS mínima de 90 mm Hg y disminuir al mínimo la elevación de la PIC en este entorno.

La PA elevada en el paciente con HIC debe reducirse hasta una PAS de entre 140 y 160 mm Hg en un intento por evitar la expansión del hematoma.[52-54] El tratamiento de la hipertensión puede incluir el uso de nitratos (cuando hay isquemia cardíaca o insuficiencia cardíaca congestiva [ICC]), medicamentos en bolo intravenoso, como el labetalol (cuando hay hipertensión y taquicardia), o el uso de medicamentos en infusión continua como el nicardipino. El nicardipino es especialmente útil cuando la elevación significativa y persistente de la PAS por encima de 220 mm Hg complica la HIC, lo que requiere una monitorización y regulación continuas de la PA.

Tratamiento hemostático

Es esencial limitar la extensión de la hemorragia al optimizar el impacto de los factores de coagulación y las plaquetas para la hemostasia. La restitución de factores cuando estos son deficientes, así como la transfusión plaquetaria en los pacientes con trombocitopenia, son los pasos iniciales para proporcionar apoyo hemostático. Aunque el factor VIIa recombinante (rFVIIa) puede limitar la expansión del hematoma en los pacientes con HIC, no se recomienda su uso en aquellos no seleccionados debido a la falta de beneficios clínicos demostrados y al aumento de las complicaciones tromboembólicas.

La aparición de la HIC en los pacientes que toman anticoagulantes orales y antiplaquetarios es de especial importancia, porque las tasas de aumento de volumen temprano de la HIC son dobles en estos pacientes.[44] Cuando la HIC se produce en el contexto de un INR elevado debido al uso de antagonistas de la vitamina K, deben utilizarse factores dependientes de esta para corregir el INR y proporcionar vitamina K intravenosa. Dado que los concentrados del complejo de protrombina (CCP) pueden corregir más rápidamente el INR con menos complicaciones, en comparación con el plasma fresco congelado (PFC), constituyen el método preferido de corrección del INR. El rFVIIa no se recomienda para la reversión de la anticoagulación por vitamina K en los pacientes con HIC.

Los pacientes con HIC que toman nuevos anticoagulantes orales (NOAC, *novel oral anticoagulants*), como el inhibidor de la trombina, dabigatrán, y los inhibidores del factor Xa, apixabán y rivaroxabán, pueden recibir dos tratamientos de reversión aprobados por la FDA: idarucizumab para el dabigatrán y andexanet α para el apixabán y el rivaroxabán. Si no se dispone de estos tratamientos, pueden utilizarse los CCP para revertir los efectos de los inhibidores del factor Xa: apixabán y rivaroxabán.[55] Dado que el dabigatrán es una pequeña molécula hidrosoluble que se excreta en un 80% sin cambios en la orina, podría considerarse la hemodiálisis para revertir la anticoagulación, pero puede ser necesario que sea prolongada.[56]

Según las directrices de la AHA/ASA, la utilidad de la transfusión de plaquetas en los pacientes con HIC y el antecedente de uso de antiagregantes plaquetarios (con dosis bajas de ácido acetilsalicílico u otros fármacos) es incierta y puede estar asociada con complicaciones, por lo que no se recomienda este tratamiento. El sulfato de protamina puede considerarse para revertir la acción de la heparina en los pacientes con una HIC aguda.

Tratamiento de las crisis epilépticas

No se recomienda el tratamiento profiláctico con fármacos antiepilépticos (FAE) para prevenir las crisis epilépticas en los pacientes con HIC. En cambio, las crisis que son evidentes en la clínica se tratan igual que en todos los pacientes con este padecimiento: de forma inicial con benzodiazepinas, seguido de los fármacos de segunda línea para las crisis persistentes. En los pacientes con HIC que presentan alteraciones inexplicables del estado mental o signos de crisis epiléptica sutil, la monitorización continua del electroencefalograma (EEG) permite diagnosticar la actividad epiléptica que no es evidente de otro modo.

Los cuidados adicionales de apoyo deben garantizar que tanto la glucemia como la temperatura se regulen y se mantengan en valores normales.

Tratamientos médicos para regular la presión intracraneal

La PIC elevada por la HIC se observa con mayor frecuencia en los pacientes jóvenes con una hemorragia supratentorial grande y los consiguientes edema cerebral y efecto de masa, así como en pacientes con extensión intraventricular e hidrocefalia secundaria. Los pacientes con HIC con hematomas pequeños y estables y con un estado clínico neurológico estable no requieren tratamiento de la PIC.

La prevención y el tratamiento de la PIC elevada se basan en la exploración física, los hallazgos de la TC o las cifras medidas por encima de 20-25 mm Hg. A pesar de la clara justificación del tratamiento de la PIC en los pacientes con HIC, sus efectos siguen siendo inciertos. Los tratamientos para la PIC elevada, como el manitol, la administración de solución salina hipertónica y la hiperventilación, no han mostrado un beneficio clínico sistemático en los pacientes con lesiones cerebrales traumáticas, incluyendo los pacientes en coma con una puntuación de la EcG menor de 9, y no están indicados para su uso de forma sistemática en los pacientes con HIC.

La elevación de 30° de la cabecera de la cama es una de las medidas sencillas que pueden limitar el aumento de la PIC, en el entendido de que esta maniobra podría disminuir la PPC. Cuando se decide tratar las elevaciones de la PIC, se puede administrar manitol a una dosis de 0.5-1 g/kg manteniendo la osmolaridad sérica por debajo de 320 mOsm/kg, y se puede titular la solución salina hipertónica hasta alcanzar un rango de sodio sérico de 145-160 mEq/L. Ya no se recomienda la antigua práctica de hiperventilación para regular la PIC elevada, excepto en el contexto de un deterioro significativo del paciente, en cuyo caso puede iniciarse la hiperventilación hasta una PCO_2 en el rango de 25-30 mm Hg como medida potencial para salvar la vida. Los corticoesteroides no están indicados para el tratamiento de la PIC elevada en los pacientes con HIC.

Tratamientos invasivos

Los pacientes comatosos con HIC que presentan HiV, hidrocefalia o hernia transtentorial probablemente se beneficien de la monitorización y el tratamiento de la PIC. En los pacientes con HIC e hidrocefalia se utiliza el drenaje ventricular para mantener la PPC, especialmente en aquellos con alteraciones del estado mental. La seguridad y eficacia del rt-PA intraventricular, los tratamientos endoscópicos o estereotácticos y la evacuación mínimamente invasiva del coágulo para la HIV son inciertas.

Intervención quirúrgica

Se ha mostrado que la localización y tamaño de la HIC, el aumento de volumen con el transcurso del tiempo y el estado clínico del paciente predicen la necesidad de una intervención quirúrgica, la morbilidad y la mortalidad. La comprobación de estas cuestiones requiere una interconsulta con neurocirugía, que no siempre está disponible en el sitio y puede requerir el traslado del paciente para obtenerla.

La intervención quirúrgica está indicada para los pacientes con hemorragia cerebelosa neurológicamente inestables, los que tienen evidencia de compresión del tronco encefálico y los que presentan HiV e hidrocefalia (**fig. 15-10**). La intervención quirúrgica aguda se considera en los pacientes jóvenes con HIC que presentan hemorragias supratentoriales superficiales y accesibles quirúrgicamente, y en

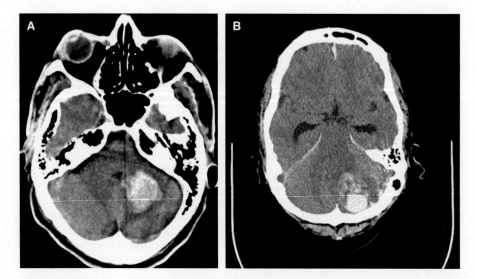

Figura 15-10. Hemorragia cerebelosa en la tomografía computarizada (TC). A. Hemorragia medial izquierda. De Nontraumatic hemorrhage. En: Zamora C, Castillo M, eds. *Neuroradiology Companion*. 5th ed. Wolters Kluwer; 2017:97-106. Fig. 9.5. **B.** Hemorragia cerebelosa con efecto de masa y borramiento del cuarto ventrículo, que da lugar a una hidrocefalia obstructiva. De Biller J, Sweis R, Ruland S. The ABCs of neurologic emergencies. En: Biller J, ed. *Practical Neurology*. 5th ed. Wolters Kluwer; 2018. Fig. 63.9.

quienes presentan signos clínicos de herniación, en especial cuando se asocian con una lesión vascular o neoplásica.

En aproximadamente el 10% de los pacientes con HIC se produce una hemorragia cerebelosa, y a menudo se requiere una intervención quirúrgica por el efecto de masa de la hemorragia en el espacio limitado de las fosas posteriores. La hemorragia del tronco encefálico es un subtipo devastador de HIC, con una tasa de mortalidad que se aproxima al 50%. La intervención quirúrgica está indicada no solo por los efectos de masa locales, que perjudican el funcionamiento cardiopulmonar normal, sino también por la lenta degradación del hematoma en la zona del tronco encefálico

La craniectomía descompresiva (con o sin evacuación del hematoma) podría reducir la mortalidad de los pacientes en coma con HIC supratentorial, que presentan hematomas grandes que causan un desplazamiento de la línea media o una PIC elevada refractaria al tratamiento médico. Cuando se realiza la evacuación del hematoma supratentorial en estos pacientes que se deterioran, se considera una medida para salvar la vida. Esta distinción se hace, en parte, para proporcionar un contexto adecuado a los familiares y otras personas que puedan tener expectativas tras la intervención quirúrgica que rebasen los resultados reales del paciente.

El valor de la intervención quirúrgica sistemática temprana para la HIC ha sido controvertido desde el *Surgical Trial in Intracerebral Hemorrhage* (STICH) del 2005, en el que se comparó la intervención quirúrgica temprana con el tratamiento conservador inicial.[57] Todavía no se ha constatado definitivamente que la intervención quirúrgica temprana proporcione mejores resultados a los pacientes, en comparación con su retraso hasta que los pacientes presenten deterioro. Para los pacientes estables con HIC en los que no hay efectos adversos evidentes sobre la PIC, no se recomienda la evacuación quirúrgica de forma sistemática.

RESULTADOS

Entre 2 801 pacientes con HIC de tres registros, la mortalidad a los 3 meses fue del 20-28%, y el 39-48% sufrió discapacidad grave (mRS 4-5). En un análisis de una subpoblación de 288 pacientes que recibieron tratamiento antiplaquetario para prevenir sucesos tromboembólicos posteriores, no se mostró beneficio ni daño adicional alguno.[58]

A pesar del sombrío pronóstico que se presenta tras la HIC, sigue siendo necesario tratar de forma intensiva a los pacientes durante las horas iniciales tras el ACV. En un estudio estadounidense del 2007 se mostró que, independientemente de otros factores de riesgo de HIC, la decisión temprana de instituir una orden de no reanimación (ONR) y la retirada temprana de los cuidados en curso, se asociaba con un peor resultado del paciente. Los autores recomiendan que las ONR se retrasen al menos hasta el segundo día de hospitalización, para que el paciente tenga la oportunidad de mejorar antes de suspender el tratamiento.[59]

En un estudio posterior de los pacientes con HIC con una puntuación media de la EcG de 7 y un volumen medio del hematoma de 39 mL tratados sin ONR, se mostró una tasa de mortalidad a los 30 días un 40% menor que la predicha por la puntuación de la HIC. Además, el 30% de estos pacientes tuvieron un buen resultado a los 90 días (mRS 0-3).[60] Estos datos apoyan de nuevo la reanimación intensiva y el apoyo a los pacientes con HIC antes de emitir una ONR.

Las directrices de la AHA/ASA del 2015 afirman que los modelos de pronóstico actuales para el resultado de los pacientes están sesgados por la influencia de las ONR tempranas, que hacen que se retire el apoyo intensivo de forma prematura. Recomendaron que se proporcionara una atención intensiva hasta al menos el segundo día completo de hospitalización, para maximizar la posibilidad de obtener resultados óptimos para los pacientes con HIC. Esto amplía el papel crítico del especialista en medicina de urgencias en la atención temprana de estos pacientes para optimizar los resultados.

CONSIDERACIONES PEDIÁTRICAS

Los ACV pediátricos se producen con una tasa de 3-25 por cada 10 000 niños/año en los países desarrollados. Se clasifican por edad: de 28 semanas de gestación a 28 días se consideran ACV perinatales, y de 28 días a 18 años se consideran ACV infantiles.

El ACV perinatal se produce en 1:2 700-3 500 nacidos vivos. Los ACV isquémicos representan el 80% de los ACV perinatales; el 20% restante se debe a la trombosis del seno venoso cerebral (TSVC) o a una hemorragia. Los ACV isquémicos perinatales son más usuales entre los varones y se presentan con crisis epilépticas (especialmente las motoras focales), encefalopatía, retraso en los hitos motores o «lateralidad» temprana. La evaluación de urgencia incluye la arteriografía y venografía por RM (ARM/VRM). El tratamiento principal es de cuidados de apoyo. Dado que las tasas de recurrencia son muy bajas, rara vez se utilizan antiplaquetarios o anticoagulación, a menos que esté indicado por una causa cardioembólica. No hay evidencia para usar trombolíticos o la trombectomía. Los resultados pueden incluir parálisis cerebral, deterioro de la función cognitiva o mental, dificultades en el habla o epilepsia. Las alteraciones de la función motora están relacionadas con la afectación de los núcleos basales.

La TSVC perinatal suele presentarse con síntomas inespecíficos, como letargia o crisis epilépticas. Los factores de riesgo son prematuridad, cesárea urgente, sufrimiento fetal y sexo masculino. La evaluación debe incluir ARM, VRM y análisis de sangre apropiados. El tratamiento se orienta hacia el control de las crisis epilépticas, corrección de la deshidratación y la anemia, así como el tratamiento de cualquier infección subyacente. No hay evidencia a favor del uso de trombólisis o trombectomía; sin embargo, la anticoagulación con heparina es segura y probablemente útil si no hay hemorragia asociada.

El ACV hemorrágico perinatal se produce en 1 de cada 6 300 nacidos vivos y se presenta con crisis epilépticas y encefalopatía. Puede ser causado por coagulopatía, trombocitopenia, traumatismos, lesión vascular o trombofilia con el uso de heparina, pero en la mayoría de los casos se desconoce la causa. Es importante obtener los antecedentes familiares de trastornos hemorrágicos. El diagnóstico por imágenes se realiza preferentemente con RM, ARM y VRM. El tratamiento se dirige a la causa, y puede incluir la insuficiencia de vitamina K si no se administró en el período neonatal, así como los cuidados de apoyo. La evacuación quirúrgica inmediata de la HIC rara vez está indicada, pero pueden estarlo el drenaje y la derivación ventriculares; por lo tanto, debe consultarse al servicio de neurocirugía.

Los ACV en los niños (de más de 28 días de edad) se producen como ACV isquémico en 1-2 de cada 10 000 y como HIC en 1-1.7 de cada 10 000. Los factores de riesgo de tener un ACV isquémico son sexo masculino, edad menor de 5 años y afroamericanos o asiáticos. El riesgo de ACV isquémico es 200 veces mayor en los niños con drepanocitosis. Es ocasionado por cardiopatías con cardioembolias, disección arterial, drepanocitosis, trastornos autoinmunitarios, arteriopatía intracraneal, como la enfermedad de moyamoya (que provoca «ACV silenciosos» y AIT), trombofilias, infecciones (virus varicela zóster [VVZ]), trastornos genéticos y, por supuesto, de causa desconocida. No está claro si las arritmias y el AOP pueden causar ACV en los niños. La mayoría se presenta dentro de las 6 h siguientes al inicio con signos y síntomas similares a los de los adultos, hemiplejía en el 67-90%, afasia en el 20-25% y cambios visuales en el 10-15%, pero los menores de 6 años con mayor frecuencia tienen manifestaciones inespecíficas, como crisis epilépticas (15-25%), cefalea (20-50%) y cambios en el estado mental (17-38%).

Los ACV de la circulación posterior suelen ocurrir en la infancia, en varones de 7-8 años, y se presentan con síntomas no localizados, como náuseas, vómitos y cefalea (en el 60-70%), aunque pueden mostrar síntomas similares a los de los adultos. Con frecuencia son precedidos por un pequeño traumatismo craneal o cervical, que suele provocar la disección de la arteria vertebral. El peligro reside en asumir que los niños con síntomas de ACV sufren algún simulador, como la parálisis de Bell o las crisis epilépticas. Su estudio es similar al de un ACV/AIT usual, presentado en las páginas anteriores.

La trombólisis se considera un tratamiento razonable en el período adecuado. Hay algunos indicios de una mejor lisis del coágulo en los niños, a la misma dosis que en los adultos; sin embargo, no se cuenta con estudios de trombolíticos concluidos en esta población. La trombectomía y el TIA también son razonables y están respaldados por numerosos informes de casos.[61] Los cuidados de apoyo son los mismos que en los adultos. Los niños necesitan una evaluación para la prevención secundaria a largo plazo (con antiplaquetarios o anticoagulantes), porque la recurrencia es del 6.8% a los 30 días y del 12% al año.

Los niños con drepanocitosis pueden padecer ACV silenciosos o con síntomas clínicos que se producen por trombosis, hiperviscosidad, TSVC o HIC. La evaluación preferida es con RM/ARM y VRM, y el tratamiento se centra en la exanguinotransfusión hasta una hemoglobina de 11, la hidratación y la corrección de la hipoxia y la hipotensión. El tratamiento trombolítico se considera razonable a pesar de la falta de datos sólidos. El pronóstico es bueno en el 3-50% de los niños sin tratamiento, especialmente si la puntuación del ACV inicial es menor de 6.

La HIC en los niños, incluidas la HSA y la HiV, es espontánea en el 75% de los casos y proviene de las malformaciones arteriovenosas en el 10%. Otras causas son los trastornos hemorrágicos, los traumatismos y las anomalías genéticas.

La evaluación inicial suele consistir en una TC sin contraste y, a continuación, una RM/ARM y un EEG. El tratamiento de la HIC infantil incluye la corrección de las anomalías de la coagulación, la administración de líquidos isotónicos para mantener una PA normal, la corrección de la glucemia y la temperatura, la elevación de la cabecera de la cama, los FAE para las crisis epilépticas y la interconsulta de neurocirugía. Los resultados en los menores de 2 años se asocian con un aumento de las complicaciones, como la hidrocefalia, mientras que los mayores de 2 años tienen un buen resultado en el 72% de los casos.[62]

CONSEJOS Y RECOMENDACIONES

Accidente cerebrovascular
- Solo el 20-25% de los pacientes afectados por un ACV son aptos para recibir t-PA por vía intravenosa, y solo entre el 10 y 12% presentan una OVSG potencialmente tratable mediante trombectomía.
- El tiempo es importante: por cada minuto con un ACV de vaso grande, el paciente medio pierde 1.9 millones de neuronas, 14 000 millones de sinapsis y 12 km de fibras axónicas.
- Desarrollar sistemas de atención que prevean discusiones de riesgo/beneficio, activación del equipo, protocolos de tratamiento y protocolos de transferencia.
- La NIHSS es un recurso importante para la evaluación del paciente, la comunicación con el equipo de ACV y la toma de decisiones.
- No hay que esperar a los resultados de laboratorio antes de tratar con t-PA intravenoso a menos que haya una alta sospecha de anormalidad.
- El t-PA intravenoso puede administrarse en las 4.5 h siguientes al inicio de los síntomas, y la trombectomía para una OVSG puede realizarse en las 24 h siguientes; sin embargo, cuanto antes se efectúe el tratamiento dentro del lapso, mejor será el resultado. Los pacientes pueden recibir ambos tratamientos.
- Los pacientes con ACV y AIT deben mantenerse con orden de ayuno, incluso para tomar medicamentos, para evitar la broncoaspiración hasta que se realice un estudio de deglución.
- Todos los pacientes con ACV requieren cuidados de apoyo meticulosos y deben ser ingresados en una UHACV si es posible.
- Debido a la pérdida de autorregulación, la PA no debe ser tratada en los pacientes con ACV isquémico hasta que sea superior a 220/120, a menos que estén recibiendo t-PA intravenoso; en ese caso la PA debe ser de 185/110. Después del tratamiento con t-PA, la PA debe mantenerse en 180/105. Las soluciones intravenosas pueden disminuir la PA en los pacientes deshidratados.

Ataque isquémico transitorio
- Se utiliza la puntuación ABCD2 para estratificar el riesgo después de un AIT, de modo que se pueda dar prioridad a los pacientes con mayor riesgo para una evaluación rápida o su ingreso.
- Los pacientes de alto riesgo con AIT tienen un riesgo del 8% de padecer un ACV discapacitante a los 2 días y del 12% a los 7 días, y hasta el 30-40% de ellos tendrán una lesión en la RM que aumente aún más su riesgo de presentar un ACV discapacitante posterior.

- Los pacientes con AIT deben recibir una evaluación de la causa de los síntomas en un plazo de 24-48 h para evitar un posterior ACV discapacitante.

Hemorragia intracraneal

- El resultado de la HIC está asociado con el aumento de su volumen. Este último está relacionado con el tiempo transcurrido desde el inicio de los síntomas hasta la obtención de las imágenes iniciales, el volumen inicial de la HIC y el uso de antiplaquetarios y anticoagulantes.
- Los factores de mal pronóstico específicos de la HIC incluyen un volumen mayor o igual a 30 mL, su extensión intraventricular y un origen lobular profundo e infratentorial (cerebeloso).
- El control de la PA implica evitar la hipotensión para mantener una PPC adecuada. La hipertensión se puede regular intentando mantener la PAS en 140 mm Hg.
- La mejor forma de conseguir la hemostasia es mediante la sustitución de factores cuando estos sean deficitarios y la transfusión plaquetaria en los pacientes con trombocitopenia. La transfusión de plaquetas en los pacientes con HIC y antecedentes de uso de antiplaquetarios (con dosis bajas de ácido acetilsalicílico u otros) es incierta y no se recomienda.
- Cuando se produce una HIC en el contexto de un INR elevado debido al uso de antagonistas de la vitamina K, los factores dependientes de esta vitamina deben ser sustituidos por CCP, y se debe suministrar vitamina K intravenosa. Se puede considerar el sulfato de protamina para revertir la acción de la heparina en los pacientes con HIC aguda.
- Los pacientes con HIC que toman NOAC, como el inhibidor de la trombina dabigatrán y los inhibidores del factor Xa apixabán y rivaroxabán pueden recibir dos tratamientos de reversión aprobados por la FDA: idarucizumab para el dabigatrán y andexanet α para el apixabán y el rivaroxabán; se recomienda la CCP de cuatro factores cuando no estén disponibles.
- No se recomienda el tratamiento profiláctico con FAE para prevenir las crisis epilépticas en los pacientes con HIC. En cambio, las crisis que son clínicamente evidentes y las que se observan en el EEG en los pacientes con HIC que presentan alteraciones del estado mental se tratan con benzodiazepinas, seguidas de fármacos de segunda línea para las crisis persistentes.
- Los pacientes con HIC que están en coma y presentan HiV, hidrocefalia o hernia transtentorial probablemente se beneficien de la monitorización y el tratamiento de la PIC. Otros tratamientos mínimamente invasivos son de beneficio incierto.
- Los subgrupos de pacientes con HIC que pueden beneficiarse de una intervención quirúrgica temprana son los que presentan una hemorragia cerebelosa neurológicamente inestables, tienen HiV con hidrocefalia y los jóvenes con hemorragias supratentoriales superficiales que son accesibles quirúrgicamente y en los que hay signos clínicos de herniación.
- Aunque la mayoría de los pacientes con HIC tienen malos resultados notificados, se sigue recomendando un tratamiento intensivo durante las horas iniciales porque los modelos de pronóstico actuales para el resultado están sesgados por la influencia de las órdenes de no reanimación tempranas que hacen que se retire el apoyo intensivo. Se recomienda proporcionar una atención intensiva hasta al menos el segundo día completo de hospitalización, para maximizar la posibilidad de obtener resultados óptimos para estos pacientes.

EVIDENCIA

¿Puede utilizarse la tenecteplasa (TNK) en lugar del t-PA para el ACV isquémico?

La TNK es una modificación de la molécula de t-PA que da lugar a una mayor especificidad de la fibrina, una vida media más larga y puede administrarse en una única dosis en bolo.[63] La TNK intravenosa se estudió para tratar el ACV isquémico en múltiples ocasiones en comparación con el t-PA intravenoso, y se señalaron seguridad y eficacia similares en los ACV menores hasta las 6 h; sin embargo, en la actualidad, todavía no se considera una alternativa probada.[64] La dosis de 0.25 mg/kg de TNK (dosis máxima de 25 mg) se usó antes de la trombectomía en pacientes seleccionados y su uso se consideró razonable.[65]

¿Por qué es mejor un tiempo de ingreso a inyección de 45 min que de 60 min?

Los buenos resultados clínicos están relacionados con el tiempo transcurrido desde el inicio de los síntomas hasta la reperfusión con t-PA intravenoso.[66] Por cada incremento de 15 min en la disminución del tiempo entre el ingreso y la inyección, hay una mejoría en los resultados con respecto a la deambulación, el alta a domicilio, la sxHIC y la mortalidad.[67] Por lo tanto, es importante crear sistemas de atención racionalizados para reducir al mínimo la duración de la isquemia cerebral y optimizar los resultados. Las unidades móviles de ACV (UMACV) que se envían directamente al paciente se perfeccionaron en un esfuerzo por disminuir el tiempo desde el inicio de los síntomas hasta el tratamiento. Se trata de ambulancias equipadas con un aparato de TC y personal capacitado que puede completar la evaluación del ACV y administrar el t-PA en el sitio. El impacto y la viabilidad de las UMACV se están estudiando en este momento.[68]

¿Los ACV leves o los que presentan una rápida mejoría temprana deben tratarse?

Sí, los ACV menores con síntomas discapacitantes deben tratarse según las directrices de la AHA. La definición de ACV leve es variable; sin embargo, si es probable que el paciente sufra una discapacidad y no pueda volver a realizar todas sus actividades anteriores, incluso con una escala de ACV de 1, debe ser tratado. El riesgo de hemorragia es bajo, del 1.8%,[69] y se ha mostrado que la eficacia del t-PA intravenoso es similar a aquella en los ACV más graves.[70] Los pacientes con un ACV leve pero sin ningún síntoma discapacitante no deben ser tratados con t-PA intravenoso.[71]

¿Qué ocurre si trato a un paciente con un simulador de ACV?

Existe una gran preocupación por el tratamiento de una afección simuladora de ACV con t-PA intra-venoso. Los imitadores más frecuentes, como la hipo- o hiperglucemia y las crisis epilépticas, pueden diagnosticarse fácilmente durante la evaluación inicial. El riesgo de sxHIC es extremadamente bajo. Tsivgoulis encontró un caso de sxHIC entre 75 simuladores durante 5 años en un solo centro, y el metaa-nálisis de nueve centros mostró una tasa de sxHIC del 0.5%.[72] En última instancia, la cantidad de tiempo que se requiere para un diagnóstico definitivo puede causar un daño significativo al retrasar el tratamiento de las personas con ACV. En la recomendación actual se prefiere el tratamiento precoz a la demora para realizar estudios diagnósticos adicionales.[22]

¿La intervención quirúrgica temprana mejora los resultados en los pacientes con HIC supratentorial?

Desde la publicación del estudio STICH, la cuestión de si la intervención quirúrgica para los pacientes con HIC debe realizarse de forma intensiva o solo después de que fracase el tratamiento médico conservador inicial ha quedado sin respuesta.[57] La revisión de Cochrane de 10 estudios con 2059 pacientes mostró una disminución del riesgo de morir o ser dependiente tras la operación (OR = 0.71; P = 0.001).[73] Sin em-bargo, el resultado no fue lo suficientemente sólido, y se recomendó hacer un estudio adicional respecto a qué pacientes con procesos supratentoriales se beneficiarían de la intervención quirúrgica temprana. El estudio STICH, que permitió el paso a la cirugía a pesar de ser analizado en el grupo de tratamiento con-servador, puede haber hecho que el beneficio de la intervención quirúrgica se subestime en el análisis Co-chrane.[74] En el estudio STICH II, no hubo diferencias en cuanto a los resultados favorables con la cirugía temprana (41% frente a 38%), y se sugiere que esta puede crear una ventaja de supervivencia pequeña pero clínicamente relevante para los pacientes con HiV superficial espontánea sin extensión intraventricular.[75] Las dos directrices a las que se hace referencia en este capítulo, que se elaboraron después de esas publica-ciones, confirman la persistente incertidumbre que rodea al valor de la cirugía temprana.[50,51]

En un estudio retrospectivo publicado recientemente se revisaron los resultados de 254 pacien-tes con HIC, el 27% de los cuales se encontraba en el grupo de intervención quirúrgica temprana, con una mortalidad a los 12 meses del 39% y una supervivencia sin discapacidad permanente del 29%.[76] Mediante un análisis con múltiples variables, la intervención quirúrgica temprana en la HIC se asoció con una menor tasa de mortalidad a los 12 meses (OR = 0.22), pero no con una mayor probabilidad de supervivencia sin discapacidad permanente (OR = 1.23). Por lo tanto, un abordaje quirúrgico temprano mejoró la supervivencia, pero con un mayor número de pacientes con HIC que vivían con un déficit residual. Todavía está pendiente un estudio clínico chino iniciado en el 2017 donde se compara la evacuación endoscópica, la aspiración estereotáctica y la craneotomía en los pacientes con una HIC supratentorial mayor de 20 mL relacionada con la hipertensión.[77] Este y otros estudios clínicos pendientes están diseñados para cuantificar mejor el valor de la intervención quirúrgica temprana para mejorar el resultado en los pacientes con HIC supratentorial.

¿El ácido tranexámico (TXA) detiene la hemorragia y mejora el resultado en el tratamiento de los pacientes con HIC espontánea?

Los tratamientos hemostáticos pueden ser valiosos para limitar el aumento temprano de volumen del hematoma en los pacientes con HIC espontánea, lo que podría proporcionar un beneficio en el resul-tado. El TXA es un fármaco antifibrinolítico que se estudió por su capacidad para limitar la muerte y la dependencia (mRS 4-6) a los 90 días. En el estudio clínico *Tranexamic acid for hyperacute primary intracerebral haemorrhage* (TICH-2) se incluyó a 2 325 pacientes de 124 hospitales de 12 países.[78,79] A pesar de la menor mortalidad a los 7 días en los pacientes tratados con TXA, aquella a los 90 días no difirió en función de este tratamiento. A pesar de un menor aumento del volumen de la HIC en el subgrupo de TXA, el resultado funcional a los 90 días no cambió con su uso. Se observó un menor número de eventos adversos graves en los pacientes tratados con TXA, y no hubo un aumento de los acontecimientos tromboembólicos o epilépticos, lo que sugiere que el uso de TXA es seguro en los pacientes con HIC. El grupo de Cochrane determinó que es necesario un estudio clínico más amplio sobre el TXA.[43]

Referencias

1. Sacco RL, Kasner SE, Broderick JP, et al. An updated definition of stroke for the 21st century: a statement for healthcare professionals from the American Heart Association/American Stroke Association. *Stroke*. 2013;44(7):2064-2089.

2. Abbott AL, Silvestrini M, Topakian R, et al. Optimizing the definitions of stroke, transient ischemic attack, and infarction for research and application in clinical practice. *Front Neurol*. 2017;8:537.

3. Albers GW, Caplan LR, Easton JD, et al. Transient ischemic attack—proposal for a new definition. *N Engl J Med*. 2002;347(21):1713-1716.

4. Virani SS, Alonso A, Aparicio HJ, et al. Heart disease and stroke statistics—2021 update: a report from the American Heart Association. *Circulation*. 2021;143(8):e254-e743.

5. Centers for Disease Control and Prevention. Stroke Facts. 2021. https://www.cdc.gov/stroke/facts.htm. Consultado el 22 de marzo de 2021.

6. Cadilhac DA, Dewey HM, Vos T, Carter R, Thrift AG. The health loss from ischemic stroke and intracerebral hemorrhage: evidence from the North East Melbourne Stroke Incidence Study (NEMESIS). *Health Qual Life Outcomes*. 2010;8:49.

7. World Health organization. The top 10 causes of death. 2021. https://www.who.int/news-room/fact-sheets/detail/the-top-10-causes-of-death. Consultado el 22 de marzo de 2021.

8. Feigin VL, Nguyen G, Cercy K, et al. Global, regional, and country-specific lifetime risks of stroke, 1990 and 2016. *N Engl J Med*. 2018;379(25):2429-2437.

9. Easton JD, Saver JL, Albers GW, et al. Definition and evaluation of transient ischemic attack: a scientific statement for healthcare professionals from the American Heart Association/American Stroke Association Stroke Council; Council on Cardiovascular Surgery and Anesthesia; Council on Cardiovascular Radiology and Intervention; Council on Cardiovascular Nursing; and the Interdisciplinary Council on Peripheral Vascular Disease. The American Academy of Neurology affirms the value of this statement as an educational tool for neurologists. *Stroke*. 2009;40(6):2276-2293.

10. Grysiewicz RA, Thomas K, Pandey DK. Epidemiology of ischemic and hemorrhagic stroke: incidence, prevalence, mortality, and risk factors. *Neurol Clin*. 2008;26(4):871-895, vii.

11. Guzik A, Bushnell C. Stroke epidemiology and risk factor management. *Continuum (Minneap Minn)*. 2017;23(1, Cerebrovascular Disease):15-39.

12. Han L, You D, Ma W, et al. National trends in American Heart Association revised Life's Simple 7 metrics associated with risk of mortality among US adults. *JAMA Netw Open*. 2019;2(10):e1913131.

13. Xing CY, Tarumi T, Liu J, et al. Distribution of cardiac output to the brain across the adult lifespan. *J Cereb Blood Flow Metab*. 2017;37(8):2848-2856.

14. Brazzelli M, Chappell FM, Miranda H, et al. Diffusion-weighted imaging and diagnosis of transient ischemic attack. *Ann Neurol*. 2014;75(1):67-76.

15. Adams HP Jr, Bendixen BH, Kappelle LJ, et al. Classification of subtype of acute ischemic stroke. Definitions for use in a multicenter clinical trial. TOAST. Trial of Org 10172 in Acute Stroke Treatment. *Stroke*. 1993;24(1):35-41.

16. Jones TH, Morawetz RB, Crowell RM, et al. Umbrales de isquemia cerebral focal en monos despiertos. *J Neurosurg*. 1981;54(6):773-782.

17. del Zoppo GJ, Sharp FR, Heiss WD, Albers GW. Heterogeneity in the penumbra. *J Cereb Blood Flow Metab*. 2011;31(9):1836-1851.

18. Heiss WD, Graf R. The ischemic penumbra. *Curr Opin Neurol*. 1994;7(1):11-19.

19. Saver JL. Time is brain—quantified. *Stroke*. 2006;37(1):263-266.

20. Rocha M, Jovin TG. Fast versus slow progressors of infarct growth in large vessel occlusion stroke: clinical and research implications. *Stroke*. 2017;48(9):2621-2627.

21. Vagal A, Wintermark M, Nael K, et al. Automated CT perfusion imaging for acute ischemic stroke: pearls and pitfalls for real-world use. *Neurology*. 2019;93(20):888-898.

22. Powers WJ, Rabinstein AA, Ackerson T, et al. Guidelines for the early management of patients with acute ischemic stroke: 2019 update to the 2018 guidelines for the early management of acute ischemic stroke: a guideline for healthcare professionals from the American Heart Association/American Stroke Association. *Stroke*. 2019;50(12):e344-e418.

23. Brandler ES, Sharma M, Sinert RH, Levine SR. Prehospital stroke scales in urban environments: a systematic review. *Neurology*. 2014;82(24):2241-2249.

24. Zhelev Z, Walker G, Henschke N, Fridhandler J, Yip S. Prehospital stroke scales as screening tools for early identification of stroke and transient ischemic attack. *Cochrane Database Syst Rev*. 2019;4(4):CD011427.

25. Jauch EC, Schwamm LH, Panagos PD, et al. Recommendations for regional stroke destination plans in rural, suburban, and urban communities from the prehospital stroke system of care consensus conference: a consensus statement from the American Academy of Neurology, American Heart Association/American Stroke Association, American Society of Neuroradiology, National Association of EMS Physicians, National Association of State EMS Officials, Society of NeuroInterventional Surgery, and Society of Vascular and Interventional Neurology: Endorsed by the Neurocritical Care Society. *Stroke*. 2021;52(5):e133-e152.

26. Nguyen TTM, van den Wijngaard IR, Bosch J, et al. Comparison of prehospital scales for predicting large anterior vessel occlusion in the ambulance setting. *JAMA Neurol*. 2021;78(2):157-164.

27. Kim DG, Kim YJ, Shin SD, et al. Effect of emergency medical service use on time interval from symptom onset to hospital admission for definitive care among patients with intracerebral hemorrhage: a multicenter observational study. *Clin Exp Emerg Med*. 2017;4(3):168-177.

28. Mocco J, Fiorella D, Albuquerque FC. The mission lifeline severity-based stroke treatment algorithm: we need more time. *J Neurointerv Surg*. 2017;9(5):427-428.

29. Lewandowski CA, Libman R. Acute presentation of stroke. *J Stroke Cerebrovasc Dis*. 1999;8(3): 117-26. PMID: 17895154.

30. NINDS rt-PA Stroke Study Group. Tissue plasminogen activator for acute ischemic stroke. *N Engl J Med*. 1995;333(24):1581-1587.

31. Mendelson SJ, Prabhakaran S. Diagnosis and management of transient ischemic attack and acute ischemic stroke: a review. *JAMA*. 2021;325(11):1088-1098.

32. Johnston SC, Rothwell PM, Nguyen-Huynh MN, et al. Validation and refinement of scores to predict very early stroke risk after transient ischaemic attack. *Lancet*. 2007;369(9558):283-292.

33. Tuna MA, Rothwell PM. Diagnosis of non-consensus transient ischaemic attacks with focal, negative, and non-progressive symptoms: population-based validation by investigation and prognosis. *Lancet*. 2021;397(10277):902-912.

34. Lansberg MG, Schrooten M, Bluhmki E, Thijs VN, Saver JL. Treatment time-specific number needed to treat estimates for tissue plasminogen activator therapy in acute stroke based on shifts over the entire range of the modified Rankin Scale. *Stroke*. 2009;40(6):2079-2084.

35. Riedel CH, Zimmermann P, Jensen-Kondering U, Stingele R, Deuschl G, Jansen O. The importance of size: successful recanalization by intravenous thrombolysis in acute anterior stroke depends on thrombus length. *Stroke*. 2011;42(6):1775-1777.

36. Kim YD, Nam HS, Kim SH, et al. Time-dependent thrombus resolution after tissue-type plasminogen activator in patients with stroke and mice. *Stroke*. 2015;46(7):1877-1882.

37. Goyal M, Menon BK, van Zwam WH, et al. Endovascular thrombectomy after large-vessel ischaemic stroke: a meta-analysis of individual patient data from five randomised trials. *Lancet*. 2016;387(10029):1723-1731.

38. Albers GW, Marks MP, Kemp S, et al. Thrombectomy for stroke at 6 to 16 hours with selection by perfusion imaging. *N Engl J Med*. 2018;378(8):708-718.

39. Nogueira RG, Jadhav AP, Haussen DC, et al. Thrombectomy 6 to 24 hours after stroke with a mismatch between deficit and infarct. *N Engl J Med*. 2018;378(1):11-21.

40. Pan Y, Elm JJ, Li H, et al. Outcomes associated with clopidogrel-aspirin use in minor stroke or transient ischemic attack: a pooled analysis of Clopidogrel in High-Risk Patients With Acute Non-Disabling Cerebrovascular Events (CHANCE) and Platelet-Oriented Inhibition in New TIA and Minor Ischemic Stroke (POINT) Trials. *JAMA Neurol*. 2019;76(12):1466-1473.

41. An SJ, Kim TJ, Yoon BW. Epidemiology, risk factors, and clinical features of intracerebral hemorrhage: an update. *J Stroke*. 2017;19(1):3-10.

42. Brott T, Broderick J, Kothari R, et al. Early hemorrhage growth in patients with intracerebral hemorrhage. *Stroke*. 1997;28(1):1-5.

43. Al-Shahi Salman R, Frantzias J, Lee RJ, et al. Absolute risk and predictors of the growth of acute spontaneous intracerebral haemorrhage: a systematic review and meta-analysis of individual patient data. *Lancet Neurol*. 2018;17(10):885-894.

44. Roquer J, Vivanco-Hidalgo RM, Capellades J, et al. Ultra-early hematoma growth in antithrombotic pretreated patients with intracerebral hemorrhage. *Eur J Neurol*. 2018;25(1):83-89.

45. Hemphill JC 3rd, Farrant M, Neill TA Jr. Prospective validation of the ICH Score for 12-month functional outcome. *Neurology*. 2009;73(14):1088-1094.

46. Rost NS, Smith EE, Chang Y, et al. Prediction of functional outcome in patients with primary intracerebral hemorrhage: the FUNC score. *Stroke*. 2008;39(8):2304-2309.

47. Mattishent K, Kwok CS, Ashkir L, Pelpola K, Myint PK, Loke YK. Prognostic tools for early mortality in hemorrhagic stroke: systematic review and meta-analysis. *J Clin Neurol*. 2015;11(4):339-348.

48. Kothari RU, Brott T, Broderick JP, et al. The ABCs of measuring intracerebral hemorrhage volumes. *Stroke*. 1996;27(8):1304-1305.

49. Delcourt C, Carcel C, Zheng D, et al. Comparison of ABC methods with computerized estimates of intracerebral hemorrhage volume: the INTERACT2 study. *Cerebrovasc Dis Extra*. 2019;9(3):148-154.

50. Hemphill JC 3rd, Greenberg SM, Anderson CS, et al. Guidelines for the management of spontaneous intracerebral hemorrhage: a guideline for healthcare professionals from the American Heart Association/American Stroke Association. *Stroke*. 2015;46(7):2032-2060.

51. Shoamanesh A, Patrice Lindsay M, Castellucci LA, et al. Canadian stroke best practice recommendations: *Management of Spontaneous Intracerebral Hemorrhage*, 7th edition update 2020. *Int J Stroke*. 2021;16(3):321-341.

52. Lattanzi S, Cagnetti C, Provinciali L, Silvestrini M. How should we lower blood pressure after cerebral hemorrhage? A systematic review and meta-analysis. *Cerebrovasc Dis*. 2017;43(5-6):207-213.

53. Tsivgoulis G, Katsanos AH, Butcher KS, et al. Intensive blood pressure reduction in acute intracerebral hemorrhage: a meta-analysis. *Neurology*. 2014;83(17):1523-1529.

54. Shi L, Xu S, Zheng J, Xu J, Zhang J. Blood pressure management for acute intracerebral hemorrhage: a meta-analysis. *Sci Rep*. 2017;7(1):14345.

55. Veltkamp R, Horstmann S. Treatment of intracerebral hemorrhage associated with new oral anticoagulant use: the neurologist's view. *Clin Lab Med*. 2014;34(3):587-594.

56. Chai-Adisaksopha C, Hillis C, Lim W, Boonyawat K, Moffat K, Crowther M. Hemodialysis for the treatment of dabigatran-associated bleeding: a case report and systematic review. *J Thromb Haemost*. 2015;13(10):1790-1798.

57. Mendelow AD, Gregson BA, Fernandes HM, et al. Early surgery versus initial conservative treatment in patients with spontaneous supratentorial intracerebral haematomas in the International Surgical Trial in Intracerebral Haemorrhage (STICH): a randomised trial. *Lancet*. 2005;365(9457):387-397.

58. Murthy SB, Biffi A, Falcone GJ, et al. Antiplatelet therapy after spontaneous intracerebral hemorrhage and functional outcomes. *Stroke*. 2019;50(11):3057-3063.

59. Zahuranec DB, Brown DL, Lisabeth LD, et al. Early care limitations independently predict mortality after intracerebral hemorrhage. *Neurology*. 2007;68(20):1651-1657.

60. Morgenstern LB, Zahuranec DB,Sánchez BN, et al. Full medical support for intracerebral hemorrhage. *Neurology*. 2015;84(17):1739-1744.

61. Barry M, Hallam DK, Bernard TJ, Amlie-Lefond C. What is the role of mechanical thrombectomy in childhood stroke? *Pediatr Neurol*. 2019;95:19-25.

62. Ferriero DM, Fullerton HJ, Bernard TJ, et al. Management of stroke in neonates and children: a scientific statement from the American Heart Association/American Stroke Association. *Stroke*. 2019;50(3):e51-e96.

63. Baird AE, Jackson R, Jin W. Tenecteplase for acute ischemic stroke treatment. *Semin Neurol*. 2021;41(1):28-38.

64. Logallo N, Novotny V, Assmus J, et al. Tenecteplase versus alteplase for management of acute ischaemic stroke (NOR-TEST): a phase 3, randomised, open-label, blinded endpoint trial. *Lancet Neurol*. 2017;16(10):781-788.

65. Campbell BCV, Mitchell PJ, Churilov L, et al. Effect of intravenous tenecteplase dose on cerebral reperfusion before thrombectomy in patients with large vessel occlusion ischemic stroke: the EXTEND-IA TNK part 2 randomized clinical trial. *JAMA*. 2020;323(13):1257-1265.

66. Khatri P, Abruzzo T, Yeatts SD, Nichols C, Broderick JP, Tomsick TA. Good clinical outcome after ischemic stroke with successful revascularization is time-dependent. *Neurology*. 2009;73(13):1066-1072.

67. Saver JL, Fonarow GC, Smith EE, et al. Time to treatment with intravenous tissue plasminogen activator and outcome from acute ischemic stroke. *JAMA*. 2013;309(23):2480-2488.

68. Harris J. A review of mobile stroke units. *J Neurol*. 2020. doi:10.1007/s00415-020-09910-4

69. Romano JG, Smith EE, Liang L, et al. Outcomes in mild acute ischemic stroke treated with intravenous thrombolysis: a retrospective analysis of the Get With the Guidelines–Stroke registry. *JAMA Neurol*. 2015;72(4):423-431.

70. Emberson J, Lees KR, Lyden P, et al. Effect of treatment delay, age, and stroke severity on the effects of intravenous thrombolysis with alteplase for acute ischaemic stroke: a meta-analysis of individual patient data from randomised trials. *Lancet*. 2014;384(9958):1929-1935.

71. Khatri P, Kleindorfer DO, Devlin T, et al. Effect of alteplase vs aspirin on functional outcome for patients with acute ischemic stroke and minor nondisabling neurologic deficits: the PRISMS randomized clinical trial. *JAMA*. 2018;320(2):156-166.

72. Tsivgoulis G, Zand R, Katsanos AH, et al. Safety of intravenous thrombolysis in stroke mimics: prospective 5-year study and comprehensive meta-analysis. *Stroke*. 2015;46(5):1281-1287.

73. Prasad K, Mendelow AD, Gregson B. Surgery for primary supratentorial intracerebral haemorrhage. *Cochrane Database Syst Rev*. 2008(4):CD000200.

74. Creutzfeldt C, Tirschwell D. ACP Journal Club. Review: Early surgery improves outcomes in patients with primary supratentorial intracerebral hemorrhage. *Ann Intern Med*. 2009;150(8):JC4-10.

75. Mendelow AD, Gregson BA, Rowan EN, Murray GD, Gholkar A, Mitchell PM. Early surgery versus initial conservative treatment in patients with spontaneous supratentorial lobar intracerebral haematomas (STICH II): a randomised trial. *Lancet*. 2013;382(9890):397-408.

76. Luostarinen T, Satopää J, Skrifvars MB, et al. Early surgery for superficial supratentorial spontaneous intracerebral hemorrhage: a Finnish Intensive Care Consortium study. *Acta Neurochir (Wien)*. 2020;162(12):3153-3160.

77. Xu X, Zheng Y, Chen X, Li F, Zhang H, Ge X. Comparison of endoscopic evacuation, stereotactic aspiration and craniotomy for the treatment of supratentorial hypertensive intracerebral haemorrhage: study protocol for a randomised controlled trial. *Trials*. 2017;18(1):296.

78. Sprigg N, Flaherty K, Appleton JP, et al. Tranexamic acid to improve functional status in adults with spontaneous intracerebral haemorrhage: the TICH-2 RCT. *Health Technol Assess*. 2019;23(35):1-48.

79. Sprigg N, Flaherty K, Appleton JP, et al. Ácido tranexámico para la hemorragia intracerebral primaria hiperaguda (TICH-2): un ensayo internacional aleatorio, controlado con placebo, de fase 3 de superioridad. *Lancet*. 2018;391(10135):2107-2115.

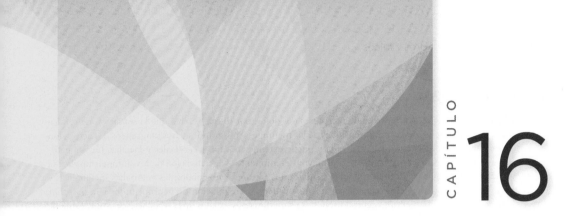

CAPÍTULO 16

Cefalea

Steven A. Godwin
Daniel Eraso

EL DESAFÍO CLÍNICO

La cefalea es el quinto síntoma más frecuente por el que se presentan pacientes en los servicios de urgencia (SU), que registraron más de 4 millones de consultas en 2014, lo que representa el 3% de los casos.[1] La mayoría de las cefaleas tienen una etiología benigna y casi todas sus manifestaciones son autolimitadas, por lo que requieren de estudio y tratamiento mínimos y se clasifican como cefaleas *primarias*, en contraste con las *secundarias*, que son causadas por una enfermedad subyacente. El reto clínico consiste en diagnosticar y tratar rápidamente la pequeña minoría de cefaleas secundarias mortales que se hacen pasar por benignas. Una anamnesis y una exploración física dirigida, con hincapié en una exploración neurológica exhaustiva, pueden acortar el diagnóstico diferencial y orientar el estudio y el tratamiento posteriores (**tabla 16-1**).

TABLA 16-1	Cefalea primaria frente a la secundaria
Primaria	Migraña
	De tipo tensional
	En racimos
Secundaria	*Vascular:* hemorragia subaracnoidea, arteritis de células gigantes, disección de la arteria cervical, trombosis venosa cerebral, síndrome de vasoespasmo cerebral reversible, accidente cerebrovascular hipofisario
	No vascular: hipertensión intracraneal idiopática, hipotensión intracraneal espontánea
	Tóxica: monóxido de carbono, inducida por inhibidores de la fosfodiesterasa
	Infecciosas: meningitis bacteriana, encefalitis vírica
	Extracraneal: glaucoma agudo de ángulo cerrado, sinusitis, disfunción de la articulación temporomandibular (ATM)

Adaptado de ICHD-3 Headache Classification Committee of the International Headache Society (IHS). The International Classification of Headache Disorders, 3rd edition. *Cephalalgia*. 2018;38(1):1-211.

FISIOPATOLOGÍA

El parénquima del cerebro carece de receptores del dolor, por lo que se cree que la sensación de cefalea surge de la activación de las fibras sensitivas de las meninges y los grandes vasos sanguíneos. La activación de estas vías sensitivas está mal localizada y puede extenderse a focos cervicales y faciales. La fisiopatología de las migrañas se ha estudiado con mayor detenimiento, y la activación de los síntomas implica la compleja interacción de la predisposición genética, los factores ambientales, las anomalías metabólicas y las influencias hormonales, lo que da lugar a una cadena de regulación de neuropéptidos y la posterior activación del sistema nervioso central (SNC).[2] Los mecanismos exactos de la fisiopatología subyacente de la migraña han cambiado con el tiempo, pero las teorías actuales proponen una compleja interacción de la activación neurovascular y los circuitos de retroalimentación neuroquímica que implican a la serotonina, el péptido relacionado con el gen de la calcitonina (CGRP, *calcitonin gener-related peptide*) y otros neuropéptidos inflamatorios que afectan el nervio trigémino, el complejo cervical del trigémino en el tronco encefálico y múltiples vías a través del mesencéfalo y la corteza. La serotonina funciona como vasoconstrictor e inhibidor de la liberación de CGRP, que participa en la vasodilatación y la inflamación estéril de las meninges.

CONSIDERACIONES PREHOSPITALARIAS

El tratamiento de las cefaleas suele comenzar en el ámbito prehospitalario, con aproximadamente un 1% de los traslados de los servicios médicos de urgencia (SMU) por una manifestación principal de cefalea; sin embargo, rara vez se inicia el tratamiento. En un estudio, la mayoría de los pacientes derivados por el SMU por cefalea no recibieron medicación analgésica (> 90%), y de los que la recibieron, el analgésico más frecuente fue un opiáceo, lo que contradice las directrices establecidas para el tratamiento de la afección.[3] El paracetamol, los antiinflamatorios no esteroideos (AINE), los triptanos o los antidopaminérgicos pueden ayudar con el alivio temprano de los síntomas.

Los SMU también desempeñan un papel fundamental en las decisiones de derivación. Ante la sospecha de cefalea asociada con accidentes cerebrovasculares (ACV), debe utilizarse de forma sistemática una escala estandarizada para ACV, como la *Cincinnati Prehospital Stroke Scale*, y los pacientes con datos anómalos deben ser trasladados a un centro con capacidad para el tratamiento. Del mismo modo, las cefaleas secundarias a una lesión traumática, con cambios en la *Escala de coma de Glasgow* (EcG) y el tamaño de las pupilas o con anomalías de los signos vitales deben motivar el traslado del paciente a centros de traumatología debidamente capacitados, ya que se ha constatado una disminución de la mortalidad con la evaluación en esos centros importantes con servicios neuroquirúrgicos.

ABORDAJE Y EXPLORACIÓN DIRIGIDA

Estabilización

El abordaje del paciente con cefalea se guiará en gran medida por la anamnesis y la exploración física, que a su vez conforman el diagnóstico diferencial. Algunos de estos pacientes se presentarán en un estado agudo en extremo, y puede requerirse una rápida estabilización y reanimación. El paciente que se presenta alterado y con vómitos, con dificultad para proteger su vía aérea, quizás requiera de intubación endotraqueal para facilitar su estudio y tratamiento seguros. Las causas subyacentes asociadas con el cuadro clínico inicial de la cefalea son diversas y se necesitan estrategias de estabilización tanto simples como complejas. El tratamiento del estado respiratorio y la corrección de la hipoxemia según la necesidad, la optimización de la hipotensión y la garantía de una presión de perfusión cerebral adecuada, o la identificación y corrección de la hipoglucemia u otras alteraciones metabólicas, forman parte de la vía de reanimación inicial.

Antecedentes

La anamnesis permite identificar señales de alerta que sugieren una causa de cefalea que pone en peligro la vida (**tabla 16-2**).

Los antecedentes específicos de la cefalea del paciente pueden proporcionar información útil para el estudio de su forma indiferenciada. Los pacientes pueden informar el antecedente de una cefalea similar en carácter, localización, duración o intensidad.

Es fundamental aclarar las circunstancias que rodean la aparición de la cefalea. Los cuadros clínicos de los pacientes con cefalea intensa de inicio agudo, en segundos o minutos, se consideran potencialmente

TABLA 16-2	Señales de alerta por inicio del cuadro clínico: súbito o «en trueno», asociado con un traumatismo

- Por desencadenantes: esfuerzo, posición, tos, coito
- Por su cualidad: cambio en la cualidad, la frecuencia o el patrón, con respecto a la cefalea previa
- Radiación al cuello
- Intensidad: «La peor cefalea de la vida»
- Medicamentos: anticoagulantes
- Situaciones asociadas: cáncer previo o actual, estado de inmunosupresión, embarazo, antecedente de enfermedades del tejido conjuntivo
- Edad > 50 años

más ominosos debido a su naturaleza de «trueno» y su asociación con la hemorragia subaracnoidea (HSA). Con frecuencia, los pacientes recordarán exactamente lo que estaban haciendo en el momento inicial. Dada la prevalencia y el alto riesgo de morbilidad y mortalidad, la mayoría de los estudios sobre la cefalea aguda se han centrado principalmente en la HSA. Un dolor de cabeza que se desarrolla durante horas o días es menos preocupante respecto a una posible HSA. Otras consideraciones del cuadro clínico de la llamada *cefalea en trueno* incluyen otra hemorragia intracraneal, una trombosis venosa cerebral (TVC), el síndrome de vasoconstricción cerebral reversible (SVCR), la disección de la arteria cervical (DAC) o, con menor frecuencia, la hipotensión intracraneal espontánea (HIE) (**tabla 16-3**).

La localización de la cefalea también puede delimitar el diagnóstico diferencial. Las cefaleas unilaterales con fonofobia o fotofobia asociadas sugieren una migraña, mientras la focal discreta puede indicar una arteritis de células gigantes (ACG), una disfunción de la articulación temporomandibular, una neuralgia occipital o una de origen en los senos paranasales.

Comprender la duración del dolor también puede ayudar a identificar un diagnóstico. Es poco probable que los pacientes con cefalalgia persistente durante semanas o meses tengan un proceso agudo, pero quizás presenten una alteración patológica subyacente igualmente preocupante, como una hemorragia subdural crónica o una neoplasia.

Aclarar los factores exacerbantes o atenuantes puede ser útil. El estrés, los trastornos del sueño, la comida, el alcohol, los cambios hormonales, los estímulos visuales y olfativos, los cambios del clima, el calor y la actividad sexual pueden ser factores desencadenantes de las migrañas agudas. Los desencadenantes posicionales de la cefalea pueden indicar la presencia de hipertensión o hipotensión intracraneales. Los dolores de cabeza con detonantes geográficos pueden alertar al clínico para que indague más con el propósito de desentrañar los problemas ambientales de la intoxicación por monóxido de carbono. Los cambios visuales o el dolor ocular pueden estar asociados con el glaucoma de ángulo cerrado agudo (GACA).

Exploración física

Signos vitales

La exploración física comienza con la evaluación de los signos vitales, con especial atención a la temperatura y la presión arterial. Las cefaleas pueden desarrollarse como una manifestación inespecífica de una enfermedad vírica aguda con fiebre asociada; sin embargo, hay que considerar las infecciones

TABLA 16-3	Causas peligrosas de cefalea secundaria

- **Presentación en trueno (aparición repentina e intensa)**
  - Hemorragia subaracnoidea
  - Hemorragia intracraneal
  - Trombosis del seno venoso cerebral
  - Disección de la arteria cervical
  - Accidente cerebrovascular hipofisario
  - Hipotensión intracraneal espontánea
  - Síndrome de vasoconstricción cerebral reversible
- **Arteritis de células gigantes**
- **Meningitis**
- **Glaucoma de ángulo cerrado agudo**
- **Toxicidad del monóxido de carbono**
- **Preeclampsia**

intracraneales, como la meningitis, la encefalitis y el absceso. El síndrome de encefalopatía posterior reversible, la hemorragia intracraneal, el ACV, la herniación del encéfalo y la preeclampsia pueden presentarse con la hipertensión arterial. La hipoxia o la anemia también pueden manifestarse con taquicardia y cefalea.

Exploración neurológica

La exploración neurológica completa se describe en capítulo 2, *Exploración neurológica*. La exploración neurológica dirigida en un paciente que manifiesta cefalea debe incluir determinar el estado mental, revisiones motoras y sensitivas, así como evaluación de la marcha y los nervios craneales. Pueden detectarse cambios no focales del estado mental ante infecciones o alteraciones metabólicas. Los déficits neurológicos focales se asocian con una alteración patológica intracraneal, como el ACV, la hemorragia intracraneal o causas más benignas, como la migraña hemipléjica. El estudio de los nervios craneales II a VIII es en especial pertinente para el paciente que presenta cefalea. La evaluación del nervio craneal II incluye la de los campos visuales, para localizar las lesiones en el tracto óptico frente a las corticales. Se realiza una fundoscopia para evaluar los signos de papiledema. Las anomalías en los movimientos extraoculares pueden indicar lesiones en masa que afectan a los nervios craneales III, IV o VI. La compresión aneurismática de las fibras parasimpáticas superficiales del nervio craneal III desde la arteria comunicante posterior puede causar una dilatación pupilar, que se manifiesta como anisocoria.

Cabeza y cuello

La cefalea asociada con movimientos rígidos o dolorosos del cuello puede reflejar una inflamación de las meninges y presentarse en la meningitis y la HSA. La sensibilidad a la palpación a lo largo de las arterias temporales es preocupante respecto a una posible ACG. La palpación por fuera de la protuberancia occipital puede reproducir el dolor originado por la neuralgia occipital. La sensibilidad frontal o maxilar puede representar una sinusitis. La otitis media aguda puede causar cefalea, y la hipersensibilidad mastoidea suele presentarse en la mastoiditis.

Ojo

Debe comprobarse y documentarse la agudeza visual en todos los pacientes que presenten cefalea y cambios en la visión. En aquellos con antecedentes compatibles con el glaucoma de ángulo agudo, se deben medir las presiones intraoculares. Se realiza una exploración fundoscópica para evaluar el papiledema secundario al aumento de la presión intracraneal (PIC), como ocurre en la hipertensión intracraneal idiopática (HII), la hemorragia intracraneal o las lesiones en masa. Como alternativa, se ha utilizado la ecografía a pie de cama para medir el diámetro de la vaina óptica, y las cifras mayores de 5 mm son motivo de preocupación respecto a una posible PIC elevada (**fig. 16-1**).

CEFALEAS PRIMARIAS

Las cefaleas primarias son trastornos biológicos del cerebro que dan lugar a la activación de las vías cerebrovasculares del dolor e incluyen la migraña, la cefalea tensional y la cefalea en racimos. Por el contrario, las cefaleas secundarias son resultado de afecciones médicas subyacentes, como las anomalías vasculares, infecciosas, anatómicas o metabólicas.

La migraña es la cefalea más frecuente que se atiende en los servicios de urgencia. Más habituales en las mujeres, las migrañas suelen alcanzar su punto álgido en la mediana edad, y luego su prevalencia disminuye de manera gradual. El cuadro clínico frecuente es el de una cefalea de moderada a intensa unilateral, pulsátil y a menudo asociada con náuseas, vómitos, fotofobia o fonofobia.[4] El paciente puede identificar los factores desencadenantes, como el estrés, la falta de sueño, la asociación con el ciclo menstrual y la cafeína, entre otros. La migraña con aura es una cefalea precedida por síntomas neurológicos distintivos que son totalmente reversibles, por lo general, después de unos pocos minutos. Las manifestaciones más frecuentes del aura incluyen cambios visuales o sensoriales, pero también pueden incluir disfunciones motoras o anomalías del discurso.

Las cefaleas tensionales representan la mayor parte de los dolores de cabeza de la población general, aunque los síntomas suelen ser lo suficientemente leves como para poder tratarlos en casa sin necesidad de realizar más pruebas. En varios estudios se aproximan al 50% de prevalencia a lo largo de la vida, y las mujeres se ven más afectadas que los hombres. Las cefaleas tensionales suelen ser de leves a moderadas, bilaterales, con presión o tensión en forma de banda, no pulsátiles ni penetrantes y sin náuseas, vómitos, fotofobia o fonofobia. Las cefaleas de tipo tensional no suelen exacerbarse con el esfuerzo, mientras que las migrañas sí.

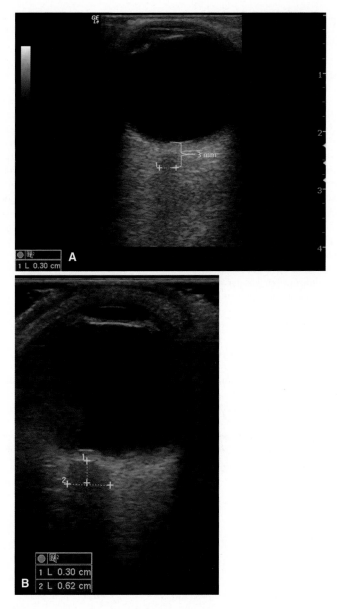

Figura 16-1. Ecografía ocular con mediciones del diámetro de la vaina del nervio óptico (DVNO) a 3 mm detrás de la retina. A. Medición normal de 3 mm. **B.** Medición anómala de 6.2 mm. Imágenes por cortesía de Thomas Cook, MD; y de McAdams BH, Ellis KB. Does this thyroid nodule need to be biopsied? En: Bornemann P, ed. *Ultrasound for Primary Care*. Wolters Kluwer; 2021. Fig. 3.5.

Las cefalalgias autonómicas del trigémino son un grupo de trastornos que incluyen las cefaleas en racimos y las hemicráneas paroxística y continua. Las cefaleas en racimos son, por lo general, intensas, de inicio agudo, con dolor periorbitario unilateral agudo o punzante, con síntomas autonómicos ipsilaterales asociados, que incluyen lagrimeo, ptosis palpebral, miosis, edema de párpados, congestión nasal y anhidrosis facial o frontal. Estas cefaleas son más frecuentes en los hombres de entre 20 y 40 años de edad y suelen durar de 15 min a 3 h. Suelen repetirse a lo largo de semanas o meses durante un período definido. Las cefaleas de la hemicránea paroxística son de carácter similar a aquellas en racimos, pero de menor duración. La hemicránea continua es un dolor de cabeza similar que dura más de 3 meses. Tanto la hemicránea paroxística como la continua suelen responder a la indometacina.

Otros trastornos primarios de cefalea son las asociadas con la tos, el ejercicio, la actividad sexual, el estímulo del frío («congelación del cerebro»), así como las primarias punzantes, las numulares, las hipnóticas y las nuevas cotidianas persistentes.

TRATAMIENTO

Una vez que se diagnostica un presunto trastorno de cefalea primaria y se descartan causas secundarias peligrosas, debe administrarse un tratamiento dirigido al dolor y los síntomas asociados (**tabla 16-4**).[5] Como la mayoría de las cefaleas primarias por las que un paciente se presenta en urgencias se acompañan de náuseas y vómitos, con disminución de la ingesta, a menudo se indica la restitución de líquidos por vía intravenosa. Se cree que los medicamentos antidopaminérgicos, como la proclorperazina, la prometazina, el droperidol y el haloperidol, se dirigen a la causa subyacente de las migrañas y tienen efectos antieméticos y sedantes adicionales. Los efectos secundarios extrapiramidales de los antidopaminérgicos, que incluyen la acatisia y la distonía, se producen en tasas del 10-45%, por lo que se recomienda la coadministración de difenhidramina. Se sabe que todos estos medicamentos prolongan el intervalo QT, aunque su importancia clínica es menos clara. La metoclopramida también tiene propiedades antidopaminérgicas, además de las de antagonismo de la recepción de serotonina.

Con frecuencia, se administra algún AINE junto con los antidopaminérgicos, por lo general, el ketorolaco. El paracetamol se administra por vía oral o intravenosa. El sumatriptán o la dihidroergotamina se administran por vía parenteral o intranasal. Los corticoesteroides, como la dexametasona, tienen un mayor efecto para prevenir las recurrencias de la cefalea que en el tratamiento agudo de los síntomas, y deben considerarse un complemento de la terapéutica estándar. La anestesia regional puede ser útil, como los bloqueos del nervio esfenopalatino para la migraña o los del nervio occipital para la neuralgia occipital.

En los pacientes que acuden al servicio de urgencias con una migraña intensa, un abordaje inicial razonable podría incluir AINE intravenosos (como el ketorolaco), un antiemético antidopaminérgico (p. ej., metoclopramida, proclorperazina), difenhidramina e hidratación intravenosa. Un abordaje alternativo de administración de sumatriptán por vía subcutánea evitaría los requerimientos del acceso intravenoso. En vista de la actual crisis de uso indebido y abuso de los opiáceos, múltiples comités

TABLA 16-4	Tratamiento de las cefaleas primarias		
Intensidad	Medicamento	Dosis habitual	Comentarios
Leve-moderada	Paracetamol	650-1000 mg v.o.	Precaución en caso de enfermedad hepática
	Ácido acetilsalicílico	900-1000 mg v.o.	
	Ibuprofeno	400-600 mg v.o.	Precaución en caso de enfermedad renal o úlcera péptica
	Naproxeno	500-750 mg v.o.	Precaución en caso de enfermedad renal o úlcera péptica
Moderada-intensa	Proclorperazina	10 mg i.v.	Posible acatisia
	Metoclopramida	10 mg i.v.	Posible acatisia
	Sumatriptán (u otro triptano)	50-100 mg v.o. 4-6 mg s.c. 10-20 mg i.n.	Múltiples contraindicaciones
	Ketorolaco	15 mg i.v./i.m.	Precaución en caso de enfermedad renal o úlcera péptica
	Droperidol	2.5-5.0 mg i.v.	Riesgo teórico de prolongación del intervalo QT
	Dihidroergotamina	2 mg i.n. 1 mg i.v./i.m./s.c.	Evitar junto con inhibidores de CYP3A4
Refractaria	Ketamina	0.1-0.3 mg/kg	Administrar con impulso lento
Adyuvante	Dexametasona	4-10 mg i.v.	Reduce las recurrencias de cefalea

organizadores nacionales e internacionales recomiendan no utilizar los opiáceos y favorecer las opciones no opiáceas mencionadas.[6]

HEMORRAGIA SUBARACNOIDEA

EPIDEMIOLOGÍA

Con una mortalidad potencial mayor del 50%, la HSA es una afección que requiere un diagnóstico rápido e incluso cuando se trata adecuadamente, hasta el 50% de los supervivientes presentan déficits neurológicos a largo plazo.[7] La HSA representa alrededor del 1% de los pacientes que acuden al servicio de urgencias con cefalea; sin embargo, esta cifra aumenta hasta más del 10% en aquellos con cefaleas de inicio agudo de tipo «trueno». La rotura de un aneurisma es la causa subyacente de la HSA no traumática en el 70-80% de los casos, y otras causas incluyen malformaciones arteriovenosas, angiomas y neoplasias. Los factores de riesgo incluyen la edad (predominantemente entre 40 y 60 años), la hipertensión, el antecedente de hábito tabáquico y el consumo de fármacos simpaticomiméticos, así como los antecedentes familiares de aneurisma en parientes de primer grado, la poliquistosis renal autosómica dominante y los síndromes de Marfan y de Ehlers-Danlos.

CUADRO CLÍNICO

El cuadro clínico clásico de la HSA es una cefalea repentina en forma de «trueno» que suele describirse como la peor de la vida del paciente y que alcanza su punto máximo en cuestión de segundos o minutos, aunque un subgrupo de ellos puede presentar un empeoramiento de la cefalea durante 1 h. En los pacientes que se quejan de una cefalea históricamente diferente en cuanto a calidad o intensidad, debe investigar también la HSA. La cefalea suele ser de esfuerzo o estar asociada con la maniobra de Valsalva, la micción o las relaciones sexuales. Otros síntomas asociados con frecuencia son náuseas y vómitos, rigidez de nuca, meningismo, déficits neurológicos focales y convulsiones.

DIAGNÓSTICO

Las modalidades de diagnóstico de la HSA han cambiado en los últimos tiempos. Gran parte del diagnóstico se basa en la estratificación del riesgo a partir de los elementos de la anamnesis y la exploración física. Se propuso la regla de la HSA de Ottawa para descartar la HSA e incluye ciertos aspectos de la anamnesis y la exploración física, como la edad, el dolor o la rigidez de nuca, la pérdida de consciencia, el componente de esfuerzo, el inicio en trueno y la flexión limitada del cuello durante la exploración.[8] Hay una serie de criterios específicos de inclusión y exclusión para su utilización. Esta ayuda a la decisión clínica ha sido validada con una sensibilidad del 100%, pero tiene una especificidad relativamente baja, lo que puede dar lugar a pruebas adicionales innecesarias (**tabla 16-5**).

La evaluación tradicional de la HSA incluye la tomografía computarizada (TC) sin contraste de cráneo (**fig. 16-2**), la punción lumbar (PL), la resonancia magnética (RM) o la angiografía. Históricamente, la TC negativa con una PL posterior negativa era suficiente para descartar la HSA. Se recomienda una TC de cráneo sin contraste como modalidad diagnóstica inicial ideal. Una TC sin contraste negativa,

TABLA 16-5 Criterios de hemorragia subaracnoidea (HSA) de Ottawa[a]
Síntomas de dolor o rigidez de cuello
Edad ≥ 40 años
Fue testigo de la pérdida de consciencia
Inicio durante el esfuerzo
Cefalea en trueno
Flexión limitada del cuello a la exploración

[a]*Criterios de inclusión:* pacientes alertas, ≥ 15 años, nueva cefalea atraumática intensa, máxima en 1 h. *Criterios de exclusión:* pacientes con nuevos déficits neurológicos, aneurisma o HSA previos, tumor cerebral conocido, antecedentes de cefaleas similares (≥ 3 crisis durante ≥ 6 meses).
La *HSA* puede descartarse si todos los criterios son negativos.

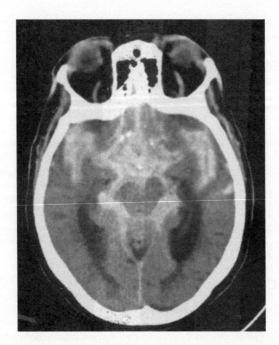

Figura 16-2. Hemorragia subaracnoidea. En esta tomografía a nivel de las cisternas supraselares y *ambiens* se observa que las cisternas basales, normalmente de baja densidad (*negras*), se han llenado de material de alta densidad (*blanco*), compatible con una hemorragia subaracnoidea. De Petrovic B. Brain imaging. En: Farrell TA, ed. *Radiology 101.* 5th ed. Wolters Kluwer; 2020:268-293. Fig. 7.11.

cuando se obtiene en las 6 h siguientes al inicio de la cefalea, se considera suficiente para descartar la HSA ante una exploración neurológica normal, con el respaldo de múltiples estudios, así como por la Política de la ACEP sobre cefaleas agudas. Estos estudios se basaron en múltiples criterios: el uso de tomógrafos de última generación, la interpretación por parte de neurorradiólogos consultados para descartar la HSA, pacientes con un hematócrito mayor de 30% y una exploración neurológica normal.

En los pacientes que se presentan 6 h después del inicio de la cefalea, se recomiendan, por lo general, dos opciones en el algoritmo diagnóstico. Históricamente, la evaluación ideal incluyó una TC de cráneo no diagnóstica y una PL posterior. En la PL, el líquido cefalorraquídeo (LCR) con xantocromía es diagnóstico de HSA. La xantocromía puede durar hasta 2 semanas, pero quizás tarde hasta 12 h en desarrollarse por la degradación de los eritrocitos. Interpretar la presencia de eritrocitos en el LCR puede ser complicado ante una PL traumática. No hay cifras umbral exactas para distinguir la verdadera HSA de la PL traumática; sin embargo, un umbral en el cuarto tubo menor a 100 eritrocitos puede descartar eficazmente la HSA, y los valores mayores de 10 000 son altamente indicativos de HSA.[9] Además de las punciones traumáticas, otras desventajas de la realización de la PL son el tiempo que requiere el procedimiento, las dificultades en el hábito corporal, la posible hemorragia, la infección y las cefaleas posteriores. A pesar de estos inconvenientes, el beneficio potencial de realizar una punción lumbar reside en la evaluación de diagnósticos alternativos. Las presiones de apertura elevadas pueden ser compatibles con HII, y los estudios de LCR pueden mostrar datos congruentes con meningitis o encefalitis.

Un abordaje diagnóstico alternativo es la angiografía por TC (ATC) de los vasos sanguíneos cerebrales, y la política clínica actual del American College of Emergency Physicians (ACEP) apoya el uso de la ATC en poblaciones cuidadosamente seleccionadas. La ATC permite identificar de forma fiable aneurismas de hasta 3 mm, así como diagnosticar otras afecciones, entre ellas la DAC.[10] Hasta el 5% de la población general alberga un aneurisma incidental, por lo que la preocupación de obtener una ATC para todos los pacientes implica una evaluación posterior innecesaria, incluida la consulta neuroquirúrgica con posible intervención quirúrgica en un paciente por lo demás sano.

La RM y la ARM son otras modalidades diagnósticas fiables; sin embargo, el aumento del tiempo y la utilización de recursos que conlleva ha impedido su adopción generalizada en los servicios de urgencias. La RM es más sensible para diagnosticar afecciones alternativas como el ACV hipofisario, las neoplasias, el infarto agudo o la esclerosis múltiple.

Hay múltiples factores que influyen en la modalidad diagnóstica elegida, como la estratificación del riesgo, el hábito corporal e incluso las preferencias del paciente. Es útil tener una conversación informada con el paciente sobre las ventajas e inconvenientes relativos de cada prueba, entendiendo que «descartar» la HSA tras una TC negativa realizada en las 6 horas siguientes al inicio conlleva una tasa de error de alrededor del 0-1%. Cada modalidad de diagnóstico implica diferentes riesgos y beneficios.

TRATAMIENTO

El tratamiento de la HSA comienza con la reanimación y la estabilización. El tratamiento de la PIC es primordial, y las intervenciones se centran en prevenir las elevaciones de la PIC. Los pacientes con un grado 3 o superior de Hunt y Hess (**tabla 16-6**) tienen un alto riesgo de descompensación clínica y depresión respiratoria y, a menudo, necesitan un manejo definitivo de la vía aérea. Deben administrarse analgésicos para evitar las elevaciones de la presión arterial asociadas con el dolor, así como antieméticos para evitar los picos transitorios de la PIC asociados con la emesis y las arcadas.

Para preservar la perfusión cerebral, se recomienda mantener la presión arterial sistólica entre 140 y 160 mm Hg. Los medicamentos vasoactivos titulables, como el labetalol o el nicardipino, son útiles y, siempre que sea posible, deben ajustarse de acuerdo con la monitorización intraarterial de la presión arterial.[11] Maniobras sencillas, como elevar la cabecera de la cama y evitar los collarines de inmovilización ajustados, permiten un drenaje venoso sin obstáculos. Está indicada la reversión de las coagulopatías y debe realizarse de inmediato. La reversión guiada por pruebas (es decir, el tromboelastograma [TEG]) puede proporcionar un beneficio adicional en algunos casos mediante estrategias específicas de transfusión.[12] En el caso de la HSA aneurismática identificada, la intervención definitiva consiste en el engrapado neuroquirúrgico o de cierre con asa endovascular, este último preferible cuando esté disponible. Se ha demostrado que el nimodipino, a razón de 60 mg v.o. cada 4 h administrado dentro de las primeras 96 h, con frecuencia pensado para prevenir el vasoespasmo, mejora los resultados.[13] Se recomienda el ingreso a una unidad de cuidados intensivos para su monitorización.

OTRAS ETIOLOGÍAS IMPORTANTES

Síndrome de vasoconstricción cerebral reversible

El SVCR es una variante de la cefalea en trueno, a menudo con desencadenantes específicos, que puede repetirse varias veces en un período de 1-2 semanas. Desde el punto de vista del diagnóstico, se caracteriza por la alternancia de zonas de vasoconstricción y vasodilatación cerebrales. Los síntomas suelen resolverse en menos de 1 mes, pero pueden durar hasta 3 meses. Hay un ligero aumento de la frecuencia en las mujeres, con una media de inicio en la quinta década de la vida, mientras que en los varones se presentan antes, en la tercera. La fisiopatología exacta no está clara; sin embargo, las alteraciones en el tono arterial cerebral probablemente sean una respuesta a la activación simpática, como se indica en la asociación con el esfuerzo, la actividad sexual, el ejercicio, la maniobra de Valsalva o las emociones. A pesar de esta asociación, parece haber una desconexión temporal entre la manifestación de los síntomas y la vasoconstricción verificada por imágenes. La disfunción endotelial también puede tener un papel.[14]

El cuadro clínico frecuente del SVCR es similar al de la HSA, con cefalea intensa en trueno de inicio máximo en cuestión de minutos. La cefalea suele ser bilateral y, a menudo, es el único síntoma de presentación, pero puede asociase con náuseas, vómitos, fotofobia, fonofobia, déficits neurológicos focales o convulsiones.

El proceso diagnóstico será paralelo al de la HSA, con una TC inicial sin contraste. El estándar ideal para el diagnóstico del SVCR es la angiografía de sustracción digital (ASD); sin embargo, es una prueba

TABLA 16-6	Hunt y Hess	
Grado	Síntomas	Mortalidad (%)
1	Asintomático; o cefalea mínima, ligera rigidez nucal	< 5
2	Cefalea de moderada a intensa, rigidez nucal, sin déficit neurológico además de una parálisis aislada de los nervios craneales	< 10
3	Somnolencia, déficit neurológico mínimo	15-20
4	Estupor, hemiparesia moderada a intensa, posible rigidez de descerebración	30-40
5	Coma profundo, rigidez de descerebración, aspecto moribundo	50-100

invasiva con complicaciones que incluyen la disección arterial. Es más probable que se solicite una ATC en el servicio de urgencias, pero tiene una sensibilidad de ~80% para diagnosticar el vasoespasmo en comparación con la ASD.[15] Para complicar aún más el diagnóstico, la vasoconstricción tal vez no se manifieste en el momento del inicio de los síntomas, por lo que el diagnóstico por imágenes quizás sea problemático. El diagnóstico suele ser clínico, con la cefalea en trueno recurrente casi patognomónica del SVCR.

Las complicaciones urgentes del SVCR incluyen un síndrome de leucoencefalopatía posterior reversible (SLPR) concomitante y un ACV isquémico o hemorrágico. Los datos iniciales en la TC de un edema cerebral vasogénico similar al del SLPR pueden representar manifestaciones diferentes de la disfunción endotelial y responder a los antihipertensivos, según esté indicado. La complicación hemorrágica más frecuente es la HSA de convexidad no aneurismática, mientras que las hemorragias intraparenquimatosas y subdurales son menos frecuentes. El ACV isquémico es secundario a la vasoconstricción y suele producirse en las áreas vasculares limítrofes.

Afortunadamente, la mayoría de los pacientes se recuperan por completo del SVCR sin crisis recurrentes. El tratamiento se basa en gran medida en el control sintomático y la reducción de los factores de riesgo. El dolor puede ser debilitante y requerir un alivio multimodal, que incluye medicamentos opiáceos, según la necesidad. Se debe aconsejar a los pacientes que eviten las actividades que puedan aumentar la activación simpática, así como los medicamentos incitadores o vasoactivos. Las opciones de tratamiento dirigidas al vasoespasmo, como el nimodipino, el verapamilo o el sulfato de magnesio, pueden reducir la intensidad de los síntomas, pero las recomendaciones se basan en opiniones de expertos.[15]

Hipotensión intracraneal espontánea

La HIE es una cefalea de baja presión asociada con una reducción de la producción o del flujo del LCR. Es clínicamente similar a una cefalea por punción dural (pos-PL). La disminución de la presión o el volumen del LCR provoca una mayor tracción y activación de las estructuras sensibles al dolor en las meninges durante los cambios ortostáticos. La cefalea de la HIE clásicamente se produce por cambios posturales y, a menudo, es palpitante, intensa y ocasionalmente en trueno; se asocia con náuseas, vómitos y dolor de cuello, y puede incluir una serie de síntomas neurológicos acompañantes. La resolución del dolor de cabeza suele ser rápida una vez recostado el paciente. Afecta más a las mujeres que a los hombres, alcanza su punto máximo en la cuarta década de la vida, pero está presente en una amplia variedad de edades. Inicialmente se pensó que la fisiopatología se debía a la baja presión del LCR; sin embargo, hay teorías alternativas que describen un bajo volumen de LCR con los consiguientes cambios en la distensibilidad de su compartimento que explican la disminución de la amortiguación del cerebro durante los cambios posturales.[16] La fuga de LCR se produce a través de la disrupción dural, ya sea por desgarros o fístulas. Los desgarros suelen surgir de los divertículos aracnoideos de las vainas de las raíces nerviosas en la columna torácica o lumbar.[17]

El diagnóstico de la HIE requiere contar con evidencia de una presión o volumen de LCR bajo, generalmente a través de una RM cerebral con contraste de gadolinio, así como una de la columna vertebral. Los hallazgos habituales incluyen desplazamiento cerebral (borrado de las cisternas basales, aplanamiento del puente, descenso de las amígdalas cerebelosas), colecciones de líquido subdural, realce meníngeo difuso o venas epidurales cervicales dilatadas.[18] La medición directa de la presión del LCR a través de la PL no es un requisito de diagnóstico. Si se realiza la PL, una presión < 60 mm de H_2O sustenta el diagnóstico.

El tratamiento de la HIE inicialmente es conservador, con reposo en cama, cafeína (300 mg v.o. o 500 mg i.v.), hidratación y analgésicos no opiáceos, según la necesidad. Para los síntomas incoercibles, se puede recurrir a un parche epidural de sangre autóloga; sin embargo, pueden requerirse varios para aliviar los síntomas. En el caso de los síntomas refractarios, se emplean técnicas avanzadas de imagen, por lo general la mielografía por TC, para identificar la fuente exacta de la fuga de LCR. Puede intentarse un parche sanguíneo dirigido al nivel de la fuga de LCR; como alternativa, quizás sea necesaria una evaluación quirúrgica.

Disección de la arteria cervical

Las DAC que afectan la carótida interna o las arterias vertebrales son una de las principales causas de ACV en los pacientes menores de 50 años de edad.[19]

Los factores de riesgo de la DAC incluyen trastornos del tejido conjuntivo (p. ej., síndromes de Marfan y Ehlers-Danlos) y otras arteriopatías hereditarias, infecciones y traumatismos. Los traumatismos menores, como el latigazo cervical o la manipulación quiropráctica del cuello, pueden causar la DAC.

Al igual que las disecciones aórticas, la fisiopatología subyacente de la DAC implica un desgarro de la íntima con la consiguiente hemorragia y formación de hematoma. Los sucesos tromboembólicos posteriores dan lugar a ACV isquémicos agudos.

El cuadro clínico habitual de las disecciones carotídeas incluye cefalea pulsátil unilateral intensa y dolor de cuello, con un síndrome de Horner ipsilateral parcial (miosis y ptosis palpebral sin anhidrosis) y déficits neurológicos sensitivomotores contralaterales. Las disecciones de las arterias vertebrales pueden presentarse con una cefalea posterior unilateral y manifestaciones cerebelosas que incluyen ataxia, anomalías de la marcha o vértigo. Las disecciones intracraneales suelen presentarse como HSA.

Las pruebas diagnósticas comienzan con una TC de cráneo sin contraste, que suele resultar normal. Las imágenes de los vasos, ya sea con ATC, ARM o angiografía convencional, se emplean para identificar las anomalías arteriales. La ecografía es un método rápido de cabecera que puede proporcionar información inmediata con una especificidad razonable; sin embargo, su sensibilidad subóptima no permite descartar el proceso patológico.

Por lo general, el tratamiento de la DAC se ha centrado en la prevención de las complicaciones isquémicas con el uso de anticoagulación o antiplaquetarios; sin embargo, los estudios recientes no han mostrado ventaja alguna de la anticoagulación sobre los antiplaquetarios.[20] Las nuevas investigaciones muestran que el tratamiento endovascular es más prometedor que la trombólisis intravenosa para las complicaciones isquémicas agudas de las oclusiones de grandes vasos con retraso en la perfusión.[21]

Trombosis venosa cerebral

La trombosis venosa o de senos venosos cerebrales (TVC) es una forma atípica de ACV que representa menos del 1% de los casos, aproximadamente 1.5 casos por cada 100 000. Por lo general, los pacientes con TVC son más jóvenes que otros con ACV, pero la afección tiene múltiples factores de riesgo, como el sexo femenino, la obesidad, el uso de anticonceptivos orales, el embarazo y el puerperio, el cáncer, los neurotraumatismos, las infecciones y las trombofilias hereditarias, como el factor V de Leiden o las deficiencias de antitrombina III, proteína C o proteína S. Es necesario un tratamiento rápido para reducir al mínimo la discapacidad neurológica a largo plazo.

El cuadro clínico de la TVC es muy variable, en gran parte secundario a las diversas estructuras venosas con riesgo de trombosis; sin embargo, la cefalea es el denominador común y se comunica en menos del 90% de los casos.[22] Los síntomas suelen empeorar durante un período prolongado, pero también pueden presentarse como cefalea en trueno al inicio. La cefalea suele ser difusa y asociarse con otros síntomas. Con base en los síntomas adicionales, el cuadro clínico de los pacientes puede agruparse en categorías fenotípicas: la trombosis del sistema venoso superficial con extensión intraparenquimatosa se presenta con déficits neurológicos focales que imitan el típico ACV y se asocia con actividad convulsiva posterior, mientras que la trombosis del seno sagital puede precipitar déficits sensitivomotores bilaterales. La trombosis de las venas centrales profundas con los subsiguientes infartos talámicos o de los núcleos basales puede presentarse como encefalopática o comatosa. La trombosis del seno cavernoso puede presentarse con síntomas predominantemente oculares, como dolor orbitario, anomalías de los movimientos extraoculares o proptosis. La trombosis del seno transverso se presenta con hipertensión intracraneal relativamente aislada (*véanse* el cap. 1 y la fig. 1-11).[23]

Se pueden hacer pruebas básicas de laboratorio (hemograma, química sanguínea, tiempo parcial de tromboplastina, índice internacional normalizado) para evaluar la presencia de infecciones y trastornos de la coagulación. En pequeños estudios se sugirió que un dímero D negativo puede descartar la TVC en los pacientes de bajo riesgo. Sin embargo, la duración prolongada de los síntomas se ha asociado con pruebas de dímero D falsamente negativas, por lo que se aconseja precaución en estos pacientes.[24]

El diagnóstico definitivo de la TVC se hace mediante neuroimágenes. La TC sin contraste es habitual en la evaluación inicial de las cefaleas preocupantes y permite identificar la TVC en un pequeño subconjunto de pacientes. Añadir la venografía por TC (VTC) tiene una sensibilidad del 95% en comparación con la ASD, que históricamente se ha considerado el patrón de referencia para el diagnóstico. La TC/VTC está disponible en la mayoría de los servicios de urgencias y es un procedimiento de diagnóstico rápido; los beneficios generalmente superan los riesgos asociados con la radiación y la exposición al medio de contraste. El hallazgo clásico en la VTC es el «signo del delta vacío», o un defecto de relleno triangular del seno sagital superior delineado con el medio de contraste (**fig. 16-3**). La venografía por RM (VRM) proporciona resolución adicional con la desventaja del tiempo necesario para el estudio. La angiografía cerebral sigue siendo una opción más invasiva para los casos con estudios de VTC o VRM no concluyentes.

La anticoagulación es el tratamiento principal de la TVC para evitar la propagación del coágulo. Las recomendaciones actuales favorecen a la heparina de bajo peso molecular, incluso en los pacientes con hemorragia intracraneal concomitante.[25] Se prefiere la heparina no fraccionada cuando pueda ser necesaria una intervención quirúrgica. Aunque los anticoagulantes orales directos han ganado adeptos para el tratamiento de otras afecciones tromboembólicas, actualmente no hay pruebas suficientes para su uso en la TVC. En los individuos con empeoramiento de las condiciones clínicas a pesar de la

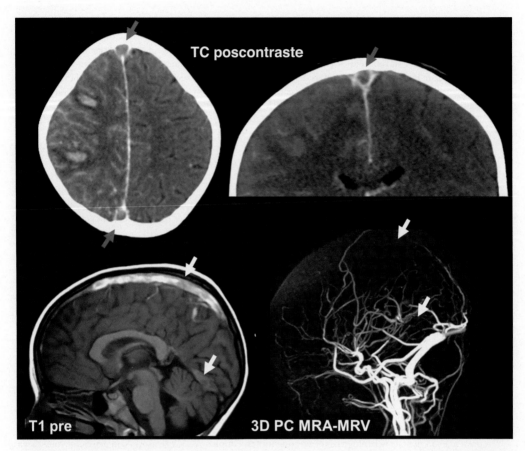

Figura 16-3. «Signo de delta vacía»: en la TC de cráneo con medio de contraste se observa un defecto de llenado rodeado de duramadre que lo realza en el seno sagital, índice de trombosis. Las *flechas blancas* muestran la trombosis del seno sagital en la TC y las *flechas rojas* la del seno sagital en la RM. Tomada de Klein J, Vinson EN, Brant WE, Helms CA. *Brant and Helms' Fundamentals of Diagnostic Radiology.* 5th ed. Wolters Kluwer; 2019. Fig. 4.30.

anticoagulación, o con contraindicaciones de esta, la trombectomía endovascular o la trombólisis son opciones en los centros con tal capacidad. También faltan datos de alta calidad sobre los resultados definitivos. Debe iniciarse la medicación antiepiléptica para prevenir las convulsiones recurrentes, pero no se recomienda la profilaxis. Al no disponer de datos de alta calidad, la elección del fármaco antiepiléptico será individualizada y dependerá de la institución. En el caso de presuntas causas infecciosas de la TVC, deben iniciarse los antibióticos dirigidos a la infección subyacente, junto con la evacuación quirúrgica de la infección, según esté indicado. Se debe consultar con los servicios de neurocirugía y cuidados neurointensivos, y estos pacientes deben ingresar a una unidad de ACV cuando sea factible.

Hipertensión intracraneal idiopática

La HII es un trastorno con PIC generalmente elevada. En la mayoría de los casos afecta a las mujeres y también se asocia con la obesidad o el rápido aumento de peso.[26] Otras afecciones concomitantes, como el síndrome de ovarios poliquísticos y la apnea del sueño, aumentan el riesgo de tener HII, pero esto puede deberse a la obesidad subyacente asociada con ambos estados patológicos Se informó que la prevalencia es de aproximadamente 2 casos por cada 100 000 habitantes, pero la incidencia aumenta hasta 12-20 por cada 100 000 en la población femenina con obesidad. La fisiopatología no está bien definida, y se han sugerido tres posibles modelos: el usual de sobreproducción de LCR no ha sido fundamentado con estudios de imágenes, mientras que la obstrucción del flujo de salida del LCR a través de la membrana aracnoidea o la hipertensión venosa secundaria a la estenosis sinusal parecen explicaciones más plausibles.[27]

Al igual que la TVC, el cuadro clínico de la HII es muy variable. La cefalea es la principal manifestación en la mayoría de los casos y suele describirse como palpitante, holocefálica, intensa y posicional, con exacerbación al agacharse o recostarse. El dolor despierta al paciente. Sin embargo, la caracterización de la cefalea es muy variable. Los síntomas asociados incluyen cambios visuales, a menudo transitorios, y defectos de campos visuales recurrentes, probablemente causados por la isquemia del nervio óptico. La diplopía es frecuente, secundaria a la parálisis de los nervios craneales, lo que suele denominarse *signo de falsa localización*. También son frecuentes las náuseas, los vómitos y los acúfenos pulsátiles. Estos últimos pueden tener su origen en la trombosis del seno transverso y es menos frecuente en otros trastornos con cefalea.

Aunque los elementos de la anamnesis y la exploración física pueden sugerir fuertemente una PIC alta, el diagnóstico de HII a menudo es de exclusión. El papiledema es una característica crítica de la HII y puede identificarse en la fundoscopia, la ecografía o la TC. A pesar de la alta frecuencia de papiledema asociado, la HII puede diagnosticarse sin su presencia, ante una parálisis del VI nervio o con hallazgos específicos en las imágenes, como edema de papila, bolsas subaracnoideas o estenosis de los senos venosos. Se requiere un estudio de neuroimagen avanzado para descartar otras causas, como la hemorragia intracraneal o una lesión en masa, con empleo de VTC o VRM para descartar la trombosis de los senos. En ausencia de lesiones con efecto de masa, se realiza una PL en posición de decúbito lateral, con el requerimiento de presiones de apertura mayores de 250 mm de LCR en los adultos para el diagnóstico. Los estudios del LCR también deben descartar las causas infecciosas de los síntomas.

El tratamiento de la HII está dirigido tanto a la resolución inmediata de los síntomas como a la prevención de las complicaciones a largo plazo de la enfermedad. El tratamiento agudo de los síntomas comienza con analgésicos no opiáceos, como el paracetamol o el ketorolaco. La PL puede ser tanto diagnóstica como terapéutica, y es frecuente la resolución de los síntomas tras el drenaje del LCR hasta alcanzar presiones normales. En el caso de los cambios o la pérdida de la visión rápidamente progresivos, pueden adoptarse medidas más invasivas para preservar la función visual. La colocación de una derivación de LCR (más a menudo, una derivación ventriculoperitoneal) o la fenestración de la vaina del nervio óptico son intervenciones realizadas en interconsulta con neurocirugía u oftalmología, respectivamente.[28] El tratamiento a largo plazo de los síntomas y la progresión de la enfermedad implica la disminución de peso y el uso de fármacos como la acetazolamida, 500 mg c/12 h, que se considera segura y eficaz. La disminución de peso puede reducir tanto la frecuencia como la intensidad de los síntomas. Por lo tanto, las modificaciones del estilo de vida (no quirúrgicas) y el tratamiento quirúrgico bariátrico son opciones eficaces.

Arteritis de células gigantes

La ACG es una reacción inflamatoria en el interior de las arterias de pequeño y mediano calibre, que puede producirse en todo el cuerpo. La afectación de la arteria temporal se presenta de manera habitual con cefalea más cambios visuales, fiebre, claudicación mandibular o debilidad muscular proximal (hay un solapamiento significativo con la polimialgia reumática). La ACG es en extremo rara antes de los 50 años y más frecuente a partir de los 70, ya que su incidencia aumenta con la edad. Las mujeres se ven más afectadas que los hombres.[29]

Entre los criterios de diagnóstico habituales se encuentran edad mayor de 50 años, aparición de cefalea o cefalalgia, anomalías de la arteria temporal, incluidas la hipersensibilidad, la nodularidad o la disminución de la pulsatilidad, velocidad de eritrosedimentación mayor de 50 y biopsia anómala de la arteria temporal. Los criterios y algoritmos revisados incluyen alteraciones visuales, claudicación mandibular, polimialgia reumática y fiebre inexplicable.

Los glucocorticoides sistémicos son la base del tratamiento. Por opinión de consenso se recomiendan los glucocorticoides orales diarios (p. ej., prednisona 0.5-1 mg/kg, con dosis máxima de 60 mg) para la ACG no complicada, mientras que algunos autores recomiendan dosis i.v. para la ACG con amenaza de pérdida de la visión (metilprednisolona 500-1000 mg en pulsos durante 3 días, seguido de un esquema v.o.).[30] El tratamiento debe comenzar cuando se sospecha el diagnóstico de ACG, en lugar de esperar a que la biopsia confirme la enfermedad. Está indicado un seguimiento rápido por oftalmología y reumatología.

Consideraciones pediátricas

Por suerte, para pacientes y médicos, la mayoría de las cefaleas que se evalúan en el SU son de naturaleza primaria, y el mismo abordaje y tratamiento se aplican a los niños. Si los síntomas comienzan a una edad temprana, es un reto para los pacientes referir los datos «usuales» de la cefalea, y algunos son menos capaces de dilucidar claramente la cualidad o los desencadenantes de la afección. La información obtenida de los padres puede ser útil, incluyendo los antecedentes familiares de migraña o aneurismas. Los antecedentes de vacunación también pueden ser útiles si se sospecha una causa infecciosa. Una anamnesis social exhaustiva puede revelar múltiples factores de estrés que exacerban la intensidad y la frecuencia de la cefalea.[31]

Las mismas señales de alertaa de la cefalea secundaria peligrosa que se observan en los adultos se aplican a los pacientes pediátricos e incluyen su aparición repentina e intensa, fiebre, rigidez nucal, anomalías neurológicas focales o convulsiones de nueva aparición.[32] Históricamente, la presencia de cefaleas occipitales era más preocupante respecto a alteraciones intracraneales. Esto se basa en la mayor predilección por los tumores pediátricos de la fosa posterior o las malformaciones de Chiari; sin embargo, estos pacientes presentan también casi de manera uniforme anomalías neurológicas focales.

CONSEJOS Y RECOMENDACIONES

- Se desaconseja encarecidamente el uso del alivio del dolor como determinante del diagnóstico de la gravedad de la alteración patológica subyacente que causa la cefalea. Debido a la vía común del dolor iniciada a través de los nociceptores que alinean los vasos, las meninges y los músculos, la respuesta provocada es similar ante todas las etiologías. Por lo tanto, el alivio del dolor por sí solo no debe utilizarse para dirigir el grado de evaluación requerido para una manifestación de cefalea.
- Los opiáceos están bien documentados por su asociación con las cefaleas de rebote y deben evitarse para su tratamiento estándar.
- La ACG es poco frecuente antes de los 50 años y debe considerarse en caso de aparición de un nuevo conjunto de síntomas asociado sobre todo con un nuevo tipo de cefalea. El dolor suele ser de localización temporal, pero también puede ser frontal u occipital y estar asociado con fatiga generalizada, claudicación mandibular, alteraciones visuales, disminución de peso y fiebre.
- Aunque la hipertensión puede contribuir a la cefalalgia en presencia de una urgencia hipertensiva, no debe confiarse en la elevación de la presión arterial por sí sola como causa de la cefalalgia aguda, y, a menudo, está justificada la realización de exámenes adicionales.

EVIDENCIA

¿Puede descartarse una HSA con una TC de cráneo sin contraste realizada en las 6 h tras el inicio de los síntomas?

Dada la tasa de mortalidad relativamente alta de la HSA si no se trata, el diagnóstico oportuno es fundamental. El estudio diagnóstico inicial de elección ha sido la TC de cráneo sin contraste, que en caso de resultar negativa, históricamente vino seguida de una PL. La punción lumbar no está exenta de riesgos, ya que a menudo se complica con una cefalea posterior, una posible infección o una punción traumática que confunde el diagnóstico. Perry y cols. descubrieron que la sensibilidad de la TC para el diagnóstico de la HSA era del 92.9% para todos los pacientes y del 100% para los que se presentaban en las 6 h siguientes al inicio.[33] En un metaanálisis reciente se descubrió que la TC pasa por alto 1-2 casos de HSA por cada 1000 pacientes estudiados.[34] Dada la baja probabilidad de HSA tras una TC negativa en las primeras 6 h, la escasa especificidad de una PL positiva puede no añadir información diagnóstica significativa.[35]

Ciertas limitaciones de la TC pueden disminuir la sensibilidad de la prueba. Los tomógrafos deben ser de última generación, con capacidad de realizar múltiples cortes por rotación, y las imágenes deben ser interpretadas por radiólogos o neurorradiólogos. Los pacientes con anemia importante (hematócrito < 30) pueden tener interpretaciones falsamente negativas.

Una TC negativa realizada en un plazo de 6 h puede descartar con seguridad la HSA en los pacientes que presentan una cefalea de inicio agudo y una exploración neurológica tranquilizadora. En los casos de sospecha clínica elevada y persistente, se pueden realizar pruebas adicionales, como la PL o la ATC, reconociendo sus puntos fuertes y débiles. A medida que avanza la tecnología de la TC, el lapso actual de 6 h para tener una sensibilidad adecuada puede ampliarse aún más.

¿La ATC es una alternativa aceptable de la PL en los pacientes con sospecha de HSA?

Históricamente, la PL siguió a la TC de cráneo negativa en los pacientes que se presentaban pasadas las 6 h desde el inicio. Las desventajas inherentes a la PL son el dolor, la posible introducción de infecciones, la cefalea posterior y la falta de claridad de los resultados secundaria a una punción traumática. Con una sensibilidad del 98-100% para identificar los aneurismas causales, la ATC ha surgido como una potencial alternativa. Desafortunadamente, se carece de estudios de alta calidad donde se comparen de manera directa la ATC y la PL, pero en una investigación pequeña se encontró que la ATC resultó positiva en los cinco casos de HSA que detectó.[36]

La identificación de un aneurisma en la ATC no constituye un diagnóstico definitivo de HSA con una TC de cráneo negativa. La incidencia del aneurisma en la población general se estima en un 2% y puede no representar la alteración subyacente de la cefalea. La ventaja añadida de obtener una PL radica en la evaluación de diagnósticos alternativos, como la meningitis, la encefalitis, la HIE o la HII.

Con base en los limitados datos disponibles, las recomendaciones actuales permiten la ATC o la PL, teniendo en cuenta los riesgos y beneficios de ambas modalidades en el contexto de los factores específicos del paciente (p. ej., su preferencia o hábito corporal).[6]

¿Puede la ecografía identificar de forma fiable las elevaciones de la presión intracraneal?

El tratamiento de la PIC es crucial ante ciertos procesos patológicos, como las elevaciones y las variaciones de presión por traumatismos, que son diagnósticas de otras afecciones, como la HIE y la HII. La TC se utiliza a menudo para identificar cambios en la PIC a través de anomalías en el tamaño del ventrículo o la desviación de la estructura; sin embargo, expone al paciente a la radiación y puede ser muy laboriosa para el transporte de los pacientes en estado crítico. La TC o los datos de la exploración física (alteración del estado mental, cambios pupilares, posturas) no pueden descartar de forma independiente las elevaciones de la PIC.[37]

La ecografía no es invasiva y puede utilizarse a pie de cama. Permite evaluar las elevaciones de la PIC mediante la medición del diámetro de la vaina del nervio óptico (DVNO). Koziarz y cols. utilizaron un límite óptimo para la DVNO de 5.0 mm y encontraron una sensibilidad del 97% y una especificidad del 86% en los pacientes con lesiones craneales traumáticas.[38] La sensibilidad y la especificidad para los pacientes con lesiones cerebrales no traumáticas descendieron al 92 y 86%, respectivamente. Los datos actuales sugieren que los valores de DVNO < 5.0 mm pueden descartar elevaciones de la PIC, mientras que los > 5.0 mm sugieren elevaciones de la PIC; no obstante, se requieren pruebas de confirmación.

¿Se prefieren los analgésicos no opiáceos para el tratamiento de la cefalea primaria?

Hay muchas opciones terapéuticas para el tratamiento de las cefaleas primarias. Aunque los estudios de alta calidad sobre la comparación directa entre medicamentos son escasos, han surgido algunas consideraciones. Un estudio aleatorizado que comparó la proclorperazina i.v. más la difenhidramina frente a la hidromorfona i.v. se interrumpió antes de tiempo debido a la mejoría significativa de los síntomas en el grupo de proclorperacina.[39] Resultados similares sugieren que la metoclopramida es igual de eficaz.

En la American Headache Society se recomienda ofrecer como tratamientos ideales la proclorperazina i.v., la metoclopramida i.v. o el sumatriptán s.c.[5] El butorfanol intranasal tiene un nivel A de evidencia de beneficio, y otros opiáceos tienen uno C de evidencia de posible eficacia. Sin embargo, dado el potencial de dependencia, abuso y la actual crisis de los opiáceos, estos medicamentos deben evitarse como ideales.[6,40] En la campaña Choosing Wisely (elección sabia) de la American Academy of Neurology, solo se recomiendan los opiáceos o el butalbital como último recurso.[41]

Referencias

1. Burch R, Rizzoli P, Loder E. The prevalence and impact of migraine and severe headache in the United States: figures and trends from government health studies. *Headache*. 2018;58(4):496-505.

2. Charles A. The pathophysiology of migraine: implications for clinical management. *Lancet Neurol*. 2018;17(2):174-182.

3. Jarvis J, Johnson B, Crowe R. Out-of-hospital assessment and treatment of adult with atraumatic headache. *JACEP Open*. 2020;1:17-23.

4. Headache Classification Committee of the International Headache Society (IHS) The International Classification of Headache Disorders, 3rd edition. *Cephalalgia*. 2018;38(1):1-211.

5. Orr SL, Friedman BW, Christie S, et al. Management of adults with acute migraine in the emergency department: the American Headache Society evidence assessment of parenteral pharmacotherapies. *Headache*. 2016;56(6):911-940.

6. Godwin SA, Cherkas DS, Panagos PD, et al. Clinical policy: critical issues in the evaluation and management of adult patients presenting to the emergency department with acute headache. *Ann Emerg Med*. 2019;74(4):e41-e74.

7. Lantigua H, Ortega-Gutiérrez S, Schmidt JM, et al. Subarachnoid hemorrhage: who dies, and why? *Crit Care*. 2015;19:309.

8.   Perry JJ, Stiell IG, Sivilotti ML, et al. Clinical decision rules to rule out subarachnoid hemorrhage for acute headache. *JAMA*. 2013;310(12):1248-1255.

9.   Czuczman AD, Thomas LE, Boulanger AB, et al. Interpreting red blood cells in lumbar puncture: distinguishing true subarachnoid hemorrhage from traumatic tap. *Acad Emerg Med*. 2013;20(3):247-256.

10. Long B, Koyfman A. Controversies in the diagnosis of subarachnoid hemorrhage. *J Emerg Med*. 2016;50(6):839-847.

11. Marcolini E, Hine J. Approach to the diagnosis and management of subarachnoid hemorrhage. *West J Emerg Med*. 2019;20(2):203-211.

12. Salem A, Roh D, Kitagawa R, et al. Assessment and management of coagulopathy in neurocritical care. *J Neurocrit Care*. 2019;12(1):9-19

13. Connolly ES, Rabinstein AA, Carhuapoma JR, et al. Guidelines for the management of aneurysmal subarachnoid hemorrhage: a guideline for healthcare professionals from the American Heart Association/American Stroke Association. *Stroke*. 2012;43(6):1711-1737.

14. Ducros A, Wolff V. The typical thunderclap headache of reversible cerebral vasoconstriction syndrome and its various triggers. *Headache*. 2016;56(4):657-673.

15. Burton TM, Bushnell CD. Reversible cerebral vasoconstriction syndrome. *Stroke*. 2019;50(8):2253-2258.

16. Kranz PG, Gray L, Amrhein TJ. Spontaneous intracranial hypotension: 10 myths and misperceptions. *Headache*. 2018;58(7):948-959.

17. Upadhyaya P, Ailani J. A review of spontaneous intracranial hypotension. *Curr Neurol Neurosci Rep*. 2019;19(5):22.

18. Steenerson K, Halker R. A practical approach to the diagnosis of spontaneous intracranial hypotension. *Curr Pain Headache Rep*. 2015;19(8):35.

19. Debette S, Compter A, Labeyrie MA, et al. Epidemiology, pathophysiology, diagnosis, and management of intracranial artery dissection. *Lancet Neurol*. 2015;14(6):640-654.

20. Markus HS, Hayter E, Levi C, et al. Antiplatelet treatment compared with anticoagulation treatment for cervical artery dissection (CADISS): a randomised trial. *Lancet Neurol*. 2015;14(4):361-367.

21. Lin J, Liang Y. Endovascular therapy versus intravenous thrombolysis in cervical artery dissection-related ischemic stroke: a meta-analysis. *J Neurol*. 2020;267(6):1585-1593.

22. Fam D, Saposnik G, Stroke Outcomes Research Canada Working Group. Critical care management of cerebral venous thrombosis. *Curr Opin Crit Care*. 2016;22(2):113-119.

23. Silvis SM, de Sousa DA, Ferro JM, Coutinho JM. Cerebral venous thrombosis. *Nat Rev Neurol*. 2017;13(9):555-565.

24. Alons IM, Jellema K, Wermer MJ, Algra A. D-dimer for the exclusion of cerebral venous thrombosis: a meta-analysis of low risk patients with isolated headache. *BMC Neurol*. 2015;15:118.

25. Ferro JM, Bousser MG, Canhão P, et al. European Stroke Organization guideline for the diagnosis and treatment of cerebral venous thrombosis: endorsed by the European Academy of Neurology. *Eur J Neurol*. 2017;24(10):1203-1213.

26. Wakerley BR, Tan MH, Ting EY. Idiopathic intracranial hypertension. *Cephalalgia*. 2015;35(3):248-261.

27. Markey KA, Mollan SP, Jensen RH, Sinclair AJ. Understanding idiopathic intracranial hypertension: mechanisms, management, and future directions. *Lancet Neurol*. 2016;15(1):78-91.

28. Stevens SM, Rizk HG, Golnik K, et al. Idiopathic intracranial hypertension: contemporary review and implications for the otolaryngologist. *Laryngoscope*. 2018;128(1):248-256.

29. Hoffman GS. Giant cell arteritis. *Ann Intern Med*. 2016;165(9):ITC65-ITC80.

30. Bienvenu B, Ly KH, Lambert M, et al. Management of giant cell arteritis: recommendations of the French Study Group for Large Vessel Vasculitis (GEFA). *Rev Med Interne*. 2016;37(3):154-165.

31. Blume HK. Childhood headache: a brief review. *Pediatr Ann*. 2017;46(4):e155-e165.

32. Yonker M. Secondary headaches in children and adolescents: what not to miss. *Curr Neurol Neurosci Rep*. 2018;18(9):61.

33. Perry JJ, Stiell IG, Sivilotti ML, et al. Sensitivity of computed tomography performed within six hours of onset of headache for diagnosis of subarachnoid haemorrhage: prospective cohort study. *BMJ*. 2011;343:d4277.

34. Dubosh NM, Bellolio MF, Rabinstein AA, Edlow JA. Sensitivity of early brain computed tomography to exclude aneurysmal subarachnoid hemorrhage: a systematic review and meta-analysis. *Stroke*. 2016;47(3):750-755.

35. Sayer D, Bloom B, Fernando K, et al. An observational study of 2,248 patients presenting with headache, suggestive of subarachnoid hemorrhage, who received lumbar punctures following normal computed tomography of the head. *Acad Emerg Med*. 2015;22(11):1267-1273.

36. Carstairs SD, Tanen DA, Duncan TD, et al. Computed tomographic angiography for the evaluation of aneurysmal subarachnoid hemorrhage. *Acad Emerg Med*. 2006;13(5):486-492.

37. Fernando SM, Tran A, Cheng W, et al. Diagnosis of elevated intracranial pressure in critically ill adults: systematic review and meta-analysis. *BMJ*. 2019;366:l4225.

38. Koziarz A, Sne N, Kegel F, et al. Bedside optic nerve ultrasonography for diagnosing increased intracranial pressure: a systematic review and meta-analysis. *Ann Intern Med*. 2019;171(12):896-905.

39. Friedman BW, Irizarry E, Solorzano C, et al. Randomized study of IV prochlorperazine plus diphenhydramine vs IV hydromorphone for migraine. *Neurology*. 2017;89(20):2075-2082.

40. Marmura MJ, Silberstein SD, Schwedt TJ. The acute treatment of migraine in adults: the American headache society evidence assessment of migraine pharmacotherapies. *Headache*. 2015;55(1):3-20.

41. Langer-Gould AM, Anderson WE, Armstrong MJ, et al. The American Academy of Neurology's top five choosing wisely recommendations. *Neurology*. 2013;81(11):1004-1011.

Crisis convulsivas y estado epiléptico

Elaine Rabin

EL DESAFÍO CLÍNICO

Las *crisis convulsivas* son manifestaciones clínicas de una actividad eléctrica anómala, aumentada y sincronizada en el cerebro. Se calcula que el 10% de la población experimenta al menos una crisis en su vida, y de ellos, el 3% desarrolla epilepsia, que es una afección de crisis recurrentes no provocadas.

Las crisis convulsivas ocurren como resultado de una afección aguda subyacente o ataque que se denomina *provocado* o *convulsión sintomática aguda*. Una crisis que se produce en ausencia de tal condición se denomina *no provocada*. Uno de los objetivos en la práctica de urgencias es identificar aquellas condiciones causales que pueden llevar a un daño mayor y tratarlas si es posible (**tabla 17-1**). Las crisis convulsivas también pueden deberse a las secuelas de una lesión intracraneal previa, como un accidente cerebrovascular (ACV), un traumatismo o la anoxia, en cuyo caso se conocen como *crisis convulsivas sintomáticas remotas*.

El vocablo **ictal** se utiliza a menudo para referirse al período durante el cual se produce una crisis convulsiva. Los sistemas de clasificación utilizados actualmente se resumen en la **tabla 17-2** y la **figura 17-1**.[1] Las crisis pueden ser **convulsivas** o **no convulsivas**; en este último caso, la actividad motora no es un componente clave del cuadro clínico. Las crisis también pueden clasificarse como **focales** o **generalizadas.** Las crisis focales o *parciales* se producen cuando la actividad eléctrica anómala se limita a una zona del cerebro. Pueden manifestarse como motoras, sensoriales, autonómicas o conductuales dependiendo de su localización. Los signos y síntomas pueden ser inespecíficos, desde las sacudidas de una extremidad o un grupo muscular hasta un sabor u olor extraños, o una sensación de lo ya vivido o de hiperespiritualidad. En algunos casos, la actividad eléctrica focal puede extenderse a otras áreas y al hemisferio contralateral. Los síntomas progresan en su tipo hasta que todo el cerebro y todo el cuerpo se ven afectados, dando lugar a una crisis generalizada.

Las crisis generalizadas afectan a ambos hemisferios del cerebro y pueden ser convulsivas (usualmente **tónico-clónicas**) o no convulsivas. Algunas crisis pueden venir precedidas por un *aura*, que es en realidad una crisis focal que puede ayudar a identificar la localización de un foco epiléptico, por ejemplo, la sensación de lo ya vivido apunta al lóbulo temporal. El **estado epiléptico** (EE) es un subgrupo de crisis generalizadas que se caracteriza por un único período ictal prolongado o de múltiples crisis recurrentes sin retorno a la situación inicial. Se trata de una verdadera urgencia neurológica que se asocia con altas tasas de lesiones neurológicas, así como de morbilidad y mortalidad no neurológicas. El EE puede ser un estado epiléptico convulsivo (EEC) o uno no convulsivo (EENC) al principio. El EEC subtratado o sin tratamiento puede evolucionar hacia el EENC. Históricamente, el EE se definía como una crisis que duraba más de 30 min, pero las directrices actuales recomiendan comenzar el tratamiento después de solo 5 min de actividad convulsiva.[2]

TABLA 17-1	Diagnóstico diferencial de las crisis provocadas

Tumores

Episodio vascular
- Hemorragia subaracnoidea
- Hemorragia subdural
- Hemorragia epidural
- Accidente cerebrovascular (ACV)
- Vasculitis

Infección
- Meningitis
- Encefalitis
- Absceso

Metabolismo
- Hipoglucemia[a]
- Hiponatremia[b]
- Hipomagnesemia[c]
- Hipocalcemia

Tóxicos[d]
- Cocaína y simpaticomiméticos
- Antidepresivos tricíclicos
- Anticolinérgicos
- Teofilina
- Isoniazida

Eclampsia

[a]La causa metabólica más frecuente de las crisis.
[b]Una causa poco frecuente de crisis, excepto en lactantes menores de 6 meses.
[c]Rara vez es una causa aislada de crisis; posiblemente las facilita, en especial en los pacientes desnutridos, por ejemplo, los alcohólicos.
[d]Considérese lo siguiente en caso de sobredosis.

TABLA 17-2	Clasificación de las crisis

Crisis parciales	*Parcial simple (sin alteración de la consciencia)* • Motora • Somatosensorial • Autonómica • Psíquica *Compleja parcial* • Con inicio focal antes de la alteración de la consciencia • Sin inicio focal antes de la alteración de la consciencia
Crisis generalizadas	*Generalizada primaria no convulsiva* • De ausencia *Generalizada primaria convulsiva* • Tónico-clónica • Clónica • Tónica • Mioclónica • Atónica *Generalizada secundaria* • Convulsiva • No convulsiva
Estado epiléptico	*Generalizada convulsiva* • Generalizada primaria • Generalizada secundaria *Sutilmente convulsiva*[a] *Convulsiva focal* *No convulsiva* • Generalizada primaria (de ausencia) • Parcial con o sin generalización secundaria (parcial compleja)

[a]El estado epiléptico convulsivo sutil a veces se clasifica como un tipo de estado epiléptico no convulsivo; sin embargo, es la fase final de un episodio convulsivo y conlleva una mortalidad muy elevada.

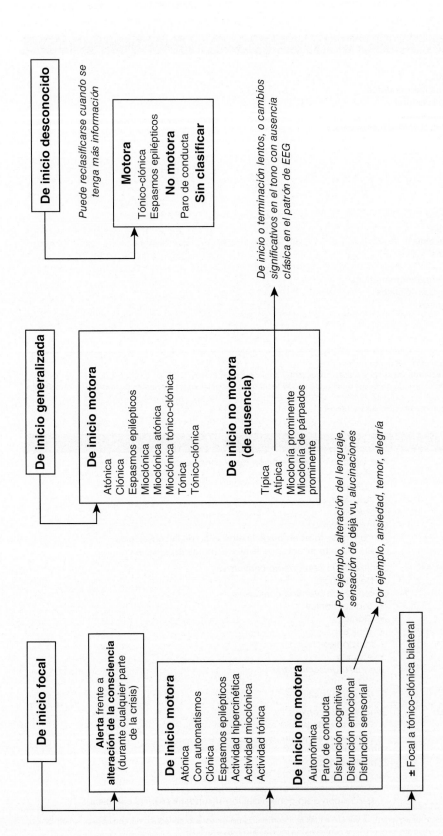

Figura 17-1. Clasificación de la epilepsia de la International League Against Epilepsy (ILAE). EEG: electroencefalograma. Con base en Fisher RS, Cross JH, D'Souza CD, et al. Epilepsia2017 instruction manual for 2017 ILEA seizure definitions.pdf. *Epilepsy.* 2017;58(4):531-542.

TABLA 17-3	Diagnóstico diferencial del paciente con estado mental alterado después de una crisis convulsiva

Estado postictal
Estado epiléptico no convulsivo o convulsivo sutil
Hipoglucemia
Infección del SNC
Episodio vascular del SNC
Toxicidad por drogas
Trastorno psiquiátrico

SNC: sistema nervioso central.

La mayoría de las crisis duran menos de 5 min, aunque pueden venir seguidas por un período de confusión o alteración del estado mental denominado *período postictal*. Se trata de una condición normal y benigna que rara vez dura más de 1 h. Un episodio prolongado de alteración del estado mental después de una crisis debe llevar a que se investiguen otras causas (**tabla 17-3**).

La clave para el diagnóstico y el tratamiento de las crisis en el servicio de urgencias (SU) es recopilar la mayor cantidad posible de antecedentes y realizar una cuidadosa exploración neurológica para descubrir indicios de que se ha producido una crisis o de que aún está en curso. El diagnóstico de las crisis puede no ser sencillo; el 17% de los pacientes remitidos a centros especializados en epilepsia por «crisis resistentes al tratamiento» no tienen realmente un trastorno convulsivo y pueden estar expuestos a medicaciones innecesarias o a restricciones en la conducción de automóvil.[3] Más recientemente, se determinó que el 10% de los pacientes inscritos en un gran estudio multicéntrico de EE presentaban crisis psicógenas.[4] El error de diagnóstico es agravado por el hecho de que no se consideren o reconozcan las crisis no convulsivas en los pacientes con comportamiento alterado o en coma: en un informe se encontró que el 12% de los pacientes en coma en las unidades de cuidados intensivos (UCI) estaban en EENC.[5]

FISIOPATOLOGÍA

El funcionamiento del cerebro requiere la comunicación entre redes organizadas de neuronas, impulsada por la actividad eléctrica creada por los cambios en los gradientes de sodio y potasio a través de las membranas neuronales. Los neurotransmisores, como el glutamato, provocan estados excitatorios en las neuronas cercanas, lo que causa un aumento de la actividad eléctrica; otros, como el ácido γ-aminobutírico (GABA, *γ-aminobutiric acid*), son inhibidores y suprimen la actividad eléctrica.

En circunstancias normales, el equilibrio entre la excitación y la inhibición mantiene la actividad eléctrica en niveles normales; las crisis se inician cuando la actividad excitatoria es anormalmente alta y se organiza en pulsos rítmicos. En las crisis generalizadas, se cree que esta actividad comienza en la corteza y luego recluta estructuras subcorticales, con la actividad rítmica posiblemente coordinada por el tálamo. La perpetuación de la actividad excitatoria se produce cuando las altas concentraciones de potasio que emergen de las células interfieren con los mecanismos inhibitorios habituales de las redes neuronales. La actividad eléctrica anómala suele terminar de forma espontánea, posiblemente debido al agotamiento de las sustancias excitatorias o a la activación refleja de las sustancias inhibitorias. La inhibición mediada por el GABA en ciertas redes neuronales puede contribuir tanto al inicio como al cese de las crisis.[6,7]

Las anomalías en los genes que regulan los neurotransmisores y la bomba de sodio-potasio se han asociado con la epilepsia. El tejido cerebral puede volverse «epileptógeno» tras una agresión, por ejemplo, un traumatismo, un ACV o una infección, un proceso denominado *epileptogénesis*. La identificación y eliminación de los focos epileptógenos es la base de algunas intervenciones quirúrgicas para tratar la epilepsia. Además, una crisis puede ser incitada por un cambio en el entorno homeostático neuronal debido a una amplia variedad de condiciones patológicas, que incluyen la toxicidad de los fármacos, la abstinencia, la infección y las anomalías electrolíticas.

Las consecuencias fisiopatológicas de una convulsión pueden incluir un período de apnea e hipoxia transitorias. Puede haber una disfunción autonómica, con fluctuaciones de la presión arterial. Las concentraciones de lactato y glucosa en suero pueden aumentar y, a menudo, hay un mayor número de leucocitos (pero sin incremento de las bandas). La temperatura corporal con frecuencia está elevada después de una crisis generalizada. La acidosis debida a la elevación del lactato se produce en los 60 s siguientes al episodio convulsivo, pero debería normalizarse en la hora siguiente. Se describió una pleocitosis transitoria del líquido cefalorraquídeo (LCR) de hasta 20 leucocitos/mm^3 en el 2-23% de los pacientes con convulsiones.

Después de 30 min de actividad convulsiva, muchos de los mecanismos reguladores homeostáticos del organismo empiezan a fallar. La autorregulación del flujo sanguíneo cerebral puede perderse y, combinada con las alteraciones de la presión arterial, la perfusión cerebral puede verse comprometida; estos factores combinados contribuyen a la elevada mortalidad observada en el EEC. Al agregar un mayor metabolismo neuronal a este cuadro clínico, puede haber daños neuronales. Incluso si se regulan factores sistémicos, como la acidosis y la hipoxia, el EE prolongado provoca daños neuronales secundarios a la liberación de aminoácidos excitadores neurotóxicos y a la entrada de calcio a las células.

CONSIDERACIONES PREHOSPITALARIAS

Las crisis son un motivo frecuente por el que los pacientes activan los servicios médicos de urgencia (SMU). Aunque la mayoría de los pacientes evaluados por los profesionales sanitarios prehospitalarios habrán dejado de convulsionar en el momento del primer contacto, una pequeña pero importante minoría presentará convulsiones persistentes y, en general, se debe presumir que está en EE. En múltiples estudios se ha constatado que el tratamiento de las crisis por parte de los profesionales sanitarios prehospitalarios es seguro, eficaz y da lugar a una mejor evolución del paciente.[6] Los protocolos de los SMU para el tratamiento prehospitalario del EE varían según la región, pero deben tener en cuenta la viabilidad del almacenamiento de los fármacos y las dificultades de su administración parenteral en el entorno prehospitalario. El tratamiento comienza con una determinación de la glucemia, mientras que el midazolam intramuscular (i.m.) o el lorazepam intravenoso (i.v.) son los ideales recomendados para controlar las crisis. El diazepam rectal no es ideal porque su absorción e inicio de acción son variables. Otras intervenciones que se realizan con frecuencia son el suministro de oxígeno complementario y la monitorización continua de la SpO$_2$ y del CO$_2$ al final de la espiración.

Para los pacientes que han tenido una crisis presenciada pero no activa en el momento, no está indicado ningún tratamiento específico. Deben proporcionarse los cuidados de apoyo habituales, y el paciente debe colocarse en una posición cómoda para facilitar el mantenimiento de una vía aérea permeable y evitar la hipoxia. Se puede considerar la colocación sistemática de una vía intravenosa, pero no es obligada. Deben tomarse precauciones para evitar lesionar al paciente y al profesional sanitario en caso de crisis recurrentes.

ABORDAJE Y EXPLORACIÓN DIRIGIDA

El abordaje del paciente que ha tenido una crisis requiere una anamnesis cuidadosa para caracterizar las circunstancias que rodean al episodio e identificar los posibles precipitantes. Los pacientes con crisis activas o postictales pueden presentar desafíos para la anamnesis, y el abordaje es de estabilización y tratamiento. Todos los pacientes con antecedentes de crisis corren el riesgo de sufrir otra, y en todo momento deben estar en un entorno seguro, es decir, con las barandillas puestas en la camilla y nunca se les debe permitir deambular o ir al baño solos. En la **figura 17-2** se describe un posible algoritmo del paciente con sospecha de crisis.

Anamnesis

En el caso de un paciente con crisis activas, la evaluación y la estabilización deben producirse de manera simultánea. Es necesario preguntar al SU acerca de las circunstancias en las que se encontró al paciente, y hacer preguntas específicas sobre la evidencia de traumatismos o la parafernalia que sugiera el consumo de alcohol o drogas, así como respecto de cualquier medicamento encontrado. Se preguntará a la familia o a los amigos, si están disponibles, sobre los acontecimientos precedentes, en especial los traumatismos, o sobre cualquier manifestación reciente, como cefalea, fiebre, confusión u otros datos sistémicos. Se debe pedir que proporcionen los antecedentes médicos y quirúrgicos conocidos, prestando especial atención a los antecedentes de trastornos convulsivos o al uso actual de fármacos antiepilépticos (FAE). Deben buscarse fuentes adicionales de antecedentes colaterales, incluyendo a los médicos de cabecera o especialistas del paciente y de otros transeúntes que no estén presentes en el SU.

Si el paciente no está convulsionando activamente, ha vuelto a su estado basal y tiene un antecedente conocido de crisis, el profesional sanitario debe determinar si el episodio fue una crisis común y si encaja dentro del patrón habitual de recurrencia. No debe presumirse automáticamente que una crisis atípica fue una convulsión, y se deben considerar otras causas. Es necesario los antecedentes de desencadenantes específicos de una crisis, como la privación del sueño, la falta de cumplimiento del tratamiento, los

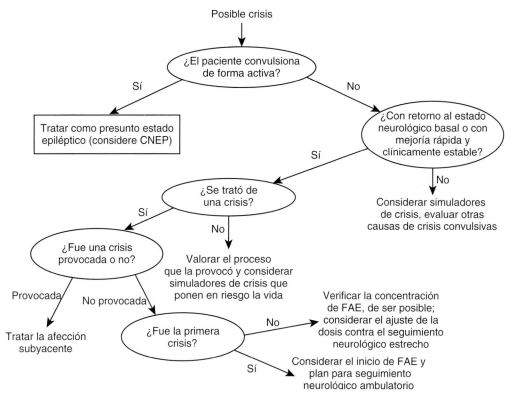

Figura 17-2. Abordaje del paciente con sospecha de crisis. CPNE: crisis psicógena no epiléptica; FAE: fármaco antiepiléptico.

nuevos fármacos o los traumatismos. Deben buscarse antecedentes de consumo de drogas o alcohol, o de abstinencia repentina de estos, y cualquier signo o síntoma de una afección sistémica, como una infección o una isquemia.

Para el paciente que no tiene antecedentes de crisis, el primer objetivo del médico de urgencias debe ser determinar si este es, de hecho, el diagnóstico. Por lo general, el desafío consiste en diferenciar entre las crisis y otras causas de pérdida de consciencia transitoria, como el síncope, y los episodios psicógenos. El profesional debe indagar sobre las circunstancias que rodean el suceso, como la presencia de aura, palpitaciones, mareo, visión borrosa o dolor en el tórax. A menudo, la obtención de antecedentes de los testigos puede proporcionar la clave del diagnóstico. Los testigos recuerdan mejor algunos aspectos del acontecimiento, como el tono muscular o la desviación de los ojos. Deben indagarse los antecedentes médicos y sociales, con especial atención a los factores de riesgo de convulsiones, como una lesión intracraneal previa o una intervención quirúrgica; el uso actual de medicamentos que puedan reducir el umbral convulsivo, como el bupropión; y el consumo reciente de drogas y alcohol. También deben buscarse factores de riesgo de síncope, como una enfermedad cardíaca previa, antecedentes personales o familiares de disritmias y de muerte cardíaca súbita. Los factores históricos específicos que pueden ayudar a distinguir entre la crisis y el síncope se tratan en la sección «Pruebas de diagnóstico».

Muchos pacientes que se presentan con una aparente primera convulsión, al ser interrogados cuidadosamente, habrán tenido algunas crisis previas que no fueron reconocidas o para las que no se buscó atención médica. Las preguntas abiertas sobre «rachas» o episodios anteriores pueden estimular el recuerdo. Preguntar sobre los signos de crisis nocturnas, como despertarse y encontrar enuresis, una lengua mordida u otras lesiones, y sobre los indicios de crisis no convulsivas, como episodios de falta de respuesta, sacudidas mioclónicas o las experiencias sensoriales que sugieren un aura, también puede estimular el recuerdo de acontecimientos anteriores. La identificación de estos episodios previos permite determinar mejor el riesgo de recurrencia de las crisis y hace posible tomar decisiones informadas relativas al tratamiento.

Exploración dirigida

La exploración debe comenzar con una serie precisa y completa de signos vitales. Durante las crisis activas puede haber taquicardia, hipertensión e hipoxia transitorias, pero suele haber una recuperación rápida tras su finalización. Deben investigarse las causas de las anomalías persistentes de los signos vitales. Si el paciente está convulsionando activamente en el momento de la exploración, se deben anotar de forma específica las partes del cuerpo implicadas y el tipo de movimientos. Hay que tener en cuenta las alteraciones del tono, como el giro de la cabeza y la desviación de la mirada. Si se presencia el inicio del episodio, se debe prestar atención al orden en el que se ven afectadas las diferentes partes del cuerpo.

En el paciente que ha tenido una crisis pero que retornó al estado basal, se puede hacer una exploración más completa con su cooperación. Debe realizarse una exploración física general para evaluar las complicaciones de las crisis, como la broncoaspiración o los traumatismos; quizás se visualice una lesión en la lengua. Las luxaciones posteriores del hombro son raras, pero posibles.

La exploración neurológica debe comenzar con la evaluación del estado de consciencia, atención y orientación del paciente. Debe hacerse una comparación con el estado basal. La alteración del comportamiento, incluyendo cambios sutiles solo apreciados por la familia, puede ser el resultado de un EENC. Una exploración completa de los nervios craneales y de la fuerza y la sensibilidad de las extremidades revelará déficits motores o sensitivos focales cuando estén presentes. Deben buscarse signos de lesiones de la motoneurona superior, como la hiperreflexia y el reflejo de Babinski anómalo, que suelen ocurrir en el período postictal y se resuelven rápido. Se debe realizar una prueba de la marcha y evaluar el equilibrio y la coordinación. También deben hacerse pruebas específicas de la función cerebelosa, como los movimientos de dedo a nariz, de talón a espinilla y los movimientos rápidos alternados. Se deben evaluar los campos visuales. El examen fundoscópico puede revelar indicios de papiledema si hay un aumento de la presión intracraneal por una lesión con efecto de masa o acumulación de líquido.

Pruebas de diagnóstico

Estudios de laboratorio

Para los pacientes que se presentan después de una primera crisis, que están alertas, orientados y no muestran datos clínicos, los estudios de laboratorio apropiados incluyen la concentración sérica de glucosa, electrólitos y una prueba de embarazo en las mujeres en edad fértil. Debe considerarse la posibilidad de realizar una prueba de detección de drogas. Otras pruebas son de muy bajo rendimiento en este grupo de pacientes. Las personas que están en diálisis, desnutridas, que toman diuréticos o que tienen trastornos médicos subyacentes importantes suelen requerir pruebas más exhaustivas, que incluyen un hemograma completo, las determinaciones de nitrógeno ureico en sangre (BUN, *blood urea nitrogen*), creatinina, calcio, fosfato y magnesio, así como un análisis de orina.

La rabdomiólisis es una consecuencia inusual de una crisis y se diagnostica si el análisis de orina resulta positivo a sangre en ausencia de eritrocitos en el estudio al microscopio. La creatina-fosfocinasa (CPK, *creatine-phosphokinase*) sérica no sirve para diferenciar las crisis de otras causas de pérdida de consciencia.

Los pacientes con un trastorno convulsivo conocido que tienen un episodio «característico», pero que están asintomáticos, alertas y orientados en el SU no requieren de manera sistemática una química sanguínea más allá de la concentración de FAE si está disponible. Los pacientes con otras enfermedades subyacentes, como la diabetes, que podrían dar lugar a un trastorno metabólico, exigen una evaluación más exhaustiva. Es importante tener en cuenta posibles precipitantes, como infecciones o el uso de nuevos medicamentos, que podrían haber contribuido al episodio.

Los pacientes con EEC y los que no presentan crisis activas pero están persistentemente alterados, requieren pruebas diagnósticas exhaustivas, que pueden incluir glucosa sérica, electrólitos, nitrógeno ureico, creatinina, magnesio, fosfato, calcio, hemograma, prueba de embarazo en mujeres en edad fértil, concentraciones de FAE, pruebas de función hepática y una de detección de drogas de abuso. Una gasometría arterial obtenida de un paciente con crisis mostrará una acidosis metabólica con una brecha aniónica que suele ser secundaria a la acidosis láctica. La acidosis con brecha aniónica debe resolverse dentro de la hora siguiente a la finalización de la crisis; la persistencia después de 1 h sugiere la presencia de una de las otras causas de acidosis con brecha aniónica.

Punción lumbar

Debe considerarse de forma sólida la punción lumbar (PL) en el paciente inmunocompetente con EE de causa desconocida, un período postictal prolongado o un estado mental persistentemente alterado, o con signos o síntomas de meningitis, como fiebre, cefalea o rigidez de nuca. Los datos prospectivos no apoyan la realización sistemática de la PL en otros pacientes inmunocompetentes con una primera crisis.[8]

Aquellos con infección por el virus de la inmunodeficiencia humana (VIH) y una crisis de nueva aparición han mostrado históricamente una alta prevalencia de infección del sistema nervioso central (SNC), particularmente la meningitis criptocócica, y algunos no manifiestan signos adicionales de infección. En esta población se puede considerar la PL en ausencia de otros signos de infección.

Neuroimágenes

Hasta el 40% de los pacientes con una primera crisis tienen una tomografía computarizada (TC) de cráneo anómala.[9] Se estima que el 20% de aquellos con una primera crisis y una TC anómala muestran una exploración neurológica normal. Se debe realizar una TC de cráneo en urgencias siempre que se sospeche que un paciente con crisis presenta un proceso intracraneal agudo, antecedentes de traumatismo craneoencefálico agudo, una neoplasia, un estado de inmunodepresión, fiebre, cefalea persistente, anticoagulación o una nueva exploración neurológica focal.[10] En aquellos casos en los que el paciente tiene una exploración neurológica normal, ha vuelto a un estado basal normal y no presenta procesos concomitantes preocupantes, se puede aplazar el estudio de neuroimagen si tiene acceso a un seguimiento oportuno. En estos casos, la resonancia magnética (RM) sería la técnica de imagen preferida.

Electroencefalografía

Un electroencefalograma (EEG) en el SU puede ser útil para los pacientes con un estado mental persistentemente alterado en quienes se sospecha una EEC o un EENC sutil (*véase* el texto siguiente). El EEG también puede ser útil cuando la actividad motora de un paciente ha sido suprimida por la parálisis o el coma por barbitúricos y es necesario evaluar la actividad convulsiva en curso.

TRATAMIENTO

Las prioridades terapéuticas variarán en función de si se sospecha que el paciente está en EE o si ha vuelto a su estado basal. La presencia o ausencia de antecedentes de convulsiones y los factores de riesgo, como el compromiso inmunitario y el consumo de drogas o alcohol, también influirán en la toma de decisiones.

Estado epiléptico

Las crisis que duren más de 5 min deben considerarse parte de un EE y tratarse con FAE para poner fin a las convulsiones y a la actividad ictal del EEG. Las benzodiazepinas son el tratamiento ideal y el más eficaz para el EE y deben administrarse rápidamente y en dosis adecuadas una vez establecido el diagnóstico.[11] El retraso en el inicio de la terapia más allá de 10 min y una dosis inicial inadecuada de benzodiazepinas se asocian con peores resultados.[12] *Véase* la **tabla 17-4** para conocer la vía principal de tratamiento del EE. En la sección «Evidencia» se presenta una descripción profunda de las opciones particulares de medicación.

Después de la dosis máxima de una benzodiazepina, debe seguirse una terapia de segunda línea con otro FAE, independientemente de que la convulsión haya finalizado tras la administración de la primera.[13] El objetivo de los medicamentos de segunda línea es alcanzar con rapidez concentraciones séricas terapéuticas para el mantenimiento a fin de prevenir la recurrencia en todos los pacientes con EE.[13]

Los fármacos de segunda línea que se utilizan habitualmente para tratar el EE resistente a las benzodiazepinas son el levetiracetam, el ácido valproico y la fenitoína o fosfenitoína. Ningún fármaco es claramente superior a los demás en el caso de los EE resistentes a las benzodiazepinas.[3] La elección del fármaco óptimo puede depender de la facilidad de administración en un entorno clínico concreto, del esquema farmacológico casero del paciente, si se conoce, y de las políticas clínicas locales.

El EE resistente se produce en pacientes cuyas crisis persisten a pesar del tratamiento con una benzodiazepina adecuada y otro FAE. Los pacientes con EE resistente y el subconjunto de aquellos con EE superresistente (aquellos que no responden a los medicamentos de segunda y tercera línea) presentan una elevada morbilidad y mortalidad. Con el aumento de la duración de las crisis, la probabilidad de respuesta a los medicamentos GABAérgicos disminuye y su regulación se vuelve más difícil. Por este motivo, en las directrices actuales se recomienda el paso temprano a una inyección en solución continua de FAE en aquellos pacientes con EE resistente.[11] El objetivo del tratamiento debe ser la terminación completa de las crisis clínicas y electroencefalográficas en los 60 min siguientes al inicio. Las opciones para las inyecciones en solución continua incluyen midazolam, propofol o pentobarbital. Se recomienda la monitorización continua del EEG de los pacientes con EE resistente a fin de ajustar la dosis de FAE para la eliminación de la actividad convulsiva electroencefalográfica.

Unos buenos cuidados de apoyo, además del tratamiento destinado a poner fin a la actividad convulsiva, evitarán las lesiones cerebrales secundarias por hipotensión o hipoxia que pueden complicar

TABLA 17-4	Tratamiento de la crisis activa y del estado epiléptico (EE)
0-5 min	Cuidados de apoyo Oxígeno complementario, reposicionamiento de las vías respiratorias, si es necesario Obtener acceso intravenoso, si se puede Regulación de la glucemia
5-10 min	Tratamiento ideal: benzodiazepina • Midazolam (10 mg i.m. si > 40 kg o 5 mg i.m. si de 13-40 kg) • Lorazepam (0.1 mg/kg i.v., hasta 4 mg) • Diazepam (0.2 mg/kg, hasta 10 mg)

20-40 min	Tratamiento de segunda línea
	• Considerar la posibilidad de repetir la dosis de lorazepam o diazepam 5-10 min después de la inicial si persisten las convulsiones
	• Administrar FAE para regulación urgente
	  • Levetiracetam (20-60 mg/kg i.v.)
	  • Fenitoína/fosfenitoína (20 mg/kg i.v.; 20 mg de equivalente sódico de fenitoína (PE)/kg de fosfenitoína)
	  • Valproato (20-40 mg/kg)

40-60 min	Tratamiento de tercera línea: EE resistente
	• Protección de la vía aérea: considerar la intubación para la protección de la vía aérea en previsión de la inyección en solución continua de FAE
	• Monitorización del EEG: considerar la monitorización continua del EEG para ajustar el FAE
	• Medicamentos para el EE resistente:
	Considerar la posibilidad de repetir la dosis de otro FAE de segunda línea
	Fenobarbital: 15 mg/kg
	Inyección en solución continua de anestésico, ajustada al EEG
	  • Propofol (20-200 µg/kg por minuto [máximo 65 µg/kg por minuto en niños])
	  • Midazolam (0.05-2 mg/kg por hora)
	  • Pentobarbital (0.5-5 mg/kg por hora)

EEG: electroencefalograma; FAE: fármaco antiepiléptico; i.m.: intramuscular; i.v.: intravenoso.
Datos de Kapur J, Elm J, Chamberlain JM, et al. Randomized trial of three anticonvulsant medications for status epilepticus. *N Engl J Med.* 2019;381(22):2103-2113; Glauser T, Shinnar S, Gloss D, et al. Evidence-based guideline: treatment of convulsive status epilepticus in children and adults: report of the guideline committee of the American Epilepsy Society. *Epilepsia Curr.* 2016;16(1):48-61; y Brophy GM, Bell R, Claassen J, et al. Guidelines for the evaluation and management of status epilepticus. *Neurocrit Care.* 2012;17(1):3-23.

la EE. La administración de los fármacos utilizados para poner fin al EE resistente puede causar sedación y pérdida de los reflejos de las vías y del impulso respiratorios; la evaluación clínica de la permeabilidad y la protección de las vías respiratorias, así como la oxigenación y el mantenimiento de la eucapnia, son factores para decidir cuándo intubar y cómo ventilar.

Se debe tener precaución durante la intubación. La actividad convulsiva es exigente desde el punto de vista metabólico y puede conducir a la acidosis metabólica y al aumento de la extracción de oxígeno, de modo que la apnea prolongada durante una intubación difícil será mal tolerada. Se debe hacer todo lo posible para asegurar el éxito de primer paso en el procedimiento; el uso de fármacos bloqueadores neuromusculares (FBNM) para facilitar la intubación no debe evitarse por miedo a ocultar la actividad convulsiva en curso. La vida media de los medicamentos usuales es corta (en el caso de la succinilcolina) o su efecto puede revertirse farmacológicamente (en el caso del rocuronio). Además, más del 40% de los pacientes con EE que permanecen alterados tras el cese de la actividad convulsiva clínicamente evidente muestran una actividad epiléptica continua en el EEG, lo que sugiere que la observación clínica por sí sola será insuficiente para determinar el éxito del tratamiento, tanto si se emplean FBNM como si no.[14]

Crisis resuelta

En el caso de un paciente que presentó una crisis pero que volvió a su estado basal, la toma de decisiones clínicas incluye si se deben obtener neuroimágenes o un EEG y cuándo, y si se debe iniciar o ajustar un FAE.

Antecedente establecido de crisis

En el caso de los pacientes con una afección convulsiva establecida, la evaluación se centra en comprobar el cumplimiento del tratamiento e identificar los posibles factores precipitantes. La obtención de las concentraciones séricas del FAE del paciente puede ser útil; muchos están bien regulados con una concentración baja, siempre que eviten las situaciones que les provocan las crisis, por ejemplo, la privación del sueño, la estimulación fotónica y el uso de estimulantes. Si las concentraciones séricas de FAE vuelven a estar en el rango de subterapéutico a nulo, puede incitar a la administración de una dosis de carga de los medicamentos del paciente en el SU para alcanzar rápidamente las concentraciones séricas terapéuticas y evitar la reaparición de las crisis. También se puede considerar la posibilidad de administrar una dosis de los FAE caseros del paciente si se obtienen antecedentes de falta de cumplimiento del tratamiento médico y no se dispone de sus cifras séricas. Tanto la vía oral como la intravenosa, cuando están disponibles, son opciones razonables para la administración de una dosis de carga de medicamentos; no hay publicación alguna que indique que un paciente debe estar en un nivel terapéutico antes de ser dado de alta, siempre y cuando se proporcionen las instrucciones adecuadas y se haga en un entorno seguro.[15]

Primera crisis

El tratamiento de los pacientes con una primera crisis aparentemente no provocada plantea cuestiones específicas, como la determinación de los estudios sistemáticos que deben realizarse para descartar causas ocultas de los síntomas y la conveniencia de iniciar un tratamiento con FAE. Estas cuestiones se abordan en la sección «Evidencia».

Crisis sintomáticas agudas

Pacientes con antecedentes de consumo de alcohol

La interrupción súbita del consumo de bebidas alcohólicas puede precipitar convulsiones por abstinencia de alcohol (CAA). Suelen producirse entre 6 y 48 h después de la última bebida, son breves crisis tónico-clónicas generalizadas y pueden ocurrir antes de que la concentración de alcohol en suero descienda a cero. El síndrome de abstinencia suele producirse en ausencia de otros signos y síntomas de esta, lo que puede complicar el diagnóstico. La recurrencia de las crisis es frecuente, generalmente entre 6 y 12 h después del primer episodio. El tratamiento con lorazepam, incluso en ausencia de crisis activas o signos de abstinencia, reduce de manera significativa este riesgo.[16] Además del síndrome de abstinencia, los pacientes con antecedentes de consumo crónico de alcohol corren el riesgo de padecer traumatismos ocultos, anomalías electrolíticas y otras alteraciones del SNC que pueden precipitar las crisis. En ausencia de un antecedente claramente establecido de crisis recurrentes, está justificada una investigación exhaustiva para evaluar las causas de síntomas agudos o crónicos, incluyendo pruebas de neuroimágenes y de laboratorio. En los pacientes con antecedentes de consumo crónico de alcohol, se recomienda tratar empíricamente el CAA si la sospecha es alta, aunque debe considerarse un diagnóstico de exclusión hasta que se descarten otras causas agudas de síntomas.

Sospecha de intoxicación

Las sustancias tóxicas pueden causar crisis a través de diversos mecanismos. La isoniazida, por ejemplo, reduce las concentraciones del neurotransmisor inhibidor GABA, y los medicamentos que actúan aumentando la eficacia de este ácido, como las benzodiazepinas y los barbitúricos, pueden ser ineficaces. La administración temprana de piridoxina (5 g i.v., 70 mg /kg) debe llevarse a cabo si se sospecha la ingesta de isoniazida. Los drogas simpaticomiméticas, como la cocaína y las metanfetaminas, pueden precipitar las crisis debido al exceso de actividad simpática, que tienden a responder mejor a los hipnóticos sedantes, como las benzodiazepinas, los barbitúricos o el propofol. Si se desconoce la sustancia causante o se sospecha que se trata de un bloqueador de los canales de sodio, como un antidepresivo tricíclico, anestésicos locales, difenhidramina o cocaína, debe evitarse la fenitoína.

Hiponatremia

La hiponatremia puede causar crisis tanto en adultos como en niños. Suelen ser crisis tónico-clónicas generalizadas, pero pueden ser parciales o focales. En la hiponatremia aguda, el riesgo de complicaciones neurológicas aumenta a medida que la concentración de sodio cae por debajo de 120-125 mEq/L; en la hiponatremia crónica, estos síntomas tienden a manifestarse a medida que la cifra se acerca a 110 mEq/L. En los casos de hiponatremia grave complicada por crisis o alteraciones neurológicas graves, la concentración sérica de sodio debe elevarse de forma urgente por unos 4-6 mEq/L, lo que suele ser suficiente para resolver las crisis, y puede lograrse mediante la inyección de un bolo de solución salina hipertónica al 3%, ya sea 100 mL en 10 min o 150 mL en 20 min, repetido según la necesidad hasta un máximo de 300 mL, con comprobación de la concentración sérica de sodio entre cada una. Hay que tener cuidado de evitar una corrección demasiado rápida, ya que puede dar lugar a la complicación neurológicamente devastadora del síndrome de desmielinización osmótica. Los pacientes con alcoholismo crónico y aquellos con hiponatremia crónica y concentración sérica de sodio inicial inferior a 105 mEq/L están en riesgo de padecer este síndrome.

POBLACIONES ESPECIALES

Consideraciones pediátricas

La causa más frecuente de crisis en los niños menores de 5 años de edad la son las crisis febriles. Se trata de episodios convulsivos tónico-clónicos generalizados que se producen en el contexto de una fiebre de 38 °C o más en ausencia de infecciones del SNC. Las crisis febriles se dividen en simples y complejas, diferenciación que tiene implicaciones para el pronóstico y la necesidad de una evaluación posterior. Las crisis febriles simples son aquellas que se producen en niños de 6-60 meses de edad, principalmente generalizadas, que duran menos de 15 min, no se repiten en 24 h y se asocian con una recuperación completa del estado neurológico basal. Las crisis que son focales, secundariamente generalizadas, de mayor duración o recurrentes, se consideran complejas.

Las crisis febriles simples son sucesos benignos autolimitados que conllevan poco riesgo de secuelas futuras. La aparición de una crisis febril simple se asocia solo con un pequeño aumento de la incidencia de epilepsia a lo largo de la vida. Los factores de riesgo para la recurrencia de las crisis febriles simples incluyen un menor grado de fiebre en el momento de la presentación, un intervalo más corto entre el inicio de la fiebre y la crisis, así como los antecedentes familiares de crisis febriles simples. Las crisis febriles complejas, por otra parte, se asocian con un mayor riesgo de presentar crisis no febriles, más frecuentes en los niños con bajas puntuaciones de Apgar al nacer, antecedentes personales de desarrollo anómalo y antecedentes familiares de epilepsia.

La evaluación en el SU de un niño con sospecha de crisis febril que recuperó su estado neurológico basal debe centrarse en la identificación del origen de la fiebre. Una anamnesis y una exploración física minuciosas permiten identificar fácilmente la causa, con estudios auxiliares como radiografías de tórax, análisis y cultivos de orina y pruebas de virus respiratorios, según la necesidad. Los niños con crisis febriles simples no parecen tener un mayor riesgo de bacteriemia, en comparación con los que solo tienen fiebre. Las enfermedades víricas se identifican con frecuencia en los niños con crisis febriles, siendo las más comunes aquellas por virus del herpes humano 6 (VHH-6), adenovirus, virus sincitial respiratorio (VSR), citomegalovirus (CMV) y virus de la influenza A.

El principal reto inmediato para el médico de urgencias que evalúa a un niño con una crisis febril es descartar una infección del SNC. La mayoría de los niños con meningitis bacteriana que presentan convulsiones muestran otros signos o síntomas de esta enfermedad. En un estudio retrospectivo de cohortes, de 503 niños que presentaban meningitis antes de la llegada de la vacuna neumocócica multivalente, 115 sufrieron convulsiones como manifestación principal.[17] De los que presentaron convulsiones, 105 (91%) tenían un estado de consciencia persistentemente alterado después. El resto presentaba una etiología vírica u otros signos o síntomas de meningitis, como rigidez nucal, convulsión focal prolongada o recurrente con un exantema petequial. Por lo tanto, la punción lumbar no está indicada de forma sistemática en los niños con una crisis febril simple que han recuperado su estado inicial y no presentan signos ni síntomas de meningitis.[18] Sin embargo, la PL en ausencia de otros signos de meningitis puede considerarse en los menores de 12 meses con una inmunización incompleta o en aquellos pretratados con antibióticos, ya que esto puede ocultar algunos síntomas, como la rigidez nucal. Las crisis febriles simples, por definición, no se producen en los menores de 6 meses.

Debido al pronóstico benigno de las crisis febriles simples, no hay indicación de evaluación sistemática con estudios de neuroimagen inmediatos o electivos, EEG, química sanguínea o hemogramas. En general, los niños con crisis febriles simples neurológicamente normales y de buen aspecto, sin que se sospeche una causa grave de fiebre o meningitis, después de una cuidadosa evaluación, pueden ser dados de alta tras un período de observación en el SU. El seguimiento con un médico de atención primaria o en el SU para la reevaluación en un plazo de 24-48 h es apropiado. Se debe confiar en que los cuidadores vuelvan para el seguimiento y se les debe advertir que se presenten otra vez en el SU de inmediato si se repiten las crisis o si aparece algún signo de meningitis.

Crisis durante el embarazo

Ante una mujer embarazada que sufre una crisis, los médicos deben determinar si está asociada con un trastorno presente, si es de nueva aparición o si corresponde a eclampsia. Las pacientes con crisis debidas a la eclampsia se tratan con sulfato de magnesio, que ha mostrado ser superior a la fenitoína y el diazepam en estos casos.[19] Una vez descartada la eclampsia, deben considerarse las causas precipitantes, como la privación del sueño, las infecciones y la intoxicación por drogas. En los pacientes con antecedentes de crisis, debe explorarse el cumplimiento del tratamiento. El embarazo modifica la concentración «libre» de los FAE que se unen a las proteínas. Las «concentraciones libres de FAE» son necesarias para evaluar con precisión su verdadera concentración sérica. La monitorización fetal es una posibilidad en las pacientes durante la segunda mitad del embarazo, y se debe obtener una consulta obstétrica.

EVIDENCIA

¿Qué datos de la anamnesis y la exploración pueden ayudar a distinguir las crisis del síncope?

Se derivó y validó una regla de decisión clínica con una sensibilidad y especificidad del 94% para el diagnóstico de las crisis a partir de un grupo de 102 pacientes con crisis comprobadas por EEG y 539 con un síncope de causa definida (**tabla 17-5**).[20] Se encontró que las laceraciones de la lengua, el giro de la cabeza durante el episodio y la postura inusual contaban con los cocientes de verosimilitudes (LR, *likelihood ratios*) positivos más altos (16.5, 12.5 y 12.9, respectivamente) para el diagnóstico de las crisis.

¿Deben los pacientes con una primera crisis comenzar a recibir FAE en el SU?

Dos crisis no provocadas con un intervalo de al menos 24 h cumplen con la definición de epilepsia. En ese momento, la probabilidad de que un adulto vuelva a tener convulsiones es del 60-90% a los 4 años y aumenta con las crisis posteriores.[21] Hay consenso en cuanto a que la epilepsia debe tratarse con FAE, que reducen o eliminan la recurrencia de las crisis. Por lo tanto, el médico de urgencias debe realizar un interrogatorio detallado para saber si una «primera» crisis es realmente un primer episodio; hasta el 50% de los pacientes remitidos a las clínicas de epilepsia por «primeras» crisis no provocadas tenían otros episodios anteriores y cumplían así con los criterios para el inicio de los FAE.[22]

La nueva definición de epilepsia incluye las primeras crisis no provocadas con «una probabilidad similar al riesgo general de recurrencia (al menos el 60%) después de dos crisis no provocadas, que se produzcan en los siguientes 10 años».[23] Los factores que aumentan la probabilidad de que un paciente desarrolle epilepsia incluyen los datos anómalos en las neuroimágenes o el EEG, las crisis nocturnas y las focales. Los antecedentes de lesiones previas del SNC también aumentan este riesgo; en un estudio histórico se descubrió que el riesgo de crisis recurrentes era del 71% para los pacientes que presentaban una primera crisis no provocada y tenían antecedentes de ACV, del 47% para los de lesión cerebral traumática (LCT) y del 64% para los de infección del SNC.[24] Sin embargo, en general, las evidencias sobre la recurrencia son escasas, contradictorias y poco claras en cuanto a si los efectos son aditivos.

No está tan claro si los FAE deben iniciarse después de una aparente primera crisis no provocada. A menudo, es imposible confirmar en urgencias que se ha producido una crisis. Además, solo entre el 21 y 45% de los adultos que tienen una única crisis no provocada tendrán otra, y la probabilidad disminuye si permanecen sin ella durante 2 años.[23]

TABLA 17-5 Regla de decisión clínica para diferenciar entre crisis y síncopes		
Manifestación clínica	Valor en puntos	+LR de crisis
Laceración de la lengua	2	16.46
Giro de la cabeza hacia un lado	1	13.48
Asociada con el estrés emocional	1	3.7
Déjà vu o *jamais vu* prodrómico	1	3.34
Confusión postictal	1	3.03
Se observa un comportamiento anómalo	1	2.8
Cualquier presíncope	−2	0.273
Diaforesis previa	−2	0.169
Asociada con posición sedente o de pie durante mucho tiempo	−2	0.049
Puntuación total de ≥ 1 sugerente de crisis		

LR: cociente de verosimilitudes (*likelihood ratio*).
Tomada de Sheldon R, Rose S, Ritchie D, et al. Historical criteria that distinguish syncope from seizures. *J Am Coll Cardiol.* 2002;40(1):142-148.

Iniciar los FAE antes de una segunda crisis hace que no se sepa si un paciente sin estos episodios habría presentado una crisis sin recibirlos. Una vez iniciados los FAE, los pacientes suelen tener miedo a interrumpirlos y quizás los continúen durante años más de lo necesario. Además, etiquetar indirectamente a los pacientes como *epilépticos* tiene consecuencias para su capacidad legal para conducir y adquirir un seguro de vida o médico, etcétera.

¿Cuál es el rendimiento diagnóstico de las químicas sanguíneas sistemáticas o de los estudios de imagen en el paciente sano con una aparente primera crisis sin evidencia de factores provocadores identificados en la anamnesis o la exploración física?

Pruebas de laboratorio

Biomarcadores. Se ha constatado que algunos biomarcadores séricos aumentan transitoriamente en los pacientes después de una crisis, como el lactato, la prolactina y la CPK. La utilidad de la prolactina se ve limitada por el número de otros procesos que pueden aumentarla, en especial el síncope.[24]

Se encontró que el lactato, si se cuantifica dentro de las 2 h siguientes a un episodio, tiene una sensibilidad de 0.88 y una especificidad de 0.87 para distinguir la crisis generalizada de otras formas de síncope o convulsiones no epilépticas.[25] La puntuación de Denver, creada en el 2011 y validada desde entonces, reveló que las cifras de bicarbonato y de brecha aniónica pueden servir para distinguir la crisis del síncope con una fiabilidad sólida.[26] Sin embargo, esta puntuación se basó en las cifras obtenidas dentro de los 30 min siguientes a un episodio. En un estudio comparativo más reciente, en el que se utilizaron muestras extraídas en un plazo de 2 h, se encontró que el lactato era un discriminador más fiable que esos marcadores.[27]

La CPK se eleva en una minoría de pacientes con crisis, y el aumento puede retrasarse varias horas y no alcanzar el máximo hasta las 48 h.[28] En una revisión sistemática se encontró que la especificidad de la elevación de la CPK era del 100% para distinguir una crisis epiléptica de una psicógena no epiléptica, pero insensible, y no puede utilizarse para descartar una crisis del diagnóstico diferencial.[29]

Química sanguínea. En el 2004, el Comité de Políticas Clínicas del American College of Emergency Physicians (ACEP) hizo hincapié en que no están indicadas las pruebas séricas amplias en pacientes con una primera crisis que recuperan su estado inicial, y que solo lo están una prueba de glucemia y una de embarazo en las mujeres en edad fértil.[9] En la actualización vigente de esta política no se hizo recomendación alguna.

Otros autores sugieren que se analicen los electrólitos y la función renal y hepática después de una primera crisis para descartar que los procesos metabólicos fácilmente identificables sean una causa subyacente, aunque no hay pruebas que lo respalden, especialmente cuando el paciente no presenta procesos concomitantes predisponentes. Por ejemplo, en un estudio del 2014 de 439 pacientes con una primera crisis que se presentaron en un SU en Doha, Catar, no se encontró alguno con anomalías electrolíticas.[28] El infarto del miocardio, la rabdomiólisis y otras secuelas peligrosas son raras después de las crisis breves. Para los pacientes en los que el diagnóstico de crisis es incierto, una evaluación concomitante de otras posibles causas de la pérdida transitoria de consciencia o del movimiento anómalo puede implicar hacer estudios de laboratorio más intensivos.

Imágenes

En una política clínica del 2004, el ACEP emitió dos recomendaciones de nivel B sobre las pruebas de neuroimagen en el SU de los pacientes con una primera crisis que recuperan su estado mental basal:[9]

1. Cuando sea factible, realizar un estudio de neuroimagen del cerebro en el SU a los pacientes con una primera crisis.
2. Es posible emplear estudios de neuroimagen diferidos en los pacientes ambulatorios si hay un seguimiento fiable.

En la actualización de la política del 2014, la cuestión se consideró resuelta y no se volvió a tratar. En el 2007, un grupo de expertos designado por la Therapeutics and Technology Association de la American Academy of Neurology se mostró aún menos comprometido con la cuestión, al afirmar que «la TC sin contraste inmediata posiblemente sea útil para los pacientes de servicios de urgencias que presentan una crisis, para guiar el tratamiento agudo adecuado, en especial cuando presentan una exploración neurológica anormal, antecedentes predisponentes o un inicio de crisis focal.»[10] En estudios recientes se sigue informando de rendimientos muy variados de datos positivos en la TC de cráneo después de una crisis: desde el 4.8% en un estudio monocéntrico turco,[30] hasta el 35.3% en uno catarí de su población, donde la neurocisticercosis es frecuente,[28] hasta el 53% en uno finlandés.[31] El porcentaje de los datos que requirió una intervención urgente fue menor, pero no trivial, del 12%[32] y 14.7%. Por ello, los autores de las revisiones más recientes siguen respaldando el uso de la TC en el SU para los pacientes con una primera crisis.[33]

En general, la RM permite detectar un mayor número de lesiones intracraneales que pueden causar crisis que la TC. Sin embargo, la TC de cráneo sin contraste es la prueba de imágenes más frecuente disponible de forma inmediata en el entorno de urgencias, y puede realizarse en muchos pacientes con contraindicaciones para la RM. Por lo tanto, la TC es la prueba inicial ampliamente recomendada en el SU.

¿Hay pruebas para recomendar una benzodiazepina sobre otra en el tratamiento del EE?

A pesar de una serie de estudios amplios y bien diseñados que se dedicaron a la cuestión, no hay pruebas que establezcan la superioridad definitiva de una benzodiazepina sobre otra como tratamiento ideal para el EEC. La oportunidad de la administración y la adecuación de la dosis probablemente tengan un mayor impacto en el resultado que la elección del fármaco por sí sola.

Muchos de los datos sobre la selección de benzodiazepinas proceden de estudios realizados en el entorno prehospitalario. Alderidge y cols. distribuyeron de forma aleatoria a pacientes con EE para que recibieran lorazepam i.v. (2 mg), diazepam i.v. (5 mg) o placebo por el SMU[34] y encontraron que cualquier tratamiento con benzodiazepinas era superior al placebo en cuanto al criterio de valoración principal de terminación de las crisis a la llegada al SU. El lorazepam fue más eficaz que el diazepam en el grupo de estudio, pero la diferencia no alcanzó significación estadística. Los acontecimientos adversos fueron similares en los grupos de estudio y menores que los del grupo de placebo. Este estudio mostró claramente la utilidad y la seguridad del tratamiento prehospitalario con benzodiazepinas en el EE.

En el estudio más ambicioso sobre el tratamiento prehospitalario del EE, el *Rapid Anticonvulsant Medication Prior to Arrival Trial* (RAMPART), se comparó el midazolam i.m. (10 mg si > 40 kg o 5 mg si es de 13-40 kg) con el lorazepam i.v. (4 mg si > 40 kg o 2 mg si es de 13-40 kg) para el EE prehospitalario.[35] Se asignaron al azar casi 900 pacientes, entre ellos, adultos y niños de más de 13 kg. El midazolam i.m. fue superior con respecto al resultado principal de la terminación de la actividad convulsiva, sin la administración de medicación de rescate antes de la llegada al SU. Los grupos fueron similares en cuanto a la frecuencia de eventos adversos, incluida la depresión respiratoria que requirió una intubación inmediata. El midazolam i.m. se asoció con un menor riesgo de hospitalización. Entre los sujetos que cumplieron el criterio de valoración principal, el tiempo total transcurrido hasta el cese de la actividad convulsiva fue similar entre los grupos. El tiempo transcurrido hasta la administración del fármaco fue más rápido en el grupo de midazolam i.m., aunque el tiempo desde la administración del fármaco hasta la finalización de la crisis fue más corto en el grupo de lorazepam, lo que refleja el inicio más rápido de la administración intravenosa y los desafíos del mundo real de colocar una vía intravenosa en un paciente con crisis activas.

Con respecto a los pacientes hospitalizados, en el estudio aleatorizado *Veterans Administration Cooperative Study* de cuatro grupos sobre el tratamiento de pacientes con EE se distribuyó a 384 pacientes para que recibieran lorazepam (0.1 mg/kg), diazepam (0.15 mg /kg) más fenitoína, fenobarbital (15 mg/kg) o fenitoína sola.[36] En el subgrupo de pacientes con EE tónico-clónico generalizado confirmado, el lorazepam fue el más eficaz para lograr el criterio de valoración principal de terminación electroencefalográfica y clínica de las crisis en los 20 min siguientes al inicio del tratamiento, sin que se repitieran en los 60 min siguientes. Le siguieron, en orden de eficacia descendente, el grupo de fenobarbital, el de diazepam más fenitoína y el de fenitoína sola. En la comparación directa, la diferencia entre lorazepam y diazepam más fenitoína no alcanzó significación estadística.

¿Hay pruebas que apoyen a un fármaco sobre otro en el EE resistente a las benzodiazepinas?

El tratamiento óptimo de segunda línea para el EE sigue sin quedar claro. La fenitoína era un segundo tratamiento estándar, pero conlleva riesgos de compromiso hemodinámico y lesiones por extravasación. Estos riesgos se reducen con el uso del profármaco fosfenitoína. El levetiracetam y el valproato surgieron como potenciales alternativas.

En el 2015, en un estudio prospectivo aleatorizado se comparó el tratamiento de lorazepam combinado con fenitoína frente al de valproato frente a levetiracetam. No se encontraron diferencias entre los grupos, y el 71.3% en general terminó con uno de los esquemas. Uno de los fármacos no utilizados se administraba entonces en los casos resistentes, seguido del otro si era necesario: el 86.7% terminó tras el segundo fármaco además del lorazepam, y el 92% después de la administración de todos.[37]

Más recientemente, tres grandes estudios bien diseñados salieron a la luz en el 2019 y se han sumado a la evidencia de la equivalencia terapéutica. En dos estudios aleatorizados multicéntricos abiertos se comparó la fenitoína con el levetiracetam en poblaciones pediátricas. Lyttle y cols. estudiaron a pacientes de entre 6 meses y 18 años. En su muestra de 286 pacientes, el EE terminó en el 70% del grupo de levetiracetam frente al 64% del grupo de fenitoína, con una mediana de tiempo de 35 min después de la aleatorización.[38] Dalziel y cols. estudiaron a pacientes de 3 meses a 16 años y encontraron que la actividad convulsiva terminaba dentro de los 5 min siguientes a la administración del levetiracetam en el 60%, y después de la fenitoína en el 50%.[29] Ambos grupos de autores concluyeron que el levetiracetam no era superior a la fenitoína.

Kapur y cols. realizaron un estudio multicéntrico aleatorizado y doble ciego de comparación del levetiracetam, la fosfenitoína y el valproato en pacientes de 2 años o más, con el resultado principal de «ausencia de crisis clínicamente evidentes y mejoría del estado de consciencia a los 60 min de iniciada la inyección en solución del fármaco».[4] El estudio se interrumpió antes de tiempo por futilidad clínica. En los 384 pacientes inscritos, no hubo pruebas de la superioridad de ningún tratamiento en particular. Se consideró que la actividad convulsiva había cesado en el 47% del grupo de levetiracetam, en el 45% de los grupos de fenitoína y fosfenitoína y en el 46% del grupo de valproato. Se produjeron crisis de hipotensión no significativamente mayores en el grupo de fosfenitoína con más intubaciones, y ocurrieron muertes en el grupo del levetiracetam.

¿Cuál es la utilidad del EEG portátil realizado en urgencias para descartar el EENC?

La obtención de un EEG urgente en el SU es poco frecuente, pero en teoría permite detectar actividad convulsiva clínicamente oculta. En un centro, el EEG urgente facilitó un diagnóstico en el 51% de los casos y cambió el tratamiento en el 4%.[29] En otro estudio en el que se utilizó un montaje de EEG de cuatro canales en pacientes en urgencias, se identificó actividad convulsiva en el 12% de los 227 incluidos.[39] No se proporcionó un seguimiento con electrocardiograma (ECG) de montaje completo, por lo que no se pudo determinar la sensibilidad y especificidad del EEG limitado. En este estudio, los clínicos estaban cegados respecto de los resultados del EEG; el hecho de que dieran de alta a 9 de los 24 pacientes que tenían un foco convulsivo identificado sugiere que la disponibilidad de los datos del EEG podría haber tenido un impacto significativo en el tratamiento. En otra revisión retrospectiva de EEG urgentes de ocho canales realizados en el SU y en salas de hospitalización de un único centro, se diagnosticó la EENC en el 33% de los pacientes del grupo; cuando se comparó con el EEG completo, se encontró que el EEG urgente tenía una sensibilidad del 92.1% y una especificidad del 97.2%.[39]

El EEG de urgencia está disponible a tiempo completo solo en una minoría de centros de atención sanitaria en los Estados Unidos. Se han hecho esfuerzos para desarrollar aparatos de EEG más fáciles de utilizar y la interpretación automatizada de EEG para reducir la necesidad de tener técnicos o intérpretes expertos. En tres estudios se compararon los EEG de cuatro canales con el EEG estándar en pacientes ingresados a la UCI o la unidad de monitorización de la epilepsia. La configuración limitada tiene una sensibilidad del 54-72% en comparación con el EEG completo, lo que limita su utilidad para descartar una crisis.[40] Del mismo modo, la detección computarizada de crisis disponible en el mercado no ha mostrado una sensibilidad adecuada para descartar la actividad convulsiva en el SU. En un estudio de 1478 EEG, la interpretación computarizada tuvo una sensibilidad de tan solo un 53% cuando se comparó con la realizada por expertos.[41] Con base en las mejores pruebas disponibles, el EEG a pie de cama tiene potencial y es útil cuando es positivo, pero no puede utilizarse por sí solo para descartar un diagnóstico de EENC.

CONSEJOS Y RECOMENDACIONES

- Las crisis no convulsivas se presentan con alteración del estado mental o cambios en el comportamiento, y deben considerarse especialmente cuando el cuadro clínico es estereotipado o se asocia con automatismos.
- Entre el 20 y 40% de los pacientes tratados por EEC permanecen en estado no convulsivo tras el cese de la actividad motora; el diagnóstico se realiza con un EEG.
- Muchos pacientes con una crisis «de primera vez» tendrán evidencia de sucesos similares anteriores tras un interrogatorio específico y detallado.
- El objetivo del tratamiento en el EE es la terminación de las convulsiones clínicas y electroencefalográficas en 60 min. El tratamiento debe intensificarse rápidamente hasta una inyección continua en solución de un FAE si es necesario.
- La fenitoína tiene un pH de 13 y se asocia con una alta incidencia de flebitis; no debe administrarse a través de una vena pequeña. La fosfenitoína es más segura y una opción igualmente eficaz.
- Los FAE pueden administrarse por vía oral o parenteral; en el paciente con una concentración sérica baja que ha sufrido crisis, ninguna de las dos es superior cuando está despierto y cooperativo.
- La administración de 2 mg de lorazepam a los pacientes con sospecha del síndrome de abstinencia de alcohol (aunque no tengan convulsiones activas) previene la recurrencia y puede facilitar una derivación segura a otra área.

- Las crisis febriles simples generalmente son episodios benignos autolimitados, y el médico debe centrarse en identificar la causa de la fiebre. En los lactantes de corta edad, sin vacunación completa o que toman antibióticos, se debe tener un mayor índice de sospecha de meningitis.
- Se debe tener un alto índice de sospecha de eclampsia en las mujeres embarazadas que presentan crisis. El tratamiento es con sulfato de magnesio i.v. o i.m.
- El midazolam es la mejor benzodiazepina de administración i.m. para terminar las crisis; se prefiere el lorazepam si hay acceso intravenoso, porque es de acción más prolongada.
- Inicialmente, deben administrarse dosis máximas de benzodiazepinas (es decir, lorazepam 4 mg i.v. para un adulto) a los pacientes con crisis activas porque los receptores de GABA presentan regulación descendente con rapidez.

Referencias

1. Fisher RS, Cross JH, D'Souza CD, et al. Instruction manual for the ILAE 2017 operational classification of seizure types. *Epilepsia*. 2017;58(4):531-542.

2. Trinka E, Cock H, Hesdorffer D, et al. A definition and classification of status epilepticus—report of the ILAE task force on classification of status epilepticus. *Epilepsia*. 2015;56(10):1515-1523. doi:10.1111/epi.13121

3. Labate A, Mumoli L, Curcio A, et al. Value of clinical features to differentiate refractory epilepsy from mimics: a prospective longitudinal cohort study. *Eur J Neurol*. 2018;25(5):711-717. doi:10.1111/ene.13579

4. Kapur J, Elm J, Chamberlain JM, et al. Randomized trial of three anticonvulsant medications for status epilepticus. *N Engl J Med*. 2019;381(22):2103-2113. doi:10.1056/NEJMoa1905795

5. Varelas PN, Hacein-Bey L, Hether T, Terranova B, Spanaki MV. Emergent electroencephalogram in the intensive care unit: indications and diagnostic yield. *Clin EEG Neurosci*. 2004;35(4):173-180. doi:10.1177/155005940403500406

6. Chang M, Dian JA, Dufour S, et al. Brief activation of GABAergic interneurons initiates the transition to ictal events through post-inhibitory rebound excitation. *Neurobiol Dis*. 2018;109:102-116. doi:10.1016/j.nbd.2017.10.007

7. Krumholz A, Wiebe S, Gronseth G, et al. Practice parameter: evaluating an apparent unprovoked first seizure in adults (an evidence-based review): report of the quality standards subcommittee of the American Academy of Neurology and the American Epilepsy Society. *Neurology*. 2007;69:1996-2007.

8. Sempere AP, Villaverde FJ, Martínez-Menéndez B, Cabeza C, Peña P, Tejerina JA. First seizure in adults: a prospective study from the emergency department. *Acta Neurol Scand*. 1992;86(2):134-138. doi:10.1111/j.1600-0404.1992.tb05054.x

9. American College of Emergency Physicians. Clinical policy: critical issues in the evaluation and management of adult patients presenting to the emergency department with seizures. *Ann Emerg Med*. 2004;43(5):605-625. doi:10.1016/j.annemergmed.2004.01.017

10. Harden CL, Huff JS, Schwartz TH, et al. Reassessment: neuroimaging in the emergency patient presenting with seizure (an evidence-based review): report of the therapeutics and technology assessment subcommittee of the American Academy of Neurology. *Neurology*. 2007;69(18):1772-1780. doi:10.1212/01.wnl.0000285083.25882.0e

11. Glauser T, Shinnar S, Gloss D, et al. Evidence-based guideline: treatment of convulsive status epilepticus in children and adults: report of the guideline committee of the American Epilepsy Society. *Epilepsia Curr*. 2016;16(1):48-61. doi:10.5698/1535-7597-16.1.48

12. Gaínza-Lein M, Fernández IS, Jackson M, et al. Association of time to treatment with short-term outcomes for pediatric patients with refractory convulsive status epilepticus. *JAMA Neurol*. 2018;75(4):410-418. doi:10.1001/jamaneurol.2017.4382

13. Brophy GM, Bell R, Claassen J, et al. Guidelines for the evaluation and management of status epilepticus. *Neurocrit Care*. 2012;17(1):3-23.

14. DeLorenzo RJ, Waterhouse EJ, Towne AR, et al. Persistent nonconvulsive status epilepticus after the control of convulsive status epilepticus. *Epilepsia*. 1998;39(8):833-840. doi:10.1111/j.1528-1157.1998. tb01177.x

15. Huff JS, Melnick ER, Tomaszewski CA, Thiessen MEW, Jagoda AS, Fesmire FM. Clinical policy: critical issues in the evaluation and management of adult patients presenting to the emergency department with seizures. *Ann Emerg Med*. 2014;63(4):437-447.e15. doi:10.1016/j.annemergmed.2014.01.018

16. D'Onofrio G, Rathlev NK, Ulrich AS, Fish SS, Freedland ES. Lorazepam for the prevention of recurrent seizures related to alcohol. *N Engl J Med*. 1999;340(12):915-919. doi:10.1056/ NEJM199903253401203

17. Green SM, Rothrock SG, Clem KJ, Zurcher RF, Mellick L. Can seizures be the sole manifestation of meningitis in febrile children? *Pediatrics*. 1993;92(4):527-534. doi:10.1016/s0196-0644(94)80410-9

18. Duffner PK, Berman PH, Baumann RJ, et al. Clinical practice guideline—neurodiagnostic evaluation of the child with a simple febrile seizure. *Pediatrics*. 2011;127(2):389-394. doi:10.1542/ peds.2010-3318

19. Lucas MJ, Leveno KJ, Cunningham FG. A comparison of magnesium sulfate with phenytoin for the prevention of eclampsia. *N Engl J Med*. 1995;335(4):201-205. doi:10.1056/NEJM199507273330401

20. Sheldon R, Rose S, Ritchie D, et al. Historical criteria that distinguish syncope from seizures. *J Am Coll Cardiol*. 2002;40(1):142-148. doi:10.1016/S0735-1097(02)01940-X

21. Fisher RS, Acevedo C, Arzimanoglou A, et al. ILAE official report: a practical clinical definition of epilepsy. *Epilepsia*. 2014;55(4):475-482. doi:10.1111/epi.12550

22. Rizvi S, Ladino LD, Hernández-Ronquillo L, Téllez-Zenteno JF. Epidemiology of early stages of epilepsy: risk of seizure recurrence after a first seizure. *Seizure*. 2017;49:46-53. doi:10.1016/j. seizure.2017.02.006

23. Krumholz A, Wiebe S, Gronseth GS, et al. Evidence-based guideline: management of an unprovoked first seizure in adults: report of the guideline development subcommittee of the American Academy of Neurology and the American Epilepsy Society. *Neurology*. 2015;85(17):1525. doi:10.1212/ WNL.0000000000002093

24. Nass RD, Sassen R, Elger CE, Surges R. The role of postictal laboratory blood analyses in the diagnosis and prognosis of seizures. *Seizure*. 2017;47:51-65. doi:10.1016/j.seizure.2017.02.013

25. Matz O, Zdebik C, Zechbauer S, et al. Lactate as a diagnostic marker in transient loss of consciousness. *Seizure*. 2016;40:71-75. doi:10.1016/j.seizure.2016.06.014

26. Bakes KM, Faragher J, Markovchick VJ, Donahoe K, Haukoos JS. The Denver Seizure Score: anion gap metabolic acidosis predicts generalized seizure. *Am J Emerg Med*. 2011;29(9):1097-1102. doi:10.1016/j.ajem.2010.07.014

27. Brigo F, Igwe SC, Erro R, et al. Postictal serum creatine kinase for the differential diagnosis of epileptic seizures and psychogenic non-epileptic seizures: a systematic review. *J Neurol*. 2015;262(2):251-257.doi:10.1007/s00415-014-7369-9

28. Pathan SA, Abosalah S, Nadeem S, et al. Computed tomography abnormalities and epidemiology of adult patients presenting with first seizure to the emergency department in qatar. *Acad Emerg Med*. 2014;21(11):1264-1268. doi:10.1111/acem.12508

29. Ziai WC, Schlattman D, Llinas R, et al. Emergent EEG in the emergency department in patients with altered mental states. *Clin Neurophysiol*. 2012;123(5):910-917. doi:10.1016/j.clinph.2011.07.053

30. Ozturk K, Soylu E, Bilgin C, Hakyemez B, Parlak M. Neuroimaging of first seizure in the adult emergency patients. *Acta Neurol Belg*. 2018;(0123456789):1-6. doi:10.1007/s13760-018-0894-z

31. Kotisaari K, Virtanen P, Forss N, Strbian D, Scheperjans F. Emergency computed tomography in patients with first seizure. *Seizure*. 2017;48:89-93. doi:10.1016/j.seizure.2017.04.009

32. Kotisaari K, Virtanen P, Forss N. Emergency computed tomography in patients with first seizure. *Seizure*. 2017;48:89-93.

33. Tranvinh E, Lanzman B, Provenzale J, Wintermark M. Imaging evaluation of the adult presenting with new-onset seizure. *Am J Roentgenol*. 2019;212(1):15-25. doi:10.2214/AJR.18.20202

34. Alldredge BK, Gelb AM, Isaacs SM, et al. A comparison of lorazepam, diazepam, and placebo for the treatment of out-of-hospital status epilepticus. *N Engl J Med*. 2001;345(9):631-637. doi:10.1056/NEJMoa002141

35. Silbergleit R, Durkalski V, Lowenstein D, et al. Intramuscular versus intravenous therapy for prehospital status epilepticus. *N Engl J Med*. 2012;366(7):591-600. doi:10.1056/NEJMoa1107494

36. Treiman DM, Meyers PD, Walton NY, et al. A comparison of four treatments for generalized convulsive status epilepticus. *N Engl J Med*. 1998;339(12):792-798. doi:10.1056/NEJM199809173391202

37. Mundlamuri RC, Sinha S, Subbakrishna DK, et al. Management of generalised convulsive status epilepticus (SE): a prospective randomised controlled study of combined treatment with intravenous lorazepam with either phenytoin, sodium valproate or levetiracetam—pilot study. *Epilepsy Res*. 2015;114:52-58. doi:10.1016/j.eplepsyres.2015.04.013

38. Lyttle MD, Rainford NEA, Gamble C, et al. Levetiracetam versus phenytoin for second-line treatment of paediatric convulsive status epilepticus (EcLiPSE): a multicentre, open-label, randomised trial. *Lancet*. 2019;393(10186):2125-2134. doi:10.1016/S0140-6736(19)30724-X

39. Bastani A, Young E, Shaqiri B, et al. Screening electroencephalograms are feasible in the emergency department. *J Telemed Telecare*. 2014;20(5):259-262. doi:10.1177/1357633X14537775

40. Máñez Miró JU, Díaz de Terán FJ, Alonso Singer P, Aguilar-Amat Prior MJ. Emergency electroencephalogram: usefulness in the diagnosis of nonconvulsive status epilepticus by the on-call neurologist. *Neurolgia (English Ed)*. 2018;33(2):71-77. doi:10.1016/j.nrleng.2016h

41. González OtárulaKA, Mikhaeil-Demo Y, Bachman EM, Balaguera P, Schuele S. Automated seizure detection accuracy for ambulatory EEG recordings. *Neurology*. 2019;92(14):E1540-E1546. doi:10.1212/WNL.0000000000007237

Infecciones del sistema nervioso central

Benjamin H. Schnapp

Corlin Jewell

EL DESAFÍO CLÍNICO

Las infecciones del sistema nervioso central (SNC) pueden ser rápidamente mortales y requieren una intervención rápida para maximizar los buenos resultados. Los profesionales sanitarios se ven obligados a actuar rápidamente para proporcionar el tratamiento, a menudo sin conocer la alteración patológica subyacente exacta. Muchos pacientes tendrán un cuadro clínico inespecífico con un amplio diagnóstico diferencial. Aunque la fiebre es común en las afecciones como la meningitis (inflamación de las meninges) o la encefalitis (inflamación del encéfalo), puede no estar presente en otros tipos de infecciones del SNC, como en la neurocisticercosis o en las infecciones micóticas oportunistas en los pacientes inmunodeprimidos.

Más de la mitad de los casos de meningitis bacteriana en los Estados Unidos son causados por *Streptococcus pneumoniae*.[1] Sin embargo, *Neisseria meningitidis*, *Escherichia coli*, *Haemophilus influenzae* y *Listeria monocytogenes* también representan especies bacterianas aisladas con frecuencia. Incluso con tratamiento, la mortalidad alcanza el 16%.[2] *Mycobacterium tuberculosis* también representa una causa habitual de meningitis en todo el mundo, ya que entre el 1 y 2% de los pacientes con tuberculosis activa presentan afección del SNC. Al igual que ocurre con muchas infecciones del SNC, la meningitis secundaria a *M. tuberculosis* se presenta con mayor frecuencia en los pacientes con sistemas inmunitarios comprometidos, como los afectados por el virus de la inmunodeficiencia humana (VIH).

La meningitis vírica es la infección más frecuente del SNC; por lo general, se asocia con una morbilidad y mortalidad menores que la meningitis bacteriana. Los enterovirus son los microorganismos infecciosos más frecuentes, especialmente en las estaciones más cálidas. Sin embargo, otros patógenos importantes son el virus del herpes simple (VHS), el de la varicela zóster (VVZ), el citomegalovirus (CMV), el virus de Epstein-Barr (VEB) y el VIH. A menudo, no se identifica el patógeno exacto. Gracias a las prácticas modernas de vacunación, han disminuido las tasas de ciertas etiologías de meningoencefalitis víricas antes comunes, como el sarampión y la parotiditis epidémica. Aunque las infecciones víricas suelen ser menos graves y, con frecuencia, tienen resultados excelentes, muchas características de las meningitis bacterianas y víricas se solapan, lo que hace difícil distinguirlas, especialmente a su inicio.

Algunas especies de hongos también pueden invadir el SNC. La más habitual es *Cryptococcus neoformans*, seguida de *Coccidioides immitis*. La mucormicosis también puede extenderse al SNC; los pacientes con diabetes tienen un mayor riesgo de presentar esta grave infección invasiva. Otras especies de hongos invasores comunes, como las de *Aspergillus* y *Candida*, solo rara vez causan meningitis. Anteriormente, las infecciones micóticas del SNC se presentaban sobre todo en los pacientes con VIH o síndrome de inmunodeficiencia adquirida (sida), pero la incidencia ha ido aumentando debido al mayor número de personas con inmunosupresión crónica por el trasplante de órganos y las enfermedades autoinmunitarias.

La afección parasitaria del SNC más frecuente en todo el mundo es la neurocisticercosis, que ocurre sobre todo en los países en vías de desarrollo.[2] Esta enfermedad es causada por la ingesta de la larva de *Taenia solium*, en general por comer productos infectados de cerdo poco cocidos. Otro parásito recurrente del SNC es *Toxoplasma gondii*; aunque es ampliamente prevalente en la población, no suele causar síntomas, pero puede provocar una infección activa en los pacientes con inmunidad deteriorada. Con poca frecuencia, otras especies de parásitos, como los del género *Strongyloides*, también pueden causar meningitis.

La encefalitis infecciosa, una afección más grave, puede ser causada por infecciones bacterianas, víricas, micóticas o parasitarias y suele presentarse con síntomas neurológicos focales, cambios de comportamiento, déficits cognitivos o incluso convulsiones.[3] Las causas más frecuentes de meningoencefalitis se resumen en la **tabla 18-1**.

Los abscesos intracraneales son distintos a los granulomas, que se forman como consecuencia de las parasitosis y de la tuberculosis, y se presentan con mayor frecuencia en personas con trastornos inmunitarios o con una cirugía reciente. En raras ocasiones, pueden aparecer en individuos sanos con sistemas inmunitarios normales. Las infecciones son causadas con mayor frecuencia por especies de *Streptococcus*, seguidas por las de *Staphylococcus* (predominantemente *S. aureus*) y bacterias gramnegativas (especies de *Proteus, E. coli,* etc.). La tasa de mortalidad, aunque sigue siendo relativamente alta, ha disminuido hasta un 10% en los últimos años, tal vez debido a las modalidades avanzadas de diagnóstico y tratamiento.[4]

El espacio epidural representa otro sitio donde pueden producirse abscesos del SNC. A diferencia de muchos de los otros tipos de infecciones del SNC que se analizan en este capítulo, la incidencia de los abscesos epidurales ha aumentado en los últimos años, probablemente a causa del incremento de los procedimientos espinales, el aumento del número de pacientes inmunodeprimidos y el elevado número de consumidores de drogas intravenosas. *S. aureus* es el patógeno más frecuentemente detectado en los abscesos epidurales, con una elevada proporción de *S. aureus* resistente a la meticilina (SARM). Aunque son poco habituales, las micobacterias y los hongos también pueden producir abscesos epidurales espinales.

Por último, los priones representan una forma inusual de infección del SNC. Son proteínas mal plegadas transmisibles que, una vez adquiridas, inducen una enfermedad progresiva y mortal del SNC.

TABLA 18-1	Causas más frecuentes de la meningoencefalitis en los adultos	
Bacterias		
	S. pneumoniae	
	N. meningitidis	
	L. monocytogenes (adultos mayores)	
	H. influenzae	
	M. tuberculosis	
Víricas		
	Enterovirus	
	VHS	
	VVZ	
	CMV/VEB	
	VIH	
Micóticas		
	C. neoformans	
	C. immitis	
	Especies de *Aspergillus*	
	Especies de *Candida*	

CMV: citomegalovirus; VEB: virus de Epstein-Barr; VHS: virus del herpes simple; VIH: virus de la inmunodeficiencia humana; VVZ: virus varicela zóster.

Inducen un grupo de trastornos conocidos como *encefalopatías espongiformes transmisibles* (EET). Las EET son muy raras, pero incluyen el kuru, la enfermedad de Creutzfeldt-Jakob (ECJ) y el insomnio familiar mortal; la ECJ es la más frecuente.

FISIOPATOLOGÍA

Por lo general, el líquido cefalorraquídeo (LCR) es un líquido estéril que baña a las estructuras del SNC. Para que los microorganismos entren en este espacio, deben atravesar la barrera hematoencefálica (BHE), un conjunto de células endoteliales cuya función principal es proteger al cerebro de las sustancias nocivas de la sangre. La forma más sencilla de que los microorganismos patógenos atraviesen la BHE y accedan al SNC es a través de la propagación directa por contigüidad de una infección en una estructura adyacente. Los puntos de entrada más frecuentes son la boca, los senos paranasales o el oído. Otro posible punto de entrada directa es a través de una lesión traumática penetrante en el cráneo o un procedimiento neuroquirúrgico. Los patógenos también pueden acceder al SNC por vía hematógena.

En la meningitis bacteriana, la presencia de bacterias en este espacio, generalmente estéril, provoca una respuesta inflamatoria que da lugar a los síntomas característicos de la enfermedad. Esta respuesta inflamatoria puede conducir a la liberación de citocinas inflamatorias hasta tal punto que se produce un edema cerebral, ya que las proteínas y el líquido se filtran a través de la BHE alterada. En algunos casos de meningitis tuberculosa, también puede producirse la formación de granulomas, que causan efectos de masa. Si estos granulomas se rompen, puede producirse una vasculitis grave y el flujo sanguíneo cerebral se ve amenazado, provocando un accidente cerebrovascular (ACV).

Algunos virus, como el VHS, el del herpes zóster y el de la rabia, tienen una forma única de entrar en el tejido del SNC que no se observa con otros microorganismos. Además de la propagación hematógena, estos virus patógenos pueden viajar por los axones de los nervios periféricos de forma retrógrada hasta llegar al SNC. El virus puede permanecer latente dentro del hospedero, potencialmente durante años, hasta que el sistema inmunitario se vea comprometido y permita su reactivación. A continuación, el virus se propaga por vía retrógrada hacia el SNC, lo que conduce al desarrollo de meningitis o encefalitis. Las infecciones micóticas del SNC suelen producirse cuando la infección sistémica previa penetra la BHE en un paciente inmunodeprimido. La infección del SNC por mucormicosis, por ejemplo, es causada por la propagación directa de una infección sinusal previa.

Un absceso cerebral puede producirse mediante diferentes mecanismos, similares a otras formas de infección del SNC. Se cree que la mayoría de los abscesos cerebrales se producen por diseminación contigua, con una proporción menor causada por la siembra hematógena de infecciones presentes en otros lugares. Por lo general, estos abscesos se encuentran cerca de la infección que los origina, como la otitis o la mastoiditis. También pueden ser el resultado de procedimientos neuroquirúrgicos que requieren un acceso directo al SNC. El microorganismo esperado se basa en el mecanismo de entrada en el SNC, pero las especies de *Streptococcus* y *Staphylococcus* son habituales. Al igual que con otras infecciones del SNC, la inflamación resultante del tejido circundante puede provocar un edema grave del tejido cerebral que lo rodea y dar lugar a déficits neurológicos permanentes.

Los abscesos epidurales pueden producirse a lo largo de cualquier porción de la médula espinal, pero es más frecuente encontrarlos en la cara posterior del segmento toracolumbar. La mayoría ocurren por diseminación hematógena, seguida de la diseminación contigua de la infección adyacente, incluyendo la osteomielitis y los abscesos del psoas. También puede producirse la inoculación directa en las operaciones de la columna vertebral. Esto puede provocar déficits neurológicos focales por la compresión de la médula o de la cola de caballo.

Las afecciones parasitarias del SNC también ocurren por vía hematógena. El parásito *T. solium* entra en su hospedero una vez que sus huevecillos son ingeridos a través de alimentos contaminados. Una vez dentro del tubo digestivo humano, los huevecillos eclosionan y las larvas atraviesan la mucosa intestinal, se distribuyen por todo el cuerpo y se enquistan. Se cree que las que atraviesan la BHE para formar quistes dentro del SNC sobreviven gracias a la protección del sistema inmunitario del hospedero por la propia BHE. Con el tiempo, estos quistes son descubiertos por el sistema inmunitario y la respuesta resultante hará que se conviertan en granulomatosos y, finalmente, se descamen en una cicatriz calcificada dentro del cerebro. Los síntomas en el hospedero humano son causados por la reacción inflamatoria ante los quistes en degeneración o por el efecto de masa si se acumulan grupos significativos dentro del parénquima. En la **figura 18-1** se muestran los quistes característicos de la neurocisticercosis. La toxoplasmosis se adquiere por la ingesta de carne contaminada con heces animales o por vía transplacentaria. Tras la infestación primaria, el parásito forma quistes en varias estructuras, incluido el SNC, que pueden persistir en un estado latente de por vida, pero también reactivarse si el hospedero sufre inmunosupresión, y da lugar a síntomas activos de encefalitis.

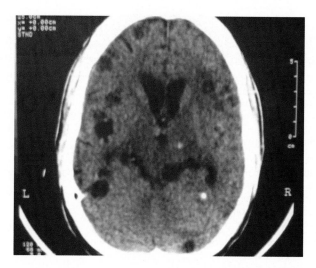

Figura 18-1. Múltiples lesiones quísticas en un paciente con neurocisticercosis, como se ve en la tomografía computarizada. Por Indmanuaba (Licencia Creative Commons Attribution-ShareAlike), vía Wikicommons.

En la enfermedad priónica, las proteínas anómalas están presentes en sus configuraciones normales en los individuos sanos, pero se pliegan mal y, por lo tanto, son resistentes a la actividad de las proteasas. Se desconoce la causa inicial del plegamiento anómalo de estas proteínas, pero parece desarrollarse de forma esporádica, por herencia o adquirirse por el contacto con el tejido cerebral afectado. Una vez presentes, las proteínas extienden el estado mal plegado a las proteínas sanas y acaban acumulándose y formando vacuolas que destruyen las neuronas.

CONSIDERACIONES PREHOSPITALARIAS

El objetivo de los profesionales sanitarios prehospitalarios es reconocer a los pacientes críticos y transportarlos al hospital apropiado más cercano. Dado que muchas afecciones patológicas del SNC pueden dar origen a una alteración del estado mental y a la pérdida de los mecanismos de protección de las vías respiratorias, en primer lugar debe realizarse una evaluación de las vías respiratorias del paciente y de su capacidad de oxigenación, siguiendo los protocolos de los servicios médicos de urgencia (SMU) locales. Si hay preocupación de que se produzca una meningitis bacteriana (p. ej., un paciente febril con cefalea y alteración del estado mental), el paciente y el personal de atención sanitaria deben mantener las precauciones contra las gotitas utilizando equipos de protección personal para evitar la propagación de la enfermedad. Si es posible, se debe obtener un acceso intravenoso e iniciar la reanimación con soluciones cristaloides.

Si se presentan convulsiones antes de la llegada al servicio de urgencias, se recomienda un tratamiento para controlarlas con midazolam o lorazepam intramuscular (i.m.), o lorazepam intravenoso (i.v.). No hay pruebas que apoyen el empleo prehospitalario de antibióticos; los estudios sobre la septicemia con dicho uso no han mostrado una mejoría en la mortalidad, y actualmente no se recomienda el tratamiento antibiótico prehospitalario. Si se confirma la meningitis bacteriana por meningococo, los proveedores en estrecho contacto con las secreciones respiratorias del paciente (p. ej., quien lo intubó) deben recibir profilaxis con antibióticos (*véanse* más adelante la descripción y la **tabla 18-2**).[5]

ABORDAJE

Meningitis

Clásicamente, la meningitis bacteriana se presenta con fiebre, rigidez nucal y dolor de cabeza, debido a las respuestas inflamatorias sistémicas y localizadas. La mayoría de los pacientes tienen al menos uno de estos signos clásicos.[1] Sin embargo, son relativamente pocos los que manifiestan los tres componentes de esta tríada. Otros síntomas comunes incluyen náuseas, vómitos, fatiga y dolores corporales. La meningitis vírica se presenta de forma similar, pero los síntomas suelen ser menos graves y de aparición más subaguda.

Los factores de riesgo de la meningitis incluyen inmunodeficiencia (diabetes), neoplasias, neumopatías y residencia en un hogar colectivo.[6] A todos los pacientes con sospecha de meningitis se les debe hacer una anamnesis centrada en los síntomas y factores de riesgo ya mencionados, junto con una exploración neurológica completa. Aunque los pacientes con meningitis inicialmente pueden parecer alterados debido

TABLA 18-2	Quimioprofilaxis recomendada para los contactos de los pacientes con infecciones del SNC, por microorganismo infeccioso			
	Población	Medicamento	Dosis	Frecuencia
N. meningitidis	Aquellos en contacto cercano prolongado (compañeros de habitación, parejas, trabajadores de guarderías), profesionales sanitarios expuestos a las secreciones	Rifampicina	600 mg	Cada 12 h por 4 dosis
		Ciprofloxacino	500 mg	Dosis única
		Ceftriaxona	250 mg	Una vez (preferentemente durante el embarazo)
H. influenzae	Niños inmunocomprometidos < 4 años de edad (incluidos los no vacunados) o los que viven con estas personas	Rifampicina	20 mg/kg	Diario durante 4 días
Otras causas	No se recomienda la profilaxis de otras formas de infecciones bacterianas, víricas o parasitarias del SNC en población alguna	Ninguno	Ninguna	Ninguna

SNC: sistema nervioso central.

a la letargia o las cefaleas, por lo general no presentan déficits neurológicos focales. Si estos signos están presentes, debe considerarse la infección del parénquima cerebral propiamente dicho (encefalitis). Además de la exploración neurológica completa, se puede realizar la acentuación de la sacudida (empeoramiento de la cefalea en respuesta a movimientos horizontales rápidos de la cabeza), así como las maniobras de Kernig y Brudzinski. Un signo de Kernig positivo se refiere a la incapacidad del examinador para extender completamente la rodilla, secundaria a la resistencia y al dolor en los isquiotibiales, cuando el paciente está en posición supina con la cadera flexionada en ángulo recto. El signo de Brudzinski se considera positivo si los intentos de flexión pasiva del cuello se acompañan de una flexión involuntaria de las caderas. Si los signos de Kernig y Brudzinski son negativos, no deben tomarse como prueba contra la infección del SNC; se ha visto que estos signos tienen una sensibilidad muy pobre (< 5%), aunque son altamente específicos (> 95%) para la pleocitosis del LCR (una elevación de los leucocitos fuertemente indicativa de meningitis).[7]

A menos que existan factores de complicación, como la sospecha de un absceso epidural espinal, la tendencia a la hemorragia (incluido el estado de anticoagulación), los hallazgos que sugieran un aumento de la presión intracraneal o la infección cutánea subyacente, se debe hacer una punción lumbar (PL) en aquellos pacientes con sospecha de meningitis. Antes de la PL, debe considerarse realizar una tomografía computarizada (TC) sin contraste de la cabeza en determinadas situaciones (**tabla 18-3**).[8] Deben obtenerse cultivos del LCR, además de los hemocultivos, para determinar las especies bacterianas presentes y contar con información sobre su susceptibilidad.

Debe medirse una presión de apertura con el paciente en posición supina, y lo ideal es obtener tres o cuatro frasquitos que contengan al menos 1 mL de LCR para su análisis. Además de los cultivos, deben ordenarse como mínimo el recuento celular y la determinación de glucosa y proteínas del LCR en todos los pacientes. También debe obtenerse la glucosa en suero para poder interpretar la correspondiente del LCR (la lectura normal de la glucosa en el LCR es de alrededor de dos tercios de la sérica en un individuo normoglucémico). En la **tabla 18-4** se muestran los resultados comunes del LCR ante varias meningoencefalitis. Pueden ordenarse pruebas adicionales, incluyendo estudios adicionales de reacción en cadena

TABLA 18-3	Indicaciones para la TC de cráneo sin medio de contraste antes de la PL

Estado de inmunocompromiso subyacente
Antecedentes de enfermedades del SNC
Actividad convulsiva sin trastorno epiléptico conocido
Papiledema en la exploración
Traumatismo craneoencefálico reciente
Estado de consciencia anómalo
Déficit neurológico focal

PL: punción lumbar; SNC: sistema nervioso central; TC: tomografía computarizada.

TABLA 18-4	Características frecuentes del LCR en las infecciones del SNC de causa bacteriana, vírica o micótica, junto con las características normales del LCR			
	Normal	Bacterianas	Víricas	Micóticas
Presión de apertura	< 25 cm de H_2O	Elevada	Normal	Normal o ligeramente elevada
Recuento de células	< 5 leuc, 0 PMN	> 1000 leuc	< 1000 leuc	< 500 leuc
Predominio de las células	Ninguna	Neutrófilos	Linfocitos	Linfocitos
Glucosa en LCR (mg/dL)	> 2/3 de glucosa sérica	Disminuida	Normal	Disminuida
Proteínas en LCR (mg/dL)	< 45	Elevadas	Normales	Elevadas

Leuc: leucocitos; LCR: líquido cefalorraquídeo; PMN: polimorfonucleares; SNC: sistema nervioso central.
Adaptada de Dorsett M, Liang SY. Diagnosis and treatment of central nervous system infections in the emergency department. *Emerg Med Clin North Am.* 2016;34:917-942.

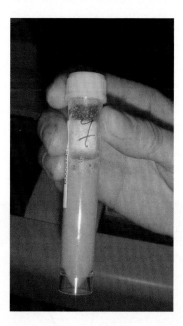

Figura 18-2. Muestra de líquido cefalorraquídeo de aspecto purulento, sugerente de meningitis bacteriana. Por Whein (GNU Free Documentation License), via Wikicommons.

de la polimerasa (PCR, *polymerase chain reaction*) vírica (p. ej., VHS, VVZ) y pruebas micóticas si se sospecha de enfermedades adicionales específicas cuando esto modifique el tratamiento, como en el caso de individuos inmunocomprometidos. En la **figura 18-2** se observa una muestra de LCR purulento, un hallazgo altamente anómalo relacionado con la meningitis bacteriana. La procalcitonina sérica, el lactato del LCR, la velocidad de eritrosedimentación (VES) y la proteína C reactiva (CRP, *C-reactive protein*) también pueden desempeñar un papel como medios complementarios para diferenciar la meningitis bacteriana de la vírica (*véase* la sección «Evidencia»).

Encefalitis

Cuando los pacientes con signos de infección meníngea también presentan déficits neurológicos, como alteraciones mentales, convulsiones, cambios de personalidad, déficits de los nervios craneales o radiculopatías, debe considerarse seriamente la posibilidad de una encefalitis. Estos signos pueden ser sutiles; la meningitis y la encefalitis existen a lo largo de un continuo y, en muchos casos, es mejor referirse a ellas como *meningoencefalitis*. Los síntomas se correlacionan con la función del parénquima cerebral afectado. La encefalitis por VHS, por ejemplo, afecta clásicamente a los lóbulos frontotemporales, lo que puede dar lugar a un comportamiento anómalo y a una disartria que podría confundirse con psicosis. Es esencial considerar la encefalitis vírica en todos los pacientes inmunocomprometidos que presenten alteraciones del estado mental, ya que pueden no mostrar otros signos clásicos de una infección del SNC.

Las neuroimágenes rápidas constituyen una prioridad en los pacientes con sospecha de encefalitis; una TC de cráneo ayuda a descartar otras causas urgentes de encefalopatía, como la hemorragia y las lesiones con efecto de masa. Todos los pacientes deben someterse también a una PL y a un análisis del LCR para evaluar las causas infecciosas si se sospecha de encefalitis. La resonancia magnética (RM) puede ayudar a detectar los cambios asociados con la encefalitis vírica si el diagnóstico no está claro y puede revelar causas alternativas de los síntomas del paciente si están presentes (**fig. 18-3**). Aunque ante muchas etiologías víricas de la encefalitis se dispone de pruebas de PCR, la mayoría solo requiere cuidados de apoyo y, por lo tanto, solo las de VHS y VVZ (ya que pueden tratarse con medicamentos antivirales) deberán ordenarse de forma sistemática. La prueba de VIH en suero también puede ser valiosa en aquellas personas con mayor riesgo.

Absceso cerebral

El inicio de los síntomas en los abscesos intracraneales suele ser más gradual que en la meningitis bacteriana. Los síntomas dependen de la localización del absceso y pueden incluir hemiparesia, marcha anómala y los del aumento de la presión intracraneal. La fiebre solo está presente en aproximadamente la mitad de los pacientes y, en muchos casos, el único síntoma de presentación es la cefalea, lo que obliga a los médicos a mantenerlo en el diagnóstico diferencial, sobre todo en aquellos con inmunosupresión.[4] Los estudios de imagen permiten detectar el absceso y pueden proporcionar información sobre la extensión de la afección. La sospecha de un absceso cerebral es una de las pocas indicaciones para la realización de una TC de cráneo con medio de contraste intravenoso, que revelará una lesión con realce anular, aunque la RM es más sensible si se dispone de ella (**fig. 18-4**).

Las pruebas de laboratorio no son diagnósticas para los abscesos del SNC, y los recuentos de leucocitos pueden resultar normales. Sin embargo, una elevación de la VES o de la CRP puede ser indicativa y deben ordenarse hemocultivos para permitir la identificación temprana del microorganismo causante, ya que hasta el 60% de los pacientes presentan bacteriemia asociada. La punción lumbar no suele ser útil porque el LCR resulta estéril.

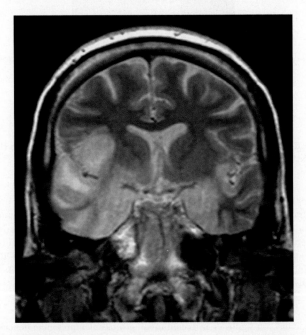

Figura 18-3. Resonancia magnética de cerebro en la que se observa realce del lóbulo temporal que sugiere encefalitis por virus del herpes simple. Por el Dr. Laughlin Dawes (Creative Commons Attribution 3.0 Unported), vía Wikicommons.

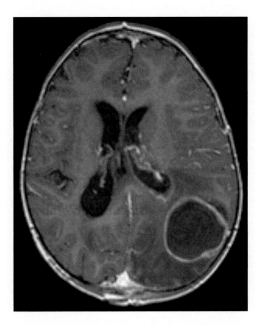

Figura 18-4. Gran lesión anular en la región occipital en la resonancia magnética del cerebro, compatible con un absceso cerebral. Tomada de Jamjoom AA, Waliuddin AR, Jamjoom AB. Brain abscess formation as a CSF shunt complication: a case report. *Cases J*. 2009;2:110. Fig. 1.

Absceso epidural espinal

Al igual que con otras infecciones del SNC, la sensibilidad de los síntomas clásicos asociados con el absceso epidural espinal es escasa (< 33%).[9] El dolor de espalda es común, pero muchos pacientes no tendrán fiebre, en especial al principio de la afección. Los síntomas suelen ser compatibles con la compresión de la médula espinal e incluyen debilidad focal o incontinencia intestinal o vesical, pero pueden estar ausentes al principio de la afección. Los factores de riesgo son el abuso de alcohol, el consumo de drogas intravenosas y el inmunocompromiso. El paciente con sospecha de absceso epidural debe someterse a una exploración neurológica completa que incluya la sensorial y de los reflejos.

La resonancia magnética contrastada es la modalidad de imagen más sensible; suele mostrar la afectación de uno o dos niveles vertebrales, aunque también lesiones *discontinuas* y, por lo tanto, se recomienda la obtención de imágenes de toda la columna vertebral (**fig. 18-5**). El mielograma por TC es menos sensible, pero puede utilizarse si no se puede realizar una RM.

Los marcadores inflamatorios séricos suelen estar elevados y, al igual que otros abscesos del SNC, los hemocultivos proporcionan información sobre la especie bacteriana y su sensibilidad para orientar el tratamiento. La punción lumbar está contraindicada, dado el riesgo de propagación de la enfermedad.

Infección de la derivación del SNC

Las infecciones de la derivación del SNC se manifiestan con signos de aumento de la presión intracraneal e hidrocefalia (p. ej., cefalea, alteración del estado mental, náuseas, vómitos). Suelen aparecer en los 6 meses siguientes a la colocación de la derivación (*shunt*) y ser resultado de la introducción de la flora cutánea en el espacio del LCR. La evaluación debe incluir neuroimágenes (protocolo de TC o RM rápidas), así como la interconsulta neuroquirúrgica.[15]

Enfermedades priónicas

El diagnóstico de la ECJ suele realizarse mediante pruebas de electroencefalografía (EEG) (que muestran un patrón de ondas agudas bifásico o trifásico), RM (que muestra un aumento de la intensidad en los núcleos basales y el tálamo; **fig. 18-6**) y pruebas de LCR para detectar cifras elevadas de proteína 14-3-3 (altamente sensible y específica para la ECJ).

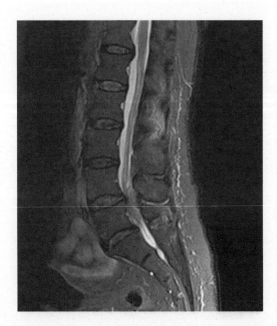

Figura 18-5. Resonancia magnética de la columna lumbar en la que se muestra un absceso epidural. Tomada de Chan J, Oh JJ. A rare case of multiple spinal epidural abscesses and cauda equina syndrome presenting to the emergency department following acupuncture. *Int J Emerg Med*. 2016;9:22. Fig. 3.

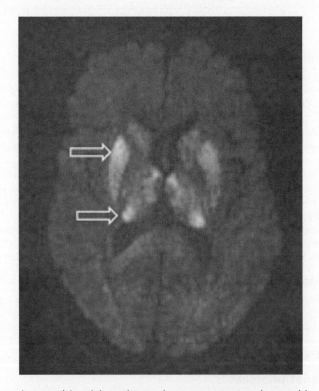

Figura 18-6. Resonancia magnética del cerebro en la que se muestran los cambios característicos de la enfermedad priónica, incluido el realce (*flechas*) en los núcleos basales y el tálamo. Tomada de Rudge P, Jaunmuktane Z, Adlard P, et al. Iatrogenic CJD due to pituitary-derived growth hormone with genetically determined incubation times of up to 40 years. *Brain*. 2015;138(11):3386-3399. Fig. 2.

CONSIDERACIONES PEDIÁTRICAS

Los lactantes con infecciones del SNC constituyen un gran desafío clínico, ya que no presentan los síntomas más frecuentes. La meningitis puede manifestarse de muchas formas diferentes, como inquietud, somnolencia, disminución de la alimentación o falta de tono. La inestabilidad de la temperatura también es habitual, y los pacientes pueden tener fiebre o hipotermia, aunque no siempre se observan. En los niños que todavía tienen la fontanela anterior abierta, la exploración física puede revelar su abultamiento, como resultado del aumento de la presión intracraneal. Sin embargo, su cuadro clínico comienza a normalizarse hacia síntomas más habituales de los adultos a medida que avanza la edad. Los microorganismos más comunes que causan la meningitis difieren mucho en función de la edad del paciente. En los neonatos, los estreptococos del grupo B (EGB) y *E. coli* son causas usuales que no se ven en otros grupos de edad. *L. monocytogenes* también es frecuente en este grupo.[6] Sin embargo, la evaluación de las infecciones del SNC no ha cambiado en los pacientes pediátricos, e incluye estudios séricos y de LCR y los de neuroimagen. Si están disponibles, las modalidades de estudio de imagen que evitan la radiación se consideran las opciones preferidas en esta población.

TRATAMIENTO

El primer paso en el tratamiento de los pacientes con posibles infecciones del SNC es asegurar la oxigenación y la perfusión del cerebro. Los pacientes en quienes se teme un compromiso de las vías respiratorias, como los que presentan una actividad convulsiva prolongada o un estado mental profundamente alterado, deben ser intubados. Aquellos que muestren evidencia de la fisiología del estado de choque deben ser reanimados con soluciones cristaloides, ya que el choque séptico suele ser la causa subyacente. Una vez que se completa la estabilización inicial, pueden iniciarse otras pruebas y el tratamiento definitivo.

Meningitis

En el caso de los adultos, el tratamiento empírico debe cubrir los microorganismos patógenos más frecuentes (*S. pneumoniae, N. meningitidis*). Los autores recomiendan usar ceftriaxona (2 g c/12 h) más vancomicina (15-20 mg/kg c/8 h) debido al aumento de la resistencia de *S. pneumoniae* en muchas regiones. En los lactantes, la ceftriaxona debe cambiarse por la cefotaxima (50 mg/kg c/6-12 h según la edad), porque la primera puede provocar hiperbilirrubinemia al desplazar la bilirrubina de sus sitios de unión a la albúmina. Los adultos mayores de 50 años también deben recibir cobertura con ampicilina (2 g i.v. c/4 h), así como los lactantes de 1 mes (50 mg/kg c/8 h), dado el riesgo de la presencia de especies de *Listeria* y bacilos gramnegativos.[10] Los pacientes de alto riesgo, como los inmunodeprimidos o los que adquirieron la meningitis por un traumatismo craneoencefálico, pueden estar infectados por bacterias menos habituales (p. ej., especies de *Staphylococcus*, *Pseudomonas* y *Salmonella*) y beneficiarse de una cobertura más amplia con la adición de cefepima (2 g i.v. c/8 h) o meropenem (1 g i.v. c/8 h), así como considerar el aciclovir (10 mg/kg i.v. c/8 h) para cubrir al VHS.[11]

En los niños, el tratamiento consiste en cefotaxima i.v. (50 mg/kg c/8 h) junto con ampicilina (50 mg/kg c/8 h) para cubrir las especies de *Listeria*. La ceftriaxona debe evitarse en los lactantes, como se mencionó antes.

Los pacientes con sospecha de meningitis bacteriana también deben recibir esteroides (0.4 mg/kg; con una dosis máxima de 10 mg de dexametasona por vía intravenosa cada 6 h durante 4 días) cuando se administren los antibióticos. El uso de esteroides adyuvantes para la meningitis bacteriana por *H. influenzae* se asocia con una disminución de la pérdida de audición en los casos pediátricos (*véase* la sección «Evidencia», más adelante).

Los pacientes que reciben antibióticos por vía intravenosa deben ser ingresados en el hospital para continuar el tratamiento y esperar los resultados del cultivo del LCR; aquellos con buena apariencia en los que la meningitis vírica está claramente establecida pueden ser considerados para darse de alta a casa si los síntomas están bien regulados y se cuenta con sistemas de apoyo.

Profilaxis de la meningitis

Las personas en contacto estrecho (incluido el personal de atención sanitaria) con los pacientes que sufren meningitis por *N. meningitidis* deben recibir rifampicina oral (600 mg c/12 h, cuatro dosis) o una sola dosis de ciprofloxacino (500 mg) como profilaxis. La profilaxis con rifampicina (20 mg/kg una vez al día durante 4 días) para los pacientes con meningitis por *H. influenzae* también se recomienda para sus contactos domésticos si residen con niños inmunocomprometidos o menores de 5 años que no han completado su vacunación.[12] En las guarderías que cuidan de niños inmunocomprometidos, se recomienda la profilaxis para los contactos de pacientes con meningitis por *H. influenzae* o en aquellos no vacunados cuando se han producido dos casos confirmados. En la tabla 18-2 se presenta un resumen de las recomendaciones.

Encefalitis

El tratamiento antimicrobiano de la encefalitis en esencia refleja el de la meningitis. Los pacientes con sospecha de infección vírica (p. ej., predominio de linfocitos en el LCR, vesículas cutáneas) deben recibir aciclovir de forma empírica (10 mg/kg c/8 h) para cubrir la posibilidad de VHS, ya que esta es una causa frecuente de encefalitis; el tratamiento de otras causas víricas es de apoyo.[13] La encefalitis también puede causar complicaciones, como el aumento de la presión intracraneal y convulsiones, que requieren un tratamiento médico intensivo. Debido a la necesidad de una estrecha monitorización neurológica y hemodinámica en estos pacientes, la derivación probablemente será a cuidados intensivos. En la **figura 18-7** se muestra un diagrama de flujo que resume el tratamiento recomendado.

Absceso del SNC

El tratamiento antimicrobiano empírico para los abscesos cerebrales depende de la afección que predispuso al paciente. Si no se conoce el origen, la cobertura empírica debe dirigirse a la flora cutánea, que incluye *S. aureus* y especies de *Streptococcus*, así como SARM y especies de *Pseudomonas*. Por ejemplo, para los abscesos secundarios a otitis o mastoiditis, se recomendaría usar ceftriaxona (2 g i.v. c/12 h) más metronidazol (500 mg c/8 h). Para los abscesos epidurales, se recomienda usar vancomicina (15-20 mg/kg i.v. c/8 h) y ceftriaxona (2 g i.v. c/12 h). Si el paciente tiene riesgo de infección por especies de *Pseudomonas*

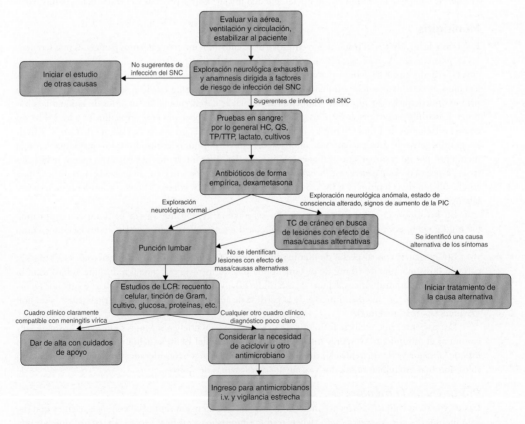

Figura 18-7. Resumen de las recomendaciones terapéuticas para pacientes con posible meningoencefalitis, desde la evaluación inicial hasta la derivación a otras áreas. HC: hemograma completo; LCR: líquido cefalorraquídeo; PIC: presión intracraneal; QS: química sanguínea; SNC: sistema nervioso central; TC: tomografía computarizada; TP/TTP: tiempo de protrombina/tiempo de tromboplastina parcial.

(ingreso o procedimiento neuroquirúrgico recientes), debe iniciarse la cefepima (2 g i.v. c/8 h) junto con vancomicina (15-20 mg/kg c/8 h). La interconsulta con neurocirugía para el drenaje está justificada para el potencial control del origen y el cultivo, ya sea a través de la aspiración o de la resección, dependiendo de factores clínicos como el tamaño y la ubicación de la lesión.

Otras infecciones

El tratamiento de las infecciones del SNC no debidas a virus o bacterias depende en gran medida del microorganismo causal. Las parasitosis, como la toxoplasmosis y la neurocisticercosis, se tratan con antiparasitarios, antiepilépticos, intervención quirúrgica o simplemente la observación, dependiendo del cuadro clínico. Las infecciones micóticas requieren el empleo de fungicidas sistémicos, a menudo junto con esteroides para tratar la inflamación asociada. Las infecciones por micobacterias, como la tuberculosis, pueden tratarse con esquemas estándar específicos, a menudo combinados con esteroides. Estos tratamientos no suelen iniciarse empíricamente en el ámbito de los servicios de urgencia sin la aportación de un especialista en infectología. No se conocen tratamientos eficaces para las enfermedades priónicas o la rabia, una vez que han llegado al SNC, y el tratamiento es paliativo, ya que estas afecciones son casi uniformemente mortales.

CONSEJOS Y RECOMENDACIONES

- Lo ideal es obtener cultivos del LCR y bacterianos antes de iniciar los antibióticos. Sin embargo, cuando se sospecha de una meningitis bacteriana, los antibióticos no deben retrasarse si no es posible lograr una punción lumbar de inmediato (p. ej., dificultad con la punción, necesidad de una TC de cráneo antes del procedimiento).[14] Sin embargo, los datos de los cultivos dejan de ser fiables rápidamente, 4 h después del inicio de la antibioticoterapia, y a veces en menos de 1 h.[15]
- Al hacer una punción lumbar, la posición sentada puede aumentar más la distancia interespinosa que la de decúbito lateral, y también la tasa de éxito. Sin embargo, solo puede obtenerse una presión de apertura válida en la posición de decúbito lateral. Se ha mostrado, además, que el uso de la ecografía aumenta las probabilidades de éxito de la PL tanto en adultos como en niños.[16,17] En los pacientes elegidos adecuadamente, la sedación mínima con una dosis baja de opiáceos o benzodiazepinas también puede aumentar la tasa de éxito al mejorar su cooperación durante lo que puede ser un procedimiento incómodo.
- La cefalea posterior a la PL es una complicación frecuente. Aunque muchos de los pacientes a los que se evalúa por una posible infección del SNC ya experimentaban cefalea, la que ocurre posterior a la PL puede prolongar los síntomas. Se postula que estas cefaleas surgen de la fuga continua de LCR después del procedimiento; el uso de agujas atraumáticas (con punta de lápiz) y de menor calibre es muy eficaz para prevenir esta complicación.[18] No es necesario que los pacientes permanezcan en posición supina después de la punción lumbar, ya que esto no se ha asociado con cefaleas posteriores a la PL ni otras complicaciones.
- Si se identifica a un paciente con meningitis meningocócica, los contactos cercanos, como los miembros de la familia y el personal sanitario en contacto con sus secreciones respiratorias, deben recibir un tratamiento profiláctico con antibióticos para prevenir otros casos. La vacunación también puede considerarse una estrategia de prevención complementaria en estos contactos (*véase* la tabla 18-2).

EVIDENCIA

¿Qué papel desempeñan los marcadores inflamatorios procalcitonina y lactato del LC a la hora de distinguir una infección bacteriana de una vírica o micótica?

Múltiples estudios han constatado que la procalcitonina sérica puede ser útil para diferenciar la meningitis bacteriana de la vírica. En un metaanálisis reciente se mostró que una elevación de la procalcitonina tenía una sensibilidad del 90%, una especificidad del 98% y un cociente de verosimilitudes (LR, *likelihood ratio*) positivo de 27.3 para la meningitis bacteriana.[19] Aunque una elevación de la procalcitonina puede ser indicativa, su sensibilidad es insuficiente para permitir que se utilice para descartar la meningitis bacteriana. También se han propuesto las mediciones del lactato en LCR como medio complementario para diferenciar la meningitis bacteriana de la vírica: una cifra elevada sugiere meningitis bacteriana.[20] Cuando se estudiaron múltiples variables clínicas, incluyendo el lactato, el recuento celular, la glucosa y las proteínas del LCR, las elevaciones del lactato tuvieron la mayor precisión para diferenciar la meningitis bacteriana de la vírica. No hay pruebas sólidas que señalen las cifras de lactato en las infecciones micóticas del SNC. Algunas evidencias también sugieren que la elevación de la VES y la CRP puede ser indicativa de una causa bacteriana.[21]

Numerosos estudios han mostrado que la meningitis micótica usualmente se asocia con una disminución de la glucosa en el LCR (hipoglucorraquia) y un predominio linfocítico, mientras que la glucosa suele ser normal en los casos víricos. Las proteínas pueden estar elevadas en todas las causas de meningitis, especialmente cuando se trata de las causadas por VHS, por lo que este dato es menos específico.

En general, no se ha definido que estas pruebas sean lo suficientemente fiables como para descartar una meningitis bacteriana. Si la sospecha clínica de meningoencefalitis bacteriana persiste tras las pruebas iniciales, estos pacientes deben ser ingresados para recibir antimicrobianos de forma continua hasta que se obtengan los resultados de los cultivos. Aunque actualmente estas pruebas no deben considerarse parte de la evaluación sistemática ante las sospechas de infecciones del SNC, pueden ser complementos útiles para apoyar el diagnóstico de meningitis bacteriana en los pacientes en los que el LCR no es concluyente o, en el caso de la VES/CRP o la procalcitonina, no se pudo lograr la PL.

¿Están indicados los corticoesteroides en todos los pacientes con sospecha de infección del SNC?

En los pacientes con sospecha de infección del SNC, no se ha mostrado beneficio alguno en la mortalidad o en las secuelas neurológicas graves de añadir esteroides a los antimicrobianos usuales. Sin embargo, hay tasas significativamente menores de pérdida de audición entre los supervivientes que reciben esteroides, sin efectos perjudiciales significativos.[22] En una revisión anterior se mostraron beneficios similares para la pérdida de audición tanto en niños como en adultos, así como una mejoría de las secuelas neurológicas, pero este efecto solo se presentó en los países de ingresos altos. Aunque hay algunas pruebas que sugieren que los efectos beneficiosos de los esteroides se observan solo en las infecciones por *S. pneumoniae*, es poco probable que se conozca el microorganismo causal en el momento en el que se necesita el tratamiento,[23] cuando las pruebas favorecen el tratamiento con esteroides de todos los pacientes con sospecha de infección del SNC (0.4 mg/kg; dosis máxima de 10 mg por vía intravenosa cada 6 h durante 4 días), administrados inmediatamente antes o al mismo tiempo que la primera dosis de antibióticos.

¿Debe administrarse vancomicina a todos los pacientes con sospecha de infección bacteriana del SNC?

Para los pacientes en regiones de baja resistencia de *S. pneumoniae* a las penicilinas, la evidencia apoya el tratamiento con una cefalosporina de tercera generación sola. Por desgracia, en muchas zonas, como los Estados Unidos, Asia y el sur y el oeste de Europa, las elevadas tasas de resistencia de *S. pneumoniae* hacen necesaria la adición de vancomicina de forma empírica. Curiosamente, las nuevas vacunas antineumocócicas que protegen contra subtipos adicionales pueden estar provocando un aumento de la susceptibilidad a la ceftriaxona. Esto sugiere que la vancomicina podría dejarse de recomendar en el futuro, ya que el número necesario para tratar (NNT) de manera empírica para un solo caso de neumococo resistente a la ceftriaxona se estima en 12 500.[24] Por ahora, es prudente administrar vancomicina a todos los pacientes con sospecha de infección bacteriana del SNC si se encuentran en una región de elevada resistencia a los antibióticos.

¿Está indicado el aciclovir en todos los pacientes con sospecha de meningoencefalitis?

Puede ser difícil determinar la causa de una infección del SNC en el momento de presentarse el cuadro clínico; por ello, algunos médicos cubren empíricamente a todos sus pacientes con sospecha de meningoencefalitis con aciclovir (10 mg/kg i.v. c/8 h) a su llegada. Los pacientes inmunocomprometidos muestran mejores resultados neurológicos cuando su meningitis por VHS se trata con aciclovir,[25] y se recomienda cubrirlos con aciclovir i.v. a su llegada. También se ha constatado que la encefalitis por VHS tiene mejores resultados con el tratamiento antiviral, por lo que todos los pacientes de encefalitis, incluso los potenciales, deben recibir aciclovir a su llegada a urgencias. Sin embargo, el aciclovir no ha mostrado un beneficio claro en las meningitis por VHS de los pacientes inmunocompetentes.[26,27] No hay datos significativos que apoyen o refuten el tratamiento con aciclovir en las infecciones del SNC por VVZ; sin embargo, con base en la extrapolación de otras afecciones asociadas con dicho virus, el aciclovir se suele administrar para la encefalitis y se considera en la meningitis por VZV.[28] No hay pruebas que apoyen la eficacia del aciclovir para cualquier otra causa vírica de meningoencefalitis.

¿Necesitan todos los pacientes con VIH/sida y nuevas cefaleas un análisis de LCR?

Los médicos deberían tener un umbral bajo para realizar un estudio diagnóstico, que incluya imágenes y análisis del LCR, en cualquier paciente seropositivo que presente cefalea y un recuento de linfocitos CD4 < 200/μL, dado su mayor riesgo de desarrollar infecciones oportunistas como la tuberculosis, la toxoplasmosis o por CMV.[29] La evidencia sugiere que los pacientes con VIH que están bien regulados con el tratamiento antirretroviral con cargas de virus indetectables no necesitan automáticamente el análisis del LCR y que puede utilizarse el grado de inmunosupresión junto con la sospecha clínica para guiar la necesidad de un estudio.[30]

¿Es necesario un análisis del LCR en los pacientes pediátricos con una primera crisis febril compleja?

Está bien establecido que el análisis del LCR no está indicado en los niños con una crisis febril simple. En un amplio estudio multicéntrico de pacientes que presentaban crisis febriles complejas (es decir, convulsiones múltiples, focales), solo en el 0.7% de los casos presentaban una meningitis bacteriana y no se descubrió alguno de meningoencefalitis por VHS.[31] Todos los casos de meningitis bacteriana o por VHS se produjeron en pacientes con una exploración anómala. Esto concuerda con un metaanálisis previo y otros estudios que muestran que la infección grave del SNC era infrecuente en los pacientes con crisis febriles complejas,[32] que si permanecen alterados, tienen signos de meningitis, crisis focales o déficits neurológicos, pueden tener un mayor riesgo de infección bacteriana y requerir una PL. En todos los demás niños con crisis febriles complejas, se puede omitir el análisis del LCR, ya que la evidencia sugiere que su rendimiento es extremadamente bajo.

¿Está indicada la prueba de PCR en los pacientes con análisis de LCR de sospecha?

Múltiples estudios han constatado que la PCR es un valioso recurso diagnóstico en el estudio de determinados pacientes con infecciones del SNC. Se mostró que la prueba de PCR tiene una sensibilidad del 70% una semana después del tratamiento antibiótico y puede ser de beneficio para proporcionar el diagnóstico en pacientes que ya han comenzado el tratamiento.[15] La utilidad de la PCR también se atestiguó en las meningitis víricas y tuberculosas.[33,34] Sin embargo, la utilidad de estas pruebas debe sopesarse con la necesidad de la cantidad adicional de LCR que se requiere para realizarla, así como con el costo. Por lo tanto, no se recomienda la obtención sistemática de pruebas de PCR en los pacientes con sospecha de meningoencefalitis.

Referencias

1. van de Beek D, Cabellos C, Dzupova O, et al. ESCMID guideline: diagnosis and treatment of acute bacterial meningitis. *Clin Microbiol Infect*. 2016;22(suppl 3):S37-S62.

2. Robertson FC, Lepard JR, Mekary RA, et al. Epidemiology of central nervous system infectious diseases: a meta-analysis and systematic review with implications for neurosurgeons worldwide. *J Neurosurg*. 2018:1-20.

3. McGill F, Griffiths MJ, Bonnett LJ, et al. Incidence, aetiology, and sequelae of viral meningitis in UK adults: a multicentre prospective observational cohort study. *Lancet Infect Dis*. 2018;18:992-1003.

4. Brouwer MC, Coutinho JM, van de Beek D. Clinical characteristics and outcome of brain abscess: systematic review and meta-analysis. *Neurology*. 2014;82:806-813.

5. Telisinghe L, Waite TD, Gobin M, et al. Chemoprophylaxis and vaccination in preventing subsequent cases of meningococcal disease in household contacts of a case of meningococcal disease: a systematic review. *Epidemiol Infect*. 2015;143:2259-2268.

6. Davis LE. Acute bacterial meningitis. *Continuum (Minneap Minn)*. 2018;24:1264-1283.

7. Nakao JH, Jafri FN, Shah K, Newman DH. Jolt accentuation of headache and other clinical signs: poor predictors of meningitis in adults. *Am J Emerg Med*. 2014;32:24-28.

8. Salazar L, Hasbun R. Cranial imaging before lumbar puncture in adults with community-acquired meningitis: clinical utility and adherence to the Infectious Diseases Society of America Guidelines. *Clin Infect Dis*. 2017;64:1657-1662.

9. Chow F. Brain and spinal epidural abscess. *Continuum (Minn Minn)*. 2018;24:1327-1348.

10. McGill F, Heyderman RS, Panagiotou S, Tunkel AR, Solomon T. Acute bacterial meningitis in adults. *Lancet*. 2016;388:3036-3047.

11. van de Beek D, Brouwer MC, Thwaites GE, Tunkel AR. Advances in treatment of bacterial meningitis. *Lancet*. 2012;380:1693-1702.

12. Briere EC, Rubin L, Moro PL, et al. Prevention and control of Haemophilus influenzae type b disease: recommendations of the advisory committee on immunization practices (ACIP). *MMWR Recomm Rep*. 2014;63:1-14.

13. Gaieski DF, O'Brien NF, Hernandez R. Emergency neurologic life support: meningitis and encephalitis. *Neurocrit Care*. 2017;27:124-133.

14. Michael B, Menezes BF, Cunniffe J, et al. Effect of delayed lumbar punctures on the diagnosis of acute bacterial meningitis in adults. *Emerg Med J*. 2010;27:433-438.

15. Brink M, Welinder-Olsson C, Hagberg L. Time window for positive cerebrospinal fluid broad-range bacterial PCR and Streptococcus pneumoniae immunochromatographic test in acute bacterial meningitis. *Infect Dis (Lond)*. 2015;47(12):869-877.

16. Millington SJ, Silva Restrepo M, Koenig S. Better with ultrasound: lumbar puncture. *Chest*. 2018;154:1223-1229.

17. Neal JT, Kaplan SL, Woodford AL, Desai K, Zorc JJ, Chen AE. The effect of bedside ultrasonographic skin marking on infant lumbar puncture success: a randomized controlled trial. *Ann Emerg Med*. 2017;69:610-619.e1.

18. Xu H, Liu Y, Song W, et al. Comparison of cutting and pencil-point spinal needle in spinal anesthesia regarding postdural puncture headache: a meta-analysis. *Medicine (Baltimore)*. 2017;96:e6527.

19. Vikse J, Henry BM, Roy J, Ramakrishnan PK, Tomaszewski KA, Walocha JA. The role of serum procalcitonin in the diagnosis of bacterial meningitis in adults: a systematic review and meta-analysis. *Int J Infect Dis*. 2015;38:68-76.

20. Giulieri S, Chapuis-Taillard C, Jaton K, et al. CSF lactate for accurate diagnosis of community-acquired bacterial meningitis. *Eur J Clin Microbiol Infect Dis*. 2015;34:2049-2055.

21. Sanaei Dashti A, Alizadeh S, Karimi A, Khalifeh M, Shoja SA. Diagnostic value of lactate, procalcitonin, ferritin, serum-C-reactive protein, and other biomarkers in bacterial and viral meningitis: a cross-sectional study. *Medicine (Baltimore)*. 2017;96:e7637.

22. Shao M, Xu P, Liu J, Liu W, Wu X. The role of adjunctive dexamethasone in the treatment of bacterial meningitis: an updated systematic meta-analysis. *Patient Prefer Adherence*. 2016;10:1243-1249.

23. Brouwer MC, McIntyre P, Prasad K, van de Beek D. Corticosteroids for acute bacterial meningitis. *Cochrane Database Syst Rev*. 2015:CD004405.

24. Jhaveri R. The time has come to stop using vancomycin as part of empiric therapy for meningitis. *J Pediatric Infect Dis Soc*. 2019;8(1):92-93.

25. Noska A, Kyrillos R, Hansen G, Hirigoyen D, Williams DN. The role of antiviral therapy in immunocompromised patients with herpes simplex virus meningitis. *Clin Infect Dis*. 2015;60:237-242.

26. Miller S, Mateen FJ, Aksamit AJ Jr. Herpes simplex virus 2 meningitis: a retrospective cohort study. *J Neurovirol*. 2013;19:166-171.

27. Kaewpoowat Q, Salazar L, Aguilera E, Wootton SH, Hasbun R. Herpes simplex and varicella zoster CNS infections: clinical presentations, treatments and outcomes. *Infection*. 2016;44:337-345.

28. Grahn A, Studahl M. Varicella-zoster virus infections of the central nervous system: prognosis, diagnostics and treatment. *J Infect*. 2015;71:281-293.

29. Tan IL, Smith BR, von Geldern G, Mateen FJ, McArthur JC. HIV-associated opportunistic infections of the CNS. *Lancet Neurol*. 2012;11:605-617.

30. Kirkland KE, Kirkland K, Many WJ Jr, Smitherman TA. Headache among patients with HIV disease: prevalence, characteristics, and associations. *Headache*. 2012;52:455-466.

31. Guedj R, Chappuy H, Titomanlio L, et al. Do all children who present with a complex febrile seizure need a lumbar puncture? *Ann Emerg Med*. 2017;70:52-62.e6.

32. Fletcher EM, Sharieff G. Necessity of lumbar puncture in patients presenting with new onset complex febrile seizures. *West J Emerg Med*. 2013;14:206-211.

33. Bradshaw MJ, Venkatesan A. Herpes simplex virus-1 encephalitis in adults: pathophysiology, diagnosis, and management. *Neurotherapeutics*. 2016;13:493-508.

34. Bahr NC, Nuwagira E, Evans EE, et al. Diagnostic accuracy of Xpert MTB/RIF ultra for tuberculous meningitis in HIV-infected adults: a prospective cohort study. *Lancet Infect Dis*. 2018;18:68-75.

Índice alfabético de materias

Nota: los números de página seguidos por una *f* o una *t* refieren a figuras y tablas, respectivamente.